James Vincent Byrne

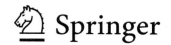
Springer

血管内神经外科学及介入神经放射学教程

第 2 版

Tutorials in
Endovascular Neurosurgery
and Interventional
Neuroradiology

Second Edition

编　著　〔英〕詹姆斯·文森特·伯恩
主　译　郭　庚　赵元立

天津出版传媒集团
天津科技翻译出版有限公司

著作权合同登记号:图字:02-2018-73

图书在版编目(CIP)数据

血管内神经外科学及介入神经放射学教程/(英)詹姆斯・文森特・伯恩(James Vincent Byrne)编著;郭庚,赵元立主译. —天津:天津科技翻译出版有限公司, 2021.2
书名原文:Tutorials in Endovascular Neurosurgery and Interventional Neuroradiology
ISBN 978-7-5433-3943-9

Ⅰ.①血… Ⅱ.①詹… ②郭… ③赵… Ⅲ.①血管外科学 ②神经外科学 ③介入神经放射学 Ⅳ.①R654.3 ②R651 ③R816.1

中国版本图书馆 CIP 数据核字(2019)第 136384 号

Translation from the English language edition:
Tutorials in Endovascular Neurosurgery and Interventional Neuroradiology(2nd *Ed.*)
edited by James Vincent Byrne
Copyright © Springer International Publishing AG, 2017
This Springer imprint is published by Springer Nature
The registered company is Springer International Publishing AG
All rights reserved.

授权单位:Springer International Publishing AG
出　　版:天津科技翻译出版有限公司
出 版 人:刘子媛
地　　址:天津市南开区白堤路 244 号
邮政编码:300192
电　　话:(022)87894896
传　　真:(022)87895650
网　　址:www.tsttpc.com
印　　刷:天津海顺印业包装有限公司分公司
发　　行:全国新华书店
版本记录:787mm×1092mm　16 开本　24.5 印张　500 千字
　　　　　2021 年 2 月第 1 版　2021 年 2 月第 1 次印刷
　　　　　定价:168.00 元

(如发现印装问题,可与出版社调换)

主译简介

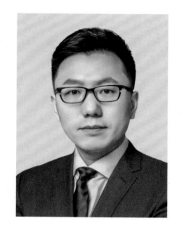

郭　庚　副主任医师,副教授,硕士研究生导师,山西医科大学第一医院血管神经外科主任,山西医科大学第一医院万柏林分院副院长兼神经外科主任。第四军医大学神经外科学博士,首都医科大学附属北京天坛医院神经外科学博士后,山西省学术技术带头人,山西省首批"三晋英才"拔尖骨干人才,山西省首届青年医师奖获得者,山西省高等学校131领军人才,山西省高等学校优秀青年学术带头人。曾赴意大利佛罗伦萨大学 Careggi 医院神经外科访问。主要从事脑与脊髓血管病的外科和介入治疗。目前担任中华医学会神经外科学分会青年委员会委员,中华医学会神经外科学分会脑血管病学组委员,山西省医学会神经外科学分会委员兼青年委员会副主任委员,山西省医师协会神经外科医师分会委员兼副总干事。担任 Chinese Neurosurgical Journal 等 8 种学术期刊审稿专家。主持国家自然科学基金、中国博士后科学基金等共 9 项。近年来发表学术论文 60 余篇,其中 21 篇被 SCI 收录。主译《神经科学精要》,参编专著 6 部。获山西省科技进步二等奖、三等奖各 1 项。

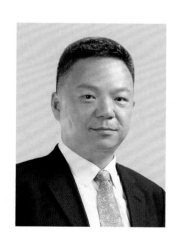

赵元立　主任医师,教授,博士研究生导师,现就职于首都医科大学附属北京天坛医院神经外科。1996 年毕业于中国协和医科大学八年制医学专业,获得医学博士学位。1999 年和 2008 年分别在美国哈佛大学麻省总医院和约翰·霍普金斯医院进修学习。2005 年起担任北京天坛医院脑血管外科和老年肿瘤专业组主任,2015 年起兼任北京大学国际医院神经外科主任。主要从事脑血管病、颅脑肿瘤以及颅脑创伤的外科治疗及基础研究。作为北京天坛医院神经外科学术带头人之一,在国内最先开展神经导航和微创手术。担任中华医学会神经外科学分会第五届、第六届、第七届青年委员会副主任委员,第八届全国委员会委员。兼任 Chinese Neurosurgical Journal 编辑部主任,并担任 Neurosurgery 等多个国际期刊的编委与审稿专家。主持多项国家自然科学基金,入选国家百千万人才工程"有突出贡献中青年专家"、北京市科技新星、北京市优秀青年知识分子等人才计划。发表 SCI 论文 80 余篇,获得 3 次国家科技进步二等奖。

副主译简介

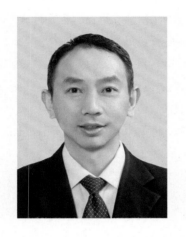

马 宁 主任医师,教授,博士研究生导师,首都医科大学附属北京天坛医院神经介入中心副主任。2004年获中国协和医科大学博士学位后一直从事缺血性脑血管病介入治疗工作。目前担任北京医学会介入分会青年委员会副主任委员,国家神经系统疾病临床医学研究中心脑血管病工作委员会委员,中国医师协会神经介入专业委员会缺血性脑血管病学组委员,中国研究型医院学会介入神经病学专业委员会委员,国家卫生健康委员会脑卒中防治工程中青年专家委员会委员。作为主要完成人参与多个国家自然科学基金面上科研项目。作为第一作者或通讯作者在SCI、国内核心期刊发表脑血管病相关论文10余篇,多次参加国际会议交流。

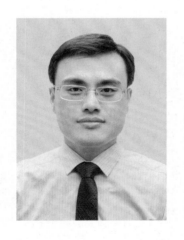

吕 明 主任医师,教授,硕士研究生导师,现就职于首都医科大学附属北京天坛医院神经介入中心。主要从事神经系统血管病的介入治疗,主攻颅内动脉瘤、蛛网膜下隙出血、脑血管畸形、颈动脉海绵窦瘘、硬脑膜动静脉瘘、脊髓血管畸形、脑动脉狭窄、缺血性脑卒中等各类脑脊髓血管病,尤其对颅内动脉瘤的血管内治疗有独到见解和较深造诣。目前担任中国研究型医院学会脑血管病专业委员会委员,中国医师协会出血性脑血管病神经介入专业委员会秘书,中国医师协会神经介入专业委员会第一届青年委员会委员。承担北京天坛医院部分协作单位的会诊工作,带动和促进了国内多家省市医院神经介入技术的开展。目前科研方向为颅内动脉瘤介入治疗的规范化和个体化,受北京市科技新星计划、北京市优秀人才项目和北京市卫生系统高层次卫生技术人才培养计划资助。近年来在国内外期刊发表论文30余篇,主持制作医学多媒体教学软件1部,主译著作2部。

译者名单

主　译

郭　庚　赵元立

副 主 译

马　宁　吕　明

秘　书

王树乐　任叶青

译者名单 （按姓氏汉语拼音排序）

陈英华　南方医科大学基础医学院

戴冬伟　海军军医大学长海医院

郭　庚　山西医科大学第一医院

郭庆东　空军军医大学西京医院

郭云宝　吉林大学第一医院

洪　韬　首都医科大学宣武医院

姜　鹏　首都医科大学附属北京天坛医院

刘　健　首都医科大学附属北京天坛医院

刘一凡　首都医科大学附属北京天坛医院

吕　明　首都医科大学附属北京天坛医院

马　宁　首都医科大学附属北京天坛医院

庞宁东　山西医科大学第一医院

屈　阳　武警后勤学院附属医院

任叶青　山西医科大学第一医院

孙力泳　首都医科大学宣武医院

王　毅　南京鼓楼医院

王杰军　首都医科大学附属北京天坛医院

王明宇　山西医科大学第一医院

王树乐　山西医科大学第一医院

王小刚　山西医科大学第一医院

吴勇强　山西医科大学第一医院

徐　涛　海军军医大学长征医院

杨　彪　山西医科大学第一医院

叶　迅　首都医科大学附属北京天坛医院

张建平　山西医科大学第一医院

张文举　山西医科大学第一医院

张义森　首都医科大学附属北京天坛医院

赵元立　首都医科大学附属北京天坛医院

朱　卿　苏州大学附属第二医院

中文版序言

大脑一直是人类最希望了解，但又最不了解的人体器官。为了研究脑，从史前到中世纪再到近代，从欧洲的古希腊到美洲、亚洲、非洲，无数智慧者始终没有停止求索的脚步。

蒙昧时代，脑科学是"钻孔驱魔、摸骨看相"；工业时代，脑科学是"大体解剖、微观结构"；信息时代，脑科学则是以"攻克颅疾、发展类脑"为方向的深入探索。神经外科作为"脑科学计划"的主力军，在大脑疾病基础研究和成果转化方面都发挥着重要的作用。

神经介入科学是处于脑科学研究前沿的一门新兴科学，具有手术创伤小、术后恢复快、适应证广、操作迅速等特点，在对缺血性脑卒中等疾病的治疗中占有明显优势，并逐渐成为脑血管疾病的主流治疗方法之一。由神经外科、神经内科和介入科等相关学科组成的联合诊治团队已经成为神经介入科学日常工作的新常态。因此，有必要为神经介入科学各相关学科的临床工作者和基础科研人员提供参考书籍。

郭庚教授与赵元立教授牵头翻译了《血管内神经外科学及介入神经放射学教程》。该书由国内神经介入领域经验丰富的医生翻译，详细介绍了脑血管的解剖学知识、不同脑血管疾病的诊治方法以及复合手术的开展技巧等，逻辑条理清晰、插图精致，为神经外科、神经内科、介入科、心血管内外科等临床工作者提供参考，为发展神经介入科学、推广脑心同治与复合手术理念起到积极的促进作用。

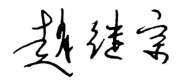

中国科学院院士

国家神经系统疾病临床医学研究中心主任

首都医科大学神经外科学院院长

首都医科大学附属北京天坛医院教授

中文版前言

神经介入科学被誉为"导管内的舞蹈",是近几十年来神经外科的重要进展,也是发展更新速度最快的神经外科亚专科之一。国内外相关领域著作层出不穷,其中给我们留下最深刻印象的,莫过于牛津大学 James Vincent Byrne 教授编著的 *Tutorials in Endovascular Neurosurgery and Interventional Neuroradiology*(《血管内神经外科学及介入神经放射学教程》)一书。

Byrne 教授就职于牛津大学,是神经放射学领域的大师。他是欧洲微创神经治疗学会(ESMINT)会长和欧洲血管内神经外科培训联盟特别工作组成员,担任过 *Neuroradiology* 杂志和 *European Journal of Radiology* 杂志的主编,在多种国际著名期刊上发表了 100 余篇论文并出版了 3 部专著。Byrne 教授在欧洲首先开展了电解脱式弹簧圈(GDC)治疗颅内动脉瘤的技术,并且培养了一大批从事神经介入工作的医务人员,为欧洲神经放射学的发展做出了巨大贡献。

《血管内神经外科学及介入神经放射学教程》第 1 版出版于 2012 年,是以牛津大学神经介入科学硕士课程为蓝本编撰而成的。再版更新后内容更加丰富,从脑血管胚胎学与解剖学、脑血流调节、不同脑血管疾病的治疗方法、并发症以及最新技术进展等方面进行了深度剖析。该书注重理论和实践基础,配图生动易懂,是一本真正意义上指导神经介入临床工作的工具书。

作为血管神经外科工作者,我们深刻体会到神经介入工作肩负的责任,也深知神经介入知识的浩瀚与深邃,这需要每一位神经介入工作者刻苦钻研与细心领悟。而《血管内神经外科学及介入神经放射学教程》刚好为我们提供了一个极佳的学习途径,值得我们每一位神经介入工作者反复阅读,仔细研究。"独乐乐,不如众乐乐",因此,我们决定将其翻译成中文,与广大国内同仁共享。

科技译著的翻译要求是十分严格的,不仅要求准确地翻译出作者所要表达的意思,还要语句通顺,符合汉语表达习惯,更要领会并表达作者蕴藏在文字中的治疗理念与哲学思考。在此我们要感谢每一位译者付出的大量时间和精力。他们以极为认真的态度对待翻译工作,即使临床工作繁忙,仍逐字逐句地翻译和校对书稿,为准确表达其中的专有名词或术语,不惜耗费大量时间查阅典籍。这是一个考验耐力和精力的煎熬过程,也是一个自我提升的良好机会。译者们不辞艰辛并竭尽所能,最终完成了本书的翻译和校对工作,为我国神经介入科学的发展尽了一份绵薄之力。

由于译者个人能力、学识和经验方面的局限，书中难免存在不足之处，恳请各位同仁和广大读者不吝赐教。

致 谢

本书以牛津大学神经介入科学硕士学位课程为蓝本编撰而成。自 2012 年第 1 版问世以来的 5 年时间里,血管内神经外科学和介入神经放射学的相关领域发生了很多变化,迫切要求对原来的内容进行更新和修订,因此,第 2 版应运而生。在这个过程中,许多人对我们的工作做出了巨大的贡献。首先,我想感谢南安普顿大学医院的 John Milla 博士在第 1 版面世后的 5 年中对本课程临床实践部分所做的扩展与补充。同时,还要感谢 2012 年以来修完这门课程的 8 名学生以及之前所有的毕业生,他们通过日常的工作学习,参与到该课程的指导教学中,让本书得以面世。他们是:R.P. Brennan, J.K.A.Hope, J.N.P. Higgins, D. D. Royston, A. Martinez de la Cuesta, D.R. Niemann, S.T. Lalloo, Z. Hussain, R.A. Corkill, A. P. Mitsos, J. Gralla, F.M. Al-Senani, R.E. Beltechi, G. Zilani, J.T. Baptista, A. Singh, M. Garcia Alzamora, P.R. Mordasini, Y.P. Ng, A. Carnerio, T.I. Papasilekas, M.H. Schonfeld, S.H. Moerkve 和 A.I. Omar。

该课程自开展以来,受到同仁们的广泛关注,吸引了很多人参与其中,他们在牛津大学培训或访问期间与管理教学的同事通力协作,极大地促进了学科的快速发展。特别是在该课程的起步阶段,很多人对课程内容的完善起到至关重要的作用。在此,我要感谢:G. Baltsavias, M. Cellerini, S.C. Coley, N. Deasy, A. Ditchfield, I. Q. Grunwald, W. Küker, W. Lim, J. Macdonald, J. Millar, S.A. Renowden, N. Stoodley, V. Young 和 A. Williams。

最后,我要特别感谢我的妻子 Juliet Byrne,她给了我无私的帮助和支持,为了完成这本书,我牺牲了太多陪伴家人的时间。还要感谢约翰拉德克利夫医院神经放射科和牛津大学纳菲尔德外科学系的同事们、审阅和校对书稿的 Robert Lenthall 博士以及本书的其他 3 位作者(编写相关专业领域章节的 Piers Nye 博士和 Paul Giangrande 博士、制作插图的 Henry Byrne)是他们的辛勤付出让本书得以升华。

James Vincent Byrne

目　录

第 1 章

脑循环的胚胎学

引言

我们从哪里来……

既然血管变异和畸形十分罕见,那么学习胚胎学的意义何在?当然,我们总是希望能够对每一位患者的脉管解剖结果进行详细的分析,以指导我们进行诊疗。

于我而言,人体的解剖结构图就像一张城市街道图。确切来说,图上的脉络就像生我养我的伦敦城中的大街小巷。儿童时期,我对离家不远的地方非常熟悉,也知道一些去朋友家、购物或者远足的主要交通路线。学会开车之后,我不再只是被动的旁观者。就像专职司机的职责又多了带领游客观光这一项,此时我的首要目标也发生了很大变化——不仅需要知道哪里有捷径和停车场以及如何避免堵车,还需要熟知各个景点以及历史古迹。

伦敦的出租车司机不但对各个路线非常清楚,而且熟知许多其他人不知道的地方。我们也应该像他们那样熟知我们实施治疗的过程。学习胚胎学能够帮助我们了解胎儿的发育过程,从而使我们能够辨别其中可能发生的各种异常和变异,让我们从中窥见"我们究竟从哪里来"。

本章对脑血管形成过程中所涉及的胚胎学知识进行了简单介绍。与其他章节不同的是,本章节的引用文献不多,大部分内容是以 D. H. Padget 的经典作品为基础展开叙述。所有引用文献均已列在文末。另外,建议将本章与第 2 章和第 7 章一起阅读,因为第 7 章详述了初期血管解剖结构,结合阅读效果更佳。

1.1 胚胎学相关术语的定义

胚期:指受精后的前 8 周或者孕妇最后 1 次月经后(孕龄)的前 10 周。在此阶段中,组织发生分化,形成各大重要器官(器官形成)。

- 进化史:指某一物种或分类学意义上的某一有机物群在进化发展过程中各个事件发生的次序。

- 个体发生:指单个有机体的形成。
- 胎期:指胚期后、生产前的阶段。

异常和畸形:异常指在正常的基础上有所偏差;畸形指形成过程有误,会出现结构缺陷。要将这两者与反常区分开。反常指某结构处于病理状态。

变异:指某结构的不同形式,用以指代偏离常规形成模式或预期形成模式的产物。

并非所有的变异都对个体有害。

1.1.1 胚期时间轴

胚期的前 4 周里,胎儿的心脏和循环系统还未形成。因此,本章节对脑血管形成过程的介绍始于第 22 天左右,也就是受精后第 4 周的第 1 天。表 1.1 列举出 4 周之后胚期的相关重大事件。

1.1.2 脑血管形成过程的基本概念

在对脑血管形成的重要阶段进行回顾之前,先对脑血管如何形成以及如何为其他组织提供营养物质进行介绍。血管发生是指

表 1.1　胚期后期的胚胎发育特征

胚期第 4~8 周
第 4 周(受精后第 22~28 天,顶臀长 4mm)
心跳发生
鳃弓形成
神经管闭合(第 24 天)
听窝形成
第 5 周(受精后第 29~35 天,顶臀长 9mm)
视杯形成
鼻窝形成
5 个脑泡形成
原始血流出现
第 6 周(受精后第 36~42 天,顶臀长 13mm)
脑部继续发育
淋巴系统出现
第 7 周(受精后第 43~49 天,顶臀长 18mm)
可监测到胎儿心跳
超声检查可看到胎儿四肢运动
所有重要器官的基本结构形成
第 8 周(受精后第 49~56 天,顶臀长 40mm)
脑动脉形成

顶臀长(CRL):上述每个时期的数值因人而异,仅供参考。

血管从无到有的过程,多发生于胚胎早期。血管新生是指在原有血管的基础上形成新血管的过程。

(1)血管发生始于内皮细胞丛。内皮细胞由其前体细胞(称为成血管细胞)分化而来。在生长因子和细胞外基质的作用下,内皮细胞形成可继续生长分化的血管。黏合内皮细胞形成管道的物质包括信号蛋白、血管外膜成纤维细胞、周细胞和平滑肌细胞。内皮细胞不断凋亡和增殖,最终形成原始血管网。血流形成之后会刺激血管根据组织需要进行选择性新生。在正常情况下,血管发生结束之后不会再次出现。但在病理条件下,其中的某些过程可能会被激活,如肿瘤形成时。

(2)血管新生指为了满足组织生长、伤口愈合以及肉芽组织形成等过程的营养需要而形成新血管的过程。血管通过两种方式新生:出芽式新生和非出芽(分裂)式新生。

出芽式血管新生指原有的血管以类似树木或植物抽芽的形式形成新的血管。血管出芽式新生的第一步为内皮细胞受体的激活和蛋白酶的释放。蛋白酶使基膜降解,从而使内皮细胞能够进入相邻的基质中。然后,内皮细胞以"出芽"的形式靠近血管新生刺激因子。在移行过程中,内皮细胞在黏附分子——整合素的作用下两两串联排列形成新的血管。血管内皮生长因子(VEGF)是血管新生的主要动力,Notch 受体通道调控其合成过程。

非出芽式或分裂式血管新生指已有的血管通过分裂形成新血管的过程。该过程的核心是两条血管之间的周细胞和肌成纤维细胞的形成。周细胞和肌成纤维细胞合成细胞外基质,以形成新的血管。该过程所需的

内皮细胞数比出芽式血管新生少,在胚胎发育的过程是一大优点。毛细血管网的形成贯穿人的一生,而非出芽式血管新生在毛细血管网的形成过程中发挥着重要作用。

1.2 神经管闭合以及头部动脉形成

胚期阶段,一系列重要事件发生,其间新血管的分布发生很多变化。D. H. Padget 将脑血管的形成过程分为 7 个阶段(详见下文)。这 7 个阶段之后,胎儿的血管具有了成人血管的基本结构,而静脉和硬膜窦的形成将继续进行直至出生乃至出生以后。

首先回顾头部的形成过程,尤其是脑部和面部结构的形成。

1.2.1 脉络膜前期

神经管闭合发生在胚期开始后约 24 天。血管在一个由原始细胞组成的网状结构(原脑膜)表面形成。初期,众多血管组成血管网,其中的动脉和静脉无法辨识(见图 1.1)。纵向动脉血管在神经管(位于原脑膜内)的腹侧形成,组成纵向神经系统(LNS)。心脏的形成以及动脉干形成的成对腹侧和背侧动脉的过程先于该过程。

第 4 周时,脑神经管的头端形成 3 个膨出物,称为原始脑泡,分别为前脑泡、中脑泡和菱脑泡。4 大脑室在这 3 个原始脑泡中形成。

1.2.2 脉络膜期

神经管不断增长的新陈代谢需要促使脉络膜(起源于原脑膜)内陷,进入脑泡中的脑室。这样一来,血流便在内(室管膜)外(软脑膜)表面形成。

第 5 周时,次级脑泡形成。该过程中,前脑泡分化形成端脑和间脑,菱脑泡分化形成后脑和末脑。故此时共有 5 个脑泡。与此同时,咽囊也逐渐发育成熟。

1.2.3 鳃期

脑在神经管头端形成并不断发育,头、颈部结构在其腹侧形成。第 4 周时,上述结构开始出现,由咽囊和咽囊之间的柱状弧形隆起(人体内称为鳃弓)发育形成。咽囊和鳃弓代表着曾经的一个进化阶段。在这个阶段里,生物体依靠鳃维持生命。

头、颈部结构由脑中的 3 个鳃弓发育形成,并在神经嵴细胞以及轴旁中胚层、外胚层和内胚层等帮助下不断发育。

脑神经嵴细胞为头、颈部的各个结构提供排列信息,而这些排列信息可以追溯到菱脑泡所处的 1 个短暂阶段。在这个阶段里,后脑分化为 7 个部分,称为菱脑原节。同源盒基因的表达使每个菱脑原节都有自己的独特之处。同源盒蛋白(转录因子)是同源盒基因表达的产物,用于指导面部结构的有序形成以及神经嵴细胞的迁移和分化(形成最初的 3 个鳃弓),还用于调控神经定位、神经节、骨、软骨以及结缔组织等的排列方式[1]。

腹主动脉和背主动脉之间成对的连接血管在鳃弓之间形成,共有 6 条弓动脉,被仅在短时间内出现的咽囊分隔开。由于综合类教程中对心脏和大血管形成过程的描述已十分详细,这里便不再赘述。但需要知道的是,这 6 条发于背主动脉和腹主动脉囊之间的主动脉弓动脉并不是同时形成的。并且,需要注意头侧的 3 条弓动脉,因为颈动脉系统是由它们发展形成的。脑膜融合产生节段和纵向动脉,后脑循环形成。纵向节间动脉形成一个动脉系统,称为纵向神经系统(LNS)。颈动脉系统形成之后,成人的纵向神经系统开始形成(图 1.1)。

1.2.4 颈动脉和椎基底动脉系统的形成

本部分对颈动脉形成过程中的几个阶段进行了介绍。对于脑动脉形成过程的了解来源于对死亡组织的研究。1992 年,E. D. Congdon[2]对主动脉弓系统以及几条主要的脑动脉(颈动脉、椎动脉和基底动脉)的起源进行了介绍。D. H. Padget[3]根据一项研究的结果对胚期脑血管变化的细节进行了介绍。该研究以 22 个胚为研究对象,在华盛顿卡耐基研究所进行。

Padget 将颈动脉系统形成的整个过程分为 7 个阶段,并确定了每个阶段胚胎的大小。

第一阶段:顶臀长为 4~5mm。

第二阶段:顶臀长为 5~6mm。

第三阶段:顶臀长为 7~12mm。

第四阶段:顶臀长为 12~14mm。

第五阶段:顶臀长为 16~18mm。

第六阶段:顶臀长为 20~24mm。

第七阶段:顶臀长为 40mm。

颈内动脉形成于前 3 个阶段,椎基底动脉形成于第四阶段。接下来会按照时间先后顺序对上述两个形成过程进行介绍。其他的形成过程描述起来简单一些,因为是以平行结构的方式形成的。

1.2.4.1 第一阶段

6 条主动脉弓动脉将背主动脉和腹主动脉连接起来,其中上面的 3 条弓动脉形成颈动脉系统。这 3 条头端的弓动脉发生一系列退化之后,成人的颈动脉系统就形成了(图 1.2a)。

背主动脉在第三弓动脉处的尾端逐渐消失,其头端形成原始颈内动脉的第一个部分。它与腹主动脉的连接血管不发生退化,继续存在。颈总动脉由腹主动脉的尾端发展形成。第一、第二鳃弓的腹侧以及第一鳃弓背侧也退化,使第一、第二鳃弓与第二鳃弓背侧之间只剩下一条连接血管(图 1.2b

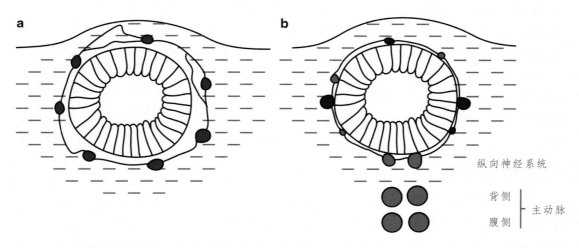

图 1.1 (a)神经管和原脑膜。(b)纵向神经系统(LNS)的形成。(Published with kind permission of ⓒ Henry Byrne, 2012. All rights reserved)

和图 1.2c）。

背主动脉头端的延伸,也就是目前的原始颈内动脉,有两条分支(前支和后支),分别形成大脑前动脉和后交通动脉。这两条动脉分别为正处于发育过程中的前脑泡(随后形成端脑)和中脑泡提供营养物质。另外,原始颈内动脉还通过暂存的原始三叉动脉、耳动脉和舌下动脉营养菱脑泡和正在形成的纵向神经系统(图 1.3)。

背主动脉在第一鳃弓头端处有 3 条分支:腹侧眼动脉、背侧眼动脉和最下方的原始上颌动脉。原始上颌动脉营养拉特克囊,后者在视泡出现之前形成垂体前叶(图 1.2c)。

1.2.4.2 第二阶段

颈内动脉由背主动脉和第三鳃弓动脉以及部分腹主动脉形成。第二鳃弓动脉形成舌骨动脉干,并通过一条连接血管与第一鳃弓动脉相连通。这条连接血管最终会形成镫骨动脉,而第一鳃弓的其他部分会形成下颌

a

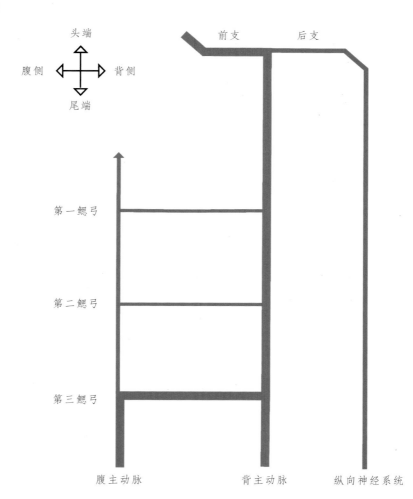

图 1.2　第一阶段：颈动脉的形成。(a)3 条头端的主动脉弓动脉将腹主动脉和背主动脉连接起来。(Published with kind permission of © Henry Byrne, 2017. All rights reserved)(待续)

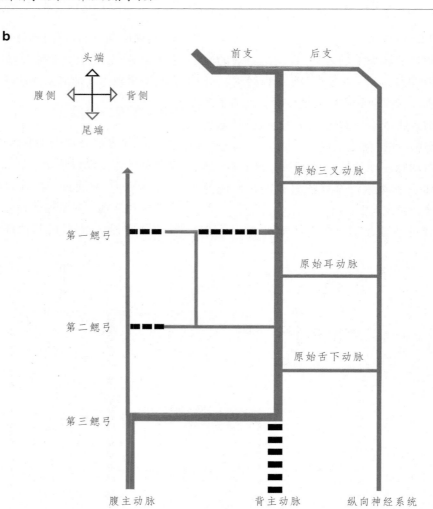

图 1.2(续) （b）部分结构退化之后的情况。此时,第一、第二鳃弓之间与纵向神经系统连接的血管已经形成。（待续)

动脉。

此时(胎儿的顶臀长约为 6mm),第三鳃弓动脉形成成对的腹侧咽动脉。腹侧咽动脉最终形成颈外动脉的近端动脉,但仍会经一条连接血管(图 1.4 中用⊗标记)与第二鳃弓动脉连通。另外,腹侧咽动脉会与其舌支以及甲状腺支一起组成舌面动脉系统。

连通第二鳃弓的血管与舌骨/镫骨动脉系统相交通,对了解颌内动脉(第二鳃弓)和

脑膜中动脉(第一鳃弓)的形成至关重要。

在这个阶段,眼睛开始发育形成的同时,两条原始眼动脉[腹侧眼动脉(VOA)和背侧眼动脉(DOA)]也初步形成。它们最终会退化,合并为一条眼动脉。这条眼动脉会按照腹侧眼动脉的发展过程继续发展。同时,背侧眼动脉退化,继续发展形成下外侧动脉干的前体动脉。另外,原始上颌动脉(另外一条背主动脉头端分支)是成人动脉系统中的垂

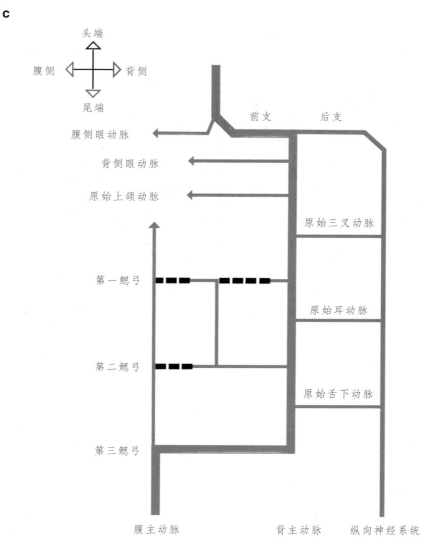

图 1.2(续)　(c)第一、第二号动脉部分已退化,背主动脉的分支在第一条弓动脉头端形成。

体后下动脉。

　　最终,由于颈内动脉的后支——后交通动脉与纵向神经系统之间的连通得以加固,原始三叉动脉、原始耳动脉和原始舌下动脉开始退化。

1.2.4.3 第三、第四阶段

　　第三、第四阶段是鳃期向后鳃期转变的过渡阶段。颈内动脉的脑部分支(腹侧支和背侧支)形成。其中,腹侧支形成原始嗅动脉,嗅动脉进而形成腹侧眼动脉;腹侧支还可以形成脉络丛前动脉和其他一些小的分支。随着端脑的发育,脉络丛前动脉和其他的小分支汇入大脑中动脉。另外,背侧支(后支)发展形成后交通动脉,后交通动脉进而发展形成脉络丛后动脉,并且营养中脑泡和

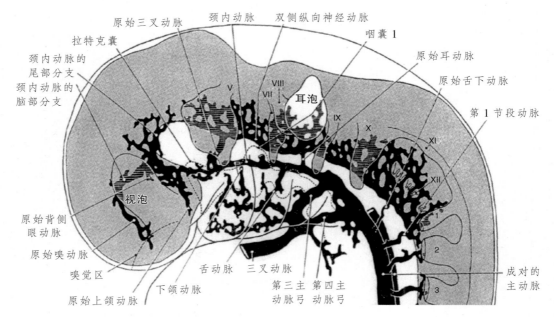

图 1.3　胚胎中的脑动脉图示（原图来自 Padget[3]）：颈内动脉的头端分支、鳃舌动脉突以及纵向神经系统（由三叉动脉、耳动脉和舌下动脉营养）。（Reproduced with permission）

正在形成的基底动脉。脉络丛前、后动脉为间脑提供营养物质。

　　颌内动脉和脑膜中动脉的形成过程比较复杂。因为鳃期结束之后，脸部结构的形成需要动脉不断形成和退化。第四阶段初期时，第二鳃弓舌动脉干延伸形成镫骨动脉，连通第一鳃弓。镫骨动脉有两个分支——眶上支（背侧支）和上下颌支（腹侧支）。眶上支属于眼动脉系统，上下颌动脉附属于正在形成的颌内动脉（图 1.5）。下面会详细介绍上述的几个过程。

　　平行的纵向神经系统在正发育的后脑的正中面融合形成基底动脉。初始时，主动脉第一节段动脉和原始舌下动脉营养其尾端。纵向神经系统外侧动脉和基底动脉的纵向管道在本阶段中非常重要。这些动脉仅短暂存在，被称为原始侧椎基底融合动脉。随着基底动脉和椎动脉的不断成熟，这些融合

动脉逐渐退化。基底动脉纵向管道的上 6 个脊髓节段动脉形成椎动脉。随着椎动脉的形成，主动脉和这 6 个节段之间的其他连接血管逐渐退化。后脑泡形成的同时，基底动脉的对称分支也开始出现。

1.2.5 颈动脉各种变异的胚胎学基础

　　在探讨动脉可能发生的异常情况之前，先对纵向神经系统和背主动脉进行介绍。纵向神经系统营养正在发育的菱脑泡（由中脑、后脑和末脑等次级脑泡组成），原始颈动脉营养前脑泡（由端脑和间脑等次级脑泡组成）（图 1.6）。

　　颈动脉系统和纵向神经系统之间的动脉不断吻合和退化。颈动脉的背侧支（后支）是其头端（永存）吻合动脉，将纵向神经系统的头端与颈椎节段动脉连通。基底动脉和椎

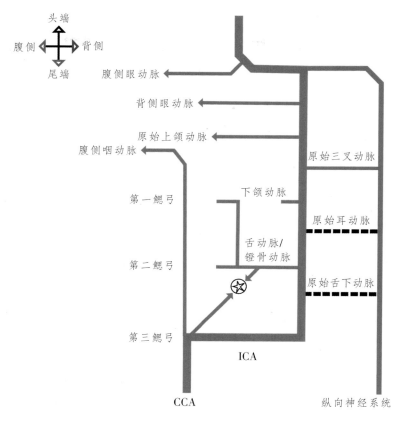

图 1.4　第二阶段：镫骨动脉连通第一鳃弓动脉和第二鳃弓动脉、第三鳃弓动脉形成腹侧咽动脉。ICA，颈内动脉；CCA，颈总动脉。（Published with kind permission of © Henry Byrne, 2012. All rights reserved）

动脉形成之前，与颈动脉系统相通的暂存动脉和背主动脉分别通过耳动脉、舌下动脉以及三叉动脉和第一颈段动脉（寰前动脉）营养纵向神经系统。随着颈动脉后支的形成，原始三叉动脉退化。通常情况下，耳动脉和舌下动脉只在胎儿顶臀长为 4~6mm 的阶段出现。颈动脉后支退化后形成后交通动脉。后交通动脉与间脑相通，大脑后动脉负责为其提供营养物质。

由纵向神经系统（以及基底动脉）发展而来的分支包括：大脑后动脉（后表现为脉络膜后动脉）、丘动脉、小脑上动脉、小脑前下动脉以及小脑后下动脉。

1.2.5.1 成人颈动脉系统的变异

1.大脑前动脉变异

大脑前动脉的皮质支营养端脑的皮质层，而潜在的分支则供应新纹状体。皮质支退化、大脑中动脉成为主导动脉的过程中可能发生一些变异。另外，成对的大脑前动脉在中线处经血管丛吻合的过程中也易发生变异。通常情况下，上述中线吻合动脉退化之后只剩下一条前交通动脉。但在退化的过程中，常发生动脉自我复制，大脑前动脉近端也可能发生融合（见下文）。最常见的变异类型包括以下几种。

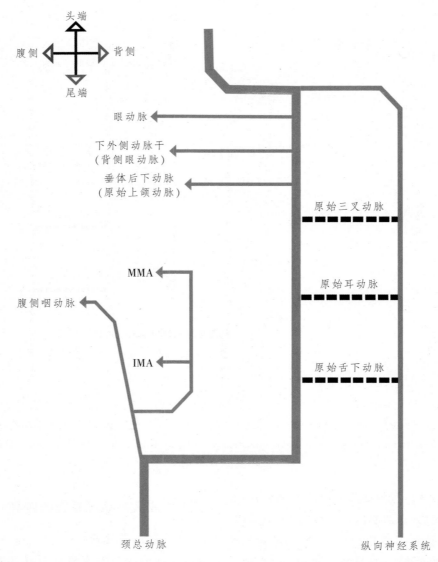

图 1.5　第三阶段:镫骨动脉退化,并入腹侧咽动脉系统。MMA,脑膜中动脉;IMA,颌内动脉。其他缩略语词汇详见图 1.2 和图 1.4。(Published with kind permission of © Henry Byrne, 2017. All rights reserved)

(1)前交通动脉自我复制。

(2)回返动脉处于主导地位。

(3)大脑中动脉自我复制(原始颈内动脉前支的姐妹支永存)。

(4)只有一条中线大脑前动脉。

(5)大脑前动脉复合体具有双半球结构,其中每个半球为两个半球的某些结构提供营养物质。

2.颈内动脉段发育不全

如果颈动脉系统中某一部分的形成遇阻,鳃弓动脉和原始颈内动脉的分支能够为其提供另外的形成途径。通过观察图 1.4 (图

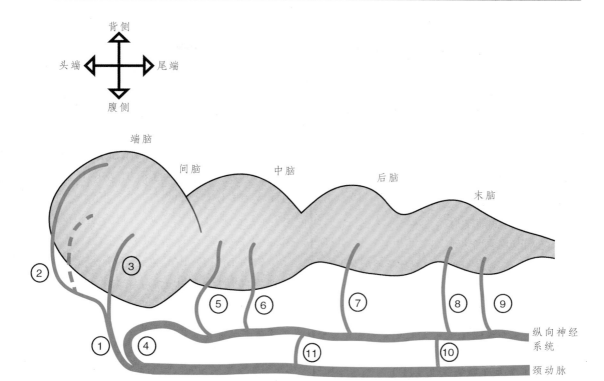

图 1.6 次级脑泡形成(5周)。对营养次级脑泡的动脉血管进行编号：①为颈内动脉前支；②为大脑前动脉(沿虚线形成大脑中动脉)；③为脉络丛前动脉；④为后交通动脉；⑤为脉络丛后动脉；⑥为丘动脉；⑦为小脑上动脉；⑧为小脑前下动脉；⑨为小脑后下动脉；⑩为寰前动脉；⑪为原始三叉动脉。

1.5 中有所更新)可以发现颈内动脉可能发生的变异。从图中可以看到连接纵向神经系统和颈动脉系统的可能永存的交通动脉(原始三叉动脉、耳动脉和舌下动脉)、最终的眼动脉、腹侧咽动脉与颌内动脉以及脑膜中动脉的吻合动脉、舌动脉的退化(舌动脉退化后形成颈鼓动脉)以及下颌动脉的退化等。下面会对上述过程进行介绍。发育不全的种类如下。

(1)由第三鳃弓和第二鳃弓尾部的背主动脉发展形成的颈内动脉近端缺如。此时，咽升动脉通过其鼓室下支营养颈内动脉远端，后者进一步形成颈内动脉颅内段的颈鼓

支。

(2)第一鳃弓下方的背主动脉部分缺如。颌内动脉远端通过下颌动脉重新形成颈内动脉远端。

(3)第一鳃弓上方和原始上颌动脉下方的动脉血管缺如。颈内动脉远端或通过永存三叉动脉重新形成，或在垂体后下动脉处重新形成。

(4)原始上颌动脉远端血管缺如。背侧眼动脉退化之后，下外侧动脉干营养颈内动脉远端。

(5)背侧眼动脉远端海绵窦缺如。颈内动脉远端血管由眼动脉通过脑膜中动脉或

颌内动脉的分支重新形成。

3.颈动脉-椎基底动脉吻合异常

通常情况下,营养纵向神经系统的背主动脉的节前支仅短暂出现,胎儿顶臀长达到15mm时消失。最常见的永存动脉是三叉动脉(图1.7)。5种公认的"桥接动脉"分别为:

(1)三叉动脉。

(2)耳动脉。

(3)舌下动脉。

(4)Ⅰ型寰前动脉。

(5)Ⅱ型寰前动脉。

其中,三叉动脉和耳动脉将颈内动脉与基底动脉连通;舌下动脉和Ⅰ型寰前动脉将颈内动脉与椎动脉连通;Ⅱ型寰前动脉将颈内动脉与颈外动脉连通。耳动脉十分罕见,也因此引发了"它是否是永存动脉"的争议。耳动脉由颈内动脉岩段发展形成,穿过内耳道与基底动脉吻合。其他几种"桥接动脉"的情况会在下面进行介绍。

1.2.6 镫骨动脉的作用

舌动脉是第二鳃弓动脉,在胎儿顶臀长为9mm的阶段形成。其中耳内分支形成镫骨动脉。胚期之后,舌动脉退化,其中一部分作为颈鼓动脉干的前体血管存留。

镫骨动脉营养面部和眶部的非神经性结构。其经原始镫骨的下方,在中耳裂内分为两支:眶上支(背侧支)和上下颌支(腹侧支)。其中,眶上支营养原始硬脑膜和眶部结构,上下颌支营养面部结构(图1.8)。

镫骨动脉眶上支的一个分支营养原始硬脑膜(脑膜中动脉远端结构的一部分);眶上支的眶支随三叉神经的眼支移行,穿过眶上裂营养眼眶的附属结构(见下文)。镫骨动脉的上下颌支与颌内动脉连通。颈外动脉在第三鳃弓背主动脉远端血管处形成,并最终取代腹侧咽动脉系统和镫骨动脉系统。不过,在第五阶段中,镫骨动脉系统处于主导

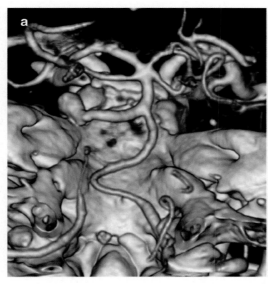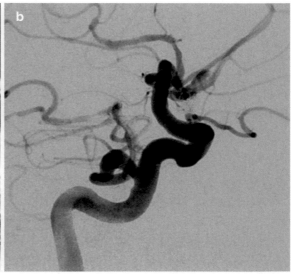

图1.7 永存三叉动脉。颈鼓动脉正面观(a)和镫骨动脉背侧支侧面观(b)显示出颈内动脉和基底动脉中部之间为永存三叉动脉。

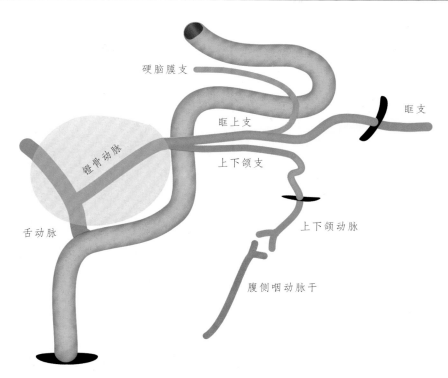

图 1.8　舌骨/镫骨动脉系统;镫骨动脉分为眶上支和上下颌支。其中,眶上支营养硬脑膜和眶部非神经性结构;上下颌支营养颞下区组织。

地位。

在第六阶段中,镫骨动脉退化,其上下颌分支的上部形成脑膜中动脉近端血管,其鼓室分支继续存在。因此,镫骨动脉系统存在最长时间为第五阶段(胎儿顶臀长为 16~18mm),最终的眼动脉也在此阶段形成(见图 1.9)。成人眼动脉以及镫骨动脉眶支(镫骨动脉眶上支的一个分支)的形成过程联系十分密切,故两者将在下一部分一并介绍。

1.2.7 眼动脉的形成过程

胎儿顶臀长为 18mm 的阶段中,随着原始腹侧眼动脉和背侧眼动脉的退化,颈内动脉形成成人眼动脉干。在本阶段中,其取代众多起源不同的前体动脉血管。不过,目前我们尚不清楚这一过程的具体细节。在前面几个阶段中,原始腹侧眼动脉作为大脑前动脉的一个分支形成,颈内动脉形成原始背侧眼动脉,其中的一条或两条原始眼动脉将移行到成人眼动脉干的位置。

图 1.9 表明,该阶段可能出现以下两个过程:原始背侧眼动脉退化;最终的眼动脉和原始腹侧眼动脉吻合,成为视神经周围动脉吻合环的一部分。此时,动脉吻合环也开始退化。最终的眼动脉在眼部和眶部形成了 3 条分支,分别为颞侧睫状总动脉、玻璃体动脉和鼻侧睫状总动脉。其中,颞侧睫状动脉和玻璃体动脉为背侧眼动脉的分支,而鼻侧睫状总动脉为腹侧眼动脉的分支,其中玻璃体动脉将形成视网膜中央动脉。另外,最终的眼动脉经视神经管进入视神经(动脉吻合环的剩余部分)周围的眼眶,与镫骨动脉的

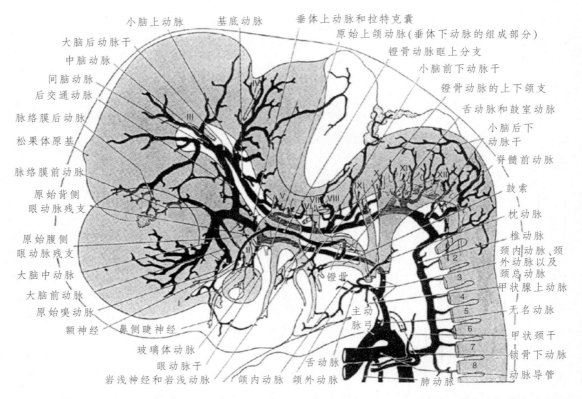

图 1.9 第五阶段：胚胎顶臀长为 18mm（图片来源于 Padget[3]）。从图中可以看出镫骨动脉的分支以及成人眼动脉的起始位置。（Reproduced with permission）

眶上支相吻合。

背侧眼动脉的尾端动脉血管经眶上裂与镫骨动脉眶上支的眶支一起汇入上述动脉吻合环。而背侧眼动脉与腹侧眼动脉在视神经周围的吻合可能引发吻合变异（见下文）。背侧眼动脉退化之后只剩下成人的下外侧动脉干和眼动脉的一条回返支（经眶上裂与下外侧动脉干连通）（图 1.10）。

镫骨动脉眶上支的眶支分为内侧支和外侧支。内侧支与最终的眼动脉吻合，成为动脉吻合环的一个组成部分；外侧支则在眼眶外侧与泪腺动脉吻合。

因此，眼动脉正常结构的形成包括两个过程：腹侧眼动脉起始部位移行至颈内动脉；背侧眼动脉近端退化（图 1.11a）。如果腹侧眼动脉和背侧眼动脉之间的连接血管的形成和退化不能正常进行，就会发生一些变异。

最常见的变异种类包括如下。

（1）镫骨动脉系统与原始眼动脉不发生任何吻合，以至于出现以下两种情况：眼动脉营养眼部感觉器官；脑膜中动脉营养眼眶肌肉、泪腺和筛骨/鼻侧结构。

（2）3 条胚期动脉皆永存：大脑前动脉形成腹侧眼动脉；下外侧动脉干形成背侧眼动脉；颈内动脉或脑膜中动脉形成镫骨动脉眶支。这种情况会导致出现两条眼动脉，分别经视神经管和眶上裂进入眶部（图 1.11b）。

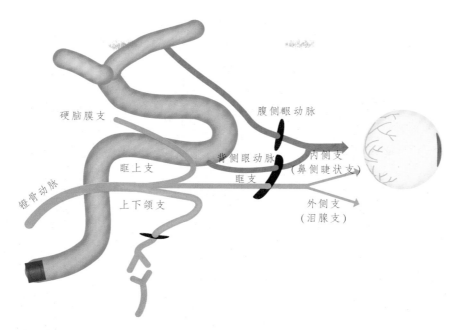

图 1.10　正在发育的眼部：腹侧眼动脉和背侧眼动脉在视神经周围吻合。（Published with kind permission of © Henry Byrne, 2017. All rights reserved）

（3）眼动脉起源于腹侧眼动脉（图 1.11c）或起源于背侧眼动脉（图 1.11d）。

（4）动脉吻合环变异，即眼动脉与视神经的吻合出现变异。多数成人体中，腹侧眼动脉和背侧眼动脉吻合形成的动脉吻合环的外侧部分永存，使眼动脉在神经鞘上方移行至外侧，并使视网膜中央动脉在视神经的外侧形成。少数（预计高达 15%）成年人体中，眼动脉在内侧周围弯曲，视网膜中央动脉在视神经相对内侧部位形成。

（5）眼动脉起源于脑膜中动脉。此时，原始眼动脉退化、镫骨动脉系统的眶支永存，使眼动脉形成于脑膜中动脉，并经眶上裂进入眶部。

（6）镫骨动脉眶上支近端动脉血管提前退化。由于脑膜中动脉占据了镫骨动脉硬脑膜支的位置，发生在眶上支的眶支和硬脑膜支上的变异可能导致脑膜中动脉在眼眶处

形成，并经眶上裂进入中颅窝（图 1.12）。或者，脑膜中动脉的一个分支营养眶部外侧结构。这条分支可能经眶上裂入眶，也可能经 Hyrtl 管（脑膜–眶孔）入眶。

1.2.8 海绵窦段的形成

从胚胎学角度看，海绵窦的形成过程涉及四个胚期动脉，分别为背侧眼动脉、镫骨动脉（眶上支）、原始上颌动脉和三叉动脉。上述动脉的意义在于由它们的动脉分支能够成为连通颈内动脉海绵窦段的间接血管通道。本部分会借助成人的海绵窦动脉系统来介绍上述胚期动脉系统如何相互交通以及它们对海绵窦各动脉的重要意义，以阐明海绵窦各动脉之间复杂的交通。

背侧眼动脉的近端残基形成下外侧动脉干（图 1.13）。其前支又分为前内侧支和前外侧支。其中，其前内侧支穿过眶上裂与眼

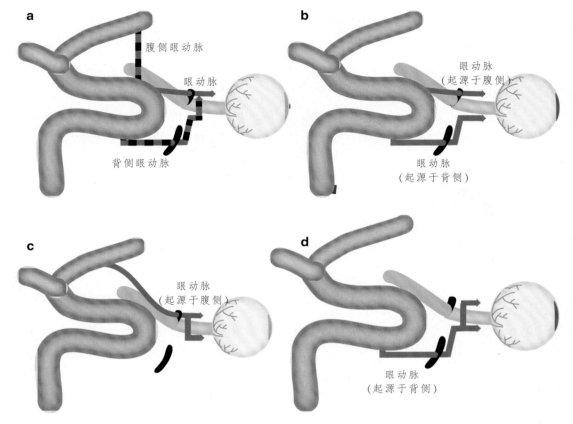

图 1.11　眼动脉起源的变异。(a)正常情况:背侧眼动脉与腹侧眼动脉吻合形成原始眼动脉,之后再退化;(b)两条眼动脉:背侧眼动脉未退化;(c)起源于腹侧眼动脉:大脑前动脉形成眼动脉;(d)起源于背侧眼动脉:颈内动脉海绵窦段形成眼动脉。(Published with kind permission of ⓒ Henry Byrne, 2017. All rights reserved)

动脉吻合,该吻合动脉可能作为眼动脉的一个分支(眼动脉深回返支)永存;而前外侧支经过圆孔(伴三叉神经上颌支)经过圆孔动脉与颌内动脉吻合。

　　下外侧动脉干的后支与上颌内动脉(起源于舌动脉或镫骨动脉系统)相吻合。后支的一条分支经卵圆孔与脑膜副动脉吻合,其他的分支与脑膜中动脉的硬膜支吻合。这些吻合动脉是下外侧动脉干与眶部以及颈鼓动脉干(经中耳)相连通的潜在血管通道。后面的破裂孔回返动脉可能是由下外侧动脉

干形成的, 也可能是由脑膜垂体干形成的(见下文)。其经咽上动脉的颈支与咽升动脉吻合,因此,难以与前述血管吻合。

　　第一鳃弓近端的残余结构形成原始上颌动脉,成人动脉系统中被称为垂体后下动脉。原始上颌动脉是脑膜垂体干的一个分支,起源于下外侧动脉干后侧的海绵窦段颈内动脉(图 1.14)。尽管已经形成了一条永存原始上颌动脉,但其依旧模拟了垂体后下动脉的形成。垂体后下动脉分化为斜坡内侧支和一些其他的分支,所有的这些分支与对侧

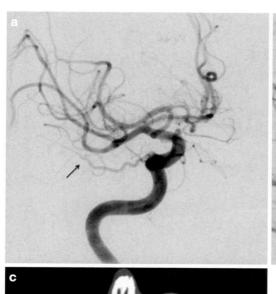
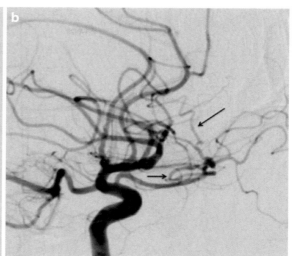
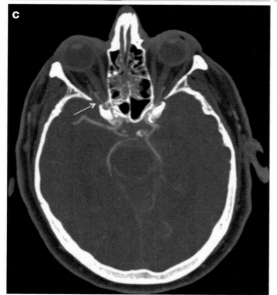

图 1.12　眼源性脑膜中动脉,DSA(a 和 b)和 CTA(c)。显示脑膜中动脉起源于眼动脉回返支(箭头所示)。DSA,镫骨动脉背侧支;CTA,颈鼓动脉。

垂体后下动脉发生吻合。当颈内动脉闭塞发生在海绵窦段下方时,这些跨斜坡吻合动脉提供了一条从对侧进入颈内动脉的路径。另外,垂体后下动脉会形成一系列的硬膜动脉与小脑幕硬膜动脉(小脑幕边缘动脉和小脑幕基底动脉)、斜坡外侧动脉以及多变的破裂孔回返动脉相连通。其中,斜坡外侧动脉(内侧支岩床韧带下方与展神经移行进入

Dorello 管)是原始三叉动脉的残余部分。

暂存原始三叉动脉形成于第一阶段(胎儿的顶臀长为 4~5mm);第三、第四阶段(胎儿的顶臀长为 7~14mm)时,随着最终的后交通动脉的形成而开始退化。其将纵向神经系统与原始颈内动脉连通;在成人的动脉系统中,被描述为斜坡外侧动脉。由于暂存原始三叉动脉是海绵窦动脉系统的一个分支,所以

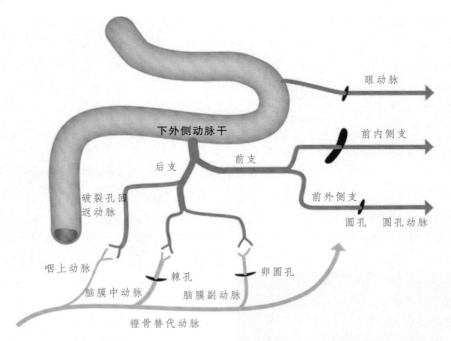

图 1.13 海绵窦段动脉系统：下外侧动脉干分支。其前支与眼动脉、舌动脉/镫骨动脉系统的一条回返动脉支（图中为镫骨替代动脉）一起营养眶部。在腹侧咽动脉和舌动脉/镫骨动脉相吻合的作用下，镫骨替代动脉分为两条分支，分别为颌内动脉支和咽升动脉支。(Published with kind permission of © Henry Byrne, 2017. All rights reserved)

其可能参与背侧眼动脉（下外侧动脉干）和镫骨动脉的吻合。如果暂存原始三叉动脉未退化，便会形成永存三叉动脉；后者将基底动脉与颈内动脉连通。除了后交通动脉，永存三叉动脉是最常见的连接颈动脉到基底动脉的血管，约在 0.2% 的血管造影中被发现。其后侧的结构有两种模式供血：第一种模式供应双侧大脑后动脉和小脑上动脉；第二种模式在功能性后交通动脉下方与基底动脉吻合，主要且仅供应小脑上动脉（图 1.7）。

1.2.9 内耳和中耳动脉及其变异

内耳血液供应来自小脑前下动脉的听支，而中耳的血液供应来自颈动脉系统。

成人的中耳由以下动脉供应：

（1）由脑膜中动脉形成的鼓室上动脉

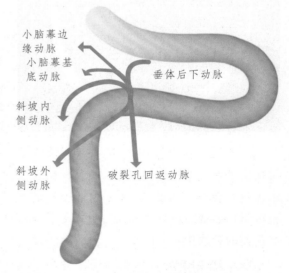

图 1.14 脑膜垂体干：成人脑膜垂体动脉干的分支中，垂体后下动脉为原始上颌动脉退化之后的残余部分。(Published with kind permission of © Henry Byrne, 2017. All rights reserved)

（镫骨动脉的一条残存支）。

（2）由颈内动脉岩段形成的颈鼓动脉（舌动脉——第二鳃弓动脉的残存支）。

（3）鼓室下动脉是咽升动脉的分支（第三鳃弓动脉的一条分支）。

（4）由耳后动脉（或者颞浅动脉）形成的茎乳孔动脉和由颌内动脉形成的鼓室前动脉。

中耳内可能发生的动脉变异包括以下几种。

（1）永存镫骨动脉代替脑膜中动脉从颈内动脉发展形成，并按照镫骨动脉的移行路线穿过中耳，进入颅中窝和颞下窝。因此，棘孔缺如或很小，并且，没有起源于上颌内动脉的脑膜中动脉。

（2）第二鳃弓下方的颈内动脉节段（C1或C2）发育不全。这种变异的结果是经咽升动脉和鼓室下动脉（咽升动脉连通中耳的分支）重新形成一条伪颈内动脉或者异常颈内动脉。伪颈内动脉或异常颈内动脉是通过颈鼓动脉在颈鼓动脉干上重新形成的。此变异可能还会导致镫骨动脉永存。如此一来，变异的动脉（伪颈内动脉或异常颈内动脉）便不再通过破裂孔，颈动脉管也因此缺如。

（3）咽升动脉的鼓室支取代脑膜中动脉从而形成一条咽-鼓-镫动脉。这种变异十分罕见。不过一旦出现，便表明鼓室下动脉与脑膜中动脉的鼓室上支发生了吻合；而且，吻合动脉同时又是连接颌内动脉的一条血管通道。咽-鼓-镫动脉也因此取代由颌内动脉形成的脑膜中动脉。

1.2.10 椎动脉和椎基底动脉的异常和永存

纵向神经系统由两侧的纵向正中动脉组成。纵向正中动脉沿着神经管的腹侧面不断分化。在胎儿顶臀长约为 10mm 的阶段，中脑泡和菱脑泡的纵向神经系统在颅内与颈内动脉系统的后支（后交通动脉）相连通，在尾端与正在形成的椎动脉相连。颈胚胎体节段动脉之间的外侧纵向动脉分化形成椎动脉。

纵向神经系统在中线处融合形成基底动脉和脊髓前动脉，这一融合过程持续的时间相对较长，直至胎儿顶臀长达到 40mm 时才结束。由于是在中线处发生动脉融合，因此不完全融合导致的变异包括重复和开窗。同时，类似的外侧纵向动脉可能出现或退化，其也可能导致重复和开窗。前文已对背主动脉与正在形成的基底动脉和椎动脉之间的暂存节前连通动脉有所介绍，故这里不再赘述。

1.2.10.1 椎动脉常见的几种异常情况

成人体内的椎动脉在椎管（C2-C6 段）中走行。但是，由于这些椎动脉是由颈段动脉形成的，因此动脉起点段发生的变异很常见。通常情况下，椎动脉进入 C6 椎体的横突孔，所以认为其近端起点为 C6 段动脉。

了解颈段动脉的编号依据十分重要。事实上，用节间动脉命名比用节段动脉命名更准确，因为节段动脉其实位于两个椎体之间，并且按照上位椎体进行编号。也就是说，第六节间动脉位于 C6 椎体和 C7 椎体之间；而 C7 节间动脉（仅次于颈段最后一个椎体）形成成人的锁骨下动脉。根据命名传统，C1 椎体下方的动脉是第一节间动脉，上方的动脉是寰前节间动脉[1]。

---

[1] 勿混淆颈神经根和颈动脉的编号依据。以下方的椎体命名神经根。也就是说，C2 神经根位于 C1 椎体和 C2 椎体之间，C8 神经根位于 C7 椎体和 D1 椎体之间。

（1）椎动脉进入椎管的位置的变异：在C5、C6 和 C7 椎体处进入椎管的概率分别为10%、90% 和 5%。

（2）主动脉弓直接形成椎动脉。这是由第四节间动脉占主导地位造成的，并且最常见于左侧。椎动脉由主动脉形成，因此进入C4 椎体下方的椎孔。

（3）在少数情况下，甲状颈干形成椎动脉，或是主动脉的硬脑膜支同时直接形成椎动脉。

（4）动脉开窗和动脉重复。在某些情况下，很难区分两者。关于动脉开窗，最好的例子当属纵向神经系统融合从而形成基底动脉。这样形成的基底动脉上有孔隙，是成人动脉系统变异的一种。由于纵向神经系统的融合过程出现错误而导致椎管中有两条椎动脉，也可以叫作动脉开窗。动脉重复是指椎动脉的一条在椎管内走行，另一条沿椎管外侧走行。由于退化过程失败以及胚期血管永存都会导致动脉重复。

1.2.10.2 椎基底动脉交界处的变异

图 1.15 是对 Lasjaunias 和 Berenstein[4]的原图做了改动之后的图片，用以显示纵向神经系统形成成人椎动脉系统过程中可能发生的变异。水平线代表节段所处水平，编号的竖线代表节间纵向连接血管。其中，1 代表中线纵向神经系统，其分支为基底动脉和脊髓前动脉；2 代表中线旁侧纵向神经系统，典型代表为脊髓外侧动脉；3 代表一条更为外侧的节内吻合动脉，为椎动脉的一支。

图 1.15 可用于展示椎基底动脉交界处几种最常见的动脉变异，还可用于展示与椎基底吻合动脉相通的 3 条颈动脉尾端异常

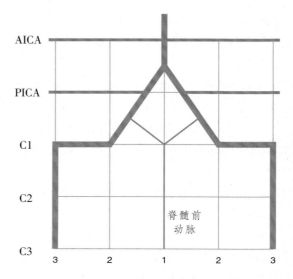

图 1.15　椎基底动脉系统的形成。图 1.15 和图 1.16以及图 1.17 是在原图[4]（详见文中）的基础上进行改动之后的图片，关注节段动脉间的纵向连接血管形成椎动脉和基底动脉的过程。AICA，小脑前下动脉；PICA，小脑后下动脉；C1、C2 和 C3 分别为颈椎节段水平。（Published with kind permission of ⓒ Henry Byrne, 2017. All rights reserved）

的情况（图 1.17a 至图 1.17c）。

1.永存舌下动脉（图 1.17a 和图 1.18）

永存舌下动脉自颈内动脉出发，经舌下神经管汇入椎基底动脉系统。椎基底动脉交界处下方的颅内同侧椎动脉缺如，对侧椎动脉常发育不全（图 1.18）。咽升动脉形成小脑后下动脉时，会发生一种"不完全型"变异。

通常情况下，舌下动脉是作为咽升动脉的一个分支形成的。因此，由咽升动脉形成的小脑后下动脉会导致胚期舌下动脉的部分永存。

2.永存 I 型寰前节间动脉（图 1.17b）

颈内动脉经永存 I 型寰前节间动脉（位

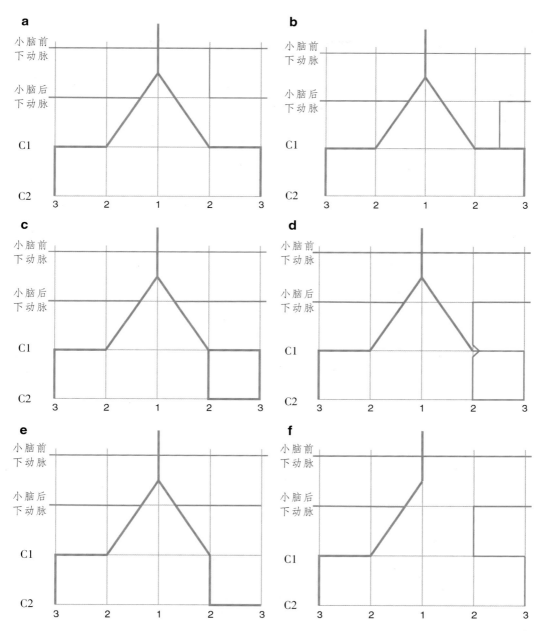

图 1.16 (a)(左侧)小脑前下动脉处于主导地位,(左侧)小脑后下动脉被同侧小脑前下动脉融合。(b)小脑后下动脉近端血管源于 C1 椎体,椎动脉 C1 节间动脉支形成小脑后下动脉。(c)C1/C2 椎体处的椎动脉在中线旁侧自我复制。(d)小脑后下动脉起源于 C2 椎体。(e)C1 椎体内侧的椎动脉按照脊髓硬膜动脉的形成发展过程发生变化。(f)小脑后下动脉起源于椎动脉,椎动脉远端血管缺如。(Published with kind permission of ⓒ Henry Byrne, 2017. All rights reserved)

于 C1 椎体处，穿过 C1 椎体外侧环上方的椎间部位)与椎动脉吻合。这种"不完全型"变异与由枕动脉形成的小脑后下动脉有关，表明 C1 椎动脉和 C2 椎动脉经常与枕动脉发生吻合。

3.永存Ⅱ型寰前节间动脉(图 1.17c)

永存Ⅱ型寰前节间动脉与永存Ⅰ型寰前节间动脉不同，因为此时的连接动脉是由颈外动脉(经常与枕动脉相连)形成的，并且在 C1 椎体环下方与椎动脉吻合。一个类似的"不完全型"是通过向下的路径发出枕动脉的小脑后下动脉。关于永存寰前节间动脉起源于何处的说法模棱两可，这或许正反映出其与枕动脉的密切联系。

1.3 脑静脉的形成

最早的静脉系统由原始收集静脉的网络组成。这些原始收集静脉在收集血液之后汇入神经管表面的浅静脉网。相对于动脉网而言，原始的静脉网所处位置较浅，血流朝向离心方向(向外)。后来，随着大脑半球的发育，早期的血流模式发生改变。髓静脉形成之后，一旦大脑的深静脉系统形成，静脉的血流方向就有了离心和向心两种。其中，浅静脉血流离心向外，而白质和基底节沿向心方向注入侧脑室的室管膜下静脉，并从那里汇入深静脉。脑静脉的形成晚于脑动脉[5]。

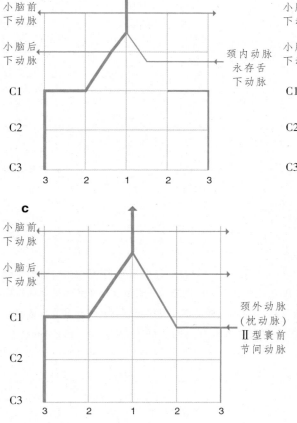

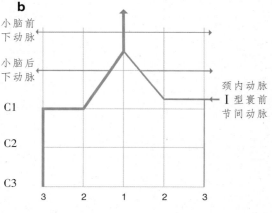

图 1.17　(a)舌下动脉永存,伴有同侧椎动脉发育不全。(b)永存Ⅰ型寰前节间动脉。(c)永存Ⅱ型寰前节间动脉。(Published with kind permission of ⓒ Henry Byrne, 2017. All rights reserved)

硬脑膜窦和浅静脉网起源于同一个血管网。随着囊泡的形成,该血管网形成血管丛。在上述静脉形成的过程中,初始的血管网被保留下来,血管合并形成较大的静脉。在该过程中,纵向神经系统节段处的血管合并没有明显的纵向和外侧倾向。出生后,硬脑膜窦继续形成。

1.3.1 浅静脉和硬脑膜窦

正在发育的脑泡表面的软膜浅表静脉网汇入硬脑膜静脉丛,后者汇入原头静脉。胎儿 5 周时,原头静脉在中脑区域出现,沿神经管两侧移行,汇入前主静脉和静脉窦(图 1.19)。初始时,其负责收集硬脑膜 3 个毛细血管丛中的血液。其中,前毛细血管丛(收集前脑泡和中脑泡中血液)从头端汇入三叉神经节;中央毛细血管丛(收集后脑中血液)从尾端汇入三叉神经节;后毛细血管丛(收集末脑中血液)汇入前主静脉(图1.19:14mm)。

胎儿大约 6 周时,中耳的发育可能会发生一些变化。中央毛细血管丛和后毛细血管丛在耳囊背侧吻合(图 1.19:18mm)。耳囊腹侧残留形成岩上窦。前毛细血管丛与中毛细血管丛在耳囊、后毛细血管丛和主静脉背侧汇合。

原头静脉(位于耳囊内侧)的次级静脉丛形成海绵窦。原始上颌静脉收集上颌突和视泡中的血液,汇入原头静脉;并且继续分化可以形成眶上静脉。原头静脉头端血管形成颈内静脉,其与海绵窦的主要连接血管退化,退化后留存的结构形成成人的岩下窦。成对的海绵窦收集的血液经过中毛细血管丛(现为岩上窦)汇入新形成的背侧静脉血管。横窦也因此形成(图 1.19:21mm)。

一对边缘窦从前毛细血管丛沿脑泡两侧延伸,在中线处汇合形成上矢状窦(图 1.19:50mm)。胚期各毛细血管丛在矢状窦丛的腹侧融合形成直窦,横窦位于正在发育的小脑的外侧(图 1.19:80mm)。

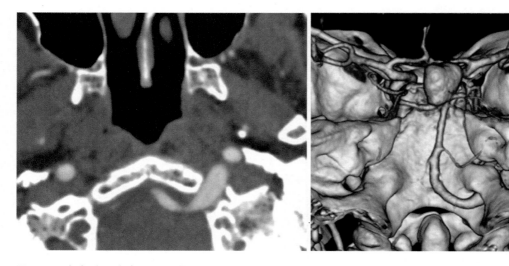

图 1.18 永存舌下动脉。CT 血管造影显示,在此动脉瘤患者体内,舌下动脉形成基底动脉,后者穿过左舌下神经管。

初始时，颈外静脉收集来自头皮的血液，并作为一条外侧静脉支汇入原始颈静脉。舌面部区域的静脉汇合形成一条总静脉——舌面静脉。舌面静脉最终汇入原始颈静脉。然后，颈外静脉与舌面静脉连通，面部静脉的后侧支汇入颈外静脉。

1.3.2 深静脉

前脑正中静脉形成深静脉。其收集脉络丛中的静脉血，向后移行至发育中的后纵裂硬脑膜丛（镰状窦）。孕期第10周时，基底节和脉络丛促进大脑内静脉形成，前脑正中静脉退化，其尾端留存的部分与大脑内静脉汇合形成大脑大静脉（Galen 静脉）。天幕窦（一个暂存的硬脑膜窦）形成 Rosenthal 基底静脉，后者收集间脑腹侧表面的静脉血后汇入横窦。随着大脑半球和颞叶的不断发育，Rosenthal 基底静脉退化形成软脑膜静脉丛，

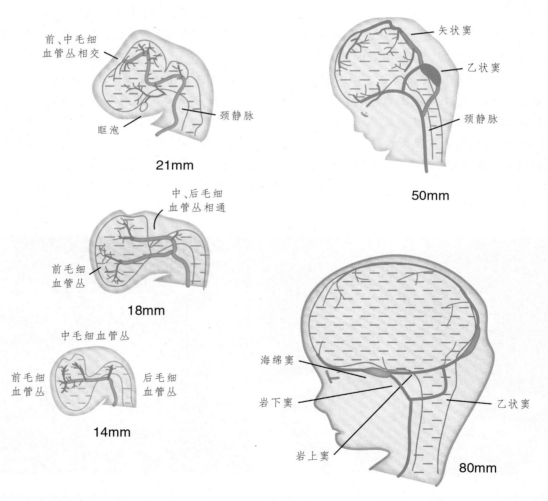

图 1.19 硬脑膜窦形成的各个阶段。（Published with kind permission of © Henry Byrne, 2017. All rights reserved）

后者与大脑大静脉相通。

　　幕下静脉(后脑静脉和末脑静脉)有多种形成过程,本书不再一一阐明,留于有心之士自行探究。

　　脑静脉和静脉窦的变异如下。

　　(1)直至胎儿顶臀长达到 80mm 时,成人脑静脉才形成。即使最终形成了成人脑静脉,出生时中脑外侧静脉可能也会缺如,在婴儿中枕窦和天幕窦却经常出现(两个在成人静脉系统中十分罕见的静脉窦)。

　　(2)前脑中静脉永存时,会继续收集间脑静脉和脉络丛静脉中的血液。导致的结果是直窦闭锁以及大脑大静脉动脉瘤样扩张(大脑大静脉畸形)。

　　(3)Rosenthal 基底静脉可能汇入天幕窦。这意味着其会在最开始时从外侧和幕下方汇入三叉静脉(成人称为岩上窦)。

　　(4)静脉血管自我复制过程中出现异常:直窦位于左侧,右侧中空;或者大中央静脉位于右侧。

　　(5)蝶顶窦可能由后侧经天幕窦(蝶底窦)汇入岩上窦或横窦,而不是汇入海绵窦。

参考文献

1. Trainor PA, Krumlauf R. Hox genes, neural crest cells and branchial arch patterning. Curr Opin Cell Biol. 2001;13(6):698–705.
2. Congdon ED. Transformation of the aortic arch system during the development of the human embryo. Contrib Embryol. 1922;14:47–110.
3. Padget DH. The development of the cranial arteries in the human embryo. Contrib Embryol. 1948;32:205–29.
4. Lasjaunias P, Berenstein A. Functional anatomy of craniofacial arteries, Surgical neuroangiography, vol. 1. Berlin: Springer; 1987.
5. Padget DH. The cranial venous system in man in reference to development, adult configuration, and relation to the arteries. Am J Anat. 1956;98(3):307–55.

拓展阅读推荐

Gray H, Standring S, Ellis H, Berkovitz BKB. Gray's anatomy. 39th ed. Edinburgh: Elsevier Churchill Livingstone; 2005.
Larsen WJ. Larsen's human embryology. 2nd ed. Edinburgh: Churchill Livingstone; 1997.
Mitchell B, Sharma R. Embryology illustrated. 2nd ed. Edinburgh: Churchill Livingstone; 2009.
Morris P. Practical neuroangiography. Baltimore: Williams and Wilkins; 1997.
Osborn AG. Diagnostic neuroradiology: A text/atlas. St. Louis: Mosby; 1994.

第 2 章
颅脑动脉系统解剖

引言

本章的目的是为血管内治疗的学习者厘清头颅血管的解剖知识。在许多书中,这些内容都有详细的描述,那我们为什么还在牛津课程中包含这部分内容呢?我们的目的是通过提供相关内容及强调重点来指导如何掌握这些关键知识点。因此,本书旨在帮助读者理解临床实践所需要掌握的细节。同其他教程一样,我们既力求全面兼顾又要突出重点。书中侧重阐述对于血管内治疗操作中比较重要的内容,旨在避免常规解剖教材的简单重复。

颅部血供通常分成脑血流及颅面部血流而单独进行阐述。很显然,这两套系统之间并不是相互隔绝,理解和识别两者之间存在的潜在联系是神经介入外科的基本实践技能。颅内外血供之间存在的这些吻合是潜在危险因素,在头颈部的介入治疗中对这些吻合进行辨别,才能确保治疗的安全。这些吻合会在本章进行描述,在第 7 章会有进一步的阐述。大家需要认识到,如果一个动脉在血管造影上几乎看不到,并不意味着它不存在,或许它就是造成栓塞并发症的潜在路径。因此,熟知那些在血管造影上并不是总能看到的小动脉显得尤为重要。如果某种疾病导致扩张,这些动脉就需要加以辨别,如果不知道它们的位置就无法找到。

2.1 颈内动脉(ICA)

颈内动脉在颈部甲状软骨水平作为一终末支自颈总动脉(CCA)发出,即 C3 或 C4 椎骨(但在 D1 和 C1 的极端情况下不同)。其终于颅内脑下表面,分成大脑前动脉和大脑中动脉。

还没有一个脑部大血管的分段命名系统被广为接受,尤其是颈内动脉系统的分段命名。1938 年,Fischer[4]用一个简单的符号(A1、A2、M1、M2、P1、P3 等)来描述 Willis 环水平及以上血流方向的动脉序贯分段,分段的依据是血管的分叉点。这种分段方法比较直观,此后在文献中被广为采纳。然而,在颈内动脉的分段命名上,他采用了 5 段(C1-C5),但方向是反向的(即 C1-C5 从远端向近端,与血流方向相反)。后继的作者曲解或忽略了这个惯例,至今文献关于颈内动脉的分段命名依然混乱。因此,本书将用简单的解剖词汇来叙述颈内动脉,用 Fischer 的命名法来介绍 Willis 环。因此,颈内动脉将被分成由近到远 4 段来叙述:颈段、岩段、海绵窦段及床突上段。

2.1.1 ICA 颈段

颈段起自颈总动脉分叉处，止于颅底。颈段颈内动脉走行于颈动脉鞘内，颈内静脉走行于其外侧，迷走神经(第 X 脑神经)及与之伴行的副神经(第 XI 脑神经)位于血管之间的后方。颈动脉鞘由 3 层颈深筋膜构成，其间还容纳淋巴结及发自颈上神经节的交感神经节后纤维。

颈内动脉全程内径为 4~5mm，但在颈动脉窦(造影中通常称为颈动脉球)处长为 15~22mm 的范围内直径为 7.5mm。窦壁上有颈动脉小体及压力感受器可以监测全身的血压。颈动脉小体内含化学感受器细胞，负责监测血液中氧、二氧化碳含量及 pH 值水平，并在检测到缺氧时刺激呼吸及心率。

这些感受器通过第 X 和第 XI 脑神经 (迷走神经、副神经)的神经纤维与延髓的心血管中枢相连，通过颈动脉窦的神经末梢与迷走神经下神经节相连。副交感系统调节人体的血压，而颈动脉窦在血压升高时能感受到血管内的刺激，通过减慢心率、抑制延髓血管收缩中枢从而使外周血管扩张，降低血压。

颈内动脉通常(在 80% 的人群中)在发出时位于颈外动脉(ECA)后外侧，但随着走行向上，颈外动脉逐渐向浅部走行，正位血管造影上位于颈内动脉的外侧。颈段颈内动脉在没有解剖变异的情况下没有命名分支发出。最常见的变异是咽升动脉(APA)从 ICA 近端发出。其他 ECA 分支也可发自 ICA，亦可不发育或发育不全。

2.1.2 ICA 岩段

在岩骨内，颈内动脉起初位于骨性的颈动脉管内，随后进入软骨性结构的破裂孔。进入颈动脉管后先垂直上行很短一段，然后以直角转向水平走行向前内侧，在此处骨性颈动脉管续为破裂孔。颈内动脉转行向上方，进入海绵窦，解剖分段标志是岩床韧带。交感神经节后纤维和颈内动脉一起进入颈动脉管，水平段还有伴行的静脉丛。发自颈上神经节的交感神经丛，在进行动脉剥离的操作时很容易被损伤，损伤后可表现为同侧 Horner 综合征。在垂直段，交感纤维离开颈内动脉，加入翼管神经(与岩浅大神经共同组成)，走行于翼管内，向前内侧走行至翼腭窝。

分支：在水平段发出的分支有颈鼓动脉和颌翼干(MVT)，前者发出鼓室动脉供应中耳，MVT 在破裂孔处发自颈内动脉，其发出翼管动脉(或 Vidian 动脉)，供应蝶窦并和颈外动脉系统的上颌内动脉(IMA)、下颌动脉近端发出的翼管支吻合。下颌动脉的分支在咽鼓管附近参与该吻合。

2.1.3 ICA 海绵窦段

颈内动脉进入海绵窦后走行于半月结、三叉神经眼支(第 V)、动眼神经(第 III)、滑车神经(第 IV)、展神经内侧(第 VI)，先水平向前走行然后转向上内侧至前床突，穿过硬膜环延续为最后的硬膜内段(图 2.1)。虽然在这部分的分支小而且在造影上很难辨认，但对于血管内介入及垂体手术的医生来说，辨认这些血管至关重要。

2.1.3.1 ICA 海绵窦段分支

其分支分为三组。

第一组：脑膜垂体干(MHT)

脑膜垂体干和垂体后下动脉发自颈内动脉海绵窦段近端，是原始第一鳃弓的残余(图 1.14)。这些小动脉可以发自一个共干，也可以分别单独起源。

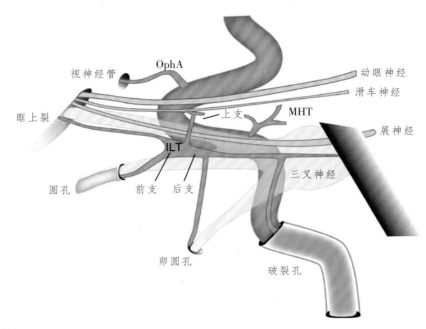

图 2.1 下外侧干(ILT),造影显示 ILT 的 3 个分支。OphA,眼动脉;MHT,脑膜垂体干。(Published with kind permission of © Henry Byrne, 2017. All rights reserved)

(1)幕缘动脉和幕底动脉。这些供应脑膜的动脉通常发自一个动脉干(又称为脑膜背侧动脉)。幕缘动脉是容易记忆的,因为其被称作 Bernasconi 和 Cassinari 动脉[1],是极好听的音乐名称。其沿小脑幕游离缘向后走行,然后走行于基底动脉内侧。天幕底动脉向外走行,在天幕附着于岩骨嵴处后方发出分支,与脑膜中动脉(MMA)的后支吻合。

(2)斜坡外侧动脉。该动脉供应斜坡的硬脑膜,分为外侧支和下外侧支,分别沿岩上窦和岩下窦走行, 与对侧的斜坡外侧动脉、脑膜中动脉硬膜支及咽升动脉的颈静脉支吻合。

(3)垂体后下动脉(PIHA)。垂体后下动脉供应垂体后叶,并和 McConnell 被膜动脉以及对侧垂体后下动脉相吻合。它发出中斜坡支(个人觉得不解,有些作者称其为脑膜背动脉)和舌下动脉(咽升动脉另一分支)的

斜坡脑膜支相吻合。

第二组:下外侧干(ILT)

下外侧干以前被称为海绵窦下动脉,直至 1958 年,Wickborn 和 Stattin[2]在一例脑膜瘤患者脑血管造影中辨认出该血管,并将其重新命名。

下外侧干发自颈内动脉海绵窦中段的外侧壁,跨过第Ⅵ脑神经后分为三个主要分支(图 2.1),它们是:

(1)上支,发出后向内侧折回海绵窦顶,供应位于静脉窦壁上的第Ⅲ、第Ⅳ脑神经。

(2)前支,向前穿行于海绵窦内,供应第Ⅲ、第Ⅳ、第Ⅵ脑神经。前支发出分支,经圆孔、眶上裂分别与圆孔动脉[颌内动脉(IMA)的分支]以及眼深返动脉(胚胎时期背侧眼动脉的残留)吻合。还有分支通过卵圆孔与脑膜副动脉相吻合。如果下外侧干细小,脑膜副动脉会成为该区域的主要供血动脉。

（3）后支，与第Ⅵ脑神经向后伴行，同时还供应三叉神经上颌支和三叉神经半月结。除了发出硬膜支与天幕缘动脉相吻合之外，后支在中颅窝外侧与脑膜中动脉吻合，以及与破裂孔回返动脉吻合。破裂孔回返动脉是一个小动脉，从颈动脉管折返至破裂孔。

后支通常是下外侧干的分支，也有可能从脑膜垂体干发出。其重要性在于与咽升动脉的上咽支在破裂孔处有潜在的吻合。

第三组：McConnell 被膜动脉

许多小动脉构成了一个供血系统（而非门脉系统）供应垂体前叶和鞍区硬脑膜。尽管这些血管的存在与那些不常见的颈内动脉海绵窦段指向内的动脉瘤形成有关，但对于血管内治疗医生来说关系不大。

如果下外侧干缺如，脑膜垂体干会供应这一区域的大部分。如果永存三叉动脉存在，则在脑膜垂体干水平与颈内动脉连通。

2.1.4 ICA 硬膜内部分

颈内动脉床突上段位于硬膜内，它穿过位于前床突内侧的硬膜环进入蛛网膜下隙，随后转向后行于视神经外侧，最后分为大脑前动脉和大脑中动脉。这一段发出的分支依次为：眼动脉（OphA）、一支或多支垂体上动脉或垂体上动脉组、后交通动脉（PComA）、脉络膜前动脉（AchA）。眼动脉发出的部位存在变异，可能源自硬膜环以下硬膜外某处，这种情况在二维 DSA 上难以辨认，但在旋转 3D 成像上有可能得以区分。

2.1.4.1 分支

1.眼动脉（OphA）（图 2.2）

眼动脉起自颈内动脉前壁，向前经过视神经管进入眶部。在视神经管内，最初走行

于视神经外侧，然后从上方跨过视神经。进入眶后沿内直肌的上缘而内侧走行，终支分为鼻背动脉和滑车上动脉。其主要分支为：视网膜中央动脉（在视神经管内发出，穿过视神经硬膜鞘供应视网膜）、睫状动脉（供应脉络膜）、泪腺动脉（发出脑膜回返动脉及分支到泪腺、外侧眼外肌和外侧眼睑）、筛前动脉、筛后动脉、滑车上动脉，鼻背动脉。滑车上动脉向前到达眶上切迹，移行为眶上动脉，分布于前额的皮肤。鼻背动脉供应眶内侧和鼻上部的浅表结构。筛前动脉发出脑膜前支（如大脑镰前动脉），供应鼻中隔黏膜的上部。筛后动脉供应筛窦后部和鼻黏膜的后上部。这些动脉分布区与颌内动脉（尤其是蝶腭动脉和脑膜中动脉）分布区毗邻，使这一区域的血管解剖至关重要（详解见第 7 章）。还有一些小动脉分布于眼外肌和睑肌。

2.垂体上动脉

垂体上动脉较小且可能是单独一支或几个小分支出现，因此在造影上很难辨认。垂体上动脉供应腺垂体和部分视交叉以及颅内段视神经。

3.后交通动脉（PComA）

后交通动脉是椎基底动脉系统内的吻合动脉和 Willis 环之间的一部分。在大脑后动脉 P1 和 P2 的交界处，后交通动脉与之汇合。后交通动脉在动眼神经上方向后内侧走行，连接大脑后动脉（PCA）。

后交通动脉沿途从上方发出小的穿支动脉供应垂体柄、视束、视交叉和第三脑室底部。一组小动脉供应丘脑、下丘脑和内囊，被称为丘脑前穿通动脉，但大部分穿支发自其前部，向内走行于乳头体与灰结节之间。这些穿通动脉与后交通动脉或者脉络膜前动脉分支的供应区重叠，故也可能自后交通

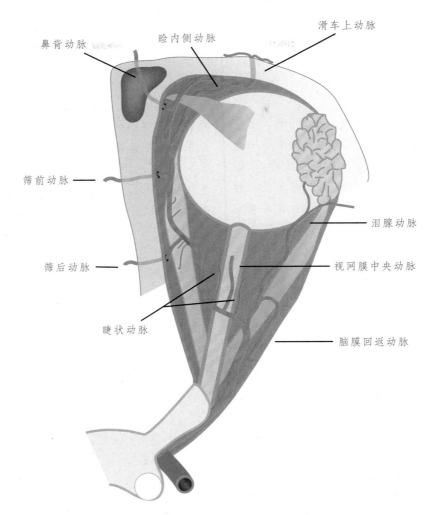

图 2.2　眶部动脉。眼动脉跨过视神经走行于内直肌上缘。(Published with kind permission of ⓒ Henry Byrne, 2017. All rights reserved)

动脉与脉络膜前动脉之间的颈内动脉段发出。

4.脉络膜前动脉(AchA)(图 2.3 和图 2.4)

脉络膜前动脉发自颈内动脉外侧面,直接供应脑底表面。其发出后向后走行在视束下方(由外向内),然后环绕大脑脚(由其供应)后于外侧膝状体水平再次经过视束(由内向外),然后进入脉络膜裂中部,到达侧脑室的脉络丛。在进入脉络膜裂前,发出一系列穿通动脉供应内囊后肢,尤其是其下部及部分晶状体后段。还发出小分支供应视放射、外侧膝状体、海马角、杏仁体及部分苍白球和丘脑。在脑室内的终支和脉络膜后外侧动脉吻合,沿着脉络丛由颞角行至三角区[3]。除此之外,脉络膜前动脉还可能供应邻近颞叶的皮层下部分。

2.2 颈内动脉终支

2.2.1 大脑前动脉(ACA)

大脑前动脉起自前穿质下方、视交叉外侧(图 2.3)。Fischer[4]提出的分段标准适用于较大的动脉。A1 段水平向前内侧走行,跨越视神经上方达前纵裂,在此通过前交通动脉(AComA)与对侧 A1 段交通。然后 ACA 改变方向,A2 在纵裂内向前上方走行至胼胝体膝部。解剖上定义 A2、A3 分界比较困难,因为 Fischer 的分段法是基于下级主要分支点或分叉点来编号的。ACA 远端的下级主要分支点为胼周动脉的起源,但与常见的动脉分级相比变异较大。解决办法是用 ACA 经过胼胝体膝部的点作为分段标志,因此 A3 段起自膝部,动脉到达胼胝体干则续为 A4 段。令人不解的是,Fischer 还加了一个 A5 段来指代冠状缝以后部分的动脉(但是我们目前都采用去骨血管造影,所以这个标志用处不大)。实际上,因为个体化差异,学习一种你乐于接受的命名法的理想模式,然后在个案基础上加以调整,是比较可取的方法。

通过膝部上方后,A4 段沿胼胝体向后行于其表面或于扣带回内沿胼胝体干至压部终为胼周后动脉,走行距离不定,有时延伸至松果体区。

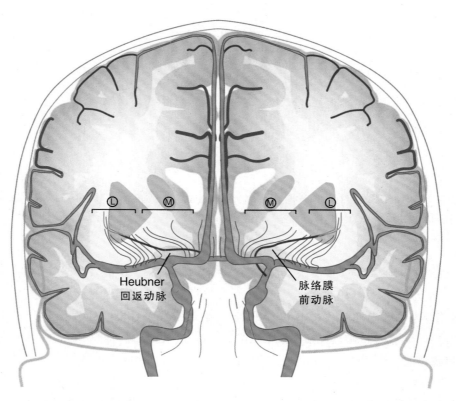

图 2.3　Willis 环前部,示豆纹动脉发自大脑前动脉(M,内侧组)和大脑中动脉(L,外侧组)。左侧示脉络膜前动脉(AChA),右侧示 Heubner 回返动脉(RaH)。注意前穿动脉也发自前交通动脉。(Published with kind permission of © Henry Byrne, 2017. All rights reserved)

2.2.1.1 分支：A1 段（前交通动脉以前）

1.豆纹动脉

内侧豆纹动脉是由 A1 发出的，主要是短中央动脉和间脑动脉，这些分支发自 ACA 起始处上表面，进入前穿质供应基底节前部和前联合。内侧的分支还穿过终板供应第三脑室外侧壁前部、下丘脑前部和透明隔。向下的分支供应视交叉和视神经。

2.Heubner 回返动脉

该动脉是典型的长中央动脉，发自 A1 或 A2（极少数发自前交通动脉），终支供应部分尾状核头、豆状核前部和邻近的内囊。该动脉通常平行走行于 A1 上方，若发自 A1 则向内走行，若发自 A2 后回返走行则向外。在颈内动脉分叉外侧，进入前穿质（图 2.4）。

3.前交通动脉（AComA）

前交通动脉是短的吻合动脉，发出穿支与 A1 的穿支平行走行，供应透明隔、胼胝体及终板。还发出向后的分支供应视交叉及下丘脑。

据统计，仅 30%~40% 的成人有单一的前交通动脉，大多数人有两支或更多。做临床手术的神经外科医生对此熟知，但是在诊断性血管造影上经常被忽略，这是因为它们小而且对侧 A1 血流冲击引起造影剂扭转，使其并不总是被造影剂充盈。一些文献上描述了很多可能的变异和不对称的动脉构成，这些情况是缘于胚胎期颈动脉颅侧分支（原始嗅动脉）在中线上的融合。在此处这些变异将不予讨论，但是学习者应该认识可能存在的不成对（即单一）A2（Baptisita 1 型）和第 3 支 A2 发自前交通动脉与胼周动脉伴行。读者可以参考 Rhoton[5] 和 Baptiste[6] 的著作，

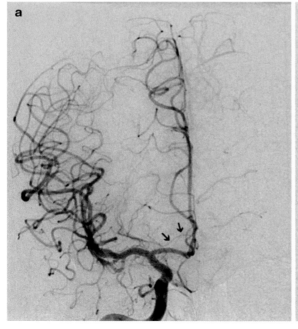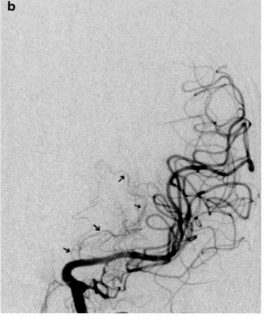

图 2.4　颈内动脉造影（正位）。(a)Heubner 回返动脉发自 A2 段（箭头所示），(b)示脉络膜前动脉（箭头所示），大脑前动脉缺失。

以进一步了解前交通复合体和远端大脑前动脉的各种变异。

2.2.1.2 分支：A2 段

大脑前动脉 A2 段向上走行至胼胝体膝部(图 2.5)，胼缘动脉有可能从这段发出，但其主要分支有：

1.眶额动脉

该皮层动脉向前走行于纵裂下方，供应直回、嗅球和额下回内侧。

2.额极动脉

该动脉在胼胝体膝部以下某处发出，供应额叶皮层，有时可能不止一支。

2.2.1.3 分支：A3 段（胼缘动脉起点或胼胝体膝部远端）

ACA 在胼胝体膝部远端被称作胼周动脉，包括 A3 及其远端。典型的胼缘动脉起自胼胝体膝部，发出后平行于胼周动脉走行在

扣带回内。胼周动脉的直径和胼缘动脉的直径成反比，通常胼缘动脉更粗大[7]。

胼缘动脉分 4 个主要分支：
(1)额内前支。
(2)额内中支。
(3)额内后支。
(4)旁中央支。

这些分支形成一个网状结构在大脑沟回里供应额叶内侧，通常可达中央沟，但是存在变异，取决于分支发自胼周动脉还是胼缘动脉。

2.2.1.4 分支：A4 及 A5 段

胼周动脉的 A4 和 A5 终末段在胼胝体池中向后包绕胼胝体体部，终于 PCA 发出的胼周后动脉并与之吻合。

发出分支如下：

(1)胼胝体短穿动脉，穿经胼胝体供应穹隆柱和前联合。

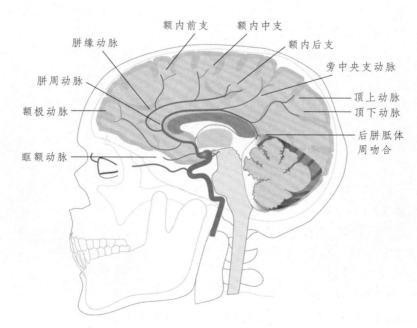

图 2.5 大脑前动脉远端分支。(Published with kind permission of © Henry Byrne, 2017. All rights reserved)

（2）胼胝体长穿动脉，平行于主干走行，走行距离不定，供应邻近皮质，亦可参与胼胝体压部的吻合。

（3）硬膜支，供应邻近的大脑镰。

（4）顶动脉，这些皮层终末支供应顶叶内侧面，它们在胼缘动脉后发出，可分作顶上动脉及顶下动脉，经脑沟分布到皮质。

ACA 的解剖变异并不罕见，根据不同文献报道，有 20% 的患者存在变异。常见的变异包括 AComA 的缺如或发育不良，以及近端 ACA 不对称，其全部供血区域均由一侧颈内动脉供应。除了对侧半球由 AComA 代偿血流供应，ACA 的皮层支与大脑中动脉及大脑后动脉供应区相接壤。当近端颈动脉闭塞而 AComA 不开放或仅部分开放，或 A2 及更远段闭塞时，这些皮层吻合可以提供有效的侧支代偿。

2.2.2 大脑中动脉(MCA)

MCA 是颈内动脉外侧的终末支(图2.6)。其发出后向外侧水平走行，至岛域分叉(M1段)，分为上、下两干，转向上走行于岛叶皮质外侧的大脑外侧裂(M2 段)，在侧裂水平段即颞叶上方额叶下方的岛盖表面转向外(M3 段)，以众多分支的形式从侧裂穿出(M4段)，转向下或向上供应相应的颞叶及额叶皮层。

内眦动脉通常被认为是 MCA 的延续，因为在造影侧位象上看，其位于这些动脉分支的中央。因为角回动脉从大脑侧裂的后界穿出，所以成为定位血管"侧裂三角"的一个标志（神经放射医生在 CT 检查前判断额叶或颞叶是否有占位的有用的"工具"）。

关于中动脉分叉的基本分型观点不一，通常描述分二分叉，三分叉或四分叉被看作变异。比较明确的是，大多数解剖分叉类型

表现为二分叉。我认为最容易理解的是把二分叉作为分叉的标准类型，三分叉的出现是由一支主干（即 MCA 上干和下干）提前分叉所致。

上下干的相对位置在 2D 造影图像上难以区分，但关键是要知道下干供应这一区域的后部（因此角回动脉经常由其发出），上干供应该区域前部（如：额叶和范围不定的颞叶）。如果上干提前发出分支供应额叶或前部颞叶，可能比双分叉的另外一支下干要细小。

2.2.2.1 分支

可分为深部动脉(穿支)和浅部动脉(皮层支)来描述。

1.豆纹动脉

这些动脉发自 M1 上壁，分为内侧组和外侧组。内侧组进入前穿质供应苍白球和豆状核。外侧组穿经苍白球，供应内囊上部和尾状核头、体的上部。内侧组供血区与发自 A1 的穿支供应区域相互重叠。

2.皮层动脉

这些皮层支或浅支供应大部分凸面皮层，沿脑沟走行，其命名（及每个主干分支的相对大小）依据是分叉点之间的距离。对于喜欢记忆列表的人来说，可以参考图2.7。但我更喜欢用这些分支直接供应的脑皮质部位和其与中央沟、侧裂点的相对关系来辨认。侧裂点即内眦动脉从侧裂后端穿出的位置。

（1）颞支。其离开侧裂后向下走行，从前到后分别为：

- 颞极动脉。
- 颞前动脉。
- 颞中动脉。
- 颞后动脉。

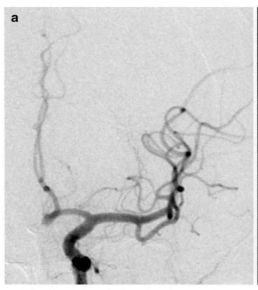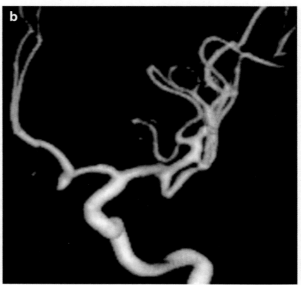

图 2.6 一位患者大脑中动脉分叉 DSA（正位），上干为优势动脉；（a）为 2D 图像，（b）为 3D 重建图像。上干供应前部（额叶），下干供应后部（颞叶和顶叶后部，包括中央沟）。

（2）额支。其离开侧裂后向上走行，从前到后分别为：

- 大脑中动脉眶额动脉。
- 额前动脉（供应 Broca's 区）。
- 中央前动脉（Sillon 中央沟前动脉）。
- 中央动脉（或中央沟动脉）。

（3）顶枕支。其走行在侧裂后方，从上到下分别为：

- 顶叶前动脉。
- 顶叶后动脉。
- 内眦动脉。
- 枕颞动脉。

大脑前动脉及大脑后动脉分支之间和大脑中动脉分支之间存在吻合。MCA 近端阻塞后经常可以看到这种皮层小动脉之间的吻合，如果阻塞位于第一个分叉点（即 MCA 分叉处）远端，作为皮层侧支代偿的这种吻合更加有效，当然对远端栓塞的耐受是有限制的。

2.3 椎基底系统

椎基底动脉或后循环负责供应大脑后部，即枕叶、部分颞叶和顶叶、丘脑和大脑脚、脑干、小脑以及颈髓上部。除此之外，其还负责供应脑神经、硬脑膜、颅底的脑外结构和脊柱上段。椎基底系统主要由椎动脉、基底动脉、大脑后动脉及它们的分支组成。通常情况下，其通过后交通动脉与颈内动脉系统相连。

2.3.1 椎动脉（VA）

椎动脉成对，直径为 3~4mm，左侧通常更粗（优势侧）。作为锁骨下动脉的第一个分支，由其上表面发出，后垂直向后行至第 6 颈椎（C6）水平进入其横突孔，在椎动脉管内上行，依次穿过上段颈椎的横突孔。离开枢椎横突孔上缘后，其水平向后穿过 C1 的横

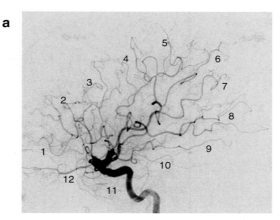

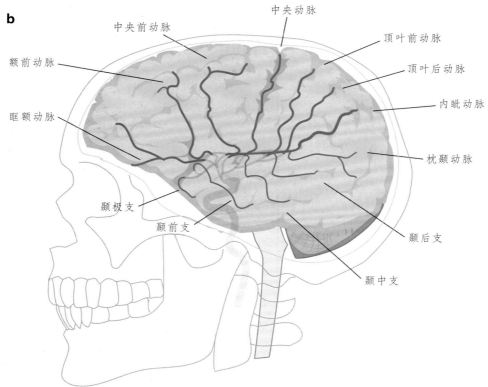

图 2.7 一位患者(无 A1 段)的颈动脉 DSA(侧位)示 MCA 皮层支(a),(b)为示意图。说明(a):1 为眶额动脉;2 为额前动脉;3 为中央前动脉;4 为中央动脉;5 为顶叶前动脉;6 为顶叶后动脉;7 为内眦动脉;8 为枕颞动脉;9 为颞后支;10 为颞中支;11 为颞前支;12 为颞极支。(Published with kind permission of © Henry Byrne, 2017. All rights reserved)

突孔,然后向后内侧转入枕骨大孔,穿过寰枕膜和硬脑膜,进入颅腔,并在延髓上界前方与对侧椎动脉汇合形成基底动脉。

2.3.1.1 颅外分支

在其颅外段,椎动脉发出分支供应脊

髓、硬脊膜、颈椎及其周围肌肉,还有后颅窝下方的硬膜(图 2.8),这些分支包括如下(从近端到远端)。

1.颈上神经节(星状神经节)支

2.脊髓动脉:C1-C6

脊髓动脉和颈深动脉(肋颈干)以及颈升动脉共同供应神经根、髓鞘及椎体的骨性结构。在 C1-C3 水平,椎动脉和咽升动脉以及枕动脉共同组成齿状动脉弓。

3.颈膨大动脉

根髓动脉在低颈髓节段(即颈膨大)发出脊髓前动脉和脊髓后外侧动脉,发出部位位于 C4-C6 之间,通常是成对发出。其还有可能发自甲状颈干或颈升动脉或者颈深动脉。

4.脊髓周围肌支

这些小动脉与颈深动脉和枕动脉存在吻合。

5.脑膜前动脉

这个小动脉发自椎动脉远端,供应枕骨大孔前及下斜坡的硬膜,同时也参与齿状弓吻合(图 2.9)。

2.3.1.2 颅内分支

VA 在颅内的部分发出很多分支,供应硬膜、上颈髓、延髓以及小脑。主要分支如下。

1.脑膜后动脉和小脑幕动脉

该血管容易辨认,椎动脉是其主要来源,也可能发自颅外段的椎动脉、枕动脉或者 PICA。

2.内侧穿通支

这些分支供应延髓和锥体。其中有一支走行至盲孔,该分支向上走行至脑桥延髓交界处和其他穿通支汇合,一起向脑干深部走行,供

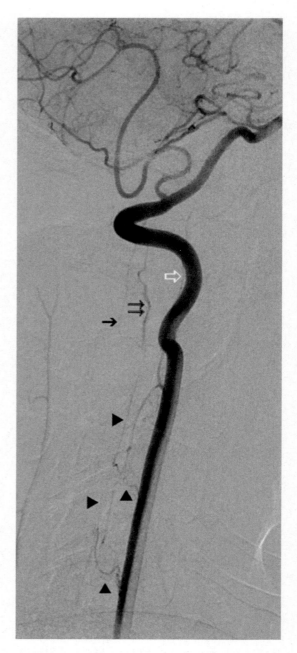

图 2.8 椎动脉 DSA(右侧位)。C3 水平一个脊髓动脉分支参与形成齿状弓(白箭头所示)。在颈椎中部可见脊髓前动脉,并形成 C4、C5 水平脊髓动脉的一部分(箭头所示)。在脊柱上部可见脊髓后外侧动脉(黑箭头所示),脊髓外侧动脉也向其供血(双黑箭头所示)。脊髓外侧动脉是椎动脉颅内段的降支。

应第四脑室底部的神经核团及长传导束。

3.脊髓前动脉

脊髓前动脉一般双侧起源,通常一侧略粗,向下走行至 C2/C3 水平,汇合成一个中央动脉。

4.脊髓后外侧动脉

这些成对的纵行小动脉在颅内由 VA 或 PICA 发出,颅外段 VA 也发出分支加入其中。

5.脊髓外侧动脉

其是 VA 一个小的分支,供应第九对脑神经,向尾侧走行供应脊髓外侧,并在 C4 水平和同侧脊髓后外侧动脉汇合,该动脉也可发自 PICA。

6.小脑后下动脉(PICA)

PICA 在椎动脉终点的近端 15mm 处发出,管径与同侧小脑前下动脉的管径成反比。一般 PICA 全程分为五段:延髓前段、延髓外侧段、扁桃体延髓段、膜帆扁桃体段及皮层段(图 2.10)。

延髓前段与舌下神经关系紧密(位于 PICA 和 VA 之间的前方)。延髓外侧段沿橄榄下表面行至副神经(第XI),延髓扁桃体段走行于副神经的颅根及脊髓根之间,然后在迷走神经(第X)和舌咽神经(第IX)后方、小脑扁桃体内侧,延续为膜帆扁桃体段。在扁桃体中点延续为膜帆扁桃体段后,于扁桃体内侧与蚓部外侧之间走行至小脑半球皮层表面续为终段(皮层段)。进行如此详细的描述是为了强调夹闭 PICA 起源动脉瘤所需的外科解剖技巧的难度,同时也反映出判断小脑扁桃体与枕骨大孔的相对关系的重要

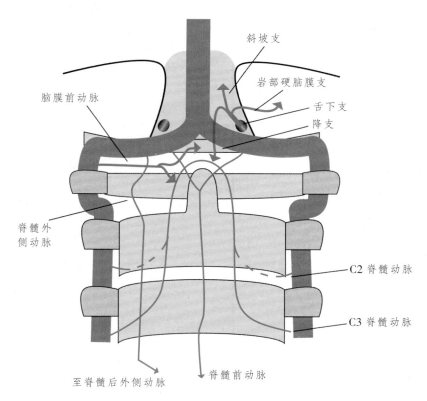

图 2.9　齿状弓动脉。(Published with kind permission of ⓒ Henry Byrne, 2017. All rights reserved)

性(在过去)。

其包括以下分支:

(1)由 PICA 前三段发出的供应延髓外侧和后侧的穿支动脉,这些小分支供应延髓外侧和橄榄,根据它们的长度通常也叫作周围动脉。

(2)脉络膜动脉。这些动脉起自延髓扁桃体段和膜帆扁桃体段,头襻(膜帆扁桃体段)的最高点被称为脉络点,是造影侧位像上第四脑室顶部的标志点,也是从 PICA 干上发出穿通动脉的最末端。

(3)终末皮层支供应小脑半球的后下部分,还发出中央支供应小脑蚓部、第四脑室和脉络丛。

(4)脊髓外侧动脉和脑膜后动脉有可能异位发自 PICA,而不源于 VA。

2.3.2 基底动脉(BA)

基底动脉起自桥延结合处下方,在双侧展神经发出点之间,向上走行于脑桥的腹侧面,止于中脑脑桥结合处。基底动脉分叉水平存在变异,一般在鞍背上缘 1cm 内,但是有 30%的个体分叉在上缘 1cm 以上,有 20%在此范围的下方。相对于脑干,分叉可向尾侧达中脑脑桥结合处以下 1cm,向头侧可达乳头体。

2.3.2.1 分支

分支分为两组:穿通动脉和长旋动脉。穿通动脉走行于中线旁,放射分布,供应皮质脊髓束、白质联络纤维及脑桥和中脑内重要的深部核团。生理状态下,造影中这些小动脉几乎不可见,而且不跨过中线。

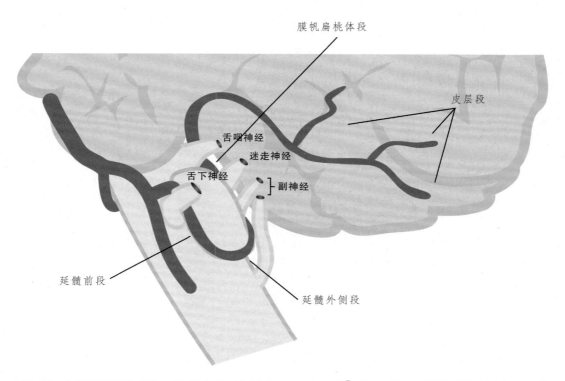

图 2.10 小脑后下动脉分段。(Published with kind permission of © Henry Byrne, 2017. All rights reserved)

长旋动脉主要由三对血管构成：

1.内听动脉(迷路动脉)

其起自基底动脉或 AICA,向外走行进入内听道,在此发出耳蜗支和前庭支。除此之外,还发出一个小的分支(即弓状下动脉),供应弓状下窝区的脑膜以及半规管的骨质。

2.小脑前下动脉(AICA)

其起自基底动脉下 1/3 和上 2/3 交界处,在脑桥前外侧表面向外侧走行至绒球。其对小脑下脚、小脑中脚、绒球下部分以及邻近的小脑半球供血,第四脑室外侧隐窝处的脉络丛也由其供血,并在小脑半球表面与 PICA 和小脑上动脉分支相吻合。

3.小脑上动脉(SCA)

其起自基底动脉末端下方 1~3mm,在环池内与大脑后动脉(PCA)平行走行包绕大脑脚,内侧的动眼神经以及外侧的滑车神经将其与 PCA 分隔开。在小脑幕游离缘下方,发出内侧小脑幕硬膜动脉[11],在中脑后外侧发出小脑蚓上动脉,然后终支皮质支止于小脑半球上表面。SCA 供应小脑上脚、部分小脑中脚、齿状核、第四脑室的顶部和小脑半球上部。

2.3.3 大脑后动脉(PCA)

成对发出的 PCA 是基底动脉的终支,组成 Willis 环的后部(图 2.11)。其可主要分为三段：P1 段,从起始处至后交通动脉；P2 段,包绕大脑脚的一段；P3 段,中脑后方至距状裂前界。主干继续向后分为顶枕支和枕支,距状动脉常发自后者。

P1 段在大脑脚前方、动眼神经和滑车神经上方经过,在动眼神经水平和后交通动脉汇合。

P2 段在中脑后外侧(平行于 SCA)走行

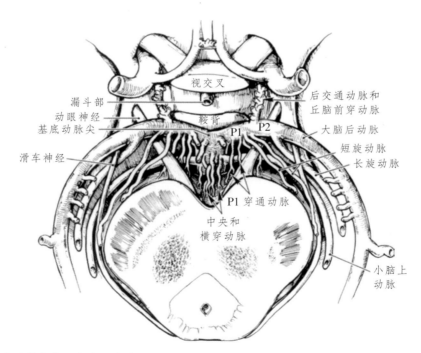

图 2.11 基底动脉终支及大脑后动脉近端。(Wascher TM,Spetzler RF. Saccular aneurysms of the basilar bifurcation. In: Carter LH,Spetzler RF,editors.Neurovascular neurosurgery. New York:McGraw-Hill;1994.p.730)

至颞叶下表面。P2 走行于环池内,环池前部有时被称作脚间池(即从钩回到大脑脚之间的部分)。

P3 段在环池继续前行,随后至四叠体池外侧,在其向后走行的过程中逐渐转向中线胼胝体压部下方。

在这段很短的距离内 PCA 发出很多小动脉,供应中脑、间脑结构和脉络丛。很多解剖书中将其描述为一组穿动脉或动脉干,这些血管多点起源,PCA 主干上的起点也存在较多变异。但众多资料表明,对于学生来说关键是要认识到其起源及供应区域相互毗邻,因此供血区不可避免相互重叠。基于此,PCA 分支的标准描述如下。

2.3.3.1 分支:P1 段

1.丘脑后穿通动脉(图 2.12)

丘脑后穿通动脉进入后穿质,与丘脑前穿通动脉(发自后交通动脉)共同供应该区域的后部。这些走行其中的血管(即丘脑前、后穿通动脉)供应丘脑前部、丘脑后部、视交叉后部及视束、内囊后肢、下丘脑、丘脑底部、黑质、红核、动眼神经核和滑车神经核,以及一部分中脑头侧包括部分大脑脚。这些分支可能发自基底动脉末端或 SCA。有很多描述单支的丘脑后穿通动脉干向双侧丘脑供血,通常被称为 Percheron 动脉[8]。

在神经外科的文献中对发自大脑后动脉的丘脑穿通动脉的分布描述很复杂,比如 Yasargil[9]在文献中将这些动脉分支分为大脑脚间组、漏斗周围组、乳头体周围组、视后组。此外,还有 Pedroza 等[10]在文献中的描述相对简单一些,他们将这些进入后穿质前部及后部的穿动脉分别称为旁正中丘脑动脉和旁正中中脑上动脉,将供应后穿质后方脑

干的穿通动脉称为旁正中中脑下动脉。上述的血管对于血管内治疗的医生来说很少能见到,也说明该区域血管外科手术是比较复杂的。对我们来说,没有必要将这些血管分成这么多群,但关键要记住,在此处做栓塞治疗时必须格外小心。

2.回旋动脉(短和长)

回旋动脉(两支或更多)起源于 P1 远端或 P2 近端,与 P2 平行走行在环池内(图 2.11)。它们与大脑后动脉主干一起走行环绕中脑,沿途发出分支供应大脑脚和顶盖。长回旋动脉一直延伸至丘脑,供应被盖区、顶盖区、大脑脚、膝状体。短回旋动脉只供应膝状体、部分被盖区、大脑脚。也有作者描述单独一支四叠体动脉供应该区域。SCA 的分支也供应顶盖及四叠体。

2.3.3.2 分支:P2 段

3.丘脑膝状体动脉

这组穿动脉(通常为 8~10 支)起自后交通动脉汇入点远端,供应内侧及外侧膝状体、丘脑下部及外侧部、内囊后部。

4.脉络膜后内侧动脉

脉络膜后内侧动脉以 1~3 支起自 PCA 的内侧,向内走行进入第三脑室顶部的中间帆,沿途在近端脑池段(环池、四叠体池、松果体池)发出分支供应脑池周围的结构,即顶盖、松果体、缰、内侧膝状体和丘脑后部。

脉络膜后内侧动脉在中间帆内向前走行至 Monro 孔,供应脉络丛,并和从侧脑室另外一侧而来的脉络膜后外侧动脉的终支吻合。

5.脉络膜后外侧动脉

脉络膜后外侧动脉发自 PCA 外侧面,通常在脉络膜后内侧动脉远端发出,向前上方

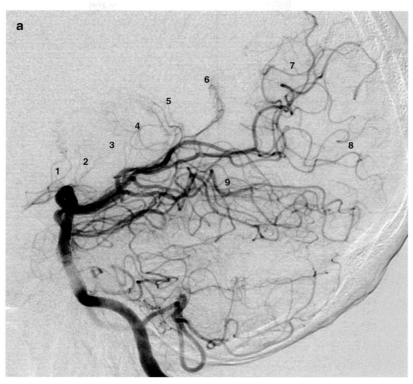

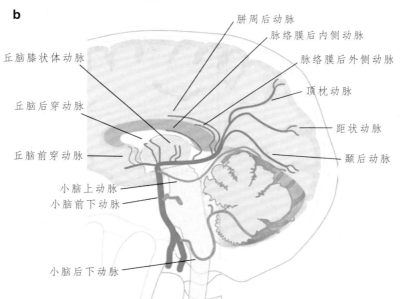

图 2.12　大脑后动脉分支：(a) 为椎动脉造影，(b) 为示意图。a 图：1 为丘脑前穿动脉；2 为丘脑后穿动脉；3 为丘脑膝状体动脉；4 为脉络膜后内侧动脉；5 为脉络膜后外侧动脉；6 为胼周后动脉；7 为顶枕动脉；8 为距状动脉；9 为颞后动脉。(Published with kind permission of © Henry Byrne, 2017. All rights reserved)

走行进入脉络裂和侧脑室,在脑池段(环池)发出分支,供应大脑脚、松果体、胼胝体压部、后联合、尾状核头的尾部、外侧膝状体以及丘脑(背内侧核以及丘脑枕)。在脑室里,该动脉经过丘脑枕向前行至 Monro 孔,供应脉络丛,并发出一些分支供应丘脑。

6.颞支

PCA 发出的供应颞叶的血供通常分为如下:

(1)海马动脉。

(2)颞前动脉。

(3)颞中动脉。

(4)颞后动脉。

这些动脉和 MCA 的皮层支一起向脑组织供血。在 2/3 尸解中发现有海马动脉,它自最近端发出,供应钩回、海马回和齿状回。颞中动脉一般比颞前、后动脉细小。

7.脑膜支或称 Davidoff-Schechter 动脉

其是一支小的从 PCA 的脉络膜或远端皮层支发出的小动脉,和小脑幕内侧硬膜动脉一样,只有在病理性扩张时,才能在造影上看到[11]。它供应小脑幕和大脑镰后部,但对于本章来说其重要性在于,以第一次描述该血管的作者及其导师的名字共同命名,将这一荣誉归于双方[12]。

8.胼周后动脉或压动脉

通常是一组小动脉而不是每侧 1 支,起自顶枕动脉、距状动脉与 PCA 的颞后支之间,先向后走行,然后向前上方至胼胝体压部,和胼周动脉的终支吻合,形成有效的侧支供应 ACA 区。

9.距状动脉

其为供应视皮质的主要动脉,通常起自 PCA,也可能起自顶枕动脉或颞后动脉。比较典型的侧位像上其起点位于顶枕动脉下方,而且在距状沟深部走行,在正位像上行于更粗大顶枕动脉外侧,还供应一部分楔叶和舌叶以及距状沟皮质。

10.顶枕动脉

这是 PCA 最大最上方的一支,是走行于顶枕沟内的皮层支,供应楔叶、楔前叶和枕上回。它还供应中央前回(半球内侧面)、顶上小叶。经常还会发出一支副胼胝体分支供应视皮质。

2.4 颈外动脉(ECA)

ECA 供应头皮、颅骨、面部和颈部。组织包括头部的皮肤和表面软组织、面部器官、硬脑膜、脑神经及与特殊感觉结构、上呼吸道和消化系统相关的结构。颈外动脉起自甲状软骨上缘,终于下颌骨颈深部,分叉为颞浅动脉和上颌内动脉。颈外动脉发出的部位在颈内动脉前方,但随着上升,逐渐向后走行,最终行于颈内动脉的外侧,所以,在造影正位像上颈外动脉的起点位于颈内动脉起点的内侧,随着逐渐上行,两血管相对位置发生逆转,但在侧位像上,颈内动脉全程都走行在后方。

颈外动脉走行于咽部外侧、胸锁乳突肌内侧,在下颌角处行于二腹肌后腹和茎突舌骨肌的深部,然后进入腮腺。在腮腺以内分为颞浅动脉和颌内动脉。其共有 8 个分支,通常由近到远分别为:①甲状腺上动脉;②舌动脉(LA);③咽升动脉(APA);④面动脉(FA);⑤枕动脉(OA);⑥耳后动脉(PA);⑦颞浅动脉(STA)(终末支);⑧颌内动脉(IMA)(终末支)。

颈外动脉向前的分支即 FA 和 IMA(部分甲状腺上动脉及 LA)供应脸部及其附属器官。头部浅层结构即头皮及骨的主要血供是前部来自 STA(部分 FA),后部来自 OA

（部分 PA）。IMA 供应前部深层结构即脑膜（通过脑膜中动脉），同时 OA、部分 PA 及 VA 供应后部脑膜，在这些描述中没有提及 APA，因为它既供应分支，又供应前后深部组织。

了解 APA 的供血区域对于理解颅底的血供至关重要，它供应的区域是前部 IMA 供应区为界与后部 OA 及 VA 供应区为界的中间部分。APA 的胚胎学起源是第三鳃弓与颈内动脉的连接的残余，因此，不要因为其表面上看起来细小就忽视其重要性。

2.4.1 甲状腺上动脉

甲状腺上动脉在舌骨大角下方起自 ECA 的前部，在肩胛舌骨肌、胸骨甲状肌和胸骨舌骨肌深部向下内侧走行时形成一个凹向下的弧形，到达甲状腺的上极。

2.4.1.1 分支

1.舌骨下动脉

其是一个在舌骨内侧与之平行走行的小动脉，供应甲状舌骨肌，在跨越中线处与对侧舌动脉发出的舌骨上支吻合。

2.胸锁乳突肌支

3.喉上动脉

其是甲状腺上动脉最大的分支，供应环状软骨以上的咽缩肌，然后穿环甲膜，供应喉部黏膜。

4.环甲动脉

其为沿着甲状软骨下缘走行的小分支，在中线处与对侧吻合。

5.终支

终支分成前后 2 支供应甲状腺。

2.4.2 舌动脉

舌动脉在舌骨大角水平发自 ECA 的前外侧壁，或与 FA 共干发出。发出后向前走行，起初向上成襻跨越舌下神经，前行于中缩肌上、舌骨舌肌深部。最后在颏舌肌和舌骨舌肌前缘之间上行，然后向前进入舌根。在终末为舌背动脉前分出小分支形成一系列特征性的相互平行的终末动脉。

2.4.2.1 分支

1.舌骨上动脉

其是舌动脉在舌骨舌肌后方发出的小分支，和舌骨下动脉吻合。

2.舌下动脉

其在舌骨舌肌前方发自舌动脉，供应舌下腺、邻近黏膜以及下颌骨前部。

3.舌背动脉

其发自水平段主干，由两支或多支构成，向上走行供应舌根处黏膜，还发出小分支向后可至腭扁桃体。

4.舌深动脉

舌深动脉（或称舌下动脉）是指舌动脉最远端部分，与舌系带平行前行，供应舌的肌肉和黏膜。

尽管在舌根处舌动脉与 FA 的近端分支有丰富的吻合，但在舌肌动脉网及舌体的两侧缺乏吻合。由于有导致舌坏死的风险，所以栓塞这段舌动脉是不被建议的。

2.4.3 咽升动脉（APA）

咽升动脉一般发自 ECA 的后内侧壁（偶尔也可发自颈内动脉），发出位置有变异，但通常由舌动脉水平发出，垂直向上，与头的最长肌伴行于颈动脉鞘和咽外侧壁之间。它供应咽部的黏膜和肌肉、椎前肌和后颅窝以及颅颈交界区的硬膜。主干分为前支和后支两部分。

2.4.3.1 前支（咽干）

前支或咽动脉干发出一系列分支,供应咽部的黏膜和肌肉。

1.咽下动脉

其供应下咽部。

2.咽中动脉

其供应口咽部、软腭,并参与咽部血管吻合。

3.咽上动脉

其是终末支,供应鼻咽,是咽部血管吻合的主要构成,其分支在棘孔区与脑膜副动脉吻合。这是几个潜在的与 ILT 相吻合的通路之一。另一个通路是其分支在破裂孔处通过破裂孔回返动脉与 ILT 相吻合。咽上支的分支在咽鼓管附近和 IMA 吻合,即翼鞘动脉和翼管动脉。

4.腭支

其是小的分支,向内走行于咽上缩肌表面,供应软腭和扁桃体,与 IMA 的腭降动脉以及咽鼓管周围的分支相吻合。如果腭升动脉(FA 发出)细小,腭支可取代腭升动脉的供血。

5.椎前支

其是一些小的分支,在主干上升过程中发出,供应头长肌和颈肌、交感干、第 X 脑神经和淋巴链,与颈升动脉分支有吻合。

2.4.3.2 后支（神经脑膜干）

后支或神经脑膜干供应硬膜和低位脑神经,发出两个主要分支。

1.舌下支

这支动脉很重要,因为其分支的供应区变异较大。其供应舌下神经管内的舌下神经、后颅窝前部及枕骨大孔处的硬膜,并参与构成齿突弓[13]。

经过舌下神经管后的分支如下(图 2.9)。

(1)斜坡支,向上达斜坡,和 MHT 的中斜坡支吻合。

(2)后颅窝脑膜支,与颈动脉供血区域重叠,和 VA 分出的脑膜前动脉小支吻合。

(3)降支,通过枕骨大孔进入椎管,发出硬脊膜支参与构成齿突弓。其实最好将其称为椎前动脉,尽管这个词有时不知为何用来称呼与 VA 发出的 C3 脊髓动脉相吻合的椎管内动脉。

2.颈静脉支

其发自神经脑膜干的外侧,是其向后的两个主要分支中比较粗的一支,发出后向上向内通过颈静脉孔入颅,在颈静脉孔内供应第 IX、第 X、第 XI 脑神经,然后远端供应后颅窝的硬脑膜(和舌下动脉供应区有重叠)。

离开颈静脉孔后,颈静脉支发出一个向内的小分支在斜坡向上走行,供应第 VI 脑神经,向后外侧发出分支供应硬膜,供应区是可变的,通常比舌下动脉供应范围大。其发出分支至斜坡外侧硬膜,并与斜坡外侧动脉(脑膜垂体干分支)、脑膜中动脉、耳后动脉以及枕动脉供应的硬膜相吻合。由此可发出小脑镰动脉或脑膜后动脉。后颅窝神经脑膜干的脑膜分布区存在一定程度的变异,实际上可忽略。

2.4.3.3 咽升动脉其他分支

1.肌脊髓动脉

这些动脉在颈部由主干或后支(即神经脑膜干)发出,向后上方走行,供应椎旁肌肉(在 C3、C4 节段和颈升动脉分支一起)、上交感神经节、第 XI 脑神经。在 C3 水平这些动脉显示为单干,一些作者称之为肌脊支,可以看到其走行于 APA 主干后方[14]。其参与了椎旁肌肉上部的血供,故和颈深动脉、VA 的脊支以及颈升动脉有潜在的吻合。

2.鼓室下动脉

其是个很小但很重要的动脉,通常认为发自前支(或咽上分支),但也可起自 APA 主干或其后支,经过下咽鼓管(即 Jacobson 管)进入中耳,供应耳蜗和前庭,参与构成中耳腔内的血管吻合网。

2.4.4　面动脉(FA)

在舌动脉之上发自 ECA 的前外侧,LA 的上方(或与 LA 共干)走行于茎突舌骨肌的内侧面,二腹肌的后腹腹面。最初,其位于下颌骨深部,然后沿下颌下腺走行,在下颌下腺的内侧面向上然后在其外侧面向下走行,然后沿着下颌骨下缘走行向前,横过面部向前上方走行。FA 在经过面颊部的时候有可能是单支血管,也有可能伴行着面长动脉。面长动脉起自面动脉近端上方,与之平行走行至内眦。面长动脉代表了 FA 在颊部一种或几种分支的可能,被称为轭蒂。如果多支发出,则一条一条平行走行。

终支在眦内角延续为内眦动脉,FA 的分支众多,依次如下。

2.4.4.1　面动脉分支

1.腭升动脉

其在 FA 起始处附近发出,供应咽、软腭、扁桃体和咽鼓管。

2.扁桃体动脉

其可能是一支、二支或更多,是腭扁桃体的主要供血动脉。

3.下颌下支

其是从 FA 经过下颌下腺时发出的短小动脉。

4.颏下动脉

其起自下颌骨下缘深部,发出分支供应下颌下腺、下颌舌骨肌、二腹肌和下颌骨,包括颏支。跨过中线与对侧同名动脉及下唇支吻合。腺支可独自在颏下动脉起点的近端自 FA 发出。如在鼻出血的栓塞治疗中,微导管超选应在这个血管起点的远端来进行对 FA 的栓塞,以避免损伤腺体。

5.唇上动脉和唇下动脉

这些动脉向前走行供应唇的皮肤和皮下组织,在中线处相吻合。用小颗粒对这些小血管进行栓塞治疗有导致唇坏死的风险。

6.肌支(包括面肌、颊肌和咬肌)

这一动脉供血区也有面长动脉参与,因此这些分支可发自 FA 的某一分支,然后向上内走行跨过颊至内眦。

7.鼻外侧动脉

其发自唇上动脉远端,供应鼻外侧,分为两支(上下鼻翼动脉)供应鼻翼,包括鼻软骨和鼻孔周围的软组织。在中线处与对侧同名动脉吻合。

8.内眦动脉

其为 FA 的终支,向上走行于鼻根和眦内侧夹角内,供应内侧颊部、鼻外侧组织,并和鼻背动脉吻合(眼动脉分支)。

2.4.5　枕动脉(OA)

枕动脉在 FA 水平起自 ECA 后侧面,向上、外、后走行,跨过颈内静脉的外侧,然后走行于乳突和 C1 横突之间,发出肌支、乳突动脉和茎乳突动脉,分别供应颈颅交界处的肌肉,后颅窝的脑膜和中耳。枕动脉在胸锁乳突肌和斜方肌之间筋膜穿出,分为两个皮支,一支向外一支向内供应颅后侧的头皮,这是和椎基底系统恒定的吻合通路。

2.4.5.1 分支

1.肌支

其供应上颈部的肌肉(神经和骨质)。发出分支至 C1、C2 水平 VA 分支供应区,并与其脊髓支吻合。肌支从主干发出向后走行,近段指向上,远段指向下,其最突出的特征是它们相互平行,这些血管和椎动脉以及颈深动脉一起供应胸锁乳突肌和椎旁肌肉。在 C3 和 C4 水平与 APA 的脊髓肌支以及在 C2、C3 及 C4 水平与颈深动脉供血区相互重叠。在 C1 水平可见一明显的肌降支向下与颈深动脉在 C3、C4 水平相吻合。

2.茎乳动脉

该支更多见的是发自耳后动脉,见下文。

3.乳突动脉或乳突孔动脉

其单支发出,起自茎乳突后方,在乙状窦后方穿经乳突孔入颅内之前发出小的肌支,供应后颅窝的硬膜。还发出分支到颈静脉孔和枕骨大孔后部及附近后颅窝的硬膜。这些分支和 APA 的颈静脉支、舌下支以及 VA 的脑膜后动脉有小范围的吻合。还有一个小的上升支至内耳道并通过弓下动脉与 AICA 吻合。

4.脑膜外侧动脉

其常在 OA 向后上走行时发出,穿过小的孔道供应顶枕区的硬脑膜,和脑膜中动脉后支的供血区域吻合。

5.头皮终支

OA 终末分成一系列小分支供应颅后的头皮,并在中线处和对侧吻合。

2.4.6 耳后动脉(PA)

这个向后的小动脉通常起自 ECA 后面 OA 远端,或与 OA 共干发出。其走行于耳和乳突之间,终支为耳浅支和枕支供应头皮,发出分支供应腮腺、邻近肌肉。常发出茎乳动脉。

2.4.6.1 分支

1.肌支

其供应邻近肌肉,即胸锁乳突肌、二腹肌、茎突舌骨肌。

2.腮支

这些是很小的动脉分支,容易被忽略,但有可能供应第Ⅶ脑神经。

3.茎乳动脉

其向上走行进入茎乳孔,供应第Ⅶ脑神经、中耳、乳突气房。其与 MMA、APA、ICA 的分支一起构成中耳血管吻合。

4.耳支

其供应耳郭后部。

5.枕支

其供应耳后的头皮,和枕动脉吻合。

2.5 颈外动脉终支

ECA 在下颌骨颈部上方腮腺内分成颞浅动脉(STA)以及颌内动脉(IMA)(图 2.13)。

2.5.1 颞浅动脉(STA)

STA 是两个终支中较小的一支,广泛供应皮肤和头皮浅部肌肉,和对侧 STA 及附近的 PA 和 OA 吻合(图 2.13)。其在颧弓后部从腮腺穿出后上行,在颧弓上方分成两个主要分支(额支和顶支)走行在颞肌浅面、帽状腱膜深面。其供应相应区域的肌肉、颅骨和头皮,还发出小分支供应腮腺和颞下颌关节以及以下的分支。

2.5.1.1 分支

1.面横动脉

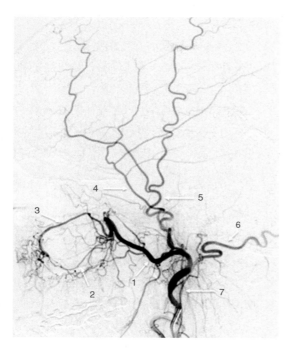

图 2.13　颈外动脉终支血管造影(侧位)。1 为颌内动脉；2 为腭大动脉；3 为眶下动脉；4 为脑膜中动脉；5 为颞浅动脉；6 为枕动脉；7 为咽升动脉。

由于面横动脉和面动脉的供血区互补，故其大小不定。面横动脉在腮腺内发出，在腮腺导管上方水平向前分为上下两支供应面部浅表结构。

2.耳前动脉

其是一支在颧弓下方发自 STA 的小动脉，分为数支供应外耳前部。

3.颞后深动脉

其供应颞肌，是三支颞深动脉中最细小的一支，颞深前、中动脉起自 IMA。

4.颧眶动脉

其在颧弓上方发出，向前走行供应头皮和眼轮匝肌，参与眶周浅部血管吻合。

5.额及颞顶头皮动脉

其分布于前部的头皮，在中线处和对侧同名动脉吻合，额支供血区在额部与眼动脉及 FA 的供血区毗邻，颞顶支供血区与 PA 以及 OA 的供血区毗邻。

2.5.2 颌内动脉(IMA)

IMA 是 ECA 终支中较大的一支，在腮腺中和颞浅动脉一起发出(图 2.13)，走行于内侧，在下颌骨深部翼外肌的深面或浅面，然后经翼上颌裂，进入翼腭窝(图 2.14)。其穿经翼腭窝终为蝶腭动脉。其发出分支供应面部深层结构，包括咀嚼肌、咽、眶、鼻以及前颅窝的骨质和硬脑膜。

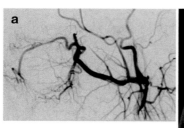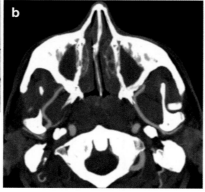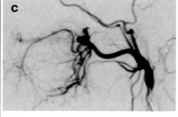

图 2.14　翼外肌处颌内动脉走行。(b)为 CTA 的 MIP 重建图像；(a)颌内动脉走行于翼外肌浅面；(c)颌内动脉走行于翼外肌深面。

其共有 14 个在造影上可见的分支，Djinjian 和 Merland[15]将其分为 6 组进行描述。

（1）颅内升支，供应脑膜、耳、颅骨。

（2）颅外升支。

（3）下降支，和（5）一起供应颅咽部（面、口腔、下颌）。

（4）回返动脉，供应颅底结构。

（5）前支，供应面部。

（6）终支，即蝶腭动脉。

2.5.2.1 颅内升支

1.鼓室前动脉

其发自 IMA 的近起始处（也可能是 ECA 末端），供应鼓室、颞下颌关节和外耳。在造影上很难辨认，走行向后下，发出耳深动脉供应外耳道，向内可至鼓膜，还发出分支供应颞下颌关节，然后进入鳞鼓裂，供应锤骨和中耳的黏膜。

2.脑膜中动脉（MMA）

MMA 通过棘孔入颅，终为额支和顶支（图 2.13）。供应大部分凸面脑膜，进入中颅窝后分出了以下分支。

（1）岩支。这个小分支供应海绵窦后部的硬膜，供应区域与岩鳞支和 MHT 的幕基底动脉的供应区互补。进入中耳后延续为鼓室上动脉，参与构成中耳的血管吻合网，并供应第Ⅶ脑神经。

（2）岩鳞支。其为岩支之后发出的一系列小动脉，供应中颅窝底的硬膜和部分天幕前部及海绵窦。与幕基底动脉吻合。

（3）蝶支。其供应中颅窝底前部的硬膜，向内侧供应蝶骨平台同时还发出分支供应筛板和大脑镰前部。还有一个分支在眶上裂处入眶（脑膜-眼动脉）。

（4）脑膜泪腺动脉。这是一个不恒定的动脉，经 Hyrtl 管进入眶外侧供应泪腺。

（5）颞支。通常是一个较大分支，向后走行于颞骨鳞部表面，供应中颅窝外侧的硬膜，还供应天幕和大脑镰后部。

终支。MMA 走行于颞骨内板的脑膜中动脉沟内，在翼点分为额（前）支和顶（后）支，供应颅骨的硬膜及骨质。

3.脑膜副动脉

其是一支小动脉，供应咽、咽鼓管和数量不等的中颅窝部分硬膜，起自 MMA 远端，但也可起自 IMA，这决定于 IMA 与翼外肌的关系。大多数情况下，IMA 向内走行于翼外肌的深面，此时脑膜副动脉发自 IMA。如果 IMA 走行于翼外肌的浅面，则脑膜副动脉与 MMA 共干发出。这两种形式还与下牙槽动脉及颞中深动脉的起源有关，当深部走行模式时，两者发自颞齿干（图 2.14）。

脑膜副动脉在其发出后很快分成前支供应咽、咽鼓管，后支经卵圆孔[下颌神经（V3）前方]供应海绵窦外缘和三叉神经半月结。

2.5.2.2 颅外升支

颞前、中深动脉起自 IMA，颞深动脉在教程中被分为前、中、后三支，但是在造影上三支很少能全部看到，因为颞后深动脉细小或者起自 STA。

颞前深动脉和颞中深动脉（粗大的）向上走行于由其供应的颞肌下。在上述的深部模式时，颞中深动脉起自 IMA 的颞齿干。颞前深动脉的一个分支供应眶外侧，与眼动脉的泪腺支吻合。

2.5.2.3 下降支

1.下牙槽动脉（或下齿动脉）

其起自 IMA 的下表面，于 MMA 起源的对侧(单独或与颞中深动脉一起)。它穿过下颌管走行至颏孔,其发出颏动脉(终于中线处)。发出牙支和下颌舌骨肌支。

2.翼支

其供应翼状肌。

3.颊动脉

其供应颊肌及颊部的皮肤和黏膜。

4.咬肌支

其供应咬肌。

2.5.2.4 回返动脉

1.翼管动脉或 Vidian 动脉

其在翼腭窝内由 IMA 发出,向后围绕翼腭神经节(形成一个小弧形),然后通过翼管到达鼻咽。它供应咽鼓管咽口附近上咽部黏膜,参与咽鼓管周围的血管吻合网。令人不解的是,翼管动脉也可以起自岩骨段 ICA 的 MVT,供应区域不变。因此,其可发自 ICA 或 IMA,通过翼管动脉作为吻合支相互连接。

2.翼腭动脉

其在翼管动脉附近起源或与其共干发出,一些作者称之为翼鞘动脉[16],另外一些作者称之为颌内动脉咽支[15]。它穿过连接翼腭窝和鼻咽的咽管,供应咽顶壁及咽鼓管周围的黏膜,供应区与脑膜副动脉及 APA 咽支供血区域互补。

3.圆孔动脉

其向后供应上颌神经和邻近颅底。它走行于其他回返动脉的上方,在其起源处形成一个小弯,在造影侧位像上可见其与上颌神经(V2)伴行向后上方斜行走行,与 ILT 的前支吻合,因此形成了通向 ICA 的潜在侧支通路。

2.5.2.5 前支

1.上牙槽后动脉(或牙槽窦动脉)

该动脉发自眶下动脉起源附近的 IMA 或眶下动脉的近端,向下走行于上颌结节上方,发出小分支供应磨牙、前磨牙、上牙槽的牙龈以及上颌窦的黏膜。

2.眶下动脉(图 2.13)

眶下动脉穿过眶下裂,沿眶下沟、眶下管至眶下孔,在眶下管内发出分支至眶,供应下直肌、下斜肌及泪囊。然后发出上牙槽前动脉,向下供应上颚的门牙和尖牙。其从眶下孔出来后分为若干分支,供应下眼睑、鼻侧及上颊部。这些分支和内眦动脉(FA 分支)、面横动脉(STA 分支)和 OphA 的鼻背动脉一起,参与构成眶浅部的吻合网。

3.腭降动脉(腭大动脉)

其向下走行并发出腭小动脉向后供应软腭及腭大动脉向前供应硬腭,终于鼻中隔。

2.5.2.6 终支

蝶腭动脉是 IMA 的终支。在翼腭窝内的行程的内侧,IMA 进入蝶腭孔延续为蝶腭动脉,供应鼻腔内、外侧壁及邻近的鼻窦。

蝶腭动脉分出一个咽支,然后在鼻腔内分成鼻外侧动脉和鼻中隔动脉。

1.鼻外侧动脉(或鼻后外侧动脉)

其分为两个主干:中鼻甲动脉和下鼻甲动脉,它们向前向下走行供应鼻甲、中鼻道、下鼻道和上颌窦黏膜。

2.鼻中隔动脉

其较蝶腭动脉外侧支更长,供应鼻中隔以及鼻腔顶部,通常发出分支供应上鼻甲,与筛前、后动脉吻合。下支向前沿鼻中隔走行至前腭管,与腭降动脉分支吻合形成腭前动脉。

参考文献

1. Fischer E. Die Lageabweichungen der vorderen Hirnarterie im Gefässbid. Zentralbl Neurochir. 1938;3:300–13.
2. Bernasconi V, Cassinari V. Angiographic characteristics of meningiomas of the tentorium. Radiol Med (Torino). 1957;43(10):1015–26.
3. Wickbom I, Stattin S. Roentgen examination of intracranial meningiomas. Acta Radiol. 1958;50:175–86.
4. Abbie AA. The anatomy of capsular vascular disease. Med J Aust. 1937;2:564–8.
5. Rhoton Jr AL, Saeki N, Perlmutter D, Zeal A. Microsurgical anatomy of common aneurysm sites. Clin Neurosurg. 1979;26:248–306.
6. Baptista AG. Studies on the arteries of the brain. II. The anterior cerebral artery: some anatomic features and their clinical implications. Neurology. 1963;13:825–35.
7. Krayenbuhl H, Yasargil MG. Cerebral angiography. Stuttgart: Thieme; 1968.
8. Byrne JV, Garcia M. Tentorial dural fistulas: endovascular management and description of the medial dural-tentorial branch of the superior cerebellar artery. AJNR Am J Neuroradiol. 2013;34(9):1798–804.
9. Percheron G. The arterial supply of the thalamus. In: Schaltenbrand G, Walker AE, editors. Stereotaxy of the human brain. Stuttgart: Thieme; 1982. p. 218–32.
10. Yasargil MG. Mircrosurgical anatomy of the basal cistern and vessels of the brain. New York: Thieme-Strutton; 1984.
11. Pedroza A, Dujovny M, Ausman JI, Diaz FG, Cabezudo Artero J, Berman SK, et al. Microvascular anatomy of the interpeduncular fossa. J Neurosurg. 1986;64(3):484–93.
12. Wollschlaeger PM, et al. Eine infratentorial meningeal arterie. Radiologie. 1965;5(11):451–2.
13. Weinstein MA, Duchesneau PM, Dohn DF. Angiographic identification of the meningeal branch of the posterior cerebral artery. AJR Am J Roentgenol. 1977;128(2):326–7.
14. Harrigan RR, Deveikis JP. Handbook of cerebrovascular disease and neurointervental techniques. 2nd ed. New York: Humana Press/Springer; 2012.
15. Lasjaunias P, Moret J. The ascending pharyngeal artery: normal and pathological radioanatomy. Neuroradiology. 1976;11(2):77–82.
16. Djindjian R, Merland JJ. Super-selective arteriography of the external carotid artery. Berlin: Springer; 1978. p. 15.

拓展阅读推荐

Borden NM. 3D angiographic atlas of neurovascular anatomy and pathology. New York: Cambridge University Press; 2007.
Byrne JV, editor. A textbook of interventional neuroradiology. Oxford/New York: Oxford University Press; 2002.
Carter LP, Spetzler RF. Neurovascular surgery. New York: McGraw-Hill; 1995.
Lasjaunias P, Berenstein A. Surgical neuroangiography. Berlin/Heidelberg/New York: Springer; 1987.
Morris P. Practical angiography. Baltimore: Wiliams & Wilkins; 1997.
Romanes GJ, editor. Cunningham.

第 **3** 章
颅脑静脉系统解剖

引言

在教学中,对颅脑静脉系统的理解既要避免过于简单,又要避免对于细枝末节的过分强调,这非常重要。众所周知,静脉系统存在很大的个体变异,并且很难搜集到十分精确满意的影像数据资料,所以静脉系统比较不易学习和掌握。如何面对这些挑战?对于学习介入治疗的学生来说,在实践中掌握静脉系统重要吗?

我们拿城市交通系统做类比,如果一条道路的车流发生临时性的阻塞(如交通事故或者修路引起),就会导致一些司机为避免堵塞而选择绕道行驶。这些司机根据他们对路线的熟悉程度选择可行的其他街道或者旁路。动脉血管发生堵塞或者栓塞时,情况也是这样。一个有经验的司机对于城市地图烂熟于心,自然知道该如何重新规划路线。对于静脉系统而言,情况有所不同,因为通道不是始终单向流动的。颅内静脉和静脉窦都没有瓣膜,头颈静脉系统唯一的瓣膜位于颈内静脉内,这使血流改变的预测变得非常困难,因为有更多的交通途径。同样的类比,在城市交通系统中,行政部门决定废除哪条堵塞的道路,这时对于个体司机来说,如何改道到达目的地是难以预测的,这会导致整个交通的混乱,直到新的稳定的交通系统成功建立。因此,认识颅内静脉和静脉窦潜在的血流方式是非常重要的,尽管难以预测究竟是局部的栓塞还是其他原因造成了血流不畅(例如,因颅内压增高或者肿瘤压迫引起)。

本教程旨在使读者理解主要的静脉区域及正常的静脉血流方向,当然,我们时刻不能忘记重力和体位对于静脉引流的影响。我们的患者在检查和治疗时通常采用仰卧位,但是绝大多数时候日常都是直立位的,这两种体位的静脉血流模式是不同的。

3.1 颅外静脉

头部远端的静脉通过颈静脉、椎体和甲状腺下静脉引流至锁骨下静脉或者头臂干。它们接收面颈部的静脉回流,通常被描述为浅部静脉和深部静脉引流,有时候也被称为前部和后部的静脉引流。下面进行综合的描述,读者用对应的图表对这些没有瓣膜的静脉通道以及它们之间的相互交通进行解释和分析。我们以主要静脉的名字进行分组描述。完全按照局部解剖来理解并不合适,但是按照汇入颈静脉之前的静脉分支来叙述是合适的。对大多数恒定血流方向的血管的相对位置的描述都是从近端到远端(即朝向心脏）。

3.1.1 头皮静脉

头皮静脉的引流来自相应区域的动脉血管,这个部位远离硬脑膜静脉窦,前额的静脉引流通过滑车上静脉和眶上静脉到面静脉, 而颞部区域通过颞浅静脉到颈外静脉,头皮后部及耳后区域(包括枕静脉)也都引流至颈外静脉。

它们之间的交通(血流是双向的)通过颅骨的板障,以及与硬膜窦和骨膜、脑膜之间的导静脉。颅内的静脉分布将在下文中叙述,但是值得注意的是在矢状窦旁、乳突和枕部区域的导静脉通常是存在的,因此静脉血流可能直接汇入颅内。一系列的颅底静脉丛(包括海绵窦、翼丛、枕下、椎体的深部静脉丛)都可能进行交通引流。它们相互交通并与静脉窦连接,将静脉血流引流至颅外静脉。眼眶部的眼静脉是这种双向血流最好的例子。

3.1.2 面颈部静脉

3.1.2.1 颈内静脉(IJV)

这是颈部最粗的静脉, 它引流来自脑、面部、颅骨和大部分颈部区域的静脉血流。它起自颈静脉孔,延续于乙状窦,走行于颈动脉鞘内,延续下降汇入同侧的锁骨下静脉(图 3.1)。颈内静脉的直径约为 10mm,颈内静脉起始部和终止部都有局部的扩张(上端颈静脉球、下端颈静脉球)。在下端颈静脉球上面有一个二瓣式瓣膜,这是从脑部流出的静脉血经过的第一个瓣膜。颈内静脉的体表投影是从锁骨中点到乳突和下颌支中点的连线。

颈内静脉属支如下。

颈内静脉通常至少由 8 支静脉汇入。从头端至尾端依次为:岩下窦、髁前静脉(即舌下神经管中的静脉)、面静脉、舌静脉、咽静脉、甲状腺上静脉和甲状腺中静脉、颈深静脉。

1.岩下窦

其起源于海绵窦后下部,而后走行于岩枕裂,穿过颈静脉孔前部,在颈静脉沟以下的水平汇入颈内静脉。它们可能是单支,也可能是多个静脉丛,接受迷路静脉和延髓静脉,与斜坡或者颅底的静脉丛相互交通。

2.髁前静脉

髁前静脉通过舌下神经管内的静脉丛与颈内静脉连接。它同时可以收集来自椎体硬膜外静脉丛的血流,并与颈内静脉形成交通。

3.面静脉

其主要收集来自额部头皮、面部、口周以及咀嚼肌的血流。其起源于眼眶内侧部滑车上静脉和眶上静脉(内眦静脉)的汇合处。然后斜行穿过颊部至下颌支,最终在舌骨大角水平汇入颈内静脉。

面静脉属支如下。

(1)来自面部:面部的浅静脉引流来自上睑静脉、外鼻静脉、下睑静脉、上唇和下唇的引流静脉。

(2)来自头皮和颞窝:眶上静脉和滑车上静脉引流前部头皮的静脉。此外,颞浅静脉引流颞部区域的静脉, 引流至颈外静脉,但是通常在腮腺处和上颌静脉(见下文)连接构成下颌后静脉。下颌后静脉通常与面静脉形成交通。

(3)来自眼眶:眼上静脉和眼下静脉引流眼眶前部的静脉血,并与面静脉和海绵窦形成交通。

(4)来自翼丛:面深静脉引流来自翼丛

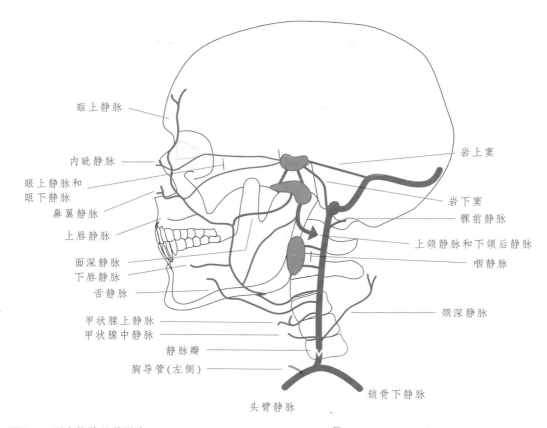

图 3.1　颈内静脉及其属支。(Published with kind permission of © Henry Byrne, 2017. All rights reserved)

的静脉血,引流至面静脉。这个颅底的静脉丛包绕在翼状肌和颞肌周围,收集来自颞下和咽部(包括鼻咽部和口咽部),以及颅底邻近肌肉的静脉血,通过中颅窝(如卵圆孔、棘孔、静脉孔)与海绵窦连接,并通过眼下静脉到眼眶部。随后,汇入上颌静脉至颈外静脉(见下文)。

(5)来自下颌下区:有腭外静脉、颏下静脉(来自口底)以及腮腺的静脉。

以上分支汇合后的面部静脉构成的主干静脉叫作面总静脉。舌静脉的属支和甲状腺上静脉可能汇成甲状舌管静脉,也可能与面总静脉交汇。面静脉汇入颈内静脉之前,浅部静脉在面颊部叫作面前静脉,下颌后静

脉叫作面后静脉。这些术语常容易混淆。

4.舌静脉

其引流舌、舌下腺和颌下腺的静脉血。在舌骨大角的位置汇入颈内静脉,有时候也出现变异,和面静脉一起成为甲状舌静脉的一部分。

5.咽静脉

其通常为一丛两个或者三个短的静脉,引流来自咽部的静脉丛,在咽外侧部汇入颈内静脉。

6.甲状腺上静脉

其起源于甲状腺外侧叶的上部,与相应的动脉伴行,直接汇入颈内静脉,或者先与舌静脉汇合后成甲状舌静脉,再汇入颈内静

脉。喉上静脉汇入到甲状腺上静脉。

7.甲状腺中静脉

其起源于甲状腺腺体外侧,在甲状腺中点处汇入颈内静脉。

8.颈深静脉

其发自枕下静脉丛和枕静脉(见下文)。引流颈后深部组织的静脉血,与颈深动脉伴行,汇入颈内静脉末端或者汇入椎静脉。

3.1.2.2 颈外静脉(EJV)

颈外静脉引流面部、头皮中后部和颈部后外侧的深层静脉血(图3.2)。耳静脉和(或)颞浅静脉在下颌角的水平和下颌后静脉汇成颈外静脉,其走行在胸锁乳突肌浅表而后汇入锁骨下静脉。像颈内静脉一样,它有一个单向的瓣膜,通常位于颈外静脉的末端。

颈外静脉属支如下。

1.颞浅静脉

颞浅静脉引流颞部头皮的血流。它与颞浅动脉伴行,在耳屏前、颞下颌关节后垂直下行。它接收来自颞中静脉、面横静脉、颞下颌静脉和耳前静脉的血流,然后穿过颧弓进入腮腺。在腮腺内,它与上颌静脉汇合成下颌后静脉,也可能变异汇入耳后静脉。无论哪种变异,颞浅静脉最后都汇入颈外静脉的起始处。

2.耳后静脉

其接收来自头皮后部和颞浅静脉区域的静脉血。在耳屏后汇入下颌后静脉,形成颈外静脉的属支。它与枕浅静脉形成交通。

3.上颌静脉

其起源于翼静脉丛,有颌内动脉伴行。翼静脉丛接收来自与上颌动脉分支伴行的静脉血,包括脑膜中静脉、颞深静脉、翼管静脉、蝶腭静脉和鼻内静脉。它也通过导静脉

接收来自海绵窦的静脉血,与眼下静脉有交通形成。其与颞浅静脉一起形成下颌后静脉。下颌后静脉走行于腮腺的下部,形成了面静脉的前支,而后汇入耳后静脉,终止于颈外静脉。

4.颈外后静脉

其起源于枕静脉,收集来自枕下浅部静脉丛的静脉血(见下文)。颈外后静脉同时也引流后颈部浅层结构的静脉血,在颈外静脉中点处汇入颈外静脉。在颈前对称部位有颈前静脉。

5.汇入颈外静脉远端的分支

其颈外静脉在汇入锁骨下静脉之前,接收来自肩胛上静脉、颈横静脉和肌支的静脉血。

3.1.2.3 颈前静脉

这个小静脉发自颏下浅静脉,在颈前部形成一个皮下静脉网,接收来自肌肉和皮肤的静脉血,并构成跨越中线的弓形交通支,连接起对侧的颈前静脉。颈前静脉最终汇入锁骨下静脉或者颈外静脉。在气管切开术时,颈前静脉容易被损伤。

3.1.2.4 枕下静脉丛

枕下静脉丛收集后颈部的静脉血,与枕后浅静脉、椎动脉周围的静脉丛有着广泛的连接(图3.3),同时,也接收来自乳突和枕部导静脉以及枕下三角区肌肉的静脉血。枕下静脉丛汇入枕静脉,枕静脉穿过斜方肌汇入颈外静脉,枕静脉同时也收集来自枕后浅静脉和颈外后静脉的静脉血。深部的静脉丛是通过椎静脉系统引流的(见下文),通过颈深静脉和椎静脉引流至颈内静脉。

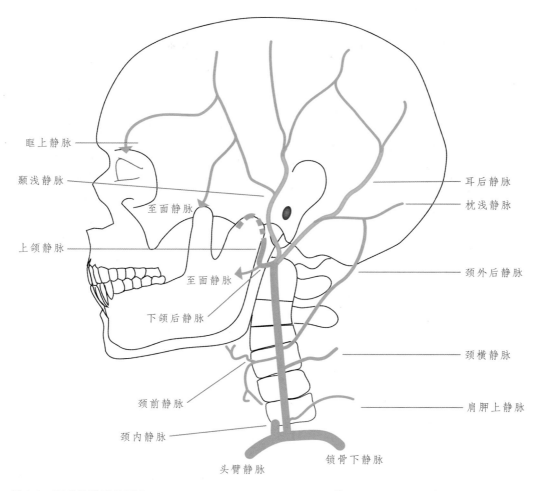

图 3.2　颈外静脉及其属支。(Published with kind permission of © Henry Byrne, 2017. All rights reserved)

3.1.2.5 椎静脉系统和椎静脉

　　颅骨的静脉引流方向是和体位有关的。在站立位时,大多数情况下颅骨静脉血都直接进入椎静脉系统。脊髓周围的静脉构成了椎静脉系统,可分为椎管内静脉丛和椎管外静脉丛。椎管内静脉丛包括一系列的硬膜外静脉,在颈管尾端走行(包括到脊膜前部和后部的静脉血管),并通过椎间孔与椎管外静脉丛连接。椎管外静脉丛由椎动脉周围静脉丛和颈深静脉两组构成。

　　椎动脉周围静脉丛由在 C2 水平的椎动脉周围包绕的静脉丛构成。它与枕骨大孔周围静脉丛和枕下静脉丛有大量的交通支。椎动脉周围静脉丛的属支包括髁侧静脉、舌下静脉丛的髁前静脉以及髁后静脉。它与椎动脉伴行通过椎管,末端汇入唯一的干流——椎静脉。在椎管内,它收集发自椎管内静脉丛的脊髓神经根静脉和肌支的静脉血。椎静脉走行于椎管内,在 C6 的横突孔部位汇入头臂静脉。

　　颈深静脉引流来自枕下静脉丛的血液,

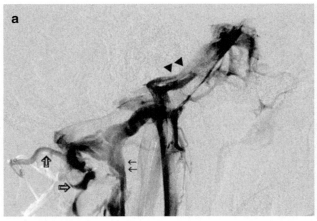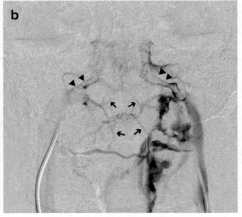

图 3.3　颈内静脉造影侧位（a）和正位（b）。可见岩下窦逆向充盈（箭头所示），枕下静脉丛（白色空心箭头所示）和椎静脉丛（小箭头所示）。

走行于颈椎横突后部，要么汇入椎静脉，要么分别汇入颈内静脉或者头静脉。一般都有颈深动脉与之伴行。

在直立位时，后颅窝的静脉血汇入椎静脉系统要通过 3 个髁静脉和一个乳突导静脉。前髁静脉（舌下神经管静脉）是头颈交界区前部静脉的中心点，将椎管内静脉丛与舌下神经管静脉相连。侧髁静脉来自静脉丛并与颈内静脉、岩下窦以及外侧的椎动脉周围静脉丛（椎静脉）相连。后髁静脉来自乙状窦远端，在颈静脉球部位或者邻近部位通过后髁管汇入椎动脉周围静脉丛。由于通常血管造影是在仰卧位采集的，通过图像对比发现，静脉血优先汇入颈内静脉，而椎静脉系统血管是未充盈的。

3.2 颅内静脉

颅内静脉包括 5 种类型：

- 板障静脉。
- 导静脉。
- 脑膜静脉。

- 硬膜静脉窦。
- 脑（浅部、深部）静脉。

3.2.1 板障静脉

板障是位于颅骨内板和外板之间的，由薄壁的内皮细胞构成的相对宽大的静脉通道（图 3.4）。它们连接起颅骨外部的头皮静脉和颅骨内部的脑膜静脉以及静脉窦。

板障静脉大多数位于颅盖骨，颅盖骨相对多孔。根据板障区域不同，额部汇入眶上静脉和上矢状窦（SSS），前颞部汇入颞深静脉和蝶顶窦，后颞部汇入耳后静脉和横窦，枕部汇入枕浅静脉或横窦。血管造影很难对板障静脉成像。

3.2.2 导静脉

导静脉是颅外静脉、板障静脉、颅内硬脑膜静脉以及静脉窦的连接静脉。它们都集中在主要的硬膜静脉窦，尤其是上矢状窦周围和乙状窦周围。按照所在位置命名为顶部导静脉（通过顶孔，连接上矢状窦和头皮静脉）、乳突导静脉（连接乙状窦和枕浅静脉或

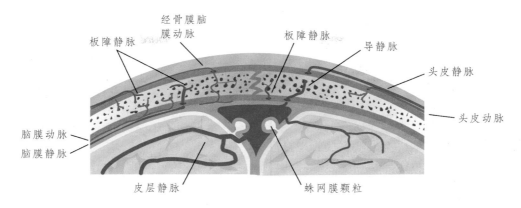

图 3.4 上矢状窦(冠状位)示蛛网膜颗粒、头皮静脉、脑膜静脉、板障静脉。(Published with kind permission of © Henry Byrne, 2017. All rights reserved)

者耳后静脉)、髁部导静脉(连接乙状窦远端与椎静脉和枕下静脉丛)。颅底静脉窦和颅外的翼静脉、椎静脉和枕下静脉丛之间也有导静脉穿孔相连。这些颅底导静脉相关的解剖结构包括圆孔、蝶骨卵圆孔导静脉(通过颈静脉孔),破裂孔和髁静脉。连接窦汇和枕部头皮静脉的枕部导静脉,连接上矢状窦和鼻黏膜静脉的筛部静脉有较大的变异性,不同个体之间明显不一致。髁静脉通常被认为是一个大的导静脉,但会出现一个问题,如何区分导静脉和其他通过骨的静脉及静脉窦?导静脉的双向血流与头部体位密切相关,猜测其另一个生理功能可能是降低头部体温。但它们却是潜在感染的门户以及发生静脉窦堵塞的地方。导静脉可以通过增强CT做出很好的显像[1]。

3.2.3 脑膜静脉

脑膜静脉是硬脑膜外层的一个血管网,在颅骨内板骨膜之下。在颅盖骨,大的脑膜静脉可以在颅骨内侧产生静脉沟,并伴随脑膜中动脉(MMA)的分支穿过棘孔(或者卵圆孔)汇入翼丛。在前部(额部),脑膜静脉伴随

脑膜中动脉前支汇入蝶顶窦,蝶顶窦通常汇入海绵窦, 但也可能直接向后部汇入侧窦。其他脑膜静脉引流大脑镰、小脑幕、后方凸面脑膜静脉血,汇入最近的颅内静脉窦。

颅底脑膜静脉也是同样的情况。前颅窝引流至眼静脉,脑膜前静脉和蝶顶窦引流至海绵窦。前颅窝的额极引流至上矢状窦的前部或者穿过筛板,额叶下脑膜静脉可能引流至基底静脉,这些情况是例外。在颅底中央(蝶骨体和斜坡)的脑膜静脉引流至岩下窦、斜坡静脉丛、前髁静脉以及翼丛、椎静脉丛。在后颅窝的脑膜静脉引流至横窦、乙状窦、枕窦以及环窦、椎静脉,并通过导静脉与头皮静脉相连。

3.2.4 硬膜静脉窦

静脉窦由两层硬脑膜构成,引流大脑、脑膜和颅骨的大部分静脉血, 汇入颈内静脉。静脉窦横截面通常是三角形,结构由脑膜内皮小梁和骨膜构成。静脉窦内无瓣膜,静脉窦壁无平滑肌。

它们的功能是, 单向引流来自颅骨、脑膜和大脑的静脉血,并双向连接板障静脉和

导静脉。它们包括以下内容。

3.2.4.1 上矢状窦(SSS)

上矢状窦位于颅盖骨的大脑镰的颅骨附着侧(图 3.5)。它起源于筛骨鸡冠的盲孔,沿着额骨、顶骨和枕骨中线纵向形成一个弓形的轨迹,终于窦汇。上矢状窦接收来自皮层的大脑上静脉、板障静脉和脑膜静脉的静脉血。脑静脉斜行进入窦内,交汇的地方有纤维带,叫作上矢状窦横索,就像一个活瓣,减少反流从而保证静脉血流顺利流入窦内。在窦汇部,静脉血一般都流向右侧横窦,但是结构的变异也是常见的。上矢状窦内有蛛网膜颗粒,它们是蛛网膜绒毛团。蛛网膜绒毛是窦内硬膜壁上蛛网膜的一个显微结构,蛛网膜颗粒将脑脊液引流入静脉系统内。蛛网膜颗粒在所有的静脉窦内都存在,但在上矢状窦内更为明显,甚至突出到窦下侧(图 3.4)。上矢状窦内的血液是向后流动的,在筛板区域通常也不是向前流入小静脉的。

3.2.4.2 下矢状窦

下矢状窦沿着大脑镰下方的边界走行。它和上矢状窦平行走行。下矢状窦起源于大脑镰的前中 1/3 处,位于胼胝体膝部之上,回收来自大脑镰的脑膜静脉、来自胼胝体前部、扣带回和大脑半球内侧面的静脉血。下矢状窦内的血液向后汇入直窦,大脑大静脉

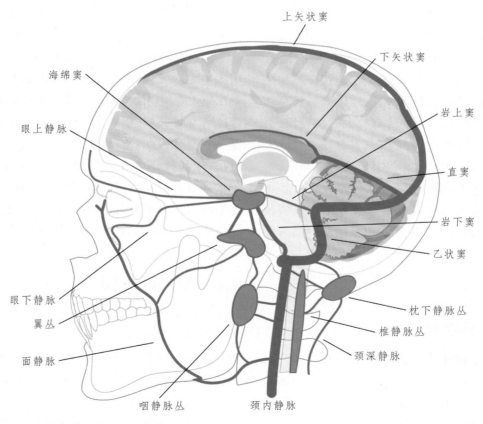

图 3.5　颅内较大的静脉窦及颅底和上颈部静脉丛。(Published with kind permission of ⓒ Henry Byrne, 2017. All rights reserved)

（Galen 静脉，VOG）也汇入直窦。

3.2.4.3 直窦

直窦位于大脑镰和小脑幕的结合部。窦内血液流向后部至窦汇，通常引流至左侧横窦。它通常是大脑深部主要静脉的连接血管，人群中约 15% 的直窦是双支的，也引流小脑幕和小脑的静脉血。

3.2.4.4 横窦

横窦起源于窦汇部，是对称的，是上矢状窦和（或）直窦的延续。其横向延续然后向下，走行在颅骨内板的横窦沟内，小脑幕的外周边缘包绕其外。向下延续在小脑幕附着处汇入乙状窦。在少数（5%）人中，造影显示横窦狭窄或者由于蛛网膜颗粒引起闭锁。横窦接收来自颞叶和枕叶的静脉（尤其是下吻合静脉或 Labbé 静脉）、小脑静脉、岩上窦（与乙状窦交汇处）以及其他副窦（如小脑幕侧窦）的静脉血。

3.2.4.5 岩上窦

岩上窦成对存在，左右各一，在海绵窦后上方延续连接到乙状窦和横窦交界处。它们沿着小脑幕外侧缘及颞骨岩部向后方走行，通过岩静脉和中耳静脉接收来自中脑、脑桥、延髓和小脑的血流。

3.2.4.6 乙状窦

乙状窦是横窦的延续。乙状窦走行于颞骨乳突内，穿过枕骨颈静脉突，而后向前走行进入颈静脉孔成为颈静脉球。乙状窦接收来自岩上窦的血流汇入颈内静脉。乙状窦并无直接接收来自小脑的静脉，但接收乳突静脉和髁静脉血流。前髁静脉汇合成环窦，后髁静脉引流至椎管内静脉丛。

3.2.4.7 枕窦和环窦

枕窦是最小的、也是变异最大的颅内窦（图 3.6）。其发自附着于窦汇处的小脑幕，沿着枕内嵴到枕骨大孔后缘，延续为成对的环窦。环窦环绕枕骨大孔，前部连接到斜坡静脉丛（或基底静脉丛），下部连接到椎静脉丛，侧部通过小静脉连接到乙状窦和颈内静脉。连接环窦和颈静脉球的静脉包括：通过舌下神经管的前髁静脉，外侧髁静脉连接到外侧环窦，后髁静脉可能通过后部髁管连接颈静脉球、枕下静脉丛以及椎管内静脉丛。前髁静脉、斜坡静脉丛的分支和侧髁静脉一起汇入颈静脉球中部。枕窦在儿童中最为多见，随着年龄增长可能出现退化，但也可能在成年人中作为大的静脉窦而存在。导静脉和髁静脉存在的方式都可能出现变异，这些血管在一个人中完全按照上述的方式存在是不常见的。

3.2.4.8 岩下窦（IPS）

岩下窦引流海绵窦后部静脉血至颈内静脉。其向后、向下、侧向走行在岩斜部的缝内，流向颈静脉球的前部，在低于颈静脉管的位置汇入颈静脉。其接收来自小脑静脉、脑桥静脉和迷路静脉的血流。如上描述，其与斜坡静脉丛、椎静脉丛前部（如舌下静脉）存在交通。

3.2.4.9 海绵窦

海绵窦位于蝶骨体的两侧，内部被大量的纤维小梁分隔，形成海绵状组织。这些分隔对于血管内介入治疗来说非常重要，因为在治疗海绵窦瘘时，经横窦入路的微导管可能被分隔阻碍，不能进入海绵窦内部。海绵窦下壁由颞窝硬膜延续而来，上壁由小脑幕游离缘和前、后床突之间的三角形硬膜构成。侧壁在小脑幕游离缘和中颅窝底硬膜之间形成中颅窝内侧缘中部。内侧壁与蝶骨体相符,并构成垂体窝侧壁(详见第 11 章和图11.1)。

颈内动脉及其交感神经丛以及展神经(第Ⅵ)穿过海绵窦,走行于动脉外侧。动眼神经(第Ⅲ)、滑车神经(第Ⅳ)和三叉神经(第Ⅴ) 脑神经上颌支从上到下依次排列在海绵窦的侧壁。蝶顶窦的末端部分有短短的一段在海绵窦的顶部。三叉神经腔(Meckel腔)包含三叉神经节及其分支,位于海绵窦后下缘。所有穿过海绵窦的结构都被血管内皮所包围,从而把它们与静脉循环隔绝。

海绵窦的位置很重要,因为它连接着颅底静脉循环的前后部分(图 3.5)。海绵窦内的血流向岩上窦和岩下窦、翼丛,并经过眶静脉流向面静脉。通过中颅窝孔(如破裂孔、卵圆孔和棘孔)的导静脉,静脉血向下流入翼丛。它们有如下分支。

• 眼上静脉和眼下静脉。它们是眶的主要静脉,经过眶上裂连接到海绵窦前部。它们与前部的眶周浅静脉形成交通,并且构成颈静脉和面静脉的部分交通(经岩下窦)。眼下静脉通过眶下裂的一个分支同样也与翼丛有直接的交通。

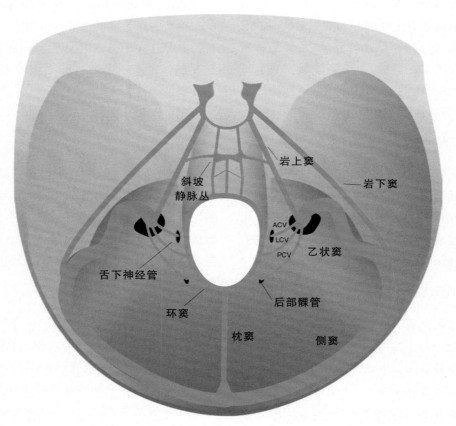

图 3.6　环窦及枕骨大孔处的硬膜静脉。(Published with kind permission of ⓒ Henry Byrne, 2017. All rights reserved)

● 蝶顶窦和脑膜静脉。蝶顶窦引流大脑中浅静脉(Sylvian 静脉)和顶部硬脑膜静脉，经典的描述为一个单一的结构，但其通常由两个或者多个静脉通道组成，在海绵窦的前外侧汇聚。

● 海绵间窦和垂体静脉。静脉丛跨越中线相互交通，是通过海绵间窦实现的。其有时被称为圆形或者冠状窦，并包括鞍隔内的一系列连接静脉，穿过脑垂体和窝连接两个海绵窦。这些中线部分的静脉连接被斜坡静脉丛(即基底静脉丛)所增强。这个脑膜静脉丛位于斜坡前，连接海绵窦、岩下窦和椎管内静脉丛。这些跨越中线的广泛交通静脉的存在是一些颈动脉海绵窦瘘患者对侧突眼的原因。

● 颞叶内侧静脉。其是一个钩状的静脉，有时候可将大脑深静脉引流至海绵窦后部。

● 岩上窦和岩下窦。海绵窦后部的引流方式为岩上窦引流至横窦，岩下窦引流至颈内静脉。

3.2.4.10 蝶顶窦

蝶顶窦是沿着蝶骨小翼走行的静脉窦，接收来自脑膜和皮层的静脉血。脑膜前短静脉引流至远端。它的后顶部出现在脑膜内，引流脑膜中静脉。但可能有单独的脑膜静脉直接汇入海绵窦。

大脑中浅静脉(Sylvian 静脉)经典的描述为引流至蝶顶窦，但也很可能平行于蝶顶窦而直接引流到海绵窦[5]。其通过一系列岛静脉或大脑中深静脉来收集外侧裂区皮层的脑血流汇入蝶顶窦。在侧裂部产生，然后向前向下走行至翼点处，蝶顶窦正位于此处。在此处，来自颞叶前中部交界处的皮质浅静脉汇合入蝶顶窦或者独立的大脑中静脉。与之对应的是前部区域的静脉汇入基底静脉。

蝶顶窦在汇入海绵窦壁之前也接收板障静脉和眼眶静脉。

蝶顶窦通常汇入到海绵窦的前外侧部，极少数情况下汇入后部或者不汇入海绵窦。在这种变异中，蝶顶窦向后引流汇入侧窦或者在颞叶底部中颅窝内走行。后一种情况下，它被称为蝶岩窦，通常引流至岩上窦或直窦。

3.3 脑静脉

下面的内容旨在提示读者从近端到远端来理解脑静脉系统，即从小静脉到主要静脉再到上颈部的集合静脉。因为其功能不同，我们把它们分为浅静脉和深静脉。皮层灰质的静脉血流向浅静脉系统，深部白质静脉血流向深静脉系统。

3.3.1 幕上(皮质)浅静脉

脑浅静脉在脑沟内走行，收集大脑表面皮层灰质和皮层下白质的静脉引流。它们规律地分布在大脑半球，主要的静脉沿着脑沟分布，收集其分支后逐渐变粗，最后汇入静脉窦内。

3.3.1.1 凸面半球静脉

这些静脉在大脑半球外表面形成的图形很容易被识别出来，它们看起来像轮子的辐条，而辐条的中心在外侧裂点，位于外侧裂的后部。小静脉和中型大小的静脉汇入 3 个较大的静脉，分别是上吻合静脉(属 Trolard 静脉)向上引流至上矢状窦，后吻合静脉

(属 Labbé 静脉)向后引流至横窦,大脑中浅静脉(Sylvian 静脉)向前引流至蝶顶窦。这些静脉的大小、数量和走行存在很大的变异,在同侧半球很少同时出现 3 个吻合静脉。

3.3.1.2 内侧半球静脉

大脑半球内侧表面边缘的静脉引流至上矢状窦的属支静脉。这些静脉在进入上矢状窦之前走行在大脑凸面,然后汇入凸面吻合静脉。

在额叶和顶叶内侧面中部区域的皮层静脉血引流至下矢状窦或后胼周静脉。扣带回和终板旁回静脉引流至前胼周静脉、终板旁静脉和大脑前静脉。内侧枕部皮层引流至直窦、Galen 静脉(VOG)和小脑幕静脉。

3.3.1.3 半球下静脉

半球下表面的静脉引流至硬膜窦或者基底静脉。额叶下表面的静脉血流向前方,通过前眶额静脉流入上矢状窦,或者经过后部眶额静脉或嗅静脉向后流入大脑中静脉和海绵窦。颞叶直接引流至基底静脉或者向外流入横窦。枕叶的引流通过短静脉流入横窦或者基底静脉。

通常,脑表浅静脉和深静脉系统没有交通。枕叶下部和颞叶内侧是例外。后者经过钩突部、嗅沟区流向基底静脉和大脑深静脉,或者经过短钩静脉和大脑中静脉流向海绵窦(直接汇入或者通过蝶顶窦)。

3.3.2 髓质静脉

髓质静脉引流白质静脉(图 3.7a 至图 3.7c)。Huang 和 Wolf[3]用这个术语来分别描述白质到皮层的短和长的静脉通道和深静脉系统,这两组系统的边界约在皮层下 2cm 处,尽管用这种区分并不是绝对的。深浅的

髓质引流静脉之间相互交通血管曾被描述过,短的浅静脉穿过皮层,引流白质和灰质的血流。长的深部髓质静脉沿着垂直于脑表的直线走行,沿着侧脑室内壁汇入室管膜下静脉或者基底静脉。半球白质、基底神经节、胼胝体、边缘系统的静脉血引流至脑深静脉系统。脑室的室管膜下静脉汇入到大脑内静脉的支流。基底静脉的支流可以单独被认为是一组环池静脉。按起源,脑室静脉群可以被分为内侧室管膜下静脉和外侧室管膜下静脉[2]。

3.3.2.1 内侧室管膜下静脉

内侧室管膜下静脉包括透明隔静脉,即前、中、后间隔静脉和前脑室静脉。前间隔静脉起源于侧脑室的前角,是由前额叶深部髓质静脉汇合而成。其向后沿着透明隔走行,汇入丘纹静脉,在 Munro 孔的位置形成静脉角。在血管造影中,汇集点是 Munro 孔的标记点,但汇集点也可能在孔的后部[3]。后、中间隔静脉是一组可变的静脉,引流额叶后部、胼胝体和顶叶的静脉血,直接或经过室管膜下静脉,沿着侧脑室内壁汇入大脑内静脉。后者包括由较后方的中髓质静脉组成的内侧脑室静脉,将后顶叶和枕叶的静脉血引流至大脑内静脉及其分支。脑室内侧静脉可能引流至一个脑室共同静脉,在丘脑后结节之后组成脑室侧静脉,并进入大脑内静脉的后段。

3.2.2.2 侧脑室室管膜下静脉

引流侧脑室室管膜下静脉血的主要静脉是丘纹静脉,它引流来自后额叶和前顶叶、尾状核和内囊的髓质静脉血。侧脑室的室管膜下静脉接收来自上脉络膜静脉血,只有很少来自丘脑的血供,是大脑内静脉的主要起源。它起源于前尾状静脉和终端静脉汇

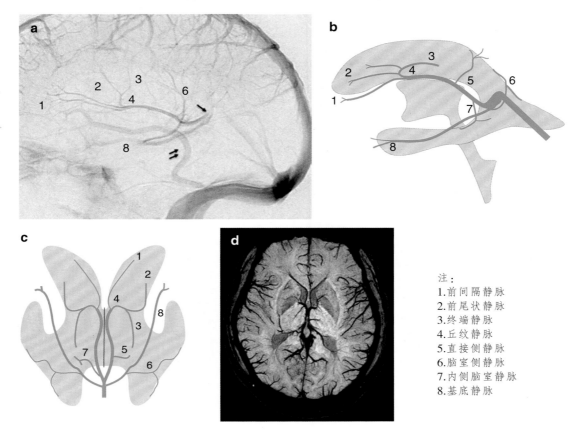

注：
1. 前间隔静脉
2. 前尾状静脉
3. 终端静脉
4. 丘纹静脉
5. 直接侧静脉
6. 脑室侧静脉
7. 内侧脑室静脉
8. 基底静脉

图 3.7　(a)为大脑内静脉属支静脉血管造影(侧位)。(b,c)示大脑内静脉属支分布。(d)轴向磁敏感加权示一位患者的 MRI(先给予咖啡因,以减慢血流速度、增加脱氧血红蛋白含量)。

合处。前尾状静脉是一组引流尾状核内侧面的静脉,汇集在尾状核和丘脑之间的沟内。终端静脉可以认为是丘纹静脉属支的起源,起源于脑室前部,向前走行于丘脑尾状缝内,汇入尾静脉并构成丘纹静脉。

另一条被叫作侧脑室室管膜下静脉的是侧脑室前部静脉,沿着前部脑室侧壁向前下方走行,经过脉络膜裂后汇入基底静脉,或者向内走行越过丘脑汇入脑室内侧静脉,组成脑室共同静脉,并最后汇入大脑内静脉。其引流后颞叶和顶叶的血供。最后,应该

考虑脑室下静脉。其接收脉络膜下静脉的血供并引流颞叶的静脉血。其在侧脑室体部后方发出,沿着脑室前壁走行,然后向前沿着侧脑室颞角顶转向内侧在脉络膜裂出脑室并汇入基底静脉。

3.3.2.3 大脑内静脉

大脑内静脉为一对,由前间隔静脉、丘纹静脉汇合而成(图 3.7 和图 3.8)。它们在第三脑室顶和髓帆向后走行,接收了大量的小分支静脉。它们在中线开始并排走行,在松

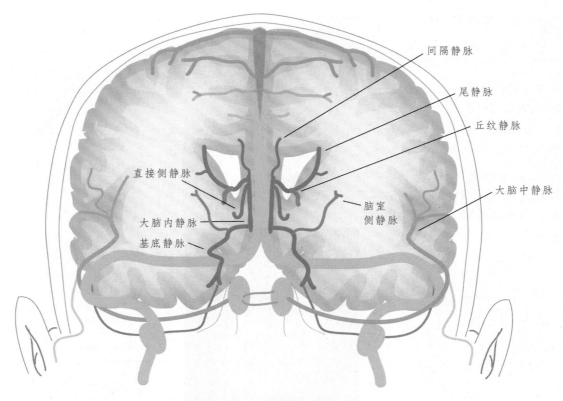

间隔静脉

尾静脉

丘纹静脉

大脑中静脉

脑室
侧静脉

直接侧静脉

大脑内静脉

基底静脉

图 3.8　大脑深静脉造影（正位）。（Published with kind permission of ⓒ Henry Byrne, 2017. All rights reserved）

果体隐窝处开始分开，沿着松果体外表面向外侧走行，在胼胝体压部汇聚并构成大脑大静脉（Galen 静脉）。在汇合之前，通常基底静脉也加入其中。

因此，大脑内静脉起源于 Munro 孔，而这也通常对应着静脉的角度。在血管造影中，静脉角是丘纹静脉和前间隔静脉汇合处的解剖定位（矢状位的投影）。然而，前间隔静脉汇入大脑内静脉的地方也可能移位至 Munro 孔后方多达 13mm 处[3]。静脉角位置以及其与丘纹静脉的相关性在阅读造影时需要仔细分辨，以免被著名的"假静脉角"所迷惑。

3.3.2.4 基底静脉（BVR）

基底静脉起源于视交叉池，在钩突的内侧，向后走行于基底池并汇入大脑内静脉。其同时接收浅部和深部髓质的静脉。引流额叶、岛叶、内侧颞叶、下丘脑、基底神经节、丘脑和中脑的静脉血。最好将其分为三段来描述（图 3.7 和图 3.8）。

第一段（前段）起源于视交叉池的前穿质下，终止于大脑脚的前缘。典型的起源是大脑前静脉和大脑深中静脉的汇合。大脑前静脉接收嗅静脉、后眶额静脉和胼周前静脉的血液。大脑深中静脉由岛静脉和下纹静脉构成。它起源于岛叶的一些静脉的汇合,引流基底节和内侧颞叶的血液。大脑前静脉引流下额叶的血液,并通过前交通静脉跨越中线,或者不连通到大脑中静脉而引流到海绵窦。

第二段位于大脑脚周围,与视束关系密切。它接收来自中脑的大脑脚静脉、来自基底节的下丘脑静脉和来自颞叶内侧的海马静脉血。它也接收脑室静脉。在环池内,接收脑室下静脉、脉络膜下静脉和脑室侧静脉血。它可以通过后交通静脉跨越中线,并且接收中线前部的脑桥中脑静脉血。

第三段位于中脑后部,接收来自后颅窝的静脉血,根据其部位分别命名为中脑外侧静脉、中央前回和小脑蚓部静脉。通过中脑外侧静脉,基底静脉可能连接到岩上窦。大脑内静脉的入口可能不同,其中的一个变异通常与大脑大静脉(Galen 静脉)的畸形有关,也涉及基底静脉引流到小脑幕窦。

3.3.2.5 大脑大静脉(Galen 静脉,VOG)

Galen 静脉是中线部位的一个很短的静脉血管,由大脑内静脉汇合而成。它的长度为 5~20mm, 在小脑幕裂孔顶部汇入下矢状窦后形成直窦。它接收除下矢状窦之外的来自后胼周静脉、内枕静脉和后颅窝静脉的血液。

3.3.3 后颅窝静脉

引流脑干和小脑的静脉有不同的特点,它们与幕上系统和脊髓的静脉有功能上的重要的连接。尽管它们联系紧密,功能上应该视为一体,但为了方便描述,将它们分开讨论。

3.3.3.1 脑干静脉

最好将这些静脉的走行(从头到尾)理

解成围绕脑干的纵向或者横向的走行。它们是根据其解剖位置命名。

纵向组包括一个中轴静脉和一个侧静脉群。中轴静脉组位于脑桥、延髓和中脑前部,包含大脑脚静脉、前脑桥中脑静脉和前髓静脉。大脑脚静脉走行于大脑脚上,引流至基底静脉和中脑后静脉。前脑桥中脑静脉引流脑桥和中脑下部血流, 向上连接脚静脉,尾部连接前髓静脉,前髓静脉持续向下延续至脊前静脉(图 3.9)。

纵向侧组走行于中脑和脑干侧表面。最重要的是外侧中脑静脉, 它位于中脑外侧沟,将颅内静脉血引流至基底静脉或者中脑后静脉,同时向下与该组静脉形成交通。这些脑桥中脑外侧静脉, 向上连接中脑外侧静脉, 向下连接髓前外侧静脉和外侧髓静脉。髓前外侧静脉和外侧髓静脉是伴行的,从头至尾走行于延髓外侧。这些静脉被橄榄分开, 分别与颅内的桥延沟横静脉和橄榄脑桥中脑沟横静脉相连。向下,其引流至脊髓静脉和椎内静脉丛。

横向组主要包括两个连接静脉(脑桥中脑沟静脉和桥延沟静脉), 分别走行于脑桥颅缘的脑桥中脑沟和其尾缘的桥延沟内。它们连接纵向静脉,有时也横向连接同侧的岩静脉。脑桥中脑沟静脉(也称脑桥中脑前静脉)可能优先汇入岩静脉,向前外侧走行汇入岩上窦。

3.3.3.2 小脑静脉

小脑半球和蚓部静脉向远端引流至浅表静脉,需要根据小脑三个表面的结构来进行分类和描述:前面、后上面和后下面。

1.小脑前表面的静脉

小脑前表面被水平裂分为上下两部分。它位于岩骨后,由小脑中脑裂(脑桥之上)和

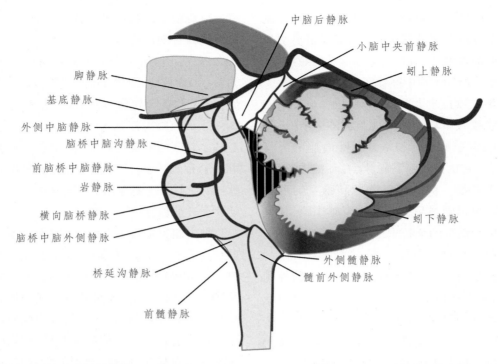

中脑后静脉

小脑中央前静脉

蚓上静脉

脚静脉

基底静脉

外侧中脑静脉

脑桥中脑沟静脉

前脑桥中脑静脉

岩静脉

横向脑桥静脉

脑桥中脑外侧静脉

桥延沟静脉

前髓静脉

蚓下静脉

外侧髓静脉

髓前外侧静脉

图 3.9 脑干及小脑蚓部静脉。

小脑延髓裂(脑桥之下)与脑干分开。后者位于小脑扁桃体和延髓之间。在这些缝隙之间走行着同名的静脉,比如,小脑中脑裂静脉、小脑延髓裂静脉。小脑中脑上裂穿过上、下小脑脚,一条浅的脑沟将其分开,横向的静脉走行在其中,前部与脑桥中脑沟静脉相连,上部与中脑外侧静脉相连。所以,它在一系列静脉的汇集中心位置,向上至基底静脉,向后至中脑静脉,向前至岩静脉。后中脑静脉在脚间窝处发出平行走行,但在内侧,在环池水平汇入基底静脉、加入大脑大静脉或者大脑内静脉。另一个额外的静脉是臂静脉,连接脑桥中脑沟静脉和中脑外侧静脉的汇合处到岩静脉,再到岩上窦。

后部的小脑中脑沟静脉延伸到中线,收集小脑蚓部的静脉引流。内侧的引流,即小脑和小脑蚓部上部是由中央前静脉引流,它起源于小脑蚓部的舌部和中央小叶之间的裂缝,向上平行于第四脑室顶部走行,穿过上丘,终止于大脑大静脉。上半球静脉和蚓上静脉引流小脑上部内侧和蚓部上部的静脉血,这是造影时确认中线的一个标记。

2.上表面或者小脑幕表面的静脉

小脑半球的静脉引流至外周与窦相连,内部则与蚓上静脉相连。因此,小脑上静脉引流至侧窦、窦汇或者岩上窦和中央前上静脉。蚓上静脉引流至中央前静脉或者直接引流至直窦或者窦汇。

3.下表面或者枕面的静脉

小脑下表面的引流模式是:下半球静脉

汇集后,在表面引流至侧窦,在内部引流至小脑幕静脉和小脑延髓裂静脉,最后到岩静脉。下半球静脉引流小脑蚓部的下面部分,其余的蚓部下方和小脑扁桃体由蚓下静脉引流,其是由上下扁桃体静脉汇集而成。其引流蚓部下方并与小脑半球中部毗邻,通常汇入直窦,也可能引流至侧窦或者小脑幕静脉[4]。

后颅窝静脉对于读者来说理解相对困难,因为不同的作者用不同的方法来描述和命名,而这些都是可变的。因此,上述显然打破了单一的小脑静脉描述方式,从小脑的三个表面来分别描述。还可以按静脉的汇入地进行分组,这样分三组:一组是引流至大脑大静脉的静脉;一组是引流至岩上窦的静脉;一组是引流至小脑幕和横窦的静脉。这个系统的分类汇总详见表3.1。

表3.1　后颅窝静脉分组

引流方向	静脉
向上(大脑大静脉、基底静脉、直窦、中脑后静脉)	前脑桥中脑静脉
	中脑侧静脉
	小脑中脑裂静脉
	中央静脉
	蚓上静脉
向前(岩上窦)	岩静脉(前脑桥中脑静脉、脑桥中脑沟静脉)
	臂静脉(小脑中脑沟静脉)
向后(直窦、横窦、小脑幕静脉)	下小脑半球静脉
	蚓下静脉

参考文献

1. Tanoue S, Kiyosue H, Sagara Y, Hori Y, Okahara M, Kashiwagi J, Mori H. Venous structures at the craniocervical junction: anatomical variations evaluated by multidetector row CT. Br J Radiol. 2010;83(994):831–40. doi:10.1259/bjr/85248833.
2. Huang YP, Wolf BS. Veins of the white matter of the cerebral hemispheres (the medullary veins). Diagnostic importance in cerebral angiography. Am J Roentgenol Radium Ther Nucl Med. 1964;92:739–55.
3. Ture U, Yasargil MG, Al-Mefty O. The transcallosal-transforaminal approach to the third ventricle with regard to the venous variations in this region. J Neurosurg. 1997;87(5):706–15.
4. Wilner HI, Navarro E, Eisenbrey AB, Gracias V. The inferior vermian veins as a useful adjunct in the differentiation of brain stem tumors from midline cerebellar masses. Am J Roentgenol. 1973;118(3):605–16.
5. Tanoue S, Kiyosue H, Okahara M, Sagara Y, Hori Y, Kashiwagi J, Mori H. Para-cavernous sinus venous structures: anatomic variations and pathologic conditions evaluated on fat-suppressed 3D fast gradient-echo MR images. American journal of neuroradiology. 2006 May 1;27(5):1083-9.

拓展阅读推荐

Borden NM. 3D angiographic atlas of neurovascular anatomy and pathology. Cambridge/New York: Cambridge University Press; 2007.
Byrne JV, editor. A textbook of interventional neuroradiology. Oxford/New York: Oxford University Press; 2002.
Carter LP, Spetzler RF. Neurovascular surgery. New York: McGraw-Hill; 1995.
Lasjaunias P, Berenstein A. Surgical neuroangiography. Berlin: Springer; 1987.
Morris P. Practical angiography. Wiliams & Wilkins: Baltimore; 1997.
Romanes GJ, editor. Cunningham's textbook of anatomy. London/New York: Oxford University Press; 1981.

第 **4** 章

脊髓血管解剖学

引言

　　由于原始脊柱是由沿着神经管旁排列的体节发育而来的,因此脊髓的血供是由多支动脉共同完成的。每个体节均由与其相对应的从背侧的主动脉发出的原始节段动脉供血。这些成对的节段动脉或体节动脉提供神经管以及相同体节内的所有组织,这些组织将分化为成骨、皮肤及神经组织等。这些成对的动脉在成年后将以脊柱动脉的形式继续存在, 它们向脊柱的骨骼与肌肉供血,同时,在一些特定的脊柱节段也向脊髓的神经组织供血。

　　为了理解这个部位的解剖学,本章首先以动脉为重点讨论脊髓血液供应的胚胎发育。随后描述成人的动脉特点,脊髓的静脉引流将在最后进行阐述。主要的教学目标是让读者认识可能向脊髓病变供血的动脉来源,并能够在脊髓血管造影上区分其正常及病理性的血管。

4.1 脊髓动脉胚胎学

4.1.1 原始节段动脉

　　细胞分化始于被称为原肠胚形成时期

的胚胎早期阶段所形成的三个生殖细胞层(内胚层、中胚层和外胚层)。神经板为外胚层中增厚的部分。它会经历了一个被称为神经胚形成的折叠过程并形成神经管。这一过程是由脊索的生长因子调控的。随后,神经嵴的细胞开始形成神经管的边缘。脊髓和大脑将从神经管发育而来。神经管约在 3 周时开始闭合。此时,神经嵴的细胞位于神经管的外侧边缘以及脊索的腹侧。

　　脊索由内胚层发育而成。它先于神经管的形成并调节其发育。脊索延伸了神经管的长度,同时也是脊柱支撑结构的支架,这些支撑结构从中胚层周围发育而来随后逐渐退化。神经嵴的细胞将形成骨骼、脑膜和脊髓的背根神经节。脊柱的节段来源于在脊索两侧的呈重复分节式排列的中胚层结构。这些重复排列的结构被称为体节,而体节之间存在差异。髓核是脊索的胚胎残留物(图 4.1)。

　　在 3~6 周期间,胚胎共形成多达 44 个体节,但是随后将退化至 31 个体节,每个体节从位于背侧的主动脉接受一对原始节段动脉的供血。因此,这些节段动脉供应来源于神经管、神经嵴并构成同一体节的组织,如脊髓前体脊神经及椎旁的骨骼、肌肉及皮肤。

　　每个体节的原始节段动脉均主要分为背

内侧与背外侧分支。背内侧分支供应神经管、神经嵴和中胚层背侧上段部分(这些组织将分化为脊柱椎体以及轴旁肌)。背外侧分支则向体节余下的所有结构供血。主动脉头端发出颈动脉,尾端形成骶正中动脉。

4.1.2 冠状及纵向走行的神经血管

神经管的血液供应源自其表面上被称为冠状血管网的原始血管丛,这些血管网由节段动脉的背内侧支供应。在神经管的腹侧表面,其血运的纵向通道由中线两侧冠状血管网的纵行吻合相连形成。 在第1章中介绍过,当它们发展到后脑前部时,我们称之为纵向神经系统(LNS),但是在脊柱中它们通常被称为腹侧纵向动脉。它们沿着正在发育的前正中沟的两侧走行。随着脊髓的发育,它们发出分支进入前正中沟或与冠状血管网吻合(图4.2)。

节段动脉的背内侧支向正在发育的脊髓发出分支,供应脊髓前根以及腹侧纵向动脉,即将来的脊髓前动脉。它们还向神经管的背侧发出分支供应其背侧的冠状血管网与脊髓后根。神经管背外侧的后纵向血管通道在稍晚的时候形成于冠状血管丛,并随后发展成脊髓后动脉。这种延迟是因为腹侧纵向动脉供应髓质内的大部分灰质,这一过程的开始早于脊髓白质神经纤维束的形成[1]。

4.1.3 跨节段的血供形成与去节段化

供应多个节段的纵向动脉的形成改变了脊柱脊髓血供的节段性模式,并逐渐发育过渡至成人脊柱脊髓的动脉系统。6周后,位于神经管上的2条腹侧纵向动脉开始在所有节段上于中线处相互融合,形成脊髓前动脉(ASA)。融合失败在颈髓中更常见,在成人脊髓上表现为双干的脊髓前动脉,体现了这个系统不成熟时期的形态。

在同一时间(6~12周),去节段化的过程开始出现。在这一过程中,大部分供应神经管的原始节段动脉开始退化。最终,腹侧仅剩下4~8支脊髓动脉供应ASA,而背侧残留10~20支脊髓动脉供应冠状血管丛。其余的

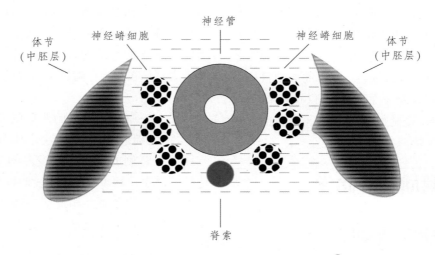

图4.1 神经管的闭合与体节的分化。(Published with kind permission of © Henry Byrne, 2017. All rights reserved)

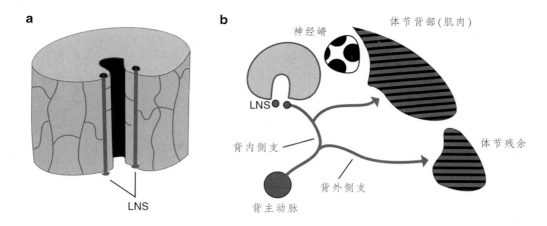

图 4.2 (a,b)神经管闭合后脊髓动脉的发育。(a)显示纵向神经系统(LNS)或腹侧纵向动脉,这是最先发育的沟通体节间的动脉通道。(b)显示节段动脉分出背内侧支和背外侧支。背内侧支向神经管、神经以及发育中的脊髓节段的肌肉和骨骼供血。(Published with kind permission of ⓒ Henry Byrne, 2017. All rights reserved)

节段动脉背内侧支供应脊髓在体节内的其他组织,如神经根、硬脊膜及骨骼等。每根脊髓动脉都是根据伴随其进入椎间孔的脊神经的名字命名。

同时,每个体节的节段动脉之间的纵向吻合也在发育中的脊柱的周围发展。辨识这些纵向的动脉依赖其相对于椎骨横突的位置,即横突前、横向,横突后。位于横突孔内的椎动脉(VA)是最发达的横突纵向动脉吻合。

4.1.4 颅颈交界区动脉的发育

在这一问题上,我们需要综合考虑颈椎和颅颈交界区动脉血供的发展,以便对颈椎的数字标记有更加清晰的认识。颈段共有 8 根神经根脊髓动脉（类似于 8 根颈神经根）向 7 节颈椎供血。图 4.3 为颅颈交界区和脊柱上段的体节或椎体节段示意图。图中可见颈部跨越多个体节的纵向动脉（即椎动脉、颈升动脉和颈深动脉)以及寰椎前动脉。

颈部共有 8 个节段动脉发育,它们分别为颈段的 8 个体节提供血运。第 1 个节段动脉是位于 C1 椎体上方的寰椎前动脉。由于椎体是在相邻的体节之间发育而来的,以椎间盘为体节的中心。因此,胚胎椎体由两对相邻的节段动脉供血,其编号的神经根脊髓动脉实际上出现在该椎体与下节椎体之间。由于成人颈椎从 8 个体节中生成 7 节椎体,因此需要将第一节段动脉命名为寰前动脉。

椎动脉颅内段发出 C1 节段动脉。头颅椎动脉的延续实为其前根髓支的上升分支。该血管沿中线走行至未来的延髓部位。而其下降的腹侧根髓分支到达脊髓的中线表面成为脊髓前动脉的头端。颅内椎动脉的其他分支来源于颈第一脊髓动脉的后根髓支,即小脑后下动脉(PICA)和脊髓后外侧动脉[2]。

4.2 脊髓动脉

4.2.1 硬膜外动脉的基本成人模式

一个标准的成人脊髓动脉供血模式是

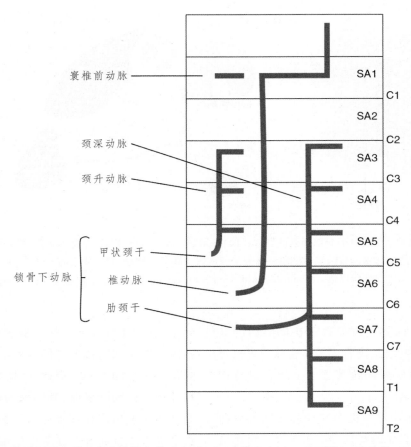

图 4.3 脊柱上段及颅颈交界区的节段性血供示意图。SA 为体节水平；C 为颈段；T 为胸段。(Published with kind permission of ⓒ Henry Byrne, 2017. All rights reserved)

由胚胎发育以及头端（颈段）和尾端（腰骶段）的变异构成。头尾两端变异的血供模式将在下文做出详细阐述，在此之前，我们首先讨论标准的，由降主动脉供血的胸、腰段的动脉形态。图 4.4 显示了在椎体两侧向后走行的肋间后动脉。在分出腹侧和背侧分支之前，该动脉首先分出短的椎体支向椎体供血。同时，在这一部位还可见连接各节段的纵向吻合支。腹侧分支成为肋间或腰动脉。这些动脉以位于其上方的肋骨或横突的编号命名。在分出进入椎间孔的神经根脊髓动脉前，背侧分支首先发出分支与横突前纵向

吻合相连接。然后经过相应椎体横突的下方，向椎板后的肌肉及骨骼供血，同时与横突后纵向吻合相连。

神经根脊髓动脉进入椎间孔并发出硬脊膜外前支向椎体及硬脊膜供血，同时与对侧同名动脉于中线处连接形成椎体后吻合。这些位于中线的吻合发生在椎间盘水平，在脊髓血管造影时可呈现六边形（由纵向和横向走行的动脉形成）而易于识别。它反映了椎体及其源于两段节段动脉的血供的发育起源。脊髓动脉也会发出硬脊膜外后支，供应椎板骨质与硬脊膜的血运，同时与对侧同名动脉

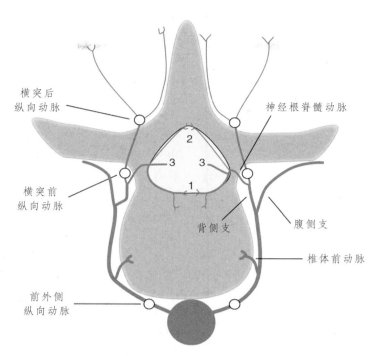

图 4.4 降主动脉发出肋间后动脉或腰动脉供应椎体的基本成人模式（见正文）。1 为硬脊膜外前支；2 为硬脊膜外后支；3 为神经根脊髓动脉。(Published with kind permission of © Henry Byrne, 2017. All rights reserved)

形成椎板前吻合。椎板前吻合通常小于椎体后吻合，同时椎板前吻合包括一些接近中线的纵向吻合，在判读脊髓血管 DSA 时，应避免将其误判为脊髓前动脉。神经根脊髓动脉通常终止于神经根脊髓分支。

4.3 脊髓的动脉血供

神经根脊髓动脉供应脊髓及其神经根。因为这些动脉为脊髓供血的模式不尽相同，它们分别被 Tanon[3] 称为"根动脉""根软膜动脉"和"根髓动脉"。根动脉仅供应神经根，根软膜动脉供应神经根和软脊膜血管网（直接向脊髓白质供血），根髓动脉供应神经根、神经丛（白质）和髓质（灰质）。

4.3.1 根动脉

这类血管是胚胎节段动脉系统中对神经嵴血供贡献最小的动脉（图 4.5a）。它们发出分支供应神经根的前根与后根，并且通常过于细小而不能在血管造影上成像。除了 C1 以外，所有 31 个节段（节间）动脉每侧都发出一支根动脉。它们沿神经根向中线走行至脊髓表面，其轨迹反映了脊髓根的走行情况，如在上颈段为接近水平的走向，而在下胸段或腰段则斜向上走行相对长的距离。

4.3.2 根软膜动脉

成人共有 10~20 支根软膜动脉（图 4.5b）。它们自节段动脉分出后伴随神经根前根或后根走行至脊髓供应软脊膜血管丛。由于脊髓背侧的软脊膜血管丛较腹侧发达，因此后根软膜动脉较前根软膜动脉更大。虽然软膜血管丛具有纵向连接，但在功能上这些血管丛仅在各自节段发挥作用。后外侧纵向动脉通常是位于侧方的最主要的纵向血管通道，构成脊髓后外侧动脉。在包含大量白质的上胸段可能出现后正中纵向通道。其在上颈段出现由椎动脉或小脑后下动脉发出的位于远外侧，伴随脊髓副神经根向下走行的纵向通道，被称为脊髓侧动脉。

4.3.3 根髓动脉

这些动脉是脊髓前动脉的节段性供血（图 4.5c）。成人通常保留 4~8 节段的根髓动脉（大部分在颈髓）。位于腰骶膨大处最大的根髓动脉被称为"Adamkiewicz 动脉"[8]（通常由 T9 和 T12 之间的肋间后动脉产生，左侧较右侧常见）[4]。其在加入脊髓前动脉处于脊髓血管造影上表现为独特的发夹样结构，但在此之前，根髓动脉可向神经根及软膜血管丛发出供血分支。

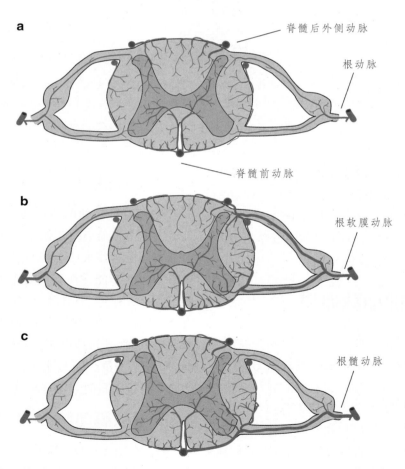

图 4.5　脊髓的动脉分布示意图。(a)为根动脉；(b)左侧为根软膜动脉；(c)左侧为根髓动脉。(Published with kind permission of © Henry Byrne, 2017. All rights reserved)

4.3.4 脊髓前动脉(ASA)

该动脉为胚胎腹侧纵向动脉于中线处融合的结果(图 4.6)。它自椎基底动脉交界处走行至终丝尾端。它起自双侧椎动脉颅内段的小分支(即腹侧根髓分支的降支),在延髓橄榄水平的中线处相连,之后在脊髓的腹侧表面下行至脊髓圆锥,最后延续为终丝动脉。它位于前中间沟的腹侧并走行于前中间静脉的深部。提供脊髓前 2/3 及大部分灰质的血供。

它通常只有在颈段融合接受双侧根髓动脉供血处表现为双干。上胸段的脊髓前动脉可能不连续,出现两个或两个以上脊髓节段之间的与脊髓前动脉平行的纵向吻合。这些动脉(如果存在)位于前正中沟脊髓前动脉的背侧[2]。脊髓前动脉的直径在下胸段达到最大,之后通过髓外周围的吻合与脊髓后动脉相互沟通。这个吻合环相当于脊髓的 Willis 环。

4.4 脊髓的内在(髓内)动脉

本部分描述脊髓髓内动脉的分布。这些动脉可分为两组:一组由 ASA 发出,从前正中沟内以离心方式向外辐射;另一组由脊髓表面上的软膜血管网发出,以向心方向向髓内延伸。前者有时被称为内部组,后者则被称为外部组。我认为这样分组会令读者产生困惑,建议把它们一起归为脊髓的髓内动脉。

4.4.1 沟联合动脉

这些成对的动脉起自 ASA。它们进入脊髓前正中沟,每支供应一侧的脊髓组织。其直径为 $100\sim250\mu m$,自一侧走行至前正中沟的深处,然后向同侧的灰质内发出分支。这些动脉的单侧分布现象是胚胎时期双侧的腹侧纵向动脉相互分离的证据。尽管它们后来融合形成 ASA,但它们的功能仍然保持相对独立。沟联合动脉在灰质内以离心辐射的方式发出分支,供应灰质前角、后部灰质柱(包括背核)的基底部以及邻近的白质(包括皮质脊髓束)。有学者认为,沟联合动脉在前正中沟内存在纵向的吻合通道,但是一旦穿透软膜,它们之间就可能不存在任何实质性的纵向吻合。由于它们是终末动脉,并且其供应部位为高代谢需求的区域,因此,这些血管闭塞时极易发生脊髓损伤。

4.4.2 脊髓软膜血管网的穿支动脉

脊髓表面软膜的动脉网可发出分支穿透软膜表面以供应其下方的脊髓白质。它们以向心的方式向脊髓髓周发出终末动脉。相

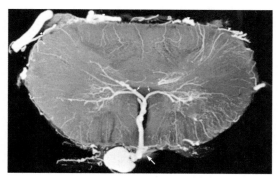

图 4.6 尸检的腰段脊髓微血管造影图片显示其表面和髓内的动脉系统。脊髓前动脉(大箭头所示)位于前正中沟的入口处,在后根部入口区的两侧(箭头所示)可见脊髓后动脉和脊髓后外侧动脉。沟联合动脉在中央沟中走行,以离心分布的形式向脊髓两侧供血(小箭头所示)。(Reproduced from Thron A., Vascular Anatomy of the Spine, Interventional Neuroradiology, Byrne JV. (Ed). Oxford University Press, 2002 p24, with permission)

对沟联合动脉,它们的直径较小(约 50μm)且垂直走行距离较短。

软膜血管网包括纵向和冠状走行的动脉。脊髓后外侧动脉及脊髓圆锥篮状吻合分别是前者与后者的典型代表。血管网的血供来源于 ASA 的分支以及根软膜动脉。

目前已有研究证实了沟联合动脉分支与软膜血管网穿支之间的吻合的存在。其方向为中心-后外侧或中心-前外侧。但在实际操作中,往往难以观察到这些吻合。

4.5 硬脊膜外的脊髓节段性供血动脉

本部分描述了脊髓不同区域的供血动脉来源。其内容与前面的一些章节有所重复,但是这种重复叙述是合理的,因为我们试图说明在进行选择性脊髓血管造影时需要涵盖哪些动脉的实际问题。为了便于理解,我们将根据脊柱脊髓的主要分段进行分别讨论。

4.5.1 供应颈段脊柱脊髓的动脉

颈段脊髓由三条纵向的跨多个体节的动脉供血,并在颅颈交界处有动脉供血(图4.7)。

1.椎动脉(VA)

在颈部,VA 为 C6 至 C1 之间横突水平的动脉纵向吻合。它发自位于 C7 体节的锁骨下动脉,上升并进入 C6 的横突孔。其走行途径及分支已经在前文进行了描述。

2.颈升动脉

甲状腺下动脉自甲状颈干发出后不久便分出颈升动脉,颈升动脉经过椎动脉的前

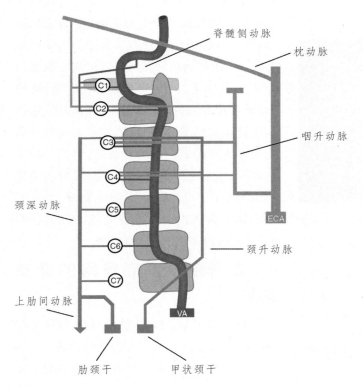

图 4.7 成人的颈段脊髓动脉血供模式图。VA,椎动脉;ECA,颈外动脉。

方,在前斜角肌和长头肌之间上行。其代表了 C3-C4 的节段动脉,并在这些体节发出节段间的吻合。

3.颈深动脉

其由肋颈干发出,相当于 C5-C6 的节段动脉。 肋颈干在甲状颈干的远端由锁骨下动脉发出,其进一步分为颈深动脉并在第一根肋骨颈的前方分出最上或最高肋间动脉。颈深动脉通常提供 C7 到 C3 水平的脊柱脊髓供血。

4.枕动脉和咽升动脉

尽管咽升动脉(C2-C4)和枕动脉(C1-C2)是节段动脉系统的残余部分,但可以认为脊髓头端至 C3 的血供是头部血供而不是脊柱脊髓血供。咽升动脉在颈髓中段(C4 和 C3)发出脊柱肌支,并通过舌下动脉和齿状弓获得补充。

5.脊髓侧动脉

其是由椎动脉颅内段或 PICA 发出的小分支, 与脊髓后动脉共同向软膜血管网供血。它走行于脊髓上颈段的侧方,并向 C1 至 C3 的脊髓后外侧软膜血管网供血,并在 C4 与脊髓后动脉相连[9]。

4.5.2 供应胸段脊柱脊髓的动脉

在上胸段,由肋颈干发出的肋间最高或最上动脉可向 T1-T4 椎骨供血,但其供血节段个体差异较大。T4 节段通常由主动脉供应,但也可能发生一些变异,如肋间最上动脉(或其一些分支)发自 VA、锁骨下动脉、甲状颈干或来自支气管或膈动脉的节段分支。下胸段由 8 对或 9 对后肋间动脉供血。在胸椎和腰椎两侧,横突前以及横突后的纵向动脉通常会明显地连接相邻的肋间动脉以及

腰动脉。

4.5.3 供应腰段脊柱脊髓的动脉

L1-L4 的腰动脉发自主动脉,L5 节段动脉发自髂腰动脉和骶正中动脉。髂腰动脉发自髂内动脉,并向前上方走行至骶髂关节的前方,向周围的肌肉组织供血的同时发出 L5 节段动脉。骶正中动脉发出细小的供血支向 L5 神经根供血。L1-L4 的腰动脉的形态与胸段肋间动脉相似。

4.5.4 供应骶段脊柱脊髓的动脉

骶正中动脉是腹主动脉的一个小分支,自腹主动脉末端分叉处的后表面发出。 它在 L4 和 L5 椎体以及骶骨的腹侧中线下行至尾骨, 与骶外侧上下动脉的分支发生吻合。

骶外侧动脉是骶椎的主要血供来源。它们发自髂内动脉。骶外侧上动脉向头侧走行至 S2 骶孔, 骶外侧下动脉则为骶骨外侧前方的下行血管干(属横突前动脉吻合),发出分支汇入进入 S3-S5 骶孔的动脉,该动脉终于尾骨。

4.6 脊髓静脉引流

我们将从近端到远端对脊髓静脉引流进行描述,同时,也将对脊髓静脉和脊柱静脉分开进行讨论[5]。

4.6.1 脊髓的静脉

这些静脉将分为三组:脊髓内部静脉、脊髓纵向静脉和根髓静脉。这些血管间的区别基于其不同的解剖位置而非生理功能差异。

4.6.1.1 脊髓内部静脉

脊髓的髓内静脉引流方式是从中心向外围离心辐射的。这些静脉在脊髓的横断面上对称的分布，将脊髓的静脉血引流至脊髓表面的软膜静脉丛中。髓内或短或长的静脉非常明显并且相对动脉穿支独立存在。然而在下胸段的腰膨大处，向正中沟引流的静脉将逐渐占主导地位，但这种变化仍然是双侧对称的。这些静脉的分布模式表明，脊髓静脉引流主要是水平进行的，但在髓内仍有少量的垂直流动的静脉血。

除了这些小的对称的髓质静脉之外，髓内还有一些较大的静脉跨过多个节段引流实质。这些血管被称为穿髓静脉或穿实质吻合，并通常在中线前、后将脊髓表面的静脉相连，同时这些静脉也可能会斜行。这些吻合通道包括了两种类型：中央–背侧吻合及中线吻合[3]。前者是外周组静脉与中央组静脉之间的小连接，后者存在于中线的纵向静脉之间。第二种类型的血管不是收集脊髓静脉血，其内的血流方向可随硬膜内的压力变化（如咳嗽）而转变，可向任一方向流动。它们在颈段和上胸段的数量较其他部位（尾段）更多。

髓质内的静脉流向位于脊髓表面的静脉网，该静脉网由垂直及冠状走行的静脉组成。垂直的纵向静脉的长度是不同的，并且在髓周中线处存在直径较大、沿脊髓全长连续走行的静脉。两条位于中线的纵向走行的静脉，即脊髓前、后正中静脉是脊髓表面的主要静脉（见下文）。因为髓内静脉不伴随动脉走行，因此两者分布方式不同。既往文献将髓内静脉分为中央静脉系统和周围静脉系统，但为了避免混淆，我认为最好是将先前描述的中央静脉看作集中汇集于脊髓前、后正中静脉的血管。

4.6.1.2 脊髓纵向静脉

脊髓前、后正中静脉通过伴行与脊髓前、后根的静脉流入椎管内、外的椎体丛内。这些血管曾被称为根静脉，但本书将使用术语"根髓静脉"。脊髓前正中静脉与脊髓前根髓静脉相连，同时在头端也与后颅窝的静脉相连。在颈段及胸段大部分，脊髓前、后正中静脉通常都是单干血管，但到达胸腰膨大处后，后正中静脉存在一系列平行走行的静脉（后静脉丛），前正中静脉的直径也将达到最大值（最大 1.5mm）（图 4.8）。脊髓前正中静脉在脊髓圆锥下方延续为终丝静脉最终引流入骶静脉丛。当然，前正中静脉的绝大多数血流可以通过骶神经根静脉汇入骶神经丛。这些位于中线的静脉在脊髓表面静脉丛中占主导低位，同时在脊髓侧方还有更多的垂直的纵向静脉（最常见于前外侧表面），这些静脉之间于不同的节段会以较小的横向静脉相连接。

4.6.1.3 根髓静脉

这些静脉存在于大多数但不是所有的脊髓节段。它们在脊髓神经前、后根的鞘内走行，连接脊髓纵向静脉与椎管内静脉丛。文献报道，根髓静脉的数量从 50 支到 15 支不等。后者可能与影像学所见更加接近。其分布大致为颈段 5~8 支，上胸段 10 支，腰段 1~2 支。大多数根髓静脉沿着脊髓前根穿过硬脊膜，但约 30% 的根髓静脉与神经根分离，独自走行[6]。它们不会与相应的动脉伴行，并且目前尚未发现从腰膨大处发出的直径较大的根髓静脉会与 Adamkiewicz

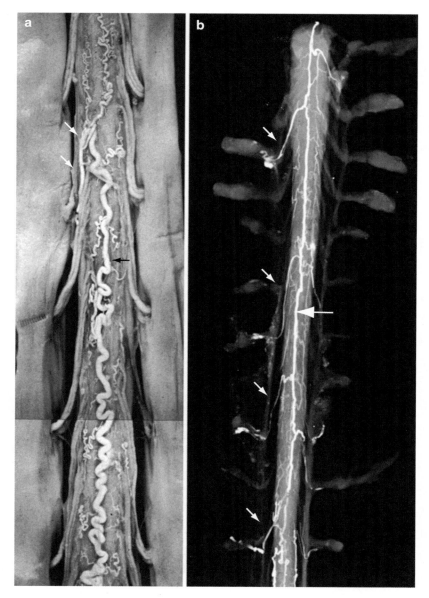

图 4.8　(a)脊髓后表面的血管灌注标本显示脊髓背侧下端及圆锥区域的静脉。脊髓后中央静脉(黑色箭头所示)是不连续的,并且显示根静脉汇入后正中静脉主轴形成发夹结构,与神经根伴行的脊髓动脉类似(白色箭头所示)。(b)静脉期的 X 线片显示连续的脊髓前正中静脉(大箭头所示)。以及多个节段的根静脉(小箭头所示)。(Reproduced from Thron A., Vascular Anatomy of the Spine, Interventional Neuroradiology, Byrne J.V. (Ed). Oxford University Press, 2002 p26, with permission)

动脉伴行。

需要强调的是,该静脉系统是无静脉瓣的, 它们穿过硬脊膜的过程可能长达 1cm, 这段血管被认为具有单向阀的作用;此外, 其与脊髓中央和脊髓神经根静脉的连接呈现"发夹"样的弯曲结构也可能具有单向阀 (抗反流)的作用,要避免将这种结构误认成根髓动脉。第二个重要的问题是,脊髓的引流在中胸段存在一个"分水岭",其上向上引流,其下向下引流,其具体形式尚未明确。

4.6.2 硬脊膜外静脉丛(椎管内静脉丛)

椎旁静脉丛可以被认为是两个相互联系的静脉丛系统,包括硬膜外或椎管内静脉丛,位于硬脊膜和椎管的骨性管道之间以及椎管外静脉丛[7]。椎管内静脉丛接受来自椎体(椎体静脉)以及根髓静脉的回流。它由硬脊膜外静脉通道组成,包括静脉湖、腔及裂隙,而不是互相独立的静脉。位于前方(椎体后方)至硬脊膜囊的静脉丛体积最大,并从颅底延伸到骶骨。因此,它将颅内静脉窦与盆腔静脉相连。在血管造影上,椎管内静脉丛的形态为特征性的六边形图案。椎管内静脉丛通过椎间孔向外引流至椎旁静脉丛。

4.6.3 椎管外静脉丛

静脉丛内的静脉是无静脉瓣结构的,同样也从颅底延伸至骶骨。在前方,它们在椎体的腹侧表面上延伸,在后方则位于椎板附近,走行于椎管的后外侧。该静脉丛通过肋间和腰静脉与奇静脉和半奇静脉连接。在颈部,静脉丛可向椎静脉和颈深静脉引流。

参考文献

1. Tanon L. Les arteres de la moelle dorso-lombaire. Paris: Vigot; 1908. Cited by Lazorthes G, Gonaze A, Djindijan R. Vascularisation et circulation de la moelle epinere. Paris: Masson; 1973
2. Thron AK. Vascular anatomy of the spinal cord. Radioanatomy as the key to diagnosis and treatment. 2nd ed. Cham: Springer International; 2016. p. 9. ISBN-10: 3319274384, ebook ISBN-13: 978-3319274386.
3. Di Chiro G, Harrington T, Fried LC. Microangiography of human fetal spinal cord. Am J Roentgenol. 1973;118:193–9.
4. Thron A. Vascular anatomy of the spine. In: Byrne JV, editor. Interventional neuroradiology. Oxford: Oxford University Press; 2002. Chap. 2.
5. Gillilan LA. Veins of the spinal cord. Anatomic details; suggested clinical applications. Neurology. 1970;20(9):860–8.
6. Thron A, Krings T, Otto J, Mull M, Schroeder TM. The transdural course of radicular spinal cord veins – a microangiographical and microscopical study. Clin Neuroradiol. 2015;25(4):361–9.
7. Batson OV. The function of the vertebral veins and their role on the spread of metastases. Ann Surg. 1940;112(1):138–49.
8. Adamkiewicz AA. Die Blutgefässe des Menslichen Ruckenmarkes, II: DieGefässeder-Rückenmarksoberfläche. S B Heidelberg Akad Wiss. 1882;85:101–30.
9. Lasjaunias P, Vallee B, Person H, Ter Brugge K, Chiu M. The lateral spinal artery of the upper cervical spinal cord. Anatomy, normal variations, and angiographic aspects. J Neurosurg. 1985;63(2):235–41.

拓展阅读推荐

Crock HV, Yoschizawa H. The blood supply of the vertebral column and spinal cord in man. Vienna: Springer; 1977.
Lasjaunias P, Berenstein A. Surgical neuroangiography, functional vascular anatomy of brain, spinal cord, and spine, vol. 3. Berlin/Heidelberg/New York: Springer-Verlag; 1990.
Lockhart RD, Hamilton GF, Fyfe FW. Anatomy of the human body. London: Faber and Faber; 1974.
Thron AK. Vascular anatomy of the Spinal Cord Radioanatomy as the Key to Diagnosis and Treatment, 2nd Ed. Springer International Publishing, Switzerland, 2016. ISBN-10: 3319274384, ebook ISBN-13: 978-3319274386.

第 5 章
脑血流的调控

引言

本章是由教授相关主题牛津课程的一名生理学家 Dr.Piers Nye 所写。其旨在为控制脑血流的生理机制及解释大脑对于调节自身血流提供概论。其意在提醒读者在健康人群中对于大脑血液循环控制并且满足某个器官的血流的基本机制是独特的。对于解读功能成像[如大脑磁共振成像(f-MRI)]研究以及对于如脑卒中和阿尔茨海默病[1]等神经疾病治疗的发展来说,了解控制脑血流灌注的因素是至关重要的。但是本章关注的是脑血流的生理控制,并不在这里过多考虑血流中病理干扰的影响。尽管 CO_2(或者是相关 pH 值的下降)是脑血流量的一个非常重要的决定因素,但它一般不与神经活动紧密联系。这是由依赖神经递质分泌(如谷氨酸)的正反馈机制实现的。

5.1 脑对于低灌注的耐受性

对于身体中的所有组织来说,脑对于低灌注是最为脆弱的。在血流中断数分钟之后就会出现缺血改变以及梗死(低氧造成细胞死亡)。这种脆弱性是由脑专一的代谢机制,以及需要恢复经常被突触的活动和动作电位改变的离子浓度梯度很高的代谢率造成的。有一种说法表述了脑代谢这种非凡的强度,尽管脑在全身重量中只占2%,却使用20%的氧气供应。为了满足这种氧气需求,脑血流量(CBF)占用了18%的心搏出量或大约 100g 脑 50mL/min,脑的脆弱性主要是由于血流降低到正常的1/3时突触传递在数分钟内丢失。在正常血流值的 1/5 时[10mL/(100g·min)],膜上的泵会丧失功能,神经元和胶质会死亡。然而,梗死造成的不可逆性的损伤不是立刻发生的;血流会在 10 分钟降低到 0,大约 2 小时降低到 12mL/(100g·min)[2]。

5.1.1 脑对于血流的保护

有几个机制保护脑不受低灌注的损伤。第一级的保护是解剖上的,由多重的供血动脉实现。成对的颈内动脉和椎动脉在 Willis 环吻合,80%来自颈动脉的脑血流都在这里汇合,一些皮层动脉的吻合也提供侧支血供。第二级的保护是生理性的,通过改变血管的阻力实现局部血流和局部代谢的匹配。这些局部控制机制的联合影响为在一个较广的动脉血压范围内保持脑血流的稳定(图5.1)。

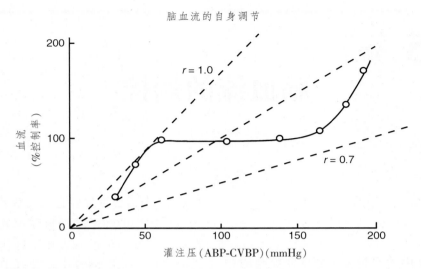

脑血流的自身调节

图 5.1　灌注压(动脉压–静脉压)在 60~150mmHg 之间时脑血流几乎与之完全独立。这里显示的是血管分离的脑,其中动脉储存器升高以获得 30~200mmHg 的灌注压。在正常压力范围内几乎恒定的血液流动被称为自身调节,是血管的固有属性,独立于自主神经支配的血管平滑肌(VSM)。

5.1.2 血管阻力

　　只有两个因素可能决定通过脑血流的流速,它们是动脉和静脉之间的压力梯度[即动脉血压(ABP)–静脉血压(VBP)]和脑血管产生的血流阻力[即脑血管阻力(CVR)]。

　　CBF=(ABF–VBP)/CVR

　　ABP–VBP 可以缩写为脑灌注压力(CPP),CVR 可以扩展为它的组成成分(η=血黏度,l=血管长度,r=血管半径)。这种关系最开始是 Jean Loius Marie Poiseuille 于 1840 年提出并因此被称为泊肃叶(Poiseuille)定理[3]。这是与欧姆定理直接类似的(I=V/R):

　　Flow=CPP/($8\eta L/\pi r^4$)

　　CPP 通过动脉压力感受器保持恒定并且它同等地影响脑的所有部分,因此血管阻力是高度可变的, 并且可以在一个位置增加,而在另一个位置减少,这是目前血流最重要的决定因素。此外,在三个决定血管阻力的因素中,只有管径可以通过生理进行调整,并且因为它被赋予四次幂,只要管径有了一点儿轻微的变化就会对血管阻力产生很大的影响。一个血管的平滑肌只需要收缩到其半径的一半, 血管阻力就可以增加 2×2×2×2=16 倍,并且如果一根血管增加为其半径的两倍,通过它的血流就会增加 16 倍。如果通过改变灌注压达到同样的效果,ABP 需要从 100mmHg(1mmHg=0.133kPa)升高到 1600mmHg。

5.2 血脑屏障

　　血脑屏障(BBB)是由内皮细胞、周细胞、星形细胞终足和神经元共同组成毛细血管神经血管单元[4](图 5.2)。在毛细血管前、后血管中,周细胞会被血管平滑肌所取代[5]。

　　血脑屏障与其他地方的血–组织屏障存在根本不同。它的内皮细胞形成了初级的屏

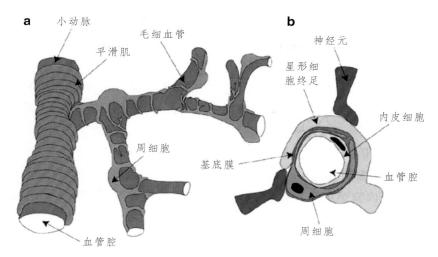

图 5.2　毛细神经血管单元结构。(a)平滑肌环包绕小动脉,而周细胞沿毛细血管周围排列但未完全覆盖毛细血管。(b)周细胞位于内皮细胞外,并通过一层基底膜与其分离。星形细胞的终足和神经末梢与毛细血管密切相关。(From[5] with permission)

障,是被复杂且可以阻挡所有带电荷的溶质的紧密连接所包围。它们的形成和维持是通过周细胞和星形细胞终足释放因子所介导的,这些是通过缺乏周细胞的突变小鼠显示的[6,7]。一些试验将人类的内皮细胞与周细胞和星形细胞一同培养[8],显示在内皮细胞之间连接的形成需要星形细胞和周细胞的存在。大脑的内皮细胞也可以产生一些少量的胞饮囊泡。因此,血脑屏障将血管平滑肌和脑实质隔离开,使后者不受循环中体液的刺激以及离子(如儿茶酚胺和氢离子)的影响[9]。只有小的、不带电的脂溶性的分子(如 O_2、CO_2 和葡萄糖),以及那些通过特殊转运系统转运的跨膜物质,可以任何速度通过内皮层[10]。另外,内皮细胞中高水平的单胺氧化酶降解儿茶酚胺类物质,形成额外的"有酶活性的"血脑屏障。结果是,脑血流量几乎不受周围体液中刺激因子的影响,尽管它们对于其他血管床有强大的影响。其实,脑的血液循环是"自私的",比如在紧急情况下(如出血和

锻炼中),肾和内脏的循环是不参与再分布的。脑血管这种非常不同的机制可能与脑血液循环(和胸腺)平滑肌细胞和周细胞源于神经嵴细胞而不像其他组织中源于间皮层细胞相关[11]。

5.2.1 脑血管其他特别的生理反应

通过脑血管的血流,就像在其他组织中(比如肾和内脏循环)一样,可以通过增加局部二氧化碳分压(PCO_2)、降低局部的氧分压(PO_2)和降低 pH 值而增加。这种反应的机制与其他组织中见到的类似,但是一般脑血管对于二氧化碳分压的升高和氧分压的降低更为敏感。另一个在可兴奋组织中代谢与血管阻力之间广泛的联系是局部细胞外的钾浓度,它在每次动作电位复极化时升高(动作电位放电的强度更大,导致细胞外钾的比例增加)。然而,在代谢率和血管直径间有一个关键的联系是由大脑单独拥有的,那就是

局部兴奋性神经递质谷氨酸的浓度。它是反映代谢率的良好参数,该参数在二氧化碳分压升高[二氧化碳与水反应后形成氢离子(H^+)]和氧分压的降低时均有效,大脑仍然可以使用谷氨酸,这是大脑特殊的信号。

脑血管对于支配其血管平滑肌(VSM)的神经的反应也与其他血管床不同。比如,在动脉血压介于正常范围之间(60~140mmHg),交感神经激活的强度可能减少肾脏血流量或者严重减少皮肤、骨骼肌的血流,却对大脑血流没有影响。当动脉血压较高时它可以扩展血压自身调节的范围,保护脑的微循环不受过度压力和血流的伤害。相反地,通过颈交感神经切除术废除交感神经或者通过α受体阻断可以扩展在低水平动脉血压的自身调节范围(图 5.3)。

5.3 自身调节

大多数器官(如肾脏、心脏和骨骼肌),

局部的血流和局部的代谢是相适应的。这种血流的自身调节反映了内脏的血管有决定自身血流的固有能力,而不需要自主神经系统的分配。其通过将器官从身体移除、孤立自主神经系统的影响、增加或降低血流的动脉供应加以显示。血流通过一个无生命系统的僵硬血管,用这种方式处理时血流会呈线性增加,但是如果是一个有顺应性的在无生命系统的血管中(如细的橡胶管或死亡的血管),当升高动脉血压时曲线会呈曲线增长,降低它的阻力(图 5.4)。

在这种情况下,所有压力–血流关系的切线会经过原点或通过 X 轴。只有当血管有活性,并且可以对升高的血压主动收缩时,切线才可以经过 Y 轴,如图 5.4 所示。这样的试验可以用一种直接的方式显示出大多数组织的血管具备维持血流在合适水平的固有的能力。然而,当动脉血库增加时,阻力血管的收缩是由于两种明确的过程,每一种引发其自己的收缩效果。第一种是代谢的副

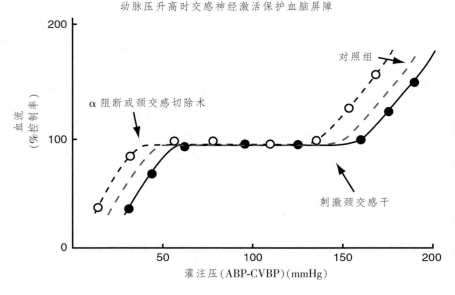

图 5.3　电刺激支配大脑血管的交感神经提高了自身调节的上限,药物阻断或神经切除降低了其下限。但动脉压在正常范围时刺激或阻断均不能影响脑血流[12]。

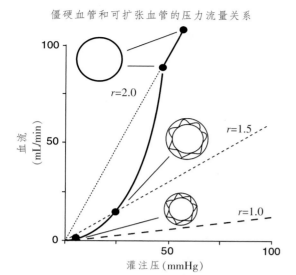

僵硬血管和可扩张血管的压力流量关系

图 5.4　无生命血管的压力流量关系。僵硬血管呈线性关系(经过原点),管道半径增加一倍血流变为原来的 16 倍(泊肃叶定理)。可扩张血管曲线向上弯曲,其切线经过 X 轴。有生命的血管可进行自身调节,其曲线的切线只经过 Y 轴。

产物血管舒张物质的冲刷;第二种是血管壁的机械牵拉。这些过程分别是指代谢和肌源性的影响。以下试验更能揭露代谢和肌源性的影响,但也更难执行:①在灌注压力为常量时,通过刺激它的神经输入在孤立的器官中改变代谢;②在代谢为常量时,通过同时等量增加动脉和静脉血库,可以增加血管的透壁压力。尽管不能像肾和心脏一样使大脑去神经化,但类似的自身调节在脑血液循环中也有发现。

脑血管的自身调节首先是 Fog 于 1937 年[14]通过颅窗[13]在软脑膜血管中发现的,之后 Kety-Schimidt[15]通过低浓度的氧化亚氮测量脑血流进行了定量。离现在比较近的是经颅多普勒超声的使用,可以无创、持续地测量脑血流的速率显示出动力学的反应,

显示出在低血压威胁中脑血流可以在 5~10 秒内恢复[16]。

现在一个明显的问题是:"哪一个血管对于血管阻力的改变贡献最多?"在大多数组织中,当大多数血管床压力骤然下降时显示出最大、最多样化的阻力来源于直径 50~100μm 小动脉。然而,Kontos 等[17]通过显微镜直接观察到血管直径的改变,发现猫的较大的软脑膜的动脉(直径 200μm)可以对大多数在生理范围内的灌注压力改变做出反应。较小的、毛细血管前的软脑膜小动脉(直径小于 100μm)只有在动脉血压下降到 90mmHg 以下才会扩张,70mmHg 以下时它们才会比较大的血管更具反应性。当动脉血压到达很高水平时 (170~200mmHg 或以上), 较大的血管仍然保持收缩但是较小的动脉无法维持收缩而扩张, 这解释了图 5.1 中右侧向上的曲线。Kontos 估计了颅外的血管产生了 17% 总的脑血管的阻力,而软脑膜表面的动脉和毛细血管前的小动脉分别产生了 26% 和 32% 的阻力。这种情况下较大动脉是相对重要的,因为大多数血管床中主要由小动脉应对阻力的改变。然而,在这些试验中血管被埋在脑组织的深层不容易被发现。的确,最近的研究[1,5,18]明确指出脑的毛细血管对于脑血管的阻力有重要的贡献,而毛细血管的管径由可以收缩的周细胞控制,在5.4.4 中有描述。

5.3.1 肌源性反应

当血管平滑肌细胞遭受透壁性的压力时会收缩。这种固有的反应最初是 Bayliss 于 1902 年描述的[19],通常血管直径会回到其控制值,但是最终的血管直径比压力升高之前的直径要小,这种情况下较大动脉是相对重

要的,因为大多数血管床中主要由小动脉应对阻力的改变。图 5.5a 的试验可以证明,图 5.5b 代表了得到的结果。这就像在一系列肌肉细胞中的感受器,根据 LaPlace 关系,$T \alpha P \times$ 直径。所以,如果压力(P)升高并且维持在高水平,那么张力(T)直到血管的半径比它之前测量的要小时才会回到原来的水平。我们认为肌源性反应提供了背景基线而对其他作用血管产生了影响。通过帮助连接较大的滋养血管和小的活跃组织的血管床来实现血流的自身调节,但是其主要的作用可能是限制毛细血管压力的改变,结果使液体从血液进入间隙,在姿势改变时发生。因此有脑水肿的风险。

有几种广泛认同的假设解释了这些事件的顺序。包括了牵张激活的心肌细胞膜瞬时受体电位 M 型(TRPM)离子通道,它通过使钠离子(Na^+)进入从而使 VSM 去极化,并

且经典的瞬时受体电位离子通道 TRPC6 主要介导钙离子(Ca^{2+})[21]。其还涉及血管平滑肌内生物机械信号通路的调节,长度依赖的可收缩蛋白功能和内皮依赖的平滑肌调节。增加的血管内的压力刺激了细胞色素 P450 4A 的产生,催化了 20-羟-二十烷四烯酸(20-HETE),20-HETE 是一种强力的血管收缩剂,激活了蛋白激酶 C,蛋白激酶 C 通过关闭钙离子激活的钾(K^+)通道使 L 型、电压门控的钙通道打开,从而使血管平滑肌细胞去极化。结果导致细胞内的钙离子升高,收缩血管[22]。

5.3.2 代谢性的反应

尽管压力介导的肌源性反应主导了中等大小内源性(实质的)小动脉(20~30μm),代谢性调节机制主要影响由代谢组织包绕的小动脉(<20μm)。在大脑循环中,同在其他血管床中(如冠状动脉、骨骼肌),局部代

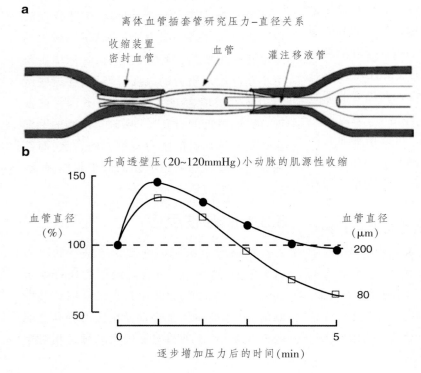

a

离体血管插套管研究压力-直径关系

收缩装置
密封血管　　血管　　灌注移液管

b

升高透壁压(20~120mmHg)小动脉的肌源性收缩

血管直径(%)

血管直径(μm)

200

80

0　　　　　　　　5

逐步增加压力后的时间(min)

图 5.5　(a)记录透壁压改变时小血管直径变化的装置。(b)逐步增加透壁压(20~120mmHg)观察到两种类型的血管直径的改变。两种血管起初都随着压力升高扩张,之后收缩。较大血管(200μm)恢复到初始直径,而较小血管(80μm)收缩强烈,最终直径小于初始直径[20]。

谢的改变与局部的血流是密切联系的。已经被提议的几个物质将灌注与脑代谢相关联，包括了氧气、二氧化碳水平，以及细胞外质子、钾、腺苷和乳酸浓度。然而，大脑有自己提供脉管系统神经活性指数的介质，即兴奋性神经递质谷氨酸的局部浓度。

5.3.2.1 吸入的二氧化碳分压和 pH 值

当二氧化碳分压增高时 CBF 有显著的升高。二氧化碳分压为 25~60mmHg 时，CBF 有一个陡峭的、线性的升高，这是 Fencl 等[23] 展示出计算得到的脑脊液（CSF）的 pH 值的简单功能。所以，尽管质子不能有效通过血脑屏障扩散，二氧化碳仍可以自由出入然后和水反应产生质子（图 5.6）。这种系统表现出动脉二氧化碳是原发的刺激因素，但实际上是受体的 pH 值会被转化为血管平滑肌的反应。

以上试验反映出二氧化碳的作用依赖于氢离子，但是它们没有体现这种关键的改变是在细胞外还是在细胞内。Apkon 和 Boron[24]回答了这一问题。分别改变小的脑血管的细胞内和细胞外 pH 值，用 pH 值敏感的荧光透视染料跟踪细胞内酸度。他们发现血管的直径只对细胞外的 pH 值做出反应，这是可以理解的，因为忽视血管自身的代谢并且对围绕神经细胞代谢活动做出反应是血管的工作。

5.3.2.2 氧气

血管内氧气的下降几乎不会对 CBF 产生影响，直到局部的动脉氧分压（PaO_2）下降至 50~60mmHg 及以下（图 5.7），在低 PaO_2 的情况下，CBF 会明显升高，并且当 PaO_2 下降到很低（30mmHg）时血流几乎加倍。这种双曲线的形态表明对于低氧的反应可能是其他刺激因素失败的应急机制。

已经有人提出了几种解释低氧时血管扩张效应的机制。其很大程度是由于 VSM 钾通道（K_{ATP} 通道）的打开。它们在正常 ATP

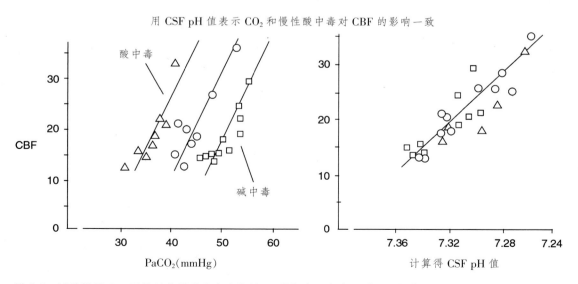

用 CSF pH 值表示 CO_2 和慢性酸中毒对 CBF 的影响一致

图 5.6 试验提示 CO_2 不是以分子形式产生作用，而是与水反应产生质子发挥作用[23]。将计算得到的脑血流量（CBF）与 CSF pH 值（而不是 $PaCO_2$）绘图，三条线重合。

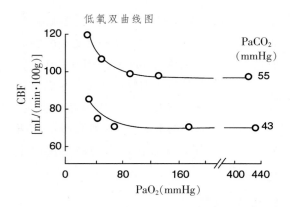

低氧双曲线图

图 5.7 CBF 对动脉氧的减少几乎不敏感,直到 PaO_2 降至危险的低水平,而对 CO_2 的反应要大得多[25]。

水平时关闭。这种情况发生在低氧情况严重到影响电子转运从而降低 ATP 合成速率。这方面的证据来源于大鼠的试验:甲苯磺丁脲可以逆转低氧造成的扩张,但不会逆转二氧化碳升高造成的扩张。甲苯磺丁脲模拟细胞内 ATP 水平升高以关闭这些通道[26]。

其他可能的低氧与血管扩张的关联是乳酸(通过无氧代谢)和腺苷,它们都可以舒张血管平滑肌,前者是通过降低细胞外的 pH 值(见 5.3.2.1 部分),而后者是激活舒张血管的血管平滑肌的 A_{2A} 腺苷受体。用茶碱阻断腺苷受体后脑充血减半,由此可以说明腺苷的重要性。另一个可以通过打开 K_{ATP} 通道扩张血管的因素是硫化氢(H_2S),这在 5.5.2 部分有描述。

CBF 对于升高的二氧化碳极度敏感,然而并不意味着二氧化碳就一定在决定脑血流量中起主导作用。的确,当自然的刺激因素(如用感觉神经的刺激)显示二氧化碳下降和氧分压增高使大脑部分区域兴奋。

5.3.2.3 钾

升高的细胞外的钾离子浓度通过扩张血管增加脑血流。细胞膜电位通过内向整流钾通道的存在而稳定,当它们打开时其保持了膜静息电位。它们也与神经活性增强时血管的扩张相关,因为每个动作电位的复极化涉及释放一些钾离子至细胞外介质,它们不会被阻止细胞外钾聚集的钠泵快速阻断。升高的间质中的钾通过两种方式使 VSM 松弛。第一,它刺激了 VSM 钠泵的超极化电活动,其速率一般通过相对低的细胞外钾所限制。第二,VSM 的内向整流的钾通道可被轻度升高的细胞外钾所激活。它们是钾激活的钾通道,当打开电压门控钙通道时,VSM 细胞膜超极化[20],通过关闭电压门控钙通道使血管松弛。

5.3.2.4 谷氨酸

谷氨酸是大脑内最广泛的兴奋性神经递质,比起在神经肌肉接头的乙酰胆碱来说,它释放后不会立即被一种酶所破坏。它是一个大脑代谢的良好指标,在间质中的浓度随着兴奋性神经元的"兴衰"的平均活动升高和降低。谷氨酸可兴奋星形细胞的代谢受体(mGluR)和突触后膜神经元的 NMDA 受体,并且两者都能产生强力的使大脑平滑肌舒张的血管舒张作用(图 5.8)。对于星形细胞,两种途径构建了这种局部代谢和局部灌注的连接。第一,激活的 mGluR 升高细胞内钙离子并且导致级联反应释放舒张性的前列腺素(PG)。升高的细胞内钙离子也打开了大电导的钙激活的钾通道,使钾顺着电化学梯度弥散至间质。通过打开平滑肌细胞膜的延迟整流钾通道舒张了血管平滑肌。

突触后膜 NMDA 受体的激活升高了细胞内钙离子,导致了释放舒张性前列腺素级联反应;然而,一个更有力的舒张因素也被

谷氨酸舒张大脑小动脉

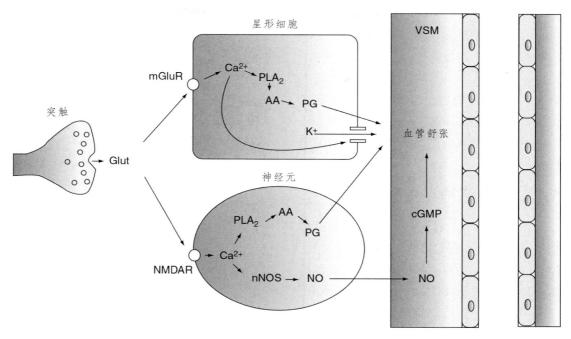

图 5.8 由兴奋性突触前神经末梢释放的谷氨酸可以通过几种不同的机制舒张大脑血管平滑肌(VSM)。谷氨酸激活星形细胞上的代谢型受体(mGluR)和突触后神经元的 NMDA 受体(NMDAR)。两种细胞的第一步反应相同：细胞内 Ca^{2+} 含量增加激活磷脂酶 A2(PLA_2)产生花生四烯酸(AA)，进而产生血管舒张剂前列腺素(PG)。在星形细胞中，升高的 Ca^{2+} 打开 Ca^{2+} 激活 K^+ 通道，部分 K^+ 流出细胞外，K^+ 激活 K^+ 通道被打开使 VSM 超极化，VSM 舒张[28]。突触后神经元细胞内 Ca^{2+} 含量增加诱导神经元型一氧化氮合酶(nNOS)的合成，产生 NO。NO 弥散至 VSM 激活环鸟苷酸(cGMP)，减少细胞质的 Ca^{2+}，松弛 VSM。5.5.2 部分介绍了另外一种机制：星形细胞释放的 CO 使 VSM 的超极化 BK_{Ca} 通道变得敏感。

升高的细胞内钙离子所引发，这涉及神经的一氧化氮合成酶(NOS)的激活。气态的一氧化氮(NO)被释放直接弥散至 VSM，激活环鸟苷酸(cGMP)，cGMP 隔离细胞内的钙。

5.4 神经源性反应

　　大脑的血管同时受周围和中枢神经系统支配。在交感和副交感神经支配(外源性神经)下，脑血管也受神经递质影响，这些神经递质已经在脑内血管周围神经处被辨识

到(固有神经)。

5.4.1 交感神经支配

　　来源于颈上神经节的交感神经节后神经纤维释放去甲肾上腺素和神经肽 Y，它们是血管收缩剂。交感神经纤维大多致密，在颅底支配大的大脑动脉。比起后循环来说，它们在颈动脉更为丰富。神经肽 Y 已经被证实在脑血管周围，尤其是 Willis 环的主要动脉。在体外，它可引起强烈浓度依赖的脑血管收缩。

然而，尽管神经支配如此丰富，若动脉血压在正常范围内，神经刺激对 CBF 的影响很小，仅限于动脉血压远高于或远低于正常范围的情况下。通过观察，在脑血流介于 50~150mmHg 之间时，电刺激对颈交感神经没有影响。似乎小血管的代谢扩张抵抗大血管的交感收缩。交感的刺激确实使自身调节曲线右移，保护大脑在急性高血压期间不受血管舒张的破坏(图 5.3)。

5.4.2 副交感神经支配

来自蝶腭和耳神经节的节后副交感神经使血管扩张。它们释放一系列神经递质，包括一氧化氮(NO)、乙酰胆碱、血管活性肠肽(VIP)和组异肽(PHI-27)神经递质。NO 由 L-精氨酸在一氧化氮合酶(NOS，在氮能神经中被称为 nNOS 以区别于内皮 eNOS)的作用下合成。副交感神经在疼痛介导的血管扩张反应中发挥作用，且可能对高碳酸血症的血管扩张也有作用。与交感神经一样，在正常情况下手术切断副交感神经不会影响 CBF。其他神经递质系统性注射无效，因为血脑屏障阻止其到达脑 VSM，但注射乙酰胆碱(ACh)确实会增加脑血流量，其本身并不通过血脑屏障，而是通过激活内皮毒蕈碱受体，释放 NO 扩张血管。VIP 和 PHI-27(已于脑动脉壁上发现)可能作用于特定的受体，因为它们不依赖内皮细胞发挥作用[29]。

5.4.3 感觉神经支配

起源于三叉神经节的躯体感觉神经纤维释放 P 物质、降钙素基因相关肽(CGRP)和神经激肽 A。三叉神经仅在特殊情况下(如癫痫发作期间)比较重要，此时三叉神经受到刺激引起 CBF 增加。有证据表明，激肽和 P 物质主要参与疼痛信息的传递。P 物质在体外松弛收缩的动脉，三叉神经-大脑系统被认为与显著血管收缩时恢复正常血管直径有关。CGRP 最可能介导这一功能。

5.4.4 周细胞和星形细胞

脑毛细血管不像其他组织中的毛细血管，这些不同不能靠血脑屏障的特殊紧密连接且缺乏胞浆泡内皮细胞来解释，特别是有一种细胞类型与脑内皮紧密接触，而且在脑循环中是最丰富的，即周细胞。它分泌生长因子，控制血脑屏障的形成和维持[6]。周细胞有可收缩的胞质突，以 $50\mu m$ 的间隔抓住毛细血管(图 5.2)。神经递质谷氨酸[18]、NO[30]或腺苷[31]可使其松弛，而 ATP[32]、多巴胺[33]和去甲肾上腺素[18]可使之收缩。因此，周细胞有助于控制脑血流[34]，主要是因为毛细血管中的红细胞在通过时可被其压缩。人类红细胞的直径为 $6.2~8.2\mu m$，而毛细血管的范围为 $5~10\mu m$，因此稍微收缩就会导致阻力大幅增加。但是，周细胞和小动脉在局部血流量与代谢匹配方面的相对重要性存在争议。有人称能够证明周细胞几乎没有作用[35-39]，而 Attwell 的研究小组坚持认为它们非常重要，在体内它们可以在小动脉前感受刺激，并且它们占血液增加流量的 80% 以上[1,5,18,38,39]。周细胞之间为缝隙连接，允许兴奋的传递。

星形细胞是非神经元胶质细胞，约占脑和脊髓质量的 15%。其末梢足与周细胞和内皮细胞密切接触(图 5.2)。星形细胞与周细胞一起通过分泌生长因子促进血脑屏障的形成和维持。此外，还有人认为可以释放谷氨酸、ATP 和 D-丝氨酸[40,41]。它们也与脑血管平滑肌细胞结合并释放血管扩张性一氧化碳(参见章节 5.5.2)。

5.5 气态血管扩张剂

已经发现三种在低浓度下都具有惊人的高毒性的内源性气体,并且三种气体都具有强大的血管扩张作用。Furchgott 于 1980 年首次发现[42],如果内皮完整,乙酰胆碱会使血管松弛,但移除内皮后乙酰胆碱会使血管收缩。这显然是因为一种内皮舒张因子(E-DRF)释放。1988 年,Furchgott 提出 EDRF 可能是一氧化氮(NO)[43]。这是基于观察到超氧化物歧化酶(SOD,清除 O_2^-)保护 EDRF 免于快速失活,血红蛋白选择性地抑制 EDRF。内源性气体可能具有生理效应的想法是全新的,遇到了非常大的阻力。但在 1987 年,Palmer 制成了一种 NO 的水溶液,并且使用生物测定法将其与 Moncada 培养的血管内皮细胞的流出物的作用相比较[44]。EDRF 和 NO 在半衰期,SOD 稳定性和血红蛋白抑制[44]非常相似,NO 是一种重要的生理物质这一观点被迅速接受。到 2006 年,距 Furchgott 第一次记录 EDRF 仅 25 年,已有 31 000 篇标题含一氧化氮的论文发表[45]。

此后,一氧化碳(CO)也被发现是内源性并具有血管活性的,之前仅认识到它是一种毒素,与血红蛋白的结合力是氧气的 250 倍。后来发现硫化氢(H_2S)也是内源性血管扩张剂,它的毒性更强,吸入 100ppm 即可致死[46,47]。

5.5.1 一氧化氮:扩张血管,限制脑内盗血

困扰生理学家多年的一个问题是上游动脉如何对无法"看到"的远端代谢而发生相应改变的。一种解释是剪应力诱导 NO 释放(图 5.9)。最小的动脉(微动脉)嵌入组织中,当组织代谢增加时,小动脉扩张,血管阻力减小,血流增加,上游供血动脉血流也增加,增大内皮细胞的剪应力,刺激 NO 的释放。NO 通过 BBB 立即弥散到邻近 VSM,cGMP 含量增加抑制 Ca^{2+},松弛 VSM。因此,一氧化氮机制将微血管阻力的轻微减小放大到更大的供血血管中[48,49]。较大血管的肌源性反应也参与这种血管扩张:当微血管的下游阻力降低时,供血血管的压力也下降,引起肌源性松弛。上行血管扩张的第三种机制可能是从微血管中开始的电流改变通过间隙连接向上游传导。

上行血管扩张的另一个生理作用是限制脑内盗血。血液流向具有恒定代谢的健康部分(部分 A),当与其相邻的区域(部分 B)血管扩张时,A 部分血流量减少。这是因为当 B 的代谢率增加,同时供应两部分的供血动脉压力下降,A 部分的灌注压力将随着 B 部分的"盗血"而下降。通过三种机制上行血管扩张有助于减少供血动脉的压力下降程度,从而减少脑内盗血。

5.5.2 一氧化碳和硫化氢

NO 是最有名的也是认识最多的气态旁分泌物质,但至少有两种可自由扩散的内源性气体——一氧化碳(CO)和硫化氢(H_2S)也与脑血管的控制有关。在血红素加氧酶(HO)的作用下肌体连续产生低水平的内源性一氧化碳(CO),可不受阻碍地通过所有细胞膜(包括血脑屏障)。HO 存在于脑血管的内皮细胞、脑血管平滑肌和附近的神经胶质细胞以及神经元中[11]。HO 有两种亚型:HO-1 是诱导型,HO-2 是组成型。脑的 HO 浓度最高,脑血流中 HO-2 最丰富。HO-1 主要存在于肝脏和脾脏中,在红细胞的降解中起作

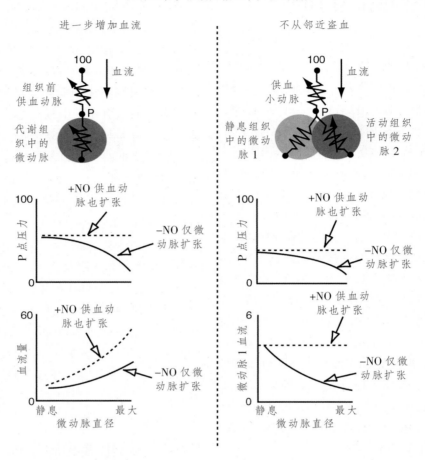

图 5.9 上游动脉和埋入代谢组织中的微动脉的偶联。左侧面板：当紧邻组织代谢时，微小动脉扩张，增加了所有与微动脉串联的血管的流量，包括上游供血小动脉(其剪应力增加，释放 NO)。P 点压力最初下降是因为使其阻力超过静脉压力的阻力下降。但当供血小动脉扩张时，低于动脉压的阻力现在已经下降，P 点压力回升到其控制值。右图：如果微动脉 2 因代谢增加而扩张，并且如果(如预期)压力 P 因此下降，那么通过微动脉 1 的流量将下降。但是，上行血管扩张通过保持 P 点压力相对恒定来限制这种脑内盗血。(After Segal[48])

用，但在其他组织(包括脑血管)中可以通过氧化应激(自由基的产生和清除失衡)诱导产生。谷氨酸从兴奋谷氨酸能神经突触中漏出，从而增加星形细胞的 HO-2 活性(图5.10)。谷氨酸作用于星形细胞上的离子型和代谢型受体，提高细胞内 Ca^{2+} 浓度，从而激活

HO-2，分解细胞色素、过氧化氢酶、血红素过氧化物酶和内皮型一氧化氮合酶上的血红素。产生的 CO 扩散到相邻的平滑肌细胞中，它通过与相关血红素结合激活大电导钙激活 $K^+(BK_{Ca})$ 通道。Ca^{2+} 会打开 BK_{Ca} 通道，从而通过超极化使平滑肌细胞松弛。

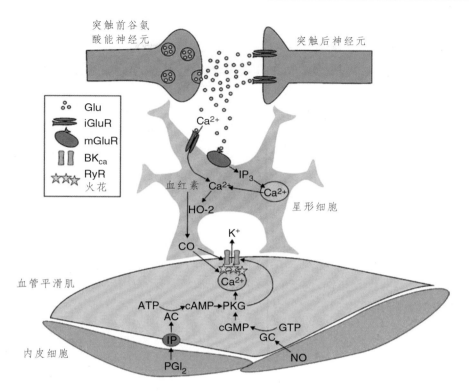

图 5.10　一氧化碳(CO)引起的血管舒张。突触前谷氨酸能神经元释放的谷氨酸(Glu)通过两种方式来升高星形细胞内的 Ca^{2+} 浓度：①开放 Ca^{2+} 通道(iGluR)；②通过激活代谢型受体(mGluR)增加细胞内三磷酸肌醇 (IP_3) 的含量，使细胞肌浆网的 Ca^{2+} 释放。Ca^{2+} 激活血红素加氧酶-2(HO-2)，分解血红素，产生 CO。CO 扩散到附近的血管平滑肌(VSM)，打开肌浆网雷诺丁受体(RyR)，产生 Ca^{2+} 火花，开放 BK_{Ca} 通道。Ca^{2+} 火花也可由增加的蛋白激酶 G (PKG) 产生，两种方式可刺激这一过程的进行：①内皮细胞 (EC)NO 激活鸟苷酸环化酶 (GC)，增加 cGMP；②内皮前列腺素-$I_2(PGI_2)$ 作用于其受体(IP)，激活腺苷酸环化酶(AC)从而增加 cAMP。CO 增加 BK_{Ca} 通道的钙敏感性以及火花本身的频率。最后，PKG 还直接作用于打开 BK_{Ca} 通道(Leffler 等后[30])。突触后神经元通过开放与星形细胞类似的 Ca^{2+} 通道而活化。

硫化氢(H_2S)是第三种内源性气态血管扩张剂，由胱硫醚 γ-裂解酶作用于 L-半胱氨酸形成，NO 可强化该过程。H_2S 开放 K_{ATP} 通道使 VSM 超极化，从而关闭电压门控的 Ca^{2+} 通道，导致细胞内 Ca^{2+} 下降，结果使血管松弛[27]。因此，H_2S 增强 NO 诱导的血管舒张，但由于决定 H_2S 合成速率的生理因素尚未

完全阐明，其重要性尚不明确。

5.6 姿势及其对脑血流量的影响

站立时，脑动脉、静脉和颅内压力下降，这是因为几百毫升的血液从胸部和腹部离

开，变成腿部静脉血。如果没有迅速激活动脉压力感受器，那么 ABP 约下降为 30mmHg。这一过程涉及颈动脉窦压力感受器放电的减少，在一个心搏内，颈动脉窦压力感受器反射性引起副交感神经和迷走神经活性下降，交感神经兴奋性增加（较慢）。这些互补的自主神经反应引起心率增加、心室收缩力增加和颅外小动脉的收缩，结果脑灌注压可能仅降低了 4mmHg 或 5mmHg，颅内静脉压下降 5~8mmHg，但即使在低于大气压的情况下，硬膜窦的硬度也可以防止静脉坍塌。CBF 可能会有小幅下降，但氧和葡萄糖的输送很快会通过自身调节恢复正常。图 5.11 显示了姿势改变对血压和心率的影响以及站立时腿部静脉受压，流入腿部的血液减少。

5.7 不同试验技术的测试结果

关于脑循环的文献包含许多相互矛盾的陈述。例如，对与代谢自身调节有关的主要刺激因素没有达成共识，发挥主导作用的血管类型存在争议。这种缺乏共识的情况可以通过研究脑循环的不同方法来解释，每种方法都有一种结果，每种方法都有其局限性。这些方法及其局限性包括如下。

（1）在吸入的空气中加入二氧化碳，以阻止血液从脑组织流入大脑毛细血管。当系统输出被阻塞时，系统不太可能正常运行。

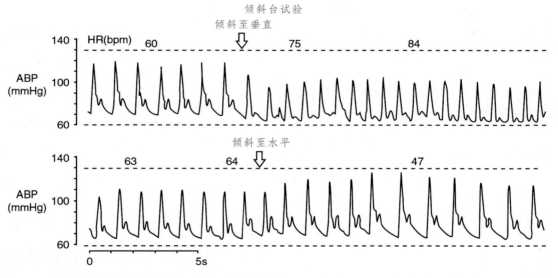

图 5.11　将完全放松的受试者从水平向垂直倾斜放大了站立的效果，因为有瓣静脉的静脉中血池没有被收缩的肌肉挤压，但在颈动脉窦水平测量的动脉压也只有 10mmHg 的下降。如果压力感受器没有激发心脏和颅外小动脉收缩，这是一个非常小的变化。这两条迹线是连续的，注意压力感受器几乎立即将心率从 60 次/分增加到 75 次/分。将受试者倾斜回水平位置会升高 ABP，且反射性地减慢心率，因为腿部静脉血液回到胸部。在颈动脉窦水平测量的压力迹线与脑灌注压近似。压力感受器将平均动脉压（舒张压+ 1/3 脉压）的改变控制在 10~15mmHg 范围内。

（2）减少吸入空气中的氧气，遏制其输入，对其他因素的影响很小。单纯缺氧很少见到。当由通气或灌注减少引起缺氧时，总是伴随二氧化碳升高，灌注不足也会减少葡萄糖的供应。

（3）提高脑灌注压类似于强制喂食大脑（类似鹅肝），这是引出自身调节定义的方法，如图 5.1 所示。同时其将代谢物从大脑中清除出来，引起的脑水肿会危害脑间质。事实上，灌注压（ABP-VBP）几乎没有变化，因为动脉压在短期内通过压力反射器保持不变，并且姿势变化对 ABP 和 VBP 的影响程度相同，所以灌注压变化也很小。

（4）通过头颅窗观察体内的软脑膜血管表面并没有提供隐藏在代谢组织中的重要小血管的信息。

（5）在不流动的无血浆的林格溶液中研究分离的血管，血管和活体之间没有接触，功能性的神经细胞是无生理作用的。

因此，当使用自然刺激（例如，刺激感觉输入），通过 f-MRI 研究大脑部分血气张力时，结果与通过上述手段获得的结果完全不一致也许并不意外。事实上，f-MRI 显示，在局部代谢的自然激发过程中，血液中的氧气和 pH 值升高，而二氧化碳降低。这可以很容易地解释为，脑血流量的控制更多依赖于前馈刺激（如谷氨酸和钾），而不是来自代谢废物的反馈。

但也可能是因为这些感觉部位的刺激不能用血氧和 pH 值代表。重要的部位可以位于 O_2 最低且 CO_2 最高的组织内，即在毛细血管的下游和末端，一个毛细血管和其平行毗邻毛细血管之间中段。在 Krogn 的《致命的角落》里，这是最需要营养物质的部位，这里的变化在血液中甚至在静脉血液中都不能正确显示。

5.8 小结

调控脑血流量的系统在功能上整合并且动脉网络是直观的。这个假设综合了肌源性、代谢性和血流介导的控制，尽管微血管的不同元件受不同的调节机制支配。因此，代谢调节对上游血流减少的最小动脉起主要作用，因为它们远离代谢变化起始部位并且由肌源性反应引起的上行血管舒张和一氧化氮的释放在中等大小的动脉中占优势[39]。

在实践中，系统功能如下。

1.需求增加

（1）神经元活动增加导致小血管、毛细血管和小动脉扩张。主要应对谷氨酸的局部升高。

（2）最小血管的血管舒张降低了较大上游供血小动脉（具有强烈的肌源性反应）的压力，导致其扩张。

（3）这种扩张进一步降低了血管阻力，增加了血流量，从而引起剪应力诱导的 NO 释放和供血动脉的进一步扩张。上行扩张的净效应是放大由最小血管引发的阻力变化。

2.恢复

（1）当代谢需求得到满足时，最小的血管收缩，升高上游压力并引发中等动脉的肌源性收缩。

（2）流量减少，减少了剪应力引起的 NO 释放，上游供血小动脉收缩。

参考文献

1. Attwell D, Buchan AM, Charpak S, Lauritze M, MacVicar BA, Newman EA. Glial and neuronal control of brain blood flow. Nature. 2010;468:232–43.
2. Lipton P. Ischemic cell death in brain neurons. Physiol Rev. 1999;79(4):1431–568.
3. Sutera SP, Skalak R. The history of Poiseuille's law. Annu Rev Fluid Mech. 1993;25:1–19.
4. Voterr A, Meldolesi J. Astrocytes, from brain glue to communication elements: the revolution continues. Nat Rev Neurosci. 2005;6(8):626–40.
5. Hamilton NB, Attwell D, Hall CN. Pericyte-mediated regulation of capillary diameter: a component of neurovascular coupling in health and disease. Front Neuroenerg. 2010;2:1–14.
6. Armulik A, Genové G, Mae M, Nisancioglu MH, Wallgard E, Niaudet C, He L, Norlin J, Lindblom P, Strittmatter K, Johansson BR, Betsholtz C. Pericytes regulate the blood-brain barrier. Nature. 2010;468:557–61.
7. Thanabalasundaram G, Pieper C, Lischper M, Galla H-J. Regulation of the blood-brain barrier integrity by pericytes via matrix metalloproteins mediated activation of vascular endothelial growth factor in vitro. Brain Res. 2010;1347:1–10.
8. Itoh Y, Toriumi H, Yamada S, Hoshino H, Suzuki N. Astrocytes and pericytes cooperatively maintain a capillary-like structure composed of endothelial cells on gel matrix. Brain Res. 2011;1406:74–83.
9. Reese TS, Karnovsky MJ. Fine structural localization of a blood brain barrier to exogenous peroxidase. J Cell Biol. 1967;34:207–17.
10. Bronner LL, Kanter DS, Manson JE. Primary prevention of stroke. N Engl J Med. 1995;333:1392–400.
11. Armulik A, Genove G, Betsholtz C. Pericytes: developmental, physiological, and pathological perspectives, problems, and promises. Dev Cell. 2011;21:193–215.
12. Edvinsson L, MacKenzie ET. Amine mechanisms in the cerebral circulation. Pharmacol Rev. 1976;28(4):275–348.
13. Levasseur JE, Enoch MS, Wei P, Raper AJ, Kontos HA, Patterson Jr JL. Detailed description of a cranial window technique for acute and chronic experiments. Stroke. 1975;6:308–17.
14. Fog M. Cerebral circulation: reaction of pial arteries to fall in blood pressure. Arch Neurol Psychiatr. 1937;37:351.
15. Kety SS, Schmidt CF. The determination of cerebral blood flow in man by the use of nitrous oxide in low concentrations. Am J Phys. 1945;143:53–66.
16. Aaslid R, Lindegaard KF, Sorteberg W, Nornes H. Cerebral autoregulation dynamics in humans. Stroke. 1989;20:45–52.
17. Kontos HA, Wei EP, Navari RM, Levasseur JE, Rosenblum WI, Patterson Jr JL. Responses of cerebral arteries and arterioles to acute hypotension and hypertension. Am J Phys. 1978;234:H371–83.
18. Peppiatt CM, Howarth C, Mobbs P, Attwell D. Bidirectional control of CNS capillary diameter by pericytes. Nature. 2006;443:700–4.
19. Bayliss WM. On the local reactions of the arterial wall to the changes of internal pressure. J Physiol. 1902;28:202–31.
20. Duling BR, Gore RW, Dacey Jr RG, Damon DN. Methods for isolation, cannulation, and in vitro study of single microvessels. Am J Phys. 1981;241(1):H108–16.
21. Longden TA, Hill-Eubanks DC, Nelson MT. Ion channel networks in the control of cerebral blood flow. Journal of Cerebral Blood Flow & Metabolism. 2016;36(3):492–512.
22. Harder DR, Narayanan J, Gebremedhin D. Pressure-induced myogenic tone and role of 20-HETE in mediating autoregulation of cerebral blood flow. Am J Physiol Heart Circ Physiol. 2011;300(5):H1557–65.
23. Fencl V, Vale JR, Broch JA. Respiration and cerebral blood flow in metabolic acidosis and alkalosis in humans. J Appl Physiol. 1969;27:67–76.
24. Apkon M, Boron WF. Extracellular and intracellular alkalinization and the constriction of rat cerebral arterioles. J Physiol. 1995;1:484.
25. James IM, Purves MJ. Observations on the extrinsic neural control of cerebral blood flow in the baboon. Circ Res. 1969;25:77–93.
26. Reid JM, Paterson DJ, Ashcroft FM, Bergel DH. The effect of tolbutamide on cerebral blood flow during hypoxia and hypercapnia in the anaesthetized rat. Pflugers Arch. 1993;425(3–4):362–4.
27. Leffler CW, Parfenova H, Jaggar JH, Wang R. Carbon monoxide and hydrogen sulfide: gaseous messengers in cerebrovascular circulation. J Appl Physiol. 2006;100(3):1065–76.
28. Edwards FR, Hirst GD, Silverberg GD. Inward rectification in rat cerebral arterioles; involvement of potassium ions in autoregulation. J Physiol. 1988;404:455–66.
29. Xi Q, Umstot E, Zhao G, Narayanan D, Leffler CW, Jaggar JH. Glutamate regulates Ca^{2}_ signals in smooth muscle cells of newborn piglet brain slice arterioles through astrocyte- and heme oxygenase-dependent mechanisms. Am J Physiol Heart Circ Physiol. 2010;298:H562–9.
30. Leffler CW, Parfenova H, Jaggar JH. Carbon monoxide as an endogenous vascular modulator. Am J Physiol Heart Circ Physiol. 2011;301:H1–H11.
31. Ko KR, Ngai AC, Winn HR. Role of adenosine in regulation of regional cerebral blood flow in sensory cortex. Am J Physiol Heart Circ Physiol. 1990;259(6):H1703–8.
32. Toda N, Ayajiki K, Okamura T. Cerebral blood flow regulation by nitric oxide in neurological disorders. Can J Physiol Pharmacol. 2009;87(8):581–94.
33. Sakagami K, Kawamura H, DM W, Puro DG. Nitric

oxide/cGMP-induced inhibition of calcium and chloride currents in retinal pericytes. Microvasc Res. 2001; 62:196–203.

34. Li Q, Puro DG. Adenosine activates ATP-sensitive K(+) currents in pericytes of rat retinal microvessels: role of A1 and A2a receptors. Brain Res. 2001;907: 93–9.

35. Mazzoni J, Cutforth T, Agalliu D. Dissecting the role of smooth muscle cells versus pericytes in regulating cerebral blood flow using in vivo optical imaging. Neuron. 2015;87:4–6.

36. Hill RA, Tong L, Yuan P, Murikinati S, Gupta S, Grutzendler J. Regional blood flow in the normal and ischemic brain is controlled by arterial smooth muscle cell contractility and not by capillary pericytes. Neuron. 2015;87:95–110.

37. Fernandez-Klett F, Offenhauser N, Dirnagl U, Priller J, Lindauer U. Pericytes in capillaries are contractile in vivo, but arterioles mediate functional hyperemia in the mouse brain. Proc Natl Acad Sci U S A. 2010;107(51):22290–5.

38. Hall CN, Reynell C, Gesslein B, Hamilton NB, Mishra A, Sutherland BA, O'Farrell FM, Buchan AM, Lauritzen M, Attwell D. Capillary pericytes regulate cerebral blood flow in health and disease. Nature. 2014;508(7494):55–60.

39. Hamilton NB, Attwell D. Do astrocytes really exocytose neurotransmitters? Nat Rev Neurosci. 2010;11: 227–38.

40. Kawamura H, Sugiyama T, Wu DM, Kobayashi M, Yamanishi S, Katsumura K, Puro DG. ATP: a vasoactive signal in the pericyte-containing microvasculature of the rat retina. J Physiol. 2003;551:787–99.

41. Wu DM, Kawamura H, Li Q, Puro DG. Dopamine activates ATP-sensitive K+ currents in rat retinal pericytes. Vis Neurosci. 2001;18:935–40.

42. Furchgott RF, Zawadzki JV. The obligatory role of endothelial cells in the relaxation of arterial smooth muscle by acetylcholine. Nature. 1980;288(5789): 373–6.

43. Furchgott RF. Studies on relaxation of rabbit aorta by sodium nitrite: the basis for the proposal that the acid-activatable inhibitory factor from retractor penis is inorganic nitrite and the endothelium-derived relaxing factor is nitric oxide. Autonomic nerves and endothelium. In: Vanhoutte PM, editor. Vasodilatation: vascular smooth muscle, peptides, autonomic nerves, and endothelium. New York: Raven Press; 1988. p. 401–14.

44. Palmer RM, Ferrige AG, Moncada S. Nitric oxide release accounts for the biological activity of endotheliumderived relaxing factor. Nature. 1987;327(6122): 524–6.

45. Moncada S, Higgs EA. The discovery of nitric oxide and its role in vascular biology. Br J Pharmacol. 2006;147(Suppl. 1):S193–201.

46. Wang R. Two's company, three's a crowd: can H2S be the third endogenous gaseous transmitter? FASEB J. 2002;16:1792–8.

47. Wang R. The gasotransmitter role of hydrogen sulfide. Antioxid Redox Signal. 2003;5:493–501.

48. Segal SS. Communication among endothelial and smooth muscle cells coordinates blood flow during exercise. News Physiol Sci. 1992;7:152–6.

49. Kuo L, Davis MJ, Chilian WM. Endothelial modulation of arteriolar tone. News Physiol Sci. 1992;7: 5–9.

第 6 章
血管内栓塞的控制

引言

同第5章一样,本章由一位专业教师所写。Paul Giangrande博士一直是牛津大学理学硕士课程的教师。本章旨在为读者学习血液学以及一般临床实践中如何使用调节凝血的药物提供一个广泛的理解,有意识地涉及神经介入学和血管内手术常用参考文献以外的内容。治疗中使用的特殊药物及血液调节会在以后的章节中提及。

6.1 血液凝固

血液凝固的基本步骤是组织损伤处不溶性纤维蛋白束的形成。小的多肽链从可溶的纤维蛋白原分子中分解出来足以实现这一转化,但这仅是血液凝固过程中一系列酶促反应的最后一步(图6.1)。目前已经认识到凝血级联是在Ⅶ因子和受损组织释放的组织因子的相互作用下诱发的。在凝血酶的作用下循环中可溶性纤维蛋白原转化为不可溶性纤维蛋白束。凝血酶是由凝血因子Ⅹ、Ⅴ和钙离子的复合物对凝血酶原进行酶促反应形成的。初始纤维蛋白凝块相邻纤维蛋白束仅由疏水键连接,相对不稳定。随后Ⅻ因子促进纤维蛋白单体之间形成稳定的

共价键。凝血级联反应与天然抗凝相互平衡,蛋白C和蛋白S可使Ⅴ和Ⅷ因子的特定部位断裂从而使之损坏。

6.2 抗凝治疗

抗凝药和溶栓药广泛应用于内科学的多个分支。这些药物确定可以救命,但其治疗范围较窄且可导致严重的出血并发症。因此,这些药物的一些基本药理学知识对于其在神经介入中的最佳应用和安全应用是非常重要的。出血是抗凝治疗中最重要的并发症,表现为瘀血、牙龈出血、鼻出血、血尿或颅内出血。不应该对所有患者都自动实施抗凝治疗,因为一些患者可能有出血风险,不适合进行抗凝。近期出血性脑卒中为治疗禁

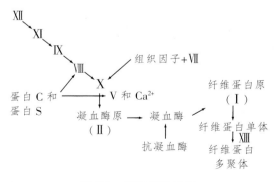

图6.1 凝血级联反应。

忌证。老年患者和神志不清的患者,尤其是服用其他药物时可能不满足抗凝要求。消化性溃疡、原有出血体质、肝硬化、肿瘤转移、增殖性视网膜病变的患者可能不适合长期抗凝。妊娠为治疗非禁忌证,但需要进行特殊管理(详见下文)。抗凝治疗的患者不可经肌内注射药物,否则可能在注射部位形成大的血肿。

6.2.1 华法林

凝血因子Ⅱ(凝血酶原)、Ⅶ、Ⅸ、Ⅹ的合成需要维生素K的参与。华法林及其他类似的口服抗凝药(如醋硝香豆素)是维生素K的竞争性拮抗剂,减少上述凝血因子的合成,导致凝血酶原时间延长。胃肠道途径吸收较好,但起效缓慢(24小时)。与肝素不同,华法林在体外无效。

通过凝血酶原时间监测华法林治疗过程。患者样本与正常人样本比较,结果用国际标准化比值(INR)表示。华法林的治疗范围为2.0~4.5。静脉血栓、房颤、心脏附壁血栓、心脏复律前的患者推荐治疗目标为INR2.5;机械心脏瓣膜(生物瓣膜不需要长期抗凝)、反复静脉血栓形成的患者推荐治疗目标为INR3.5。

由于华法林起效较慢,应在华法林治疗的开始给予肝素。通常诱导剂量为成人每天10mg,连续2天。华法林治疗(给予肝素)同时服用口服抗凝药应持续5天或至患者INR连续2天大于2.0。维持剂量通常为成人每天3~9mg。开始时应每日或隔日测INR,华法林长期治疗稳定的患者可延长测定间隔(最长12周)。许多药物可通过不同机制与华法林相互作用,因此比较谨慎的做法是使用其他任何药物一周后重测INR。

6.2.2 华法林的逆转

华法林抗凝治疗取决于INR和临床情况。对轻微出血,通常只需暂时停止使用。如果INR为8或者更高且无严重出血并发症时,可以使用0.5~2.0mg的小剂量维生素K降低INR。抗凝的校正不是即刻的,可能会延迟24小时。

如出现颅内、胃肠道大出血时,应迅速进行完全的华法林逆转,凝血酶原复合物是最有效的措施。这种血浆衍生物包含凝血因子Ⅱ、Ⅶ、Ⅸ、Ⅹ,可以经静脉迅速给药,且不受血型影响。如果无凝血酶原复合物,应输注新鲜冷冻血浆。应找到INR升高的原因,如药物相互作用或华法林片剂服用数量不清。INR在治疗范围内的出血应仔细检查,尤其是老年患者,以排除潜在疾病,如血尿可能与膀胱癌有关,黑便可能是消化性溃疡的首要表现。

6.2.3 直接口服抗凝药(DOAC)

除了华法林的广泛使用,新的口服抗凝药也越来越多地应用于临床。这类药物一般指直接口服抗凝药(DOAC)。达比加群(Pradaxa)可直接抑制凝血酶,利伐沙班(Xarelto)和阿比沙班(Eliquis)直接抑制Xa因子。这种药的主要优点是每日剂量固定,且一般不需要验血来监测治疗。与华法林相比,这种药很少需要考虑药物的相互作用。DOAC广泛应用于静脉血栓和房颤的治疗和预防。但在瓣膜性心脏病和儿童患者中不能取代华法林的使用。

在DOAC的实际临床试验中没有哪一种药效果更突出。每种DOAC的使用剂量是不同的,如成人静脉血栓服用利伐沙班

20mg,每日 1 次;而若服用阿比沙班,一般剂量为 5mg,每日 2 次。所有的 DOAC 均由肾脏排泄,肾功能损伤的患者应调整剂量。妊娠期禁用。

DOAC 的半衰期远远短于华法林:阿比沙班为 12 小时,利伐沙班为 5~9 小时。因此轻度出血发作时暂时停止服用,压迫止血。现在人源化单克隆抗体(Praxbind)被许可用于达比加群的逆转。目前仍无 Xa 抑制剂(如阿比沙班和利伐沙班)的解毒剂,但是一种特殊的解毒剂在临床开发的晚期。Andexanet alfa(AndexXa)是重组无活性的 Xa"诱饵蛋白",与 Xa 抑制剂有高度亲和力。新鲜冷冻血浆或冷沉淀不能逆转 DOAC 的抗凝作用。Xa 抑制剂导致严重出血时,FEIBA (一种活性凝血酶原复合物)和重组活性Ⅶ已经用于超说明用药。

6.2.4 肝素

肝素是黏多糖多聚体,由糖醛酸和葡糖胺交替连接形成。因其首先从肝脏提取物中发现,因此得名,现主要从猪黏膜中提取。肝素的抗凝特性依赖其戊多糖序列,可与抗凝血酶紧密结合。该抗凝血酶-肝素复合物是丝氨酸抑制剂、钝化凝血酶和 X 因子。肝素带有负电荷,消化道不能有效吸收,须经静脉或皮下注射。与华法林不同,肝素抗凝作用可立即起效,且在体外也有效。可用于肾透析和体外循环的抗凝。标准普通肝素的抗凝由 APTT 来监测。使用普通肝素抗凝的患者 APTT 值应维持在正常对照的 1.5~2.5 倍范围内。

标准普通肝素分子量为 3000~35 000Da(平均为 15 000Da)。低分子肝素由标准普通肝素经化学分解产生,平均分子量约为

5000Da,更容易从注射部位吸收,而且根据药代动力学来看具有几乎 100% 的生物利用度和更长的血浆半衰期,而标准普通肝素的生物利用度约为 50%。每日 1 次皮下注射低分子肝素可即刻完全达到抗凝效果,患者容易掌握,可以尽早出院。另外,药效的良好预测性意味着不必通过实验室检查监测治疗,使用剂量仅取决于患者体重。

低分子肝素对凝血酶有相对较小的抑制作用,因此不能通过 APTT 来进行实验室监测,而是测定抗 Xa 因子。抗 Xa 因子的单位作为监测指标。儿童、妊娠、肾衰竭、肥胖、活动性出血的患者需要测定其单位。皮下注射低分子肝素 4 小时后提取测定样本。完全抗凝的粗略治疗范围应为抗 Xa 0.5~1.0 单位/mL, 预防性治疗为抗 Xa 0.2~0.4 单位/mL。

应注意区别市售的各种 LMWH。使用剂量仅取决于患者体重,因此各种载药注射器既为了方便使用,又为了减少剂量错误。LMWH 比标准肝素更贵,但越来越多地被用于静脉血栓(需完全抗凝)的初始治疗。而标准肝素在手术中仍广泛用于静脉血栓的预防(不需完全抗凝)。

6.2.5 肝素治疗并发症

大多数抗凝治疗的患者使用肝素的时间仅为数日,作为介入手术的短效预防或用至华法林完全抗凝稳定时。但也存在需要用肝素进行长期抗凝的情况,如妊娠期间预防血栓栓塞。肝素诱导性血小板减少症(HIT)见于 5% 的使用普通肝素的患者和 0.5% 的使用低分子肝素的患者。抗肝素-血小板因子 4 复合物抗体的形成导致血小板的激活。HIT 大多数发生在开始用肝素后 5~10 天,

但以前使用过肝素的患者可能更早出现。一旦明确 HIT,应立即停止肝素治疗,如果仍需抗凝,可用阿加曲班、黄达肝素或比伐卢定。不应输注血小板,因为在循环中抗体的作用下,输注的血小板可能发生爆发式激活,诱发血栓。有 HIT 史的患者禁用肝素抗凝。另外长期肝素治疗可导致骨质疏松甚至椎体骨折。

6.2.6 肝素的逆转

当肝素治疗过程出现出血时,可用鱼精蛋白逆转肝素的抗凝作用。体外滴定可能对测定需要剂量有帮助:1mg 鱼精蛋白可中和100 单位肝素。鱼精蛋白需经静脉缓慢滴注,因为快速输入可导致低血压、心动过缓和呼吸困难。对低分子肝素的逆转作用较弱。

6.2.7 血栓形成倾向

血液病医生决定患者是否需要长期抗凝主要根据血栓栓塞的发生是有诱因的还是不明原因的。如果有明确诱因(如手术或长途飞行),患者一般只需要进行数月的抗凝治疗;相反,无诱因的血栓栓塞需要考虑长期抗凝,而且某些情况下需要检查血液中是否存在易导致静脉血栓栓塞的因素(血栓形成倾向)。

先天性血栓形成倾向与抗凝血酶、蛋白C、蛋白 S 的缺乏有关。这三种天然抗凝物质的全部缺乏相对少见,缺乏任何一种抗凝物质的人群发病率约为 1/10 000,缺乏时显著提高静脉血栓的风险:60%的缺乏者 60 岁之前至少发作一次。另外两种与血栓形成倾向相关的突变是 X 因子的莱顿突变和凝血酶原基因 G20210A 突变。欧洲人口中这两种突变分别占 4%和 2%,所幸突变相关的血栓栓塞风险相对较低。需要强调的是,以上突

变并不增加动脉血栓、脑卒中或心肌梗死的风险。

相反,"狼疮抗凝物"是一种获得性疾病,与动、静脉血栓和胎盘梗死(可导致反复流产)均相关。狼疮抗凝物与抗磷脂抗体的存在有关,后者干扰凝血级联反应。

抗凝治疗的患者不可能实行全面的血栓形成倾向筛查,最好延迟到华法林治疗结束后再检查。即便如此,也不可能对所有血栓患者进行筛查,但以下几种类型应该考虑。

(1)首次血栓发生在 40 岁以前。

(2)反复静脉血栓。

(3)不常见部位的血栓。

(4)反复流产。

(5)不能解释的 APTT 延长。

如果检测到遗传异常,亲属也应进行检查。有血栓形成倾向的无症状患者无须长期抗凝,但在手术或妊娠时必须预防性抗凝。大多数血液病医生推荐有过一次及以上血栓发作的具有血栓形成倾向的个体应长期抗凝。

不明原因的深静脉血栓要考虑隐性癌的可能并进行相关检查。

6.2.8 特殊情况的抗凝

6.2.8.1 妊娠

妊娠期间抗凝虽不是禁忌证,但有特殊的风险。妊娠抗凝包括静脉血栓栓塞的治疗和预防、体内存在抗磷脂抗体(狼疮抗凝物)的孕妇流产的预防、机械性心脏瓣膜的持续性抗凝等。其风险有华法林的致畸作用、胎儿出血(华法林可通过胎盘)、硬膜外麻醉时形成椎管内血肿。妊娠前 12 周使用华法林对胎儿异常有明确影响,包括鼻发育不全和

骨骺损伤。以上不良反应需告知所有育龄期女性。

低分子肝素的发展简化了妊娠女性的抗凝治疗。安装人工心脏瓣膜需长期用华法林抗凝的女性妊娠期间应换用肝素皮下注射。肝素不会像华法林一样通过胎盘,但长期使用仍会导致骨密度的损失甚至椎体骨折。妊娠期急性深静脉血栓一般意见是按照常规方式使用肝素充分抗凝,低分子肝素的引进使之更容易。抗凝应延续至产后 6 周,这段时间也是血栓栓塞的高风险期。

6.2.8.2 腔静脉滤器

下腔静脉滤器对于禁忌实行抗凝治疗的患者或充分抗凝仍发生肺栓塞的患者是非常重要的。适用情况包括神经手术恢复过程中发生肺栓塞或反复肺栓塞已经服用华法林的患者。滤器是小的带有细网线团的椎体,外形像微型雨伞。大多数滤器只是暂时置入数天,但偶尔有老式滤器需要永久置入。通常经右侧股静脉局部麻醉后置入,因为右侧更容易对准下腔静脉。若栓子向近端流动进入腹腔,应从颈静脉置入滤器并置于肾静脉水平上方的下腔静脉中。该位置也适用于妊娠女性,可以避免滤器被妊娠子宫压迫甚至穿透血管壁。

6.2.9 抗凝患者介入治疗前的注意事项

一个常见的问题是长期抗凝患者需要进行相对简单的介入手术(如经皮动脉穿刺或腰椎穿刺时)的注意事项。一个例子是分娩时硬膜外麻醉或腰部麻醉。过去一些医生因为担心继发椎管内血肿不愿意为患者皮下注射肝素,但事实上血肿发生率很低,欧洲一项研究显示仅为 1/2 250 000。

接受肝素治疗预防血栓形成的患者进行硬膜外麻醉的推荐指南如下。

(1)低分子肝素和硬膜外导管置入之间要间隔 8~12 小时。

(2)硬膜外导管置入后 2 小时内禁止使用低分子肝素。

(3)如导管置入造成创伤或多次置入时,间隔应延长至 8 小时。

(4)导管撤出应在上次注射低分子肝素 8 小时后或下一次注射 2 小时前。

(5)撤出导管后 3 天内密切观察神经系统状态的改变。

血管造影经动脉穿刺时应考虑以上注意事项。

6.3 抗血小板治疗

血小板与动脉血栓的生成密切相关。很早就认识到动脉血栓富含血小板(红血栓),而静脉血栓中相对少见(白血栓)。静脉血栓栓塞的病理生理学主要依赖于凝血级联的激活。

动脉血栓的形成发生在血管壁损伤并形成血小板栓子之后。这个过程包括三个阶段:损伤部位血小板的黏附、血小板的激活、其他血小板聚集形成血小板栓子。血管壁损伤后血管假性血友病因子(vWF)和胶原暴露于循环血中引起血小板黏附,释放血栓素 A2 和二磷酸腺苷(APP)招募更多血小板参与形成栓子。一旦招募的血小板被激活,就开始在其膜上通过连接纤维蛋白原受体(即糖蛋白 $IIb、IIIa$ 受体)形成最初的血小板的聚集。该过程可被阿司匹林(抑制血小板中血栓素 A2 的合成)和噻吩吡啶类药物(抑制 ADP 活化表面 $P2Y_{12}$ 受体的过程)抑制(图 6.2)。

6.3.1 阿司匹林

　　阿司匹林是应用最广泛且成本最低的抗血栓药物。它对所有形式的闭塞性动脉疾病都有效，包括急性心肌梗死和缺血性脑卒中。相反，阿司匹林在预防静脉血栓方面的益处非常有限。阿司匹林和其他常规非甾体抗炎药（如吲哚美辛和布洛芬）一样可抑制COX-1和COX-2。COX-1负责血小板中血栓素A2的产生以及胃黏膜完整性的维持。COX-2参与内皮细胞合成前列环素以及炎症介质（图6.2）。

　　抗血小板药可有效预防动脉血栓形成。心肌梗死的早期溶栓治疗试验表明，单独使用阿司匹林可以显著降低死亡率。阿司匹林还可以降低急性心肌梗死后的再梗死率，而且对不稳定型心绞痛有效。对短暂性脑缺血也有帮助，可以改善症状，降低脑卒中发生率。一般不建议阿司匹林与口服抗凝药联合

使用，虽然反复血栓的发生率可能会降低，但这是以出血风险显著增加为代价的。同样，阿司匹林在患有先天性出血性疾病（如血友病）的患者中是禁止使用的，即使是简单止痛也不可以，因为会加剧其出血倾向。特异性COX-2抑制剂（如依托考昔）可用作使用抗凝剂患者的抗炎药，这种抑制剂不会抑制血小板的血栓素A2合成。在这种情况下，扑热息痛（对乙酰氨基酚）也是一种安全有效的选择，尽管其抗炎效果不如依托考昔。

6.3.2 噻吩吡啶

　　阿司匹林仅抑制血小板活化的一种途径，是一种作用相对较弱的抗血小板药物。氯吡格雷（Plavix）是一种作用更强的抗血小板药物，不可逆地抑制ADP与血小板P2Y$_{12}$受体的结合。由于血小板没有细胞核也因此不含DNA，血小板功能在其整个寿命期内

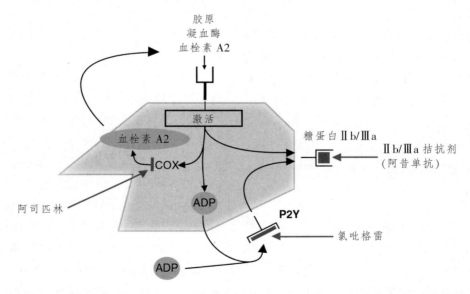

图6.2 抗血小板药物的作用位点。胶原、凝血酶和血栓素A2激活血小板。阿司匹林抑制环氧合酶从而抑制血栓素A2的合成。氯吡格雷阻断ADP对P2Y$_{12}$的作用，可以预防Ⅱb/Ⅲa表面受体的活性。该受体启动和维持血小板聚集。阿昔单抗是阻断该受体预防血小板聚集的药物之一。COX，环氧合酶；ADP，二磷酸腺苷；Gp，糖蛋白受体。(Published with kind permission of ⓒ Henry Byrne, 2012. All rights reserved)

（约 10 天）都受到抑制。氯吡格雷在心脏病学中广泛用于急性冠脉综合征的治疗以及血管内支架置入后预防血栓形成。阿司匹林和 PY$_{12}$ 抑制剂的双重抗血小板治疗是急性冠状动脉综合征后的标准治疗方案。对于不耐受阿司匹林的患者，氯吡格雷也可作为替代药物用于其他适应证。

　　氯吡格雷是一种前体药物，通过肝脏细胞色素 P450 酶（包括 CYP2C19）激活，因此应避免同时使用抑制该酶的药物（如奥美拉唑、氟西汀、氟康唑、卡马西平等）。氯吡格雷活性代谢产物的消除半衰期约为 8 小时，与血小板 ADP 受体形成二硫键而产生抗凝作用。口服氯吡格雷单次剂量 2 小时后就可以证明其血小板抑制作用，但作用起效较慢，所以通常在需要抑制血小板的选择性血管内手术（如支架置入）前至少 1 天给予负荷剂量。其抗血小板活性作用的消退速度甚至更慢，所以最好是在择期手术或其他侵入性操作前至少 5 天停止使用。

　　氯吡格雷的通常负荷剂量是 300~600mg/次，每日 1 次；典型的维持剂量是 75mg/次，每日 1 次。治疗 2~8 小时内对血小板的抑制作用是明显的。然而代谢氯吡格雷的细胞色素酶的多态性导致效果差异很大。约 14% 的患者代谢不佳，治疗失败以及心血管事件复发的风险很高。现在已经有特殊的血小板功能测试来确定将从更高剂量给药中获益的患者，但在医院实验室检查中并未广泛使用。这种现象导致采用噻吩吡啶的替代药物如普拉格雷（Efient）、达比加群（Pradaxa）、阿比沙班（Eliquis）和替卡格雷（Brilinta）的应用。普拉格雷的代谢效率更高，并且比氯吡格雷起效更快。与氯吡格雷相似，普拉格雷不可逆地与 P2Y$_{12}$ 受体结合，

但更有效，使用 60mg 的负荷剂量 30 分钟后可产生血小板抑制，2~4 小时后观察到完全抑制效果。替卡格雷具有无须代谢作用、可逆结合 P2Y$_{12}$ 受体的优点。通常负荷剂量是 180mg，然后 90mg/次，每天 2 次。它的消除时间为 3~5 小时，比氯吡格雷和普拉格雷 7~10 天的消除时间短得多。10%~20% 接受替卡格雷治疗的患者会出现呼吸困难，心律失常也与这种药物的使用有关。

　　如果抗血小板治疗的患者需要进行手术或其他侵入性操作，则需要评估与停止治疗相关的血栓形成风险以及与手术相关的出血风险。过去 4 个月内有心肌梗死或闭塞性脑卒中等缺血事件病史的患者应被视为处于高风险状态。冠状动脉支架置入术后 6 个月内也被认为是高风险期。如果手术相关出血风险较高，则应在使用氯吡格雷或替卡格雷 5 天后、或使用普拉格雷 7 天后进行手术。指南允许使用阿司匹林的患者进行神经轴和周围神经阻滞，但禁用于服用抑制剂的患者。对于这些抗血小板药物没有特效解毒剂，目前正在测试替卡格雷（MEDI2452）和阿比沙班（andexanet alfa）的解毒剂。一般措施（如输注血小板浓缩液或氨甲环酸）可能有助于阻止过度出血。

6.3.3　糖蛋白Ⅱb/Ⅲa 受体抑制剂

　　最有效的血小板功能抑制剂是抑制血小板中糖蛋白Ⅱb/Ⅲa 受体与纤维蛋白原的结合。这种抑制剂需要静脉内注射且不用进行长期治疗。

　　（1）阿昔单抗（ReoPro）是人-鼠单克隆抗体 Fab 片段嵌合体，通常在很多介入操作中与阿司匹林和肝素一起使用，对预防经皮介入治疗（包括血管成形术，经皮腔内斑块

旋切术和支架置入术或不稳定型心绞痛患者)的心脏缺血有很大价值。阿昔单抗已经过各种主要临床试验评估,包括 EPIC、EPILOG、ADMIRAL 和 CAPTURE。它是这一类中使用最广的药物。阿昔单抗的血浆半衰期约为 10 分钟,通常通过静脉输注给药。建议的初始推注剂量是静脉输注 0.25mg/kg,然后是 0.125μg/(kg·min),持续 12~24 小时。肾功能不全时不需要调整剂量。出血时间通常在停止输注 12 小时后恢复正常,尽管停止治疗后 72 小时实验室数据中可能出现血小板聚集异常。治疗后出现的主要不良事件是出血,归因于其抗血小板作用。最常见的出血类型是胃肠道出血。血小板减少是罕见但存在的不良反应,1%~2% 使用阿昔单抗的患者中可观察到,可能会在首次给药后持续 7~10 天,并且可能需要输注血小板。

(2)依替巴肽(Integrilin)是一种合成环状七肽,也抑制血小板糖蛋白 Ⅱb/Ⅲa 受体。它具有与血小板可逆结合的 Arg-Gly-Asp(RGD)序列。建议负荷推注剂量为 180μg/kg,之后为 2μg/(kg·min),持续 72~96 小时。其主要由肾脏清除,因此当肌酐水平升高时需要调整剂量。已经在几个主要的临床试验中对其进行评估,包括 PRIDE、PURSUIT 和 ESPRIT。该药的一个显著优势是药效持续时间短暂,停止使用 3~4 小时后血小板功能恢复正常。

(3)替罗非班(Aggrastat)也属于这一类。它是一种合成的非肽分子。推荐初始剂量为:30 分钟内 0.4μg/(kg·min),然后为 0.1μg/(kg·min),持续 48~96 小时。如果肾功能不全则需要减少剂量。该药评估的主要临床试验包括 RESTORE、TARGET 和 PRISM。

6.4 溶栓治疗

肝素抗凝仅用于预防血液淤积引起的血栓延伸。许多药物通过激活纤维蛋白溶解系统来溶解凝块。溶栓药促进循环中无活性的纤溶酶原转化为纤溶酶,后者与纤维蛋白有高亲和力并将其降解为小的纤维蛋白降解产物(FDP)。理想的溶栓剂将特异性靶向与纤维蛋白结合的纤溶酶原,但没有一种溶栓药是完全的纤维蛋白特异性的。所有溶栓药的使用都会导致血浆纤维蛋白原不同程度地消耗,导致凝血功能降低。溶栓治疗的临床禁忌证在很大程度上是显而易见的,包括活动性消化性溃疡、严重高血压、预先存在的出血疾病、2 周内出血性脑卒中和创伤以及手术史。妊娠期间不应使用溶栓药,但正常的月经出血不是禁忌证。

使用最广泛的溶栓药是链激酶、阿替普酶、瑞替普酶和替奈普酶。

(1)链激酶是一种细菌蛋白,与纤溶酶原形成复合物从而激活其他纤溶酶原分子。其价值在 1986 年心肌梗死的大型研究中得到首次证实后作为第一种溶栓药使用。输注链激酶后少数患者出现一过性低血压或过敏反应。而且使用后常会出现抗链激酶抗体,这种抗体可能会持续数月并且会严重限制再次用药的效果。尽管有这些限制,链激酶仍然因其低成本而被广泛用于溶栓治疗。

(2)阿替普酶是天然存在的组织型纤溶酶原激活剂(t-PA)的重组形式。它比链激酶更特异性地结合纤维蛋白,并具有较短半衰期(约 5 分钟)。它目前是溶栓治疗中使用最广泛的药物,也是目前唯一允许用于急性缺血性脑卒中的溶栓药。使用后不产生抗体,因此必要时可以重复用药。阿替普酶的过敏反应非常罕见。瑞替普酶是由天然 t-PA 的 527 个氨基酸中的 355 个组成的第二代重组 t-PA。它与纤维蛋白的结合不像 t-PA 或阿替普酶那样紧密，从而能更好地穿透血块。据称该产品能够比其他药更快地溶栓。瑞替普酶的半衰期约为 15 分钟，并且不需要连续输注，比阿替普酶更容易使用。在心肌梗死溶栓治疗时，瑞替普酶分 2 次给药，间隔 30 分钟，每次 10U。瑞替普酶可以重复使用。

（3）替奈普酶是重组纤维蛋白特异性纤溶酶原激活剂，其通过对 t-PA 蛋白质结构的三个位点进行修饰而衍生出来。它与血栓的纤维蛋白成分结合并选择性地将与血栓结合的纤溶酶原转化为纤溶酶，后者降解血栓的纤维蛋白基质。与天然 t-PA 相比，替奈普酶具有更高的纤维蛋白特异性，且更能抵抗其内源性抑制剂（PAI-1）的灭活。

6.4.1 溶栓的临床应用

溶栓治疗的临床适应证包括心肌梗死、急性缺血性脑卒中、肺栓塞和广泛的近端深静脉血栓形成。心肌梗死和急性缺血性脑卒中时，用药速度比溶栓药的选择更重要，应在症状出现后 6 小时内给药，1 小时内开始治疗效果最好。没有证据表明心肌梗死后导管接触性溶栓治疗比静脉输注有优势。事实上，静脉输注可以使治疗更快速，还避免了导管插入部位出血的风险。阿司匹林作为辅助治疗具有重要的作用。所有怀疑心肌梗死的患者（除非有明确的禁忌证），而且最好在给予溶栓剂之前均使用阿司匹林。急性心肌梗死后，阿司匹林应以每天至少 75mg 的剂量终身使用。

系统性溶栓治疗是持续性低血压患者

（例如收缩压<90mmHg 持续 15 分钟）和出血风险不高的患者治疗肺栓塞的一种广泛采用的治疗方法。对于低剂量的溶栓药经导管直接注入肺动脉而有高出血风险的患者，可以使用。导管引导溶栓治疗对降低肺动脉压力和改善右心室功能也是有效的。然而，几项随机对照临床试验未能显示肺栓塞溶栓治疗后发病率或死亡率持续改善。

绝大多数下肢深静脉血栓患者可以从常规抗凝治疗中获益。选择性患者可能受益于导管接触性溶栓治疗。最近，Cochrane 报道认为，导管接触性溶栓治疗可以降低发生静脉炎后综合征的风险（约 1/3）。

导管接触性溶栓治疗也适用于外周动脉闭塞后恢复开放。但这可能是一个挑战，因为通常在临床表现出现之前血块已经存在了一段时间。血块可能部分有机化，因此相对抵抗溶解。局部动脉内给药提高了局部药物剂量水平，并允许通过血管造影术监测血栓的溶解。典型的用药是将 5mg 阿替普酶直接注入血栓，然后以 0.5~1mg/h 持续动脉内输注 24 小时。

近年来，急性缺血性脑卒中溶栓治疗的应用大幅增加：约 90% 的脑卒中为缺血性脑卒中。阿替普酶是唯一被批准用于急性缺血性脑卒中的药物，通常剂量为 0.9mg/kg，输注超过 60 分钟。在症状出现后 3 小时内接受治疗的患者临床效果最好，但卒中单元的目标是"从进入急诊到治疗"最长时间为 60 分钟。高龄和高血压预后不良。

血栓溶解也用于治疗脑静脉窦血栓，但仅在抗凝治疗（即肝素）不能控制症状时才使用。导管接触性溶栓治疗用以恢复主要颅内窦开放，常输注。对于外周动脉血栓，阿替普酶 0.5~1mg/h 输注溶栓，通过反复血管造影术监测效果。局部滴注溶栓药也可用于溶解闭塞静脉中的血块。

6.4.2 溶栓治疗的并发症

出血是溶栓治疗的主要并发症。最常见的是输注部位出血,因此定期监测该部位非常重要。局部压迫通常足以控制出血。应尽可能避免动脉或静脉穿刺。如果需要大静脉穿刺(如置入起搏器或 Swan-Ganz 导管),应优先选择肘前静脉、股静脉甚至颈静脉而非锁骨下静脉。大量黑便可能是未发现的消化性溃疡或其他胃肠道病变的首发症状。心肌梗死溶栓治疗后颅内出血的发生率为 0.5%~1.0%,但在缺血性脑卒中患者中约为 6%。在心肌梗死溶栓后可能很快观察到再灌注损伤、心脏或其他器官破裂,可能是由剧烈复苏引起的。

6.4.3 纤维蛋白溶解的逆转

溶栓药没有特异性拮抗剂或解毒剂。溶栓药逆转的基本原则包括如下。

(1)停止输注溶栓药。

(2)中断其他抗凝剂(如肝素)的使用。

(3)抑制纤溶酶活性。

(4)补充纤维蛋白原和其他凝血因子。

链激酶的半衰期为 20~30 分钟,而 t-PA 的半衰期仅为 5 分钟,而更有效地与纤维蛋白结合的纤溶酶原激活剂(如阿替普酶)可能仍会继续发挥局部溶解作用。可以用氨甲环酸补充纤维蛋白原,其含有高水平的纤维蛋白原并通过抑制纤溶酶原与纤维蛋白的结合来抑制纤溶。新鲜冷冻血浆(15~25mL/kg)也是纤维蛋白原和其他凝血因子的来源。新鲜冷冻血浆也含有纤溶酶原,所以比较谨慎的做法是先给予氨甲环酸。鱼精蛋白可以用

来中和循环中的肝素。溶栓治疗通常无须实验室监测,但如果出血应听从血液病医生的建议。

6.5 静脉血栓的预防

深静脉血栓是许多手术公认的术后并发症,与长期固定不动也有关。腿部近端血管(腘静脉和股静脉)血栓可能导致肺栓塞。长期深静脉血栓可能导致慢性静脉功能不全和溃疡。静脉血栓栓塞是院内死亡的重要原因。所有入院患者(尤其是计划手术的患者)都应该进行临床危险因素评估,同时可以采取预防措施。

住院患者静脉血栓栓塞的危险因素如下。

(1)年龄 > 60 岁。

(2)既往静脉血栓栓塞。

(3)恶性疾病。

(4)髋关节或膝关节置换或髋部骨折。

(5)骨盆或下肢的手术。

(6)妊娠。

(7)激素替代疗法或服用含有雌激素的口服避孕药。

(8)肥胖(BMI>30kg/m²)。

(9)血栓形成倾向。

(10)3 天或更长时间活动度明显减少。

(11)静脉炎静脉曲张。

许多药物可用于高危患者的预防,包括已得到证实的药物(如 LMWH)或新药(如达比加群和利伐沙班)。对于低风险患者或出血风险较高的高危患者,可使用弹力袜或脚踏泵等物理方法预防。应鼓励患者手术后尽早活动。

第 7 章

头颅血管吻合与危险血管连接

引言

危险血管的定义为无法安全栓塞的血管,其牺牲后会导致较多的组织损伤。前面的章节已经叙述了在动脉供应的组织结构方面的头颅动脉解剖。若不考虑个体病例的解剖变异,则可以精确计划栓塞过程,预知某一动脉闭塞后,哪些组织会失去血供。但可惜,事实并非如此。我们预测栓塞结果的能力是不精确、甚至失败的,因为有些组织具有双重或更多重(即硬膜供血)供血,或能足够快速地动员侧支循环来保证供血。因此,不得不在治疗计划中加入对侧支血供可能来源的评估。

栓塞剂具有弥散性,若考虑到该特性可能对非目标组织造成多余的损伤,我们必须另外评估栓塞对邻近结构及其血供的潜在影响;这使分析过程更加复杂,增加了手术者对血管解剖理解的依赖性。在头部与颈部,为了确认某一动脉被栓塞后是否导致神经组织发生风险,需要预测颈外(EC)到颈内(IC)系统的吻合。

Richter[1]在 1952 年就描述了颈内动脉(ICA)形成血栓后,枕动脉(OA)与椎动脉(VA)之间出现吻合;而在 18 世纪 John Hunter[2]建立了腘动脉结扎术来治疗梅毒性

动脉瘤,人们认识到大动脉闭塞后,可通过侧支血管扩张来维持组织的循环能力。在脑循环中,该原则在 19 世纪、20 世纪就已被神经外科医生用于结扎颈动脉治疗颅内动脉瘤[3]。此后,发现一些血管代表了神经嵴[颈外动脉(ECA)至颈内动脉]或残余体节(颈外动脉至椎动脉)的胚胎血供;其中某些连接并没有明确的存在意义,换句话说,可以出现在没有任何病理性因素的情况下,发现的概率取决于所采用影像学技术的精细程度。

因此,颅外到颅内的吻合可分为病理性与非病理性。在病理状态下,肿瘤或动静脉分流使血流增加,可经颈外-颈内(或颈内-颈外)吻合代偿侧支血供。而在非病理性状态下(即没有病理诱因的吻合),我们通常称之为解剖变异或永存原始血管。栓塞术中改变血流类型似乎可以使这些连接变得明显。无论哪种情况,都是栓塞颗粒或液体栓塞剂蔓延入非目标结构的潜在路径。因此,知道其部位并能在血管造影中加以识别是一项必备技能,可避免邻近供血区组织发生梗死并发症[4]。

本章的目的在于将 1~4 章的解剖学知识联系起来,为学习者进行头颈部的栓塞手术做好准备。主要的头颈部动脉将使用前面章节中相同的缩写。大量的潜在穿颅连接看似使初学者望而却步,但栓塞术通常在颅外

循环中进行,并发症相对较少;而丰富的解剖知识仍是我们的有效武器。

7.1 前侧颈外动脉:浅表连接

按照经典的顺序(从近到远)描述颈外动脉分支对于明确其供血区无益,因为其局限性在于走向后方的分支可发出向前方走行的分支。面部从面动脉(FA)接受浅表血供,从颌内动脉(IMA)接受深部血供;这两个动脉供血区的边缘组织相互吻合并接受双重血供。因此,虽然有人认为这种描述过于主观,但仍应将供血区划分为浅组与深组;并且为了描述供血区及其供血动脉,应分为前部组织供血组与后部组织供血组。人为划定一条从颈外动脉起始部向颞浅动脉(STA)近端延伸的连线,其将颈外动脉分支分为前组与后组。但这仅是一种描述方式,有些分支在分界线处分叉[如颞浅动脉与咽升动脉(APA)],有些则跨越分界线[如脑膜中动脉(MMA)]。浅组更少涉及危险的颈外-颈内吻合,但需要了解面部供血动脉间的广泛吻合,以便在制订治疗计划时避免损伤侧支代偿组织。当需要对颈外动脉分支的深部前组进行治疗时,颈外-颈内连接就具有重要作用。

7.1.1 面部与咽部吻合支

这些区域的吻合包括颈外动脉的浅部前组分支,主要是面动脉。前组分支如下。

1.甲状腺上动脉

其供应喉及甲状腺。其分支(舌骨下动脉)参与舌下吻合,并发出分支与舌骨周围的舌骨上动脉(舌动脉的分支)构成吻合;也通过其他分支(环甲膜动脉)与对侧吻合。终

末支与甲状腺下动脉吻合。因此,舌骨下动脉是面动脉与舌动脉间的一个潜在侧支路径。

2.舌动脉

其供血区位于面动脉与甲状腺上动脉间。近端分支与舌下及舌骨上区的血管一起参与吻合,供应舌下腺、口底及舌。其发出的舌骨上动脉与甲状腺上动脉吻合,发出舌下动脉在舌下腺周围参与舌下吻合。

3.面动脉(FA)

其行程较长,从茎突舌骨肌及二腹肌后腹内侧起源,终止于眶内侧;毗邻颈外动脉及眼动脉(OphA)分支的一些供血区。

已命名的与邻近动脉供血区毗邻并吻合的动脉如下。

(1)腭升动脉:到达咽部吻合。

(2)颏下动脉与颏下小动脉:到达舌下吻合。

(3)颏中动脉:在下颌上方与颏动脉吻合。颏动脉是下牙槽动脉(颌内动脉的分支)的一个终末支。

(4)咬肌支与颊肌支:与发自颌内动脉的对侧同名动脉吻合(在颊部广泛吻合)。

(5)皮支:吻合眶下动脉(颌内动脉的分支)与颊部面横动脉[颞浅动脉(STA)的分支]的分支,并且眶颧动脉(颞浅动脉的分支)作为浅部眶部吻合一部分。

(6)内眦动脉:与眶周吻合的鼻背动脉及滑车上动脉(眼动脉的眶外侧终末支)构成吻合。其也可与下睑动脉(眼动脉的分支)吻合。下睑动脉常与眶下动脉(颌内动脉的分支)构成吻合。

(7)鼻翼动脉:供应鼻腔,与对侧面动脉及鼻的广泛动脉网构成吻合。与蝶腭动脉(颌内动脉的分支)的终末支一起参与鼻腔

(黏膜)吻合。

4.颌内动脉(IMA)

其供应脸部的颞肌与翼状肌区域、鼻旁窦、颌部、鼻部,同时发出穿骨颅内支供应前部头颅的硬膜,是颈外动脉的较大终末支。供血范围分为颅外(与面动脉、咽升动脉、颞浅动脉、眼动脉的供血区毗邻)及颅内(与颈内动脉有潜在危险吻合的部位)。

与邻近的前部动脉供血区一起参与构成吻合的颌内动脉的分支将在后文描述。血管内治疗时出现近端动脉闭塞及栓塞剂意外堵塞路径时,这些边缘连接是侧支代偿的潜在路径。

(1)下牙槽动脉:在下颌上方经颏支与面动脉供血区构成吻合。

(2)咬肌支与颊动脉:到达面颊的肌肉与深部软组织,与到达这些肌肉的面动脉的分支、面横动脉的分支(颞浅动脉的分支)一起参与颞部吻合。

(3)腭降动脉:参与咽部吻合。其供应软腭及口咽部,主要与咽中动脉吻合(咽升动脉的分支)。

(4)眶下动脉:与面动脉的皮支、面横动脉(颞浅动脉的分支)、眼动脉的眶外侧支(作为浅眶部吻合的一部分)一并参与皮肤眶周吻合。

(5)蝶腭动脉及腭大降动脉:为颌内动脉的远端分支,供应鼻黏膜,与鼻翼动脉、上唇动脉(面动脉的分支)一起参与鼻部吻合。

5.咽升动脉(APA)

其经咽中动脉与咽上动脉一起参与构成咽部吻合。其也与颌内动脉的深部分支吻合,将在后面详细描述。

6.颞浅动脉(STA)

其为颈外动脉的较小终末支,供应面部的皮肤与浅部肌肉及前部头皮。与对侧跨越中线构成吻合,在前方与面动脉供血区、后方与耳后动脉(PA)及枕动脉毗邻。无论其中任何一支闭塞,均能通过远端颌内动脉及面动脉形成侧支代偿路径。

其吻合如下。

(1)面横动脉或面部的横行动脉:供应面上部的大部分区域。与眶下动脉(颌内动脉的分支)的终末支、邻近的眶颧动脉吻合,参与浅眶部吻合。在面颊上方与面动脉的分支在下方吻合,与颞部(面动脉与颌内动脉的分支)的颊肌支和咬肌支构成吻合。

(2)眶颧动脉:供应眶外侧缘,参与构成浅眶部吻合。

(3)颞后深动脉:供应颞肌,与颞中深动脉(颌内动脉的分支)吻合。

(4)耳前动脉:供应耳郭前部的浅部组织,与耳后动脉吻合。

(5)额颞动脉与颞顶动脉:供应前部头皮,前方与浅部眶部吻合(眼动脉、面动脉、颌内动脉),后方与枕动脉及耳后动脉构成吻合;两者均跨越中线与对侧吻合。

7.2 面部与咽部吻合区

图 7.1 显示了颅外吻合的五个区域及参与其中的动脉。这些吻合区如下所述。

7.2.1 舌下吻合

舌下部吻合位于舌基底部中央,围绕舌下腺。主要包括颏下动脉(面动脉的分支)、舌下动脉(舌动脉的分支)及颌下短动脉(面动脉的分支)。吻合沟通颏下动脉与舌骨下动脉(甲状腺上动脉的分支),更靠前的吻合位于其颏支与下牙槽动脉分支之间。

7.2.2 咽部吻合

咽部黏膜有广泛的潜在吻合网,包括腭升动脉(面动脉的分支)、咽中动脉(咽升动脉的分支)、口咽部的小的腭降动脉(颌内动脉的分支)、咽上动脉(咽升动脉的分支)、脑膜副动脉(颌内动脉的分支)、鼻咽部的咽动脉(颌内动脉的分支);反映了黏膜的丰富血供,特别是软腭与悬雍垂。因此,脑膜副动脉与颈内动脉吻合的分支使该区域成为一个潜在的颈外–颈内吻合部位。

7.2.3 颧部吻合

面动脉的咬肌支与颊肌支供血区互相重叠,颌内动脉的分支也到达这些肌肉。因此,面动脉的咬肌支与颌内动脉的咬肌支、面横动脉(颞浅动脉的分支)构成吻合。在侧位造影上,来自前方、更表浅的血管是颌内动脉的颊动脉与面动脉肌支之间的吻合。在颌内动脉、面动脉、颈外动脉发生闭塞时,该吻合是一个可以形成侧支的潜在路径。

7.2.4 眶部(浅表)吻合

眶部是一些头皮动脉供血区的汇合点。面动脉经内眦动脉供应眶内侧缘,与滑车上动脉及鼻背动脉(咽动脉的分支)的供血区毗邻;这两支动脉供应眶上内侧缘。眶上缘由滑车上动脉及眶上动脉供血;后者常作为远端眼动脉的一个独立分支发出,与滑车上动脉有共同区域供应前额部头皮。该动脉与颞浅动脉的额支供血区毗邻。眶下缘由眶下动脉(颌内动脉的分支)供血,与脸颊部面动脉的皮肤供血区毗邻,眶外侧缘由颧眶动脉(颞浅动脉的分支)供血。下睑动脉与上睑动脉均为眼动脉的分支,与眶下动脉(颌内动脉的分支)、颞浅动脉的额支、内眦动脉(面动脉的分支)在眶缘吻合。

7.2.5 鼻部吻合

鼻黏膜的主要血供来源于蝶腭动脉(颌内动脉的分支)及腭降动脉(颌内动脉的分支)。其与鼻翼动脉的鼻支及上唇动脉(面动脉的分支)在下方、与筛前动脉及筛后动脉(眼动脉的分支)在上方进行吻合。筛前动脉供应鼻中隔上部。

7.3 前侧颈外动脉:深部连接

颈外动脉供应深部结构的前组分支发自颌内动脉与咽升动脉。多数咽升动脉的分支直接向后走行;本部分叙述的连接包括颌内动脉的主要分支。供应硬膜、脑神经与特殊感觉器官的动脉是颈外动脉与颈内动脉间的吻合部位,因此颈外–颈内动脉连接点特别危险。它们常经颅底孔洞入颅(虽可出现正反两个血流方向)。因而,将重点描述各组血管吻合区。

7.3.1 前颅底吻合支

前组颈外动脉分支供应面部与前颅底深部结构如下。

1.颌内动脉(IMA)

其参与颈外动脉–颈内动脉吻合的分支有颅内供血区,或与颅内供血动脉邻近,包括鼓室前动脉、脑膜中动脉、脑膜副动脉、Vidian管动脉、咽动脉、圆孔动脉、眶下动脉、颞前深动脉及蝶腭动脉。

(1)鼓室前动脉:穿过岩鼓裂与鼓索伴行进入并供应中耳。通过颈内动脉的颈鼓干(CCT)构成的潜在颈外–颈内连接参与中耳吻合。

(2)脑膜中动脉(MMA):与眼动脉及颈

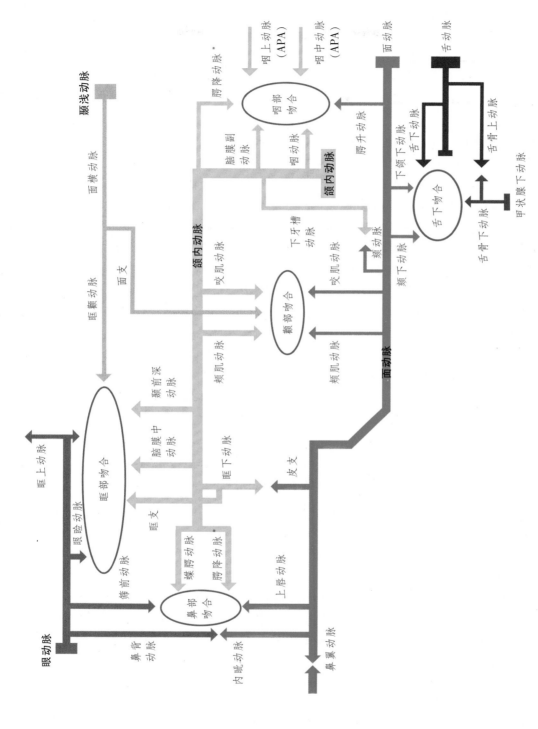

图 7.1 涉及面动脉分支的吻合示意图。* 腭降动脉的分支。(Published with kind permission of © Henry Byrne, 2017. All rights reserved)

内动脉的实际或潜在吻合的主要路径。供血区经一些分支与眼动脉供血区毗邻。蝶骨支沿蝶骨大翼走行供应硬膜，可经眶上裂进入眼眶与眼动脉的回返支构成吻合。额支的终末供血区供应大脑镰前部，可与筛前动脉（眼动脉的分支）吻合。此外，一个并不罕见的变异是到达泪腺的分支（通过 Hyrtl 管进入眶外侧），称为脑膜眼眶动脉或脑膜泪腺动脉（取决于其供血范围），构成到达眼动脉的潜在侧支路径。与颈内动脉的吻合包括鞍旁与岩骨硬膜支。其穿过棘孔后即发出鼓室上动脉供应中耳，参与下述的后部吻合。除这些重要分支外，其颅内近端发出海绵窦支供应鞍旁与岩骨区硬膜，与下外侧干（ILT）（颈内动脉的分支）及斜坡外侧动脉[脑膜垂体干（MHT）的分支]的分支构成潜在吻合。

（3）脑膜副动脉：在中颅底发出硬膜支与下外侧干（颈内动脉的分支）的分支参与鞍旁硬膜吻合，并与下颌动脉（下颌翼管干）、咽动脉（颌内动脉的分支）、咽升动脉的 Eustachian 支构成围绕咽鼓管的吻合。

（4）翼管动脉或 Vidian 动脉：连接颌内动脉与下颌动脉，参与 Eustachian 吻合。供应口咽部黏膜。起源变异很多，可发自颌内动脉或下颌动脉与颈内动脉的下颌翼管干，优势血供流向在颈外-颈内与颈内-颈外间变异。

（5）圆孔动脉：与三叉神经上颌支（Ⅴ2）一起穿过圆孔，与下外侧干（颈内动脉的分支）、脑膜中动脉、脑膜副动脉及回返眼动脉（眼动脉的分支）分支构成鞍旁吻合。

（6）咽动脉：供应咽鼓管，参与 Eustachian 吻合。

（7）眶下动脉：与经眶下裂返折的回返眼动脉（眼动脉）吻合，与脑膜中动脉、脑膜副动脉、圆孔动脉（颌内动脉的分支）、下外侧干（颈内动脉的分支）一起参与鞍旁硬膜吻合。也发出下内侧肌动脉或一系列根支供应泪囊、鼻泪管及眼外肌，与眼动脉的分支构成吻合。穿越眶下孔后与下睑动脉和鼻背动脉（眼动脉的分支）吻合，面动脉的皮支在眶周吻合的下方。

（8）颞前深动脉：走行于颅骨表面、颞肌下方，与颞中深动脉（颌内动脉的分支）、颞后深动脉（颞浅动脉的分支）并行。但不同的是，其发出分支（外侧肌动脉）进入眶外侧，与泪腺动脉（眼动脉）构成吻合。该分支经眶下裂或直接穿过眶外侧壁进入眼眶；后者被称为穿颧支。

（9）蝶腭动脉：供应大部分鼻黏膜，在鼻腔顶部与筛前动脉（眼动脉的分支）的分支吻合，并与腭降动脉的中隔支（颌内动脉的分支）、面动脉的分支在鼻腔内面构成吻合。

2.咽升动脉（APA）

其为最小、通常也是颈外动脉的第一个分支。路径早期分出前支与后支；后支与鼓室下动脉将在后面章节叙述。前支发出咽下动脉（通常无法在造影上识别的一支小动脉）、咽中动脉及咽上动脉，供应咽部、软腭的黏膜及中缩肌、上缩肌。双侧咽中动脉与咽上动脉均与腭升动脉（面动脉的分支）分支一起参与构成咽部吻合。在上咽部，咽上动脉与脑膜副动脉（颌内动脉的分支）构成吻合，均与咽动脉（颌内动脉的分支）、下颌动脉（上腭翼管干的分支）一起参与构成 Eustachian 吻合。经脑膜副动脉、下外侧干的分支及经下颌动脉与下颌翼管干的 Eustachian 分支构成潜在的颈外-颈内连接。

7.4 前颅底吻合区

颌内动脉与颈内动脉或眼动脉的深部分支间有颅外吻合的三个主要前组区域,构成耳咽、眶部与海绵窦（鞍旁）的吻合（图7.2）。虽然已叙述了这些区域的动脉血供来源,但仍将再次叙述每个吻合的区域性动脉血供,以强调每个区域危险血管连接的潜在路径。

7.4.1 耳咽吻合

Eustachian 管或咽鼓管是第一咽囊（鳃弓）的残留,位于颞骨岩部与鼓室部间的交角处。前部软骨连接咽上缩肌上方的咽颅底筋膜,向鼻咽部开放。其是颌内动脉、咽升动脉分支与下颌动脉间吻合网的关键。

涉及的动脉如下。

（1）脑膜副动脉（颌内动脉的分支）与咽上动脉（咽升动脉的分支）的 Eustachian 支：供应咽部开口处的 Eustachian 黏膜。

（2）咽动脉：发自颌内动脉远端,在咽鼓管口与脑膜副动脉的内下支吻合。

（3）翼管动脉（Vidian 动脉）（颌内动脉或颈内动脉的分支）：供应咽鼓管的软骨部,可发出分支到达咽鼓管开口部的黏膜。

（4）下颌动脉（第一咽弓动脉）：发自颈内动脉的下颌翼管干,但出生后并不常见。若存在,则其发自颈内动脉岩骨段的下颌翼管干,在破裂孔发出分支进入翼管,与翼管动脉（Vidian 动脉）吻合,发出降支（称为下颌动脉）参与构成咽鼓管开口周围的吻合。

7.4.2 眶部吻合

眶内可见的主要动脉是眼动脉。其他边缘供血动脉或解剖变异是侧支代偿、颈外–

颈内连接及栓塞剂意外弥散进入视网膜的潜在路径。

涉及的动脉如下。

（1）下内侧肌动脉（眶下动脉的分支）与外侧肌动脉（颞前深动脉的分支）：分别供应眼眶内侧与外侧结构,与眼动脉供血区构成吻合。颈内动脉或眼动脉狭窄、闭塞时,侧支代偿血供更可能来源于颞前深动脉（外侧）路径,而不是眶下动脉路径。

（2）下外侧干前支：穿过眶上裂,与回返眼动脉（眼动脉的分支）吻合。

（3）脑膜中动脉：可经脑膜眼眶动脉（或脑膜泪腺动脉）参与构成眶部吻合；该动脉若存在, 则经 Hyrtl 管汇入眼动脉的泪腺支供血区。这是最常见的解剖变异,反映了脑膜中动脉供血区的胚胎起源来自舌骨/镫骨系统, 以及眼动脉与颌内动脉间的危险连接。在脑膜中动脉栓塞时,应该想到可能存在眶内供血。

（4）筛前动脉与筛后动脉（眼动脉的分支）：供应筛窦。筛前动脉发出分支穿越盲孔至大脑镰,供应双侧鼻腔顶部,并发出分支穿过筛板到达前颅底硬膜。因此,其供血区毗邻蝶腭动脉（颌内动脉的分支）及脑膜中动脉前部供血区。这些吻合经筛动脉构成了颈外动脉–眼动脉–颈内动脉连接的潜在路径。罕见的情况下,额极动脉（大脑前动脉的分支）经穿软膜支供应大脑镰前部,由此创建一个额外的颈外动脉–颈内动脉连接。

7.4.3 海绵窦（鞍旁）吻合

在鞍旁区域, 下外侧干及脑膜垂体干（MHT）发自颈内动脉（见第 2 章的图 2.1）。其分支与颌内动脉、咽升动脉的分支吻合。下外侧干的后支与脑膜垂体干的硬膜分支

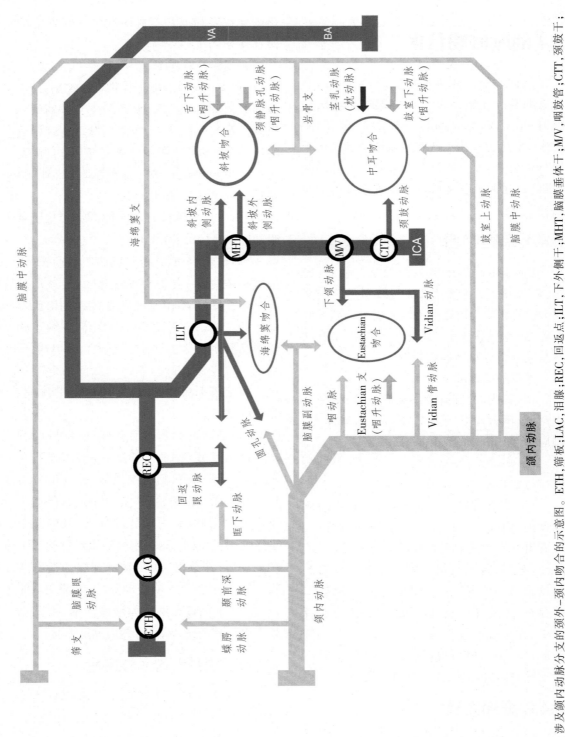

图 7.2 涉及颌内动脉分支的颈外–颈内吻合的示意图。ETH, 筛板；LAC, 泪腺；REC, 回返点；ILT, 下外侧干；MHT, 脑膜垂体干；M/V, 咽鼓管；CTT, 颈鼓干；ICA, 颈内动脉；VA, 椎动脉；BA, 基底动脉。（Published with kind permission of © Henry Byrne, 2017. ）

关系密切。下外侧干是理解存在于海绵窦区的实际与潜在吻合的关键。

涉及的动脉如下。

(1)下外侧干的前支:与回返眼动脉(眼动脉的分支)、圆孔动脉(颌内动脉的分支)、脑膜副动脉(颌内动脉的分支)构成吻合。脑膜副动脉可直接汇入下外侧干的后支。当颈内动脉在下外侧干近端闭塞时,与圆孔动脉的吻合是一个常见的侧支代偿路径。

(2)下外侧干的后支:与脑膜中动脉的海绵窦支吻合,发出破裂孔回返动脉。破裂孔回返动脉通常发自下外侧干,但也可发自脑膜垂体干,与破裂孔周围的垂体上动脉(咽升动脉的分支)吻合。

7.5 后侧颈外动脉:连接

咽升动脉的中央位置是理解其颅底供血及该区域供血边界的关键。颈外动脉的后组分支涉及咽升动脉、耳后动脉与枕动脉,其供血范围互相毗邻,比与椎动脉和上位椎动脉的供血区域毗邻。本部分在描述颈外动脉分支的分布与连接时,将前组、后组进行了主观划分,包括供应头皮的颞浅动脉后支及供应脑神经与硬脑膜的脑膜中动脉后支。

7.5.1 颅后部吻合支

该系统主要是咽升动脉、枕动脉及包含颈部锁骨下动脉与椎动脉颈支的供血区。因此,颈外–颈内的连接同时涉及颈内动脉与椎动脉;后者的连接将在下面的章节中进行深入详细的讨论。

1.咽升动脉(APA)

前文已经强调了咽升动脉分支的解剖与关系对于理解头颅血管连接的重要性,参

与了非常广泛的颅底解剖区域的供血。其典型流向在颈部可分为两个主要分布,其余的分支则发自分支前主干(图 7.3)。

(1)前支:根支供应下咽部及颈部的椎前肌肉。主要分支是咽中动脉与咽上动脉,多数情况下与腭升动脉(面动脉的分支)构成吻合,较少为腭降动脉(颌内动脉的分支)、咽动脉(颌内动脉的分支)及脑膜副动脉(颌内动脉的分支)构成咽部吻合。

(2)肌脊髓动脉:发自主干或后支,直接与椎动脉的分支构成吻合,或在 C2 与 C3 水平经颈升动脉的分支构成吻合。颈外动脉的直接肌支或颈静脉孔动脉(罕见)可参与该吻合。

(3)后支或神经脑膜干:发出舌下动脉与颈静脉孔动脉,在本章中很重要;因为其供应上部脑神经、后颅窝硬膜,是颈外–颈内连接的潜在路径。

● 舌下动脉:供应第 XII 脑神经,发出脑膜支到达后颅窝脑膜与高位脊髓。脑膜支可包括脑膜后动脉及到达小脑镰的动脉,其与斜坡内侧动脉(颈内动脉的分支)吻合,参与斜坡吻合。椎前动脉(即降支)在 C1/C2 水平的齿状突动脉弓与椎动脉的 C3 分支吻合。

● 颈静脉孔动脉:供应硬膜及第 VI、第 IX、第 X、第 XI 脑神经。与斜坡外侧动脉(颈内动脉的分支)吻合,也参与斜坡吻合。脑膜供血区与舌下动脉及枕动脉、耳后动脉及脑膜中动脉的分支重叠。

(4)鼓室下动脉:作为咽升动脉主干的分支或其后支与茎乳动脉(枕动脉的分支)、鼓室上动脉(脑膜中动脉的分支)、鼓室前动脉(颌内动脉的分支)及发自颈鼓干(CTT)(颈内动脉的分支)的颈鼓动脉一并参与中耳吻合。

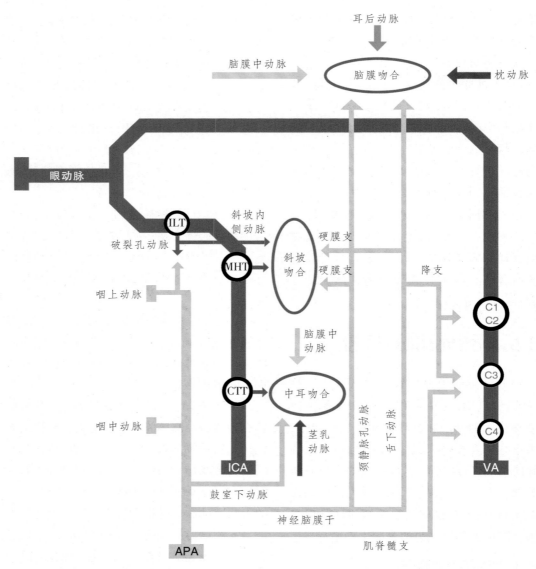

图 7.3　涉及咽升动脉分支的吻合。ILT，下外侧干；MHT，脑膜垂体干；CTT，颈鼓干；ICA，颈内动脉；APA，咽升动脉；VA 椎动脉。（Published with kind permission of © Henry Byrne, 2017. All rights reserved）

2.枕动脉(OA)

枕动脉是头颅后部的主要动脉(图 7.6)。供血区包括颅内、脊髓与颅外。其分支供应头皮、部分枕骨与颞骨、颅内硬膜、第Ⅶ脑神经、上位颈部肌肉及脊神经，供血区包含咽升动脉、椎动脉、脑膜中动脉、颞浅动脉、耳后动脉及对侧枕动脉。这些动脉的分支相互吻合，并与颈髓深动脉、小脑前下动脉(AICA)(椎动脉的分支)构成吻合。

其肌支及穿乳突颅内支的近端部分常被认为是颈外-颈内吻合特别危险的位置，连接枕动脉与椎动脉、脊髓动脉与颈内动脉。其在椎动脉闭塞事件中是潜在的侧支代偿路径。

其分支如下。

(1)茎乳动脉:供应第Ⅶ脑神经,并参与中耳吻合。其可发自枕动脉或耳后动脉。

(2)肌支:参与C1-C4的椎动脉肌支、咽升动脉的肌脊髓支及颈髓深动脉的高位颈髓吻合。其也参与齿状突动脉弓与舌下动脉(咽升动脉的分支)、椎动脉的吻合,在C1与C2发出脊髓根支,与椎动脉的脊髓支构成吻合(见下文)。

(3)乳突穿动脉:通常是单个大分支,经乳突孔入颅,参与环绕颈静脉孔的颈静脉孔动脉(咽升动脉的分支)、内听道内弓下血管弓的小脑前下动脉(椎动脉的分支)的吻合。其与邻近的脑膜后动脉(椎动脉、枕动脉、小脑后下动脉的分支)、小脑镰动脉(椎动脉、枕动脉或小脑后下动脉的分支)的硬膜动脉供血区吻合。也可有多根更小的分支穿入乳突骨质供应硬膜。

(4)终末皮支:与颞浅动脉、耳后动脉及对侧枕动脉的分支吻合。头皮供血区边界不固定,其范围与邻近结构相互重叠。

3.耳后动脉(PA)

其是一个主要的头皮血管,供血区位于枕动脉与颞浅动脉的供血区之间。与枕动脉一起供应胸锁乳突肌的肌支,但对连接吻合来说并不重要。血管内手术时,参与潜在危险吻合的部位如下。

(1)茎乳动脉:发自耳后动脉者比发自枕动脉者略常见。其参与脑膜中动脉岩骨支、鼓室下动脉(咽升动脉的分支)、鼓室前动脉(颌内动脉的分支)、颈鼓动脉(颈鼓干的分支)构成的中耳吻合。

(2)与枕动脉及颞浅动脉的皮肤吻合:

在头皮,枕动脉的外侧支与耳后动脉的远端支之间有广泛吻合。这些血管的供血区与颞浅动脉的耳前支相关并相互平衡。枕动脉与耳后动脉联系紧密,可共干发自颈外动脉。

(3)颞浅动脉:供应前部头皮的皮肤与浅部肌肉,包绕耳后动脉与枕动脉的供血区。其是一个潜在的吻合与侧支代偿部位。

7.6 后颅底吻合区

颅底有两个主要的后部吻合区,涉及颈外动脉的后组分支,是潜在的颈外–颈内吻合点,包括斜坡与中耳的吻合。后组颈外动脉分支间的其他连接出现在头颅后部的硬膜与头皮。这些将在接下来的章节中叙述。

7.6.1 斜坡吻合(图7.4)

一系列出现在斜坡上方的硬膜动脉吻合反映出其位于颅底中央的位置。这些吻合连接鞍旁区域的动脉(颈内动脉与颈外动脉的分支)与从舌下神经孔、颈静脉孔及枕骨大孔(咽升动脉与椎动脉的分支)入颅的动脉。

涉及的动脉如下。

1.脑膜垂体干(MHT)

其是颈内动脉海绵窦段近端发出的一个干状血管。垂体后下动脉(PIHA)供应垂体,并供应小脑幕(小脑幕缘动脉与小脑幕基底动脉)、覆盖斜坡的硬膜及后颅窝的岩骨边缘。涉及斜坡吻合的分支如下。

(1)小脑幕基底动脉:供应小脑幕硬膜。其沿岩骨附件走行,环绕岩鳞动脉(脑膜中动脉的分支)的供血区。

(2)斜坡外侧动脉:下内侧支在颈静脉窝与颈静脉孔动脉(咽升动脉的分支)构成

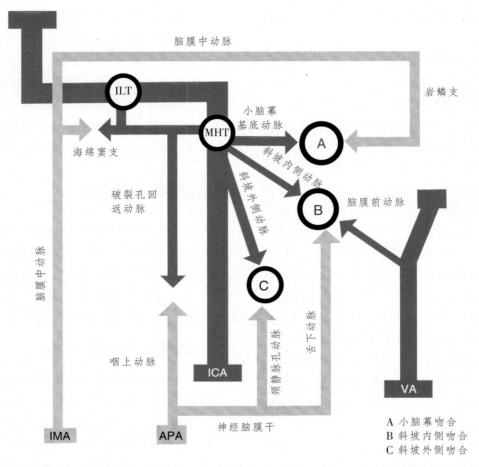

图 7.4 斜坡吻合。ILT,下外侧干;MHT,脑膜垂体干;IMA,颌内动脉;APA,咽升动脉;ICA,颈内动脉;VA,椎动脉。(Published with kind permission of © Henry Byrne, 2017. All rights reserved)

吻合。

（3）斜坡内侧动脉:通常发自垂体后下动脉,而非直接发自脑膜垂体干。供血区位于斜坡外侧动脉内侧,有时被称为脑膜背动脉。其沿斜坡下降,与舌下动脉(咽升动脉的分支)的斜坡支、小的脑膜前动脉(椎动脉的分支)的分支吻合。进行咽升动脉栓塞时,其是一个应该引起重视的特别危险的颈外–颈内路径。

2.脑膜前动脉

其供应斜坡下方,也参与构成齿状突动

脉弓的吻合。

3.脑膜中动脉的岩鳞支及岩骨支

其穿过棘孔后迅速发出,供应颞中窝内侧及岩骨尖的硬膜。供血区包绕小脑幕基底动脉的供血区,可延伸至斜坡边缘。

4.舌下动脉与颈静脉孔动脉(咽升动脉的分支)已如前述。

7.6.2 中耳吻合(图 7.5)

内耳由颈内动脉的颅内段分支、颌内动脉、咽升动脉及枕动脉供血。中耳腔内的吻

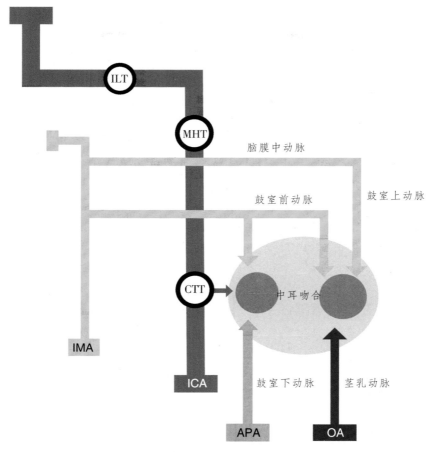

图 7.5　中耳吻合。ILT,下外侧干;MHT,脑膜垂体干;CTT,颈鼓干;IMA,颌内动脉;ICA,颈内动脉;APA,咽升动脉;OA,枕动脉。(Published with kind permission of ⓒ Henry Byrne, 2017. All rights reserved)

合是联系颌内动脉、颈内动脉及远端颈外动脉分支的潜在代偿路径,紧随面神经(第Ⅶ脑神经)的动脉弓将茎乳动脉(枕动脉或耳后动脉的分支)与鼓室前动脉(颌内动脉的分支)、鼓室上动脉(脑膜中动脉的分支)联系起来。鼓室上动脉与鼓室下动脉(咽升动脉的分支)吻合,鼓室下动脉也与肋颈干的分支构成吻合。

涉及的动脉如下。

(1)茎乳动脉:可发自枕动脉或耳后动脉,并经茎乳孔进入中耳,与节后第Ⅶ脑神经并行。

(2)鼓室上动脉:发自中颅底脑膜中动脉的岩骨支。与岩浅大神经一并进入鼓室腔,供应第Ⅶ脑神经的膝状神经节,与茎乳动脉构成吻合。

(3)鼓室前动脉:发自颌内动脉的第一节段,从起源点向后走行,与鼓索(唾液腺的副交感神经系统)一并穿过岩鼓裂进入内耳腔。与围绕第Ⅶ脑神经的茎乳动脉及颈鼓动脉(肋颈干的分支)构成吻合。

(4)鼓室下动脉:咽升动脉的分支,经下

鼓室小管与 Jacobson 神经(第Ⅸ脑神经的鼓室支)伴行从下方进入中耳,形成分支与鼓室上动脉的分支(脑膜中动脉的分支)及发自肋颈干的分支(颈内动脉的分支)构成吻合。肋颈干位于颈内动脉升部与水平部交界处,即破裂孔近端;其形成的颈鼓动脉可以小分支形式存在。虽然其向后方走行进入中耳,但按照笔者经验,在造影上不可见。

(5)迷路动脉:基底动脉或小脑前下动脉的分支,供应内听道,参与弓下硬膜吻合。其通常不参与鼓室腔的吻合;迷路动脉分支间的侧支血流与鼓室腔的动脉血供前文已经叙述。

7.7 颅颈交界与颈髓吻合区

该部位在胚胎发育时源于围绕神经管头侧的体节,推测颅颈交界区的颈外动脉分支、椎动脉及上位颈髓动脉间存在吻合,出现在上位颈髓与头颅后部,涉及枕动脉、咽升动脉、椎基底动脉系统及颈髓动脉。在构成这些潜在的危险颈外–颈内吻合的血管中,枕动脉是最常见的颈外动脉分支(图 7.6);其远端分支构成头颅后部的头皮动脉间吻合,即与耳后动脉吻合并跨越中线。前面已经提到了这些颅外吻合。

这些吻合见下文。

7.7.1 齿状突动脉弓

其是一个位于 C1/C2 水平的上位颈椎管前方的硬膜吻合。咽升动脉作为 C3 体节发育的一部分,该原始结构应该是舌下动脉的一个降支(咽升动脉的分支),与 C3 脊髓动脉吻合(椎动脉的分支)(第 2 章,图 2.9)。一系列椎前分支动脉在与 C3 脊髓动脉的升支构成吻合前,围绕齿状突形成一个血管弓

(见下)。C1 与 C2 脊髓动脉(椎动脉的分支)及枕动脉的肌支也参与该系统,因此在 C1 与 C2 处形成了一个椎动脉、枕动脉与咽升动脉间的连接。齿状突动脉弓这一术语大致可以描述这些吻合(第 2 章,图 2.4)。

7.7.2 C3 与 C4 吻合

在 C3 水平,舌下动脉的降支及咽升动脉的肌脊髓支与 C3 脊髓动脉吻合。该吻合包括颈髓深动脉的根支(肋颈干的分支)及枕动脉的肌降支。枕动脉的肌支可在 C1-C4 间的任何水平与颈髓深动脉吻合。若颈总动脉闭塞,则成为一个潜在的向颈外动脉后部(横窦后)代偿的路径。颈升动脉与肌脊髓动脉(咽升动脉的分支)供应 C4 区域。因此,这也成为从锁骨下动脉由脊髓前方(横窦前)向颈外动脉的一个潜在代偿路径。

7.7.3 后颅窝硬膜吻合

与斜坡关系不大的后颅窝硬膜供血来源于颈静脉孔动脉的分支(咽升动脉的分支)、枕动脉的乳突穿支、脑膜中动脉的岩骨支、弓状下动脉(小脑前下动脉的分支)、脑膜后动脉(椎动脉、枕动脉或舌下动脉的分支)及小脑镰的动脉(椎动脉、枕动脉或小脑后下动脉的分支)。这些动脉的硬膜供血区交界处为吻合点,构成了颈外动脉与椎动脉分支间的连接。在栓塞由咽升动脉或枕动脉供血的颅外病灶时成为特殊的危险连接。

7.8 脑神经的动脉血供

在颈外动脉分支栓塞时定义为具有风险的组织中,明确包含脑神经。其血供应单独考虑,以便在计划手术时能有一个参考,鼓励手术医生超越动脉灌注区的概念来进

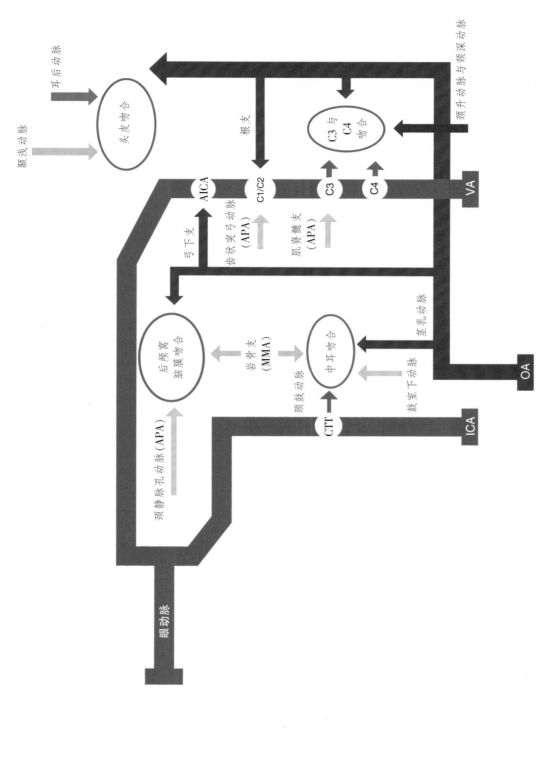

图 7.6 涉及枕动脉分支的吻合。AICA，小脑前下动脉；CTT，颈鼓干；ICA，颈内动脉；OA，枕动脉；VA，椎动脉。（Published with kind permission of © Henry Byrne, 2017. All rights reserved）

行思考(表7.1)。

在实际栓塞时,最容易受损的脑神经是视神经、动眼神经、面神经与后组脑神经(第Ⅸ、Ⅹ、Ⅺ脑神经)[5]。脑神经的动脉血供已如上所述。因此,在脑膜中动脉与咽升动脉进行栓塞更可能引起脑神经麻痹,因为颗粒或液态栓塞剂的异位栓塞比面动脉中更容易发生。正丁基氰丙烯酸盐(NBCA)长期以来被认为可增加脑神经损伤的风险,因为其相对较低的黏性加上压力注射(即导管楔入技术)更容易弥散入细小的神经滋养血管中。但在黏度更高的液态栓塞剂中并不一定发生,如醋酸纤维素聚合物。与之相似,非常小的颗粒比较大的颗粒(即>150μm)更容易进入小血管,因此并不推荐用于可能供应脑神经的动脉。

表7.1　脑神经及其动脉血供

脑神经	主要来源	分支动脉	亚分支
Ⅰ	ICA	ACA	
Ⅱ	ICA	OphA	
Ⅲ	BA/ICA/ECA	MHT/ILT/ OphA/IMA	小脑上动脉
			丘脑穿动脉
			小脑幕缘动脉
			脑膜副动脉
Ⅳ	BA/ICA/ECA	ILT/MHT	小脑幕缘动脉
Ⅴ	BA/ICA/ECA	ILT/MHT/APA/IMA	脑膜中动脉(神经节)
			咽升动脉颈支(神经节)
			圆孔动脉(V2)
			眶下动脉(V2)
			脑膜副动脉(V3)
			下牙槽动脉(V3)
Ⅵ	BA/ICA/ECA	ILT/MHT/APA	脑膜副动脉
			颈静脉孔支
Ⅶ	BA/ECA	PA 或 OA/APA/IMA	脑膜中动脉(岩骨支)
			鼓室下动脉
			茎乳动脉
Ⅷ	BA/ECA	AICA	内听动脉
Ⅸ	ECA	APA	颈静脉孔支
Ⅹ	ECA	APA	颈静脉孔支
Ⅺ	ECA	APA	颈静脉孔支(头颅部)
			延髓脊髓支(脊髓部)
			C3脊髓支(脊髓部)
Ⅻ	ECA	APA/IMA	舌下支
			舌动脉

注:ICA,颈内动脉;ACA,大脑前动脉;OphA,眼动脉;BA,基底动脉;MHT,脑膜垂体干;ECA,颈外动脉;ILT,下外侧干;APA,咽升动脉;IMA,颌内动脉;OA,枕动脉;MMA,脑膜中动脉;AICA,小脑前下动脉。

最后值得强调的是,将导管放置到尽量远离具有潜在危险的动脉分支是个简单的预防措施,如脑膜中动脉的岩骨支就发自距棘孔 2~5mm 处。手术医生接受过标准解剖知识的训练,就能据此制订栓塞计划。本章节没有覆盖已叙述过的标准解剖变异,这些变异常能追溯到头颅血管的胚胎发育。血管内手术医生应始终考虑到这些潜在的变异,在制订治疗计划、研究血管影像时进行仔细寻找。

参考文献

1. Richter RH. Collateral between external carotid artery in cases of thrombosis of internal carotid artery. Acta Radiol. 1952;40:108–12.
2. Palmer JF. The works of John Hunter, FRS with notes, vol. 1. London: Longman; 1835. p. 543–51.
3. Selverstone B, White JC. A new technique for gradual occlusion of the carotid artery. Acta Neurol Psychiatry. 1951;66:246.
4. Russell EJ. Functional angiography of the head and neck. AJNR Am J Neuroradiol. 1986;7:927–36.
5. Geibprasert SL, Pongpech S, Armstrong D, Krings T. Dangerous extracranial-intracranial anastomoses and supply to the cranial nerves: vessels the neurointerventionalist needs to know. AJNR Am J Neuroradiol. 2009;30(8):1459–68.

拓展阅读推荐

Borden NM. 3D angiographic atlas of neurovascular anatomy and pathology. Cambridge/New York: Cambridge University Press; 2007.
Byrne JV, editor. A textbook of interventional neuroradiology. Oxford/New York: Oxford University Press; 2002.
Harrigan RR, Deveikis JP. Handbook of cerebrovascular disease and neurointerventional techniques. 2nd ed. New York/Heidelberg/Dordrecht/London: Humana Press; 2013.
Lasjaunias P, Berenstein A, ter Brugge KG. Surgical neuroangiography, vol. 1. 2nd ed. Berlin/New York: Springer; 2001.
Morris P. Practical angiography. Wiliams & Wilkins: Baltimore; 1997.

第 8 章
动脉瘤

引言

颅内动脉瘤的治疗仍然是血管内神经外科最大的挑战。在过去的 20 年间,颅内动脉瘤的治疗已经成为大部分机构的主要研究内容。通过诱导瘤腔内血栓形成来预防动脉瘤生长和破裂的概念虽然简单,但实际上却极其复杂。此课题范围在牛津课程中涵盖了两个专题:第一,讨论病因学、组织病理学和流行病学;第二,概括了临床症状、体征和治疗。两部分合并于本章中。

颅内动脉瘤在自然界动物中非常少见,可以认为是人类发展中的进化瑕疵。位于脑脊液中的大脑接受来自需要跨越蛛网膜下隙的血管供血。在这样特殊环境中,动脉瘤的发生可能是由于缺少周围软组织的支撑,以及相对较薄的血管壁受到大脑高血流量的动力学冲击引起的。相比其他哺乳动物,人类的长寿就将动脉瘤在 Willis 动脉环处形成的这种责任机制放大了。这种理论暗示了只要生存时间足够长,我们都可能发生动脉瘤。但显然情况并非如此,因此问题在于为什么有些人发生动脉瘤,有些人却没有。

我们对动脉瘤自然史的了解是不完整的,但是我们知道确实有一部分动脉瘤不会发生破裂出血。因此,我们需要向人们提供合理的建议,存在动脉瘤还是有发生动脉瘤破裂的风险,以及动脉瘤破裂致死致残的事实。我们同样需要记住个体可能会有多发动脉瘤,并且需要在无症状动脉瘤中区别症状性动脉瘤。无症状动脉瘤可能是单发的,也可与其他动脉瘤共存,比如偶然发现。令人困惑的是,这个名词有时被用于在对非相关疾病或症状进行检查过程中"碰巧"发现的动脉瘤,在这种情况下,我建议用"偶然"伴随动脉瘤这个名词。

然而,大多数颅内动脉瘤是自发出血之后被诊断的,少部分患者是由于局部神经结构受压、夹层引起症状或者伴随其他疾病而被诊断的。本章最后一部分描述临床表现特征和其在前两种情况下的后果,也就是破裂动脉瘤和症状性未破裂动脉瘤,以及干预的选择过程。本部分并不关注干预,而仅描述血管内治疗的适应证和疗效。像并发症、抗凝预防等课题将在其他章节中描述。读者可能会在阅读中感到强调太多背景理论,而较少强调栓塞中的实践要点。这是因为,我认为学生在传统外科方法中学习实践技术才是最好的,就像一个学徒跟随一个经验丰富的治疗师学习。本书旨在提供理论,因为战斗胜利之前要尽可能多地了解你的敌人,成功治疗之前要尽可能多的学习疾病的机制。

8.1 动脉瘤：定义和描述

动脉瘤被定义为血管壁或者心脏壁上的持续向外膨出。在本书中，我们仅讨论颅内动脉瘤。主要描述其形态、大小、位置以及病因学。

动脉瘤这个词来自希腊语的"aneurysma"。这是一个合成词，由"ana"意思为跨过和"eurys"意思为宽大组合而成。可能首次被 Galen 用于描述粗大的血管[1]。

8.1.1 颅内动脉瘤历史

脑卒中的描述可于古代的医学或者非医学著作中发现，比如突然的意识丧失，是被 Walton 广泛描述的课题[1]。他将首次描述颅内动脉瘤归于 Morgagni 在 1761 出版的 *De sedibus et causis morborum per anatomen indagatis*[2]。然而，Bull[3]总结认为 Morgagni 推测而非总结性地展示颅内动脉瘤的存在，并且整个 18 世纪仅有两例颅内动脉瘤的尸检记录。Biumi 在 1765 年[4]描述了第一例因颅内海绵窦动脉瘤破裂导致死亡的女性病例。第二例是由 John Hunter 在 1792 年对一名 65 岁女性进行的尸检，他发现双侧颈内动脉鞍旁动脉瘤。Blane 在 1800 年报道了这例尸检情况[5]。

第一个脑卒中的病例是由 Blackhall 在 1813 年[6]报道的，尸检显示脑卒中是由一颅内动脉瘤破裂所致。在 19 世纪有一些临床病理报道，但是我们现在认识为动脉瘤性蛛网膜下隙出血（SAH）的综合征直到 20 世纪才在 Collier 和 Symonds 的论文中被定义，分别是 1922 年[7]和 1924 年[8]。由 Egas Moniz 在 1927 年引入的血管造影技术使得可以活体诊断颅内动脉瘤，为直接治疗的发展铺平了道路[9]。1937 年首次进行神经外科夹闭，并且由此开始将患者的医疗管理由内科医生负责转变为外科医生负责[10]。

8.1.2 形态

对于动脉瘤的一个经典描述是"浆果"动脉瘤。这单纯是描述性的，由 Collier[11]创造，称其为"浆果样"。使用此名词的唯一优势是不以病因学为前提，不像其他名词如先天的、霉菌性和"假的"。对于动脉瘤的描述，现在认为最好是只使用两个形态学术语：囊性动脉瘤（只有一个入口）和梭形动脉瘤（有两个独立的入口）。其他基于形态学的描述名词，如分叶的、手工面包型、子瘤型、墨菲的乳头型等，最好避免出现，除非在同事之间都知道准确的意义。有些例外的名字用于一些基于形态的所谓非典型动脉瘤，如一些有特殊含义的像血泡样、匐行的以及蜿蜒蛇形的。

对根据动脉瘤的形态来区分破裂动脉瘤做了一些尝试。由于引入了 3D 成像技术、改进的图像分割技术以及计算流体力学技术，因此能够帮助医生更加熟练地分析每个动脉瘤的形态。然而，很难回顾性地区分比较破裂与未破裂的动脉瘤形态。与破裂相关的参数如下。

（1）瘤颈比：由瘤颈到瘤顶的距离除以瘤颈最大宽度（如囊体长度/最大瘤颈宽）计算而得。比值越大，瘤囊体就越长，那么就越可能是破裂动脉瘤。Ujiie 等描述了这个参数并表示该参数大于 1.6 是破裂动脉瘤的特征[12]。他们的研究结果表明，此参数能够辨别瘤顶区域血流缓慢的动脉瘤，也支持了关于蛋白水解酶的理论（如金属蛋白酶和弹性蛋白酶），也就是中性粒细胞产生防止血栓形成的蛋白水解酶,从而削弱了动脉瘤壁并促使其破裂[13]。

(2)体面比:由动脉瘤体积除以瘤颈面积或开口面积计算而得。有报道认为,此参数比瘤颈比更能反映动脉瘤的破裂风险[14]。此参数同样与血流在瘤腔内减慢或滞留导致破裂有关。

(3)瘤管比:由最大瘤体长度除以载瘤动脉直径,是较新的参数,同样被认为与动脉瘤破裂有关,特别是对于小动脉瘤[15]。

8.1.2.1 大小

动脉瘤的大小预示着其可能的结局以及治疗选择。一些基于大小的传统分类动脉瘤方法也对其进行了描述。最常用的是基于最大径的三分法:小动脉瘤(<10mm),大动脉瘤(10~25mm)和巨大动脉瘤(>25mm)。

另一种是五分法:微小动脉瘤(<2mm),小动脉瘤(2~6mm),中动脉瘤(6~12mm),大动脉瘤(12~25mm)以及巨大动脉瘤(>25mm)[16],有的研究者还增加了一个超级巨大动脉瘤的分类(>35mm)。

三分法是基于神经外科的经验,但是如果我为介入治疗设计一个分类,将是微小动脉瘤(<4mm),小动脉瘤(4~10mm),大动脉瘤(10~20mm)以及巨大动脉瘤(>20mm),因为这些动脉瘤的大小代表着介入治疗的不同挑战。比如,一个微小动脉瘤和一个直径10mm的动脉瘤在弹簧圈的选择以及栓塞策略上有很大区别。另一个动脉瘤最大径的常用阈值是7mm,用于 ISUIA 未破裂动脉瘤观察研究中定义为小动脉瘤的阈值(见后)[17]。

其他的一些动脉瘤参数用于栓塞术前的评估,介绍如下。

(1)瘤颈宽度:4mm 被用来定义囊状动脉瘤瘤颈的宽或窄,主要是评估栓塞后的复发概率[18]。大于 4mm 瘤颈的动脉瘤很难使弹簧圈稳定,因此,此阈值影响着介入栓塞治疗的复杂性和可靠性。

(2)体颈宽度比:此参数同样被用于评估栓塞治疗的困难程度(瘤体最大宽度/瘤颈最大宽度)。如果比值等于 1.0 或者更小,那动脉瘤的形态就像无蒂的,因而很难稳定住弹簧圈。如果大于 1.0,也就是瘤体大于瘤颈,更适于栓塞。

(3)瘤颈近端及远端的载瘤动脉大小,以及周围分支大小等都与介入治疗释放支架或血流导向装置有关。使用血流导向装置或者其他植入物需要对瘤颈和瘤体进行仔细测量,三维影像成为评估大小以及术前栓塞计划的重要组成部分。

8.1.3 位置

颅内动脉瘤主要发生在颅底脑血管的分叉部位;超过 90% 的动脉瘤位于其中常见的 14 个位置,而且绝大部分(85%)位于前循环的动脉上。有一种特殊情况有别于生长在分叉部位的动脉瘤,被称为血泡样动脉瘤(见下文)。

从文献中确定特定部位动脉瘤的发生率比较困难,因为研究报道源于患者入组搜集的不同方式。比如,在基底动脉顶端部位存在选择偏倚,通常外科报道的病例较少,而介入治疗的队列报道较多。前交通动脉复合体是破裂动脉瘤最常见部位,而大脑中动脉是伴随发现的未破裂动脉瘤最常见部位(表 8.1)。

动脉瘤的位置决定了其可能导致的压迫症状、破裂的后果,并对选择治疗的方式有重要影响。其同样预示了特殊动脉瘤的病因学,因为少见的动脉瘤发生位置应该警惕不常见的致病原因。叙述如下。

表 8.1　大样本队列报道的动脉瘤起始部位发生率

| | Coop.队列 | 国际合作研究队列 | 尸检队列 | 社区研究队列 $n = 2555$[22] | | |
| | | | | RA | URA | 总计 |
	$n = 2672$[19]	$n = 3524$[20]	$n = 205$[21]	$n = 1237$	$n = 1318$	$n = 2555$
ACA	895(33%)	1374(39%)	46(46%)	445(36%)	239(18%)	684(27%)
ICA	1104(41%)	1051(30%)	13(13%)	269(22%)	313(24%)	582(23%)
MCA	529(20%)	786(22%)	33(33%)	404(33%)	651(49%)	1055(41%)
V/B	144(6%)	266(7.5%)	8(8%)	102(8%)	93(7%)	195(7%)

研究主要有 2 个外科治疗队列[Co-operative Study(Coop. study)[19]和国际合作研究(Int. Coop. study)[20]],一个蛛网膜下隙出血后患者尸检队列[21]和一个社区研究队列[22]。

注:RA,破裂动脉瘤;URA,未破裂动脉瘤;ACA,大脑前动脉;ICA,颈内动脉;MCA,大脑中动脉;V/B,椎基底动脉。

(1)远端动脉瘤最常见于感染(定义为 Willis 环至少一个分支点以外的动脉瘤)。

(2)朝向内侧的颈内动脉海绵窦段动脉瘤可能源于鼻旁窦手术或者垂体瘤手术导致的动脉损伤。

(3)颈内动脉岩骨段动脉瘤多源于颅底骨折。

(4)硬膜内颈内动脉的上表面是血泡样动脉瘤的典型发生部位。

(5)远端椎动脉梭形动脉瘤的发生最可能是因为动脉夹层。

(6)放射性动脉瘤发生于以往接受放射治疗区域内的动脉上,比如颈部肿瘤放疗后的颈动脉。

8.1.4 未破裂动脉瘤

破裂动脉瘤和未破裂动脉瘤在治疗上是有根本区别的。大部分动脉瘤是在蛛网膜下隙出血后诊断的。未破裂动脉瘤(URA)是由于症状出现或者其他原因检查时发现诊断的。

未破裂动脉瘤的发现可分为以下几种情况。

(1)无症状偶然发现。在对不相关情况进行检查时发现的,如体检偶然发现。

(2)症状性。患者存在症状,如头痛、癫痫、耳鸣、眩晕、晕厥以及失忆等。

(3)无症状伴随性。对于多发动脉瘤患者,当症状性的动脉瘤(通常为破裂)诊断时发现的其他无症状动脉瘤。

19%~25%的蛛网膜下隙出血患者中能够发现多发动脉瘤[23]。当研究未破裂动脉瘤时,明确在观察性研究中纳入蛛网膜下隙出血患者的伴随动脉瘤是很有价值的。同样的原因,来自外科队列的偶然发现动脉瘤和症状性未破裂动脉瘤的数据往往偏向于可治疗的病变。

症状性和无症状性未破裂动脉瘤的相对发生率很难评估。1955—1980 年间在梅奥医学中心诊断为未破裂动脉瘤的 130 例患者中[24],给予造影检查的原因如下:缺血性脑血管症状 32%,头痛 15%,脑神经麻痹 10%,癫痫 8%,占位效应 5%以及其他动脉瘤非相关症状 30%。由动脉瘤引起的症状为 31/130 (约 24%),并且其中半数是由于脑神经受压。未破裂动脉瘤的发生率估计为 0.6%

$(0.1\%\sim2.9\%)^{[25,26]}$。

症状可能并不明确,起初检查的原因有时也忘记或者因动脉瘤的发现而变化了。表8.2试图表明其不确定性。症状通常基于动脉瘤的位置和大小,有时也有血栓栓塞等例外,理论上可以源于任何大小的动脉瘤,但是主要由大动脉瘤引起。脑缺血的症状的临床表现(通常为一过性)不与动脉瘤位置相关[27]。这种表现通常被认为会增加外科致残率[24]。

8.2 颅内动脉瘤的起因

什么原因导致颅内动脉瘤的发生?简单回答就是动脉壁上有薄弱点,管腔内与颅内周围的压力梯度造成血管壁扩张。大部分动脉瘤形成是由多种因素共同导致的,且发生位置以及如何发生取决于动脉壁的强度和局部血流动力学。根据目前动脉瘤病因学研究,影响动脉瘤发生、发展的因素有以下几点。

8.2.1 血流动力学因素

目前普遍一致的看法是,动脉瘤是血流动力学因素连同其他变性因素综合作用的结果。起初动脉壁的薄弱,加上血流动力学因素,如高壁面切应力、升高的血管壁压力、管壁震荡以及壁面切应力梯度变化导致了动脉瘤的发生和发展。现在采用计算机模型模拟动脉壁和动脉瘤发展的生物工程学来研究分析这些因素[28]。这些技术联合了形态特征、结构分析、计算流体动力学(CFD)以及动脉瘤发生模型来分析动脉瘤发生发展的过程[29]。

这些血流动力学因素如下。

- 分叉部顶端的不稳定脉动压力。

- 因动静脉瘘、非对称的 Willis 环以及动脉的变异(如永存三叉动脉、大脑前动脉共干),或者因为大动脉闭塞导致血管代偿供血等情况引起的载瘤动脉血流增加(图8.1)。

- 系统性高血压。系统性高血压和动脉瘤性蛛网膜下隙出血的关系在亚太合作队列研究中就有评估[30]。此研究表明,存在系统动脉血压大于 140mmHg 的患者,其蛛网膜下隙出血的风险将加倍,详见下文。这种联系在增加了脑血流压力的情况下是显而易见的。主动脉弓缩窄患者中动脉瘤常见,其发生率据报道为 2.5%~10.6%,并且蛛网膜下隙出血的发生率增加。然而,有效的治疗能够降低这种风险,如果 20 岁之前进行治疗将可回归正常[31]。

8.2.2 结构因素

蛛网膜下隙的大动脉比颅外动脉更纤细。其管壁由以下三层组成。

(1)内膜,由内皮细胞层、基质层和内弹力层构成,并将其与中膜分开。

(2)中膜,包括弹力纤维网、平滑肌细胞和胶原纤维。其相对于颅外动脉要薄并且没有外弹力层。肌纤维环形和纵向排列。纵行纤维在分叉点分开形成"中层薄弱点"。

表 8.2 未破裂动脉瘤引起的症状

未破裂颅内动脉瘤的症状	百分比(%)
头痛/疼痛	10
脑神经麻痹	15
其他压迫症状(如视物不清、运动障碍或感觉缺失)	15
癫痫	5
脑梗死或缺血(如偏瘫、失语、偏盲或 TIA 发作)	10~30
其他	35~55

（3）外膜，是由螺旋形包绕动脉的胶原纤维构成的薄非细胞外鞘。胶原纤维提供了拉伸应力。除了刚进入蛛网膜下隙的很短的一段颈动脉和椎动脉，其余颅内动脉缺少滋养血管[32]。代谢的支持可能来源于脑脊液或者仅由于病理反应而形成的所谓滋养血管[33]。

与颅外动脉相比，这种结构差异使颅内动脉更加脆弱，更容易发展成动脉瘤，但是蛛网膜下隙的动脉都有这种情况。"中层缺陷"是由 Forbus[34]提出的，他提出的理论解释了在动脉分叉部位常出现动脉瘤的原因。然而，像大多数随后的研究者一样，他认为仍然需要其他额外初始因素，因为这些缺陷是普遍存在的。Stehbens[35]认为这些是显微征象，如分散的肌纤维交汇点实际上拥有相当的结构强度。

对动脉瘤发展非常重要的结构性因素是中层平滑肌细胞的凋亡、弹力纤维的缺失以及胶原纤维的生长和重塑。在动脉瘤形成过程中，中膜逐渐消失并仅仅遗留薄的内膜和外膜。多种导致血管平滑肌细胞凋亡的分子信号通路已被发现。尤其是对五种调控物质进行了介绍：单核细胞化学诱导蛋白 1（与慢性氨基化有关），肿瘤坏死因子 α（一种引起平滑肌细胞凋亡的细胞因子），NF-B（一种通过控制 DNA 转录来调控分子反应多样性的转录因子），一氧化氮和其衍生诱导合成的一氧化氮合酶（iNOS）（在动脉瘤中增高并且预示平滑肌凋亡）以及内皮素 1（一种在动脉瘤内高表达的收缩剂，与诱导凋亡有关）[36]。

老年人的血管由于弹力组织缺失影响着动脉壁结构，年老状态时血管壁对压力变化的反应性降低。动脉瘤壁主要由胶原蛋白组成，这可能反映了随着年龄增长弹性普遍降低且无法修复。这个过程可能包含动力学应力和结构壁重塑两种情况。慢性氨基化被认为是包括平滑肌细胞缺失在内的结构变化过程的可能触发因素。在未破裂动脉瘤壁中发现炎性因子[37]并认为是内皮（动力学）破

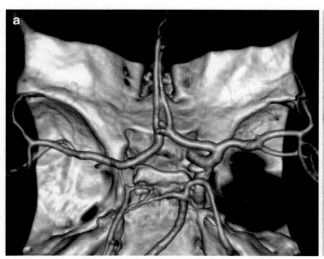
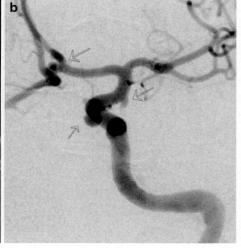

图 8.1　CTA 重建（a）和 DSA 影像（b）显示在右侧颈动脉自发血栓形成闭塞后 10 年发现的多发小的血流相关动脉瘤，分别位于前交通动脉和左侧颈内动脉（箭头所示）。注意大脑前动脉粗大的管径（A1 段）。

坏而触发某一反应的一部分。此过程导致平滑肌细胞从一个收缩表型到一个重塑前、炎症前合成表型的变化,并最终成为去分化表型[38]。这种理论以及老年和动脉硬化对结构弱化的作用仍然是研究的热点目标,并且在未来可能生产出预防性药物进行治疗。

8.2.3 基因因素

家族性动脉瘤发现于家族史呈阳性且没有明确遗传病的个体。7%~20%的动脉瘤患者存在家族史(如在一代或三代亲属存在动脉瘤),这些患者的蛛网膜下隙出血风险是正常人群的 3~7 倍。这类患者通常年纪较轻(高峰年龄在 30~40 岁)[37]。

有一些对家族动脉瘤人群的基因研究,但是没有发现一个单独的致病基因。然而,基因组研究发现一些增加动脉瘤风险的基因位点。2008 年一篇对 10 项研究的综述报道了 4 个不止一项研究发现的位点:1p34.3–p36.13,7q11,19q13.3 和 Xp22[38]。最近一项基于基因芯片表达的荟萃分析显示,5 项仅60 例动脉瘤的研究发现了 507 个基因发生异常表达。总结认为仍然需要更大样本量的研究[39]。即便如此,这些研究仍然发现最少有7 个基因在 3 项或更多的研究中发生异常表达。这些研究可能引领基因检测识别患者群。

一些遗传疾病被认为与动脉瘤的发生有关。一部分是与年龄相关的血管性疾病,另一部分是报道有动脉瘤但是相关性不清晰的疾病。

8.2.3.1 确定增加动脉瘤发生率的遗传性疾病

(1)常染色体显性遗传性多囊肾病(ADPKD):确定与颅内动脉瘤的发生有关系,主要受影响的是大型囊状动脉瘤,尽管

夹层和梭形动脉瘤也有报道。在 ADPKD 患者大型综述中,40%有确定的蛛网膜下隙出血或动脉瘤家族史。ADPKD 患者的蛛网膜下隙出血发生比无此病的患者更早,男性居多。25%尸检中发现动脉瘤,并且是 20%的患者的死亡原因[40]。

(2)Ehlers-Danlos 综合征:是一种常染色体显性结缔组织疾病,有 10 种亚型。Ⅳ型引起Ⅲ型胶原蛋白缺失以及血管壁异常,包括动脉瘤。它影响大、中型动脉,并且能够导致囊状和梭形动脉瘤。在颅内,它最常涉及的是海绵窦段颈内动脉,比起蛛网膜下隙出血,患者更易出现颈内动脉海绵窦瘘[41]。

(3)Loeys-Dietz 综合征:是一种常染色体显性结缔组织疾病,由 TGFBR1 或 TGF-BR2 基因(转化生长因子 β 受体 1 或 2)突变引起。那些大动脉上的迂曲血管和梭形动脉瘤是受其影响导致的(图 8.2)[42]。

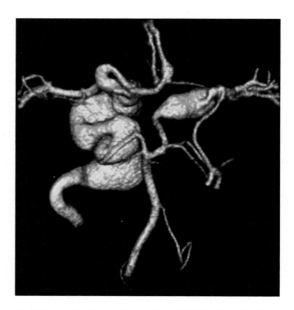

图 8.2 一位 Loeys-Dietz 综合征患者重建的 MRA 影像,显示双侧颈内动脉瘤。右侧颈内动脉显示一个巨大梭形动脉瘤,左侧颈内动脉因治疗一个更近端动脉瘤而闭塞,但左侧仍残留一个动脉瘤。

8.2.3.2 非确定增加动脉瘤发生率的遗传性疾病

（1）马方综合征：是一种常染色体显性遗传病，由细胞基质的蛋白成分 brillin-1 的基因编码突变所致。其影响形成大动脉夹层以及其他结缔组织异常，但仍不能确定患者颅内动脉瘤的发生率高于正常人群[43]。

（2）α_1 抗胰蛋白酶缺失：将导致血管疾病，包括动脉瘤、自发夹层和肌纤维发育不良。遗传上是常染色体显性遗传，受影响的基因位于 14 号染色体。杂合子和纯合子模式均牵连其中。

（3）肌纤维发育不良：是一种常染色体显性遗传病，将导致动脉壁纤维增厚和颈动脉狭窄[44]。有此情况的患者动脉瘤的发生率稍高（7%）[45]。

（4）神经纤维瘤病 1 型：是一种常染色体疾病，影响结缔组织，并被认为是引起颅内动脉瘤的原因，但没有确定发病风险。

（5）弹性纤维性假黄瘤：20 世纪 80 年代报道了其与动脉瘤有关[46]。在本书中被收录为原因之一。

（6）Rendu-Osler-Weber 和 Klippel Trenaunay-Weber 综合征：这些疾病的血管研究报道过颅内动脉瘤，但是两者关系不明确。

8.2.4 具体病因

（1）动脉粥样硬化：动脉粥样硬化影响动脉的内弹力层，降低其对血管内压力适应的能力。在动脉瘤壁内经常发现粥样硬化性斑块，但是这种疾病在非动脉瘤人群中同样常见，因此其作用仍然难以确定[36]。Kosierkiewicz 等[47]研究了动脉瘤中粥样硬化的变化。小动脉瘤显示有弥散性内膜增厚，主要包括增殖的平滑肌细胞伴随少量巨噬细胞和淋巴细

胞，而大动脉瘤显示伴随细胞浸润的进展性动脉粥样硬化，主要包括巨噬细胞和淋巴细胞。随着年龄增长动脉壁退化是其中一个因素（前文描述的），在老年人中年龄相关性退化和粥样硬化共同作用影响动脉粥样硬化的发生率[48]。

（2）感染：由感染引起的动脉瘤是由脓毒性栓子感染动脉内膜表面或者血管外的透壁性感染引起的。这种原因不能与在特发性动脉瘤中描述的慢性全身性变化混淆。

典型的感染性动脉瘤是由亚急性细菌性心内膜炎引起，在 5%~15% 的患者中发生。它们通常位于 Willis 环远端的小动脉上，约 20% 是多发（图 8.3）。脓毒性栓子聚集在这些小动脉，经常在分支点，并在这些点上引起动脉炎损伤动脉壁。这样的动脉瘤可能自愈或破裂。栓子引起血栓形成和闭塞，当动脉再通时动脉瘤就形成了。

另一个途径是动脉外壁感染影响外层表面并导致动脉瘤。这一机制引起的动脉瘤通常是因为邻近部位感染，如脑膜炎、鼻窦

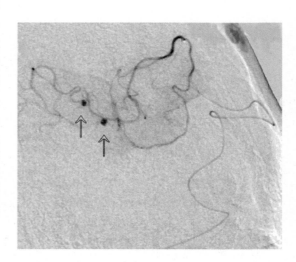

图 8.3 一位亚急性感染性心内膜炎的患者进行一根远端皮质动脉的超选 DSA 显示两个感染性动脉瘤。

炎或者感染性海绵窦血栓性静脉炎。因此常涉及大的近端动脉。

感染源通常是细菌：链球菌或葡萄球菌，但真菌或非细菌性动脉瘤也可以发生。后者可能发生在免疫系统受损的患者（例如艾滋病）或由于曲霉属真菌、念珠菌或藻菌目引起的真菌性鼻窦炎。其他已报道的传染性病原体还包括变形虫。

（3）外伤：创伤性动脉瘤患者中，75%的患者是因为闭合性颅脑损伤（合并颅骨骨折），15%是因为穿透性损伤，10%是因为手术（如开颅手术、经蝶窦手术或其他鼻旁窦手术）[49]。颅底骨折时，颈内动脉岩骨段和海绵窦段是最容易发生外伤性动脉瘤的部位。穿透性弹道伤害通常影响幕上的血管。动脉瘤的类型取决于血管壁损伤的程度。因此，严重的破坏可能导致梭形膨胀和（或）假性动脉瘤，且合并（至少在最初）有壁包裹的血肿（图8.4）。

（4）肿瘤性动脉瘤：这种罕见的动脉瘤通常是由于血管内肿瘤转移而不是由肿瘤侵入动脉壁引起。典型的原因是心脏黏液瘤，因为这种肿瘤通常涉及左心房且肿瘤栓子易转移到颅内动脉。最常见的部位是大脑中动脉的分叉部，形态上呈梭状或囊状，且为多发。转移性绒毛膜癌也可能侵入颅内动脉并导致动脉破裂或闭塞，或破坏内弹力层和中层而引起动脉瘤[50]。罕见情况下，由于颅底肿瘤局部侵袭到动脉壁而导致动脉瘤[51]。

（5）毒品滥用：已报道在安非他明等药物、海洛因和可卡因等滥用人群中动脉瘤和自发性颅内出血的发病率增加。静脉注射药物引起颅内动脉瘤很难找到一个具体的原

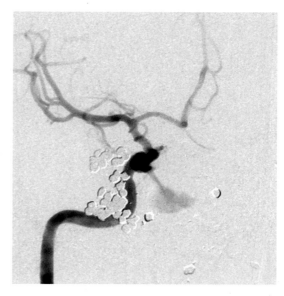

图 8.4　由枪伤引起的颈内动脉海绵窦段创伤性动脉瘤。图中可见枪伤的弹丸，并且能见到在蝶窦处有造影剂冲进创伤性动脉瘤。

因，除非个别人存在从左到右心的异常连接。使用作用于血管的药物而导致的短暂血压升高被认为会引起自发性出血，并导致动脉瘤的形成。

（6）放射治疗：辐射场中动脉发生动脉瘤是放射治疗的晚期并发症。电离辐射损伤了动脉壁，囊状和梭形动脉瘤是头颈部肿瘤治疗后肿瘤学一个长期的问题（图8.5）。

8.3 颅内动脉瘤的组织病理学

颅内动脉瘤的病理学描述相对较少，可能因为大多数动脉瘤夹闭后不进行病理学检查，而大部分数据来自尸体解剖后检查。动脉瘤的组织学表现取决于它们的大小和破裂状态。

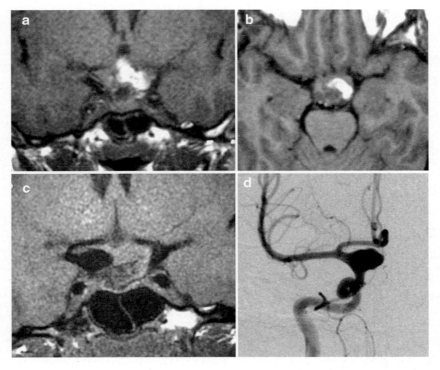

图 8.5　MRI 显示放射治疗前(a 和 b)以及 4 年后的垂体瘤(d 和 c)。右侧颈内动脉发展出一例宽颈放射相关动脉瘤。该段颈内动脉在放射治疗的区域内。

8.3.1 未破裂小动脉瘤的组织病理学

未破裂小动脉瘤壁通常较薄,主要由与载瘤动脉相连的非细胞动脉外膜构成。载瘤动脉中层末端的肌纤维在动脉瘤与载瘤血管结合处断裂,但内弹力层向动脉瘤腔内不规则地延伸。内皮延续于动脉瘤壁,但它往往有部分缺失并且只在小动脉瘤顶部延伸[52]。小动脉瘤的顶部包含成纤维细胞、一些弹性纤维和一个完整的内皮细胞层。这反映了它们的进展过程,即伴随着动脉壁弹性蛋白缺失和胶原蛋白结构重塑。

8.3.2 未破裂大或巨大动脉瘤的组织病理学

颅内动脉瘤的内部通常是光滑的,但是在较大的或者梭形的动脉瘤中,由于内膜增厚或血栓形成部位就变得不规则。不同厚度的动脉瘤壁可能包含成纤维细胞以及分层血栓。动脉瘤体或者顶部是不规则的,由含有少量细胞的胶原构成，且缺少内皮层。增厚的血管壁可能是某种修复反应,涉及局部的机械力(如壁面剪切应力作用于内皮细胞)，壁内出血或继发于动脉粥样硬化。表现为纤维组织分层、含铁血黄素修补以及胆固醇沉积。在大的和巨大的动脉瘤中常有钙化发生。这些变化可能是由于壁内损害或管腔内的血栓形成。后者的变化是由于大的瘤腔内血液循环缓慢。随后病理学结果便是动脉瘤壁由于分层的血栓而增厚,其中包含微血管和细胞,主要是巨噬细胞。新血管生成是全身反应和血管内血栓组织化的一部分。其通常是一过性的,当血栓纤维化完成后就消失了。在巨大动脉瘤壁上的微血管的发现被有些研究者错误地描述为"滋养血管"，可能反映了在这种情况下慢性血栓形成的本质。

8.3.3 破裂动脉瘤的组织病理学

急性出血破裂部位识别的可能征象是炎性细胞、红细胞以及巨噬细胞表现。破裂最常见的部位是瘤顶（57%~64%）、瘤体的一部分（17%~33%）以及很少出现的瘤颈区域（2%~10%）。造影中，在顶部及其附近呈现多分叶状或者乳头状是破裂证据。在此部位，瘤壁是缺失的并以急性血栓覆盖保护。接下来向瘤壁组织化的进程是血栓内纤维形成。Stehbens[53]描述这种情况为"假性"动脉瘤。他认为不管是由于少量漏血还是严重血肿导致的动脉瘤壁撕裂是形成壁内血栓最可能的原因。组织学检查发现壁内的巨噬细胞内含铁血黄素表明，无论是否破裂，瘤壁出血都是与生长相关的壁增厚过程的一部分。

8.3.4 梭形动脉瘤的组织病理学

其最常见的原因是大动脉的严重动脉粥样化，以及由于壁弹性缺失造成的膨胀扩大。动脉瘤壁的组织学检查显示为没有平滑肌层的纤维组织、破坏的弹性膜并伴有玻璃样变性、胆固醇沉积、炎症细胞浸润以及壁内出血[54]。管腔内的血栓形成是常见的。在年轻的成年人中，组织学证明内弹性板和中层肌肉层缺失，且没有退行性特征[300]。

8.3.5 夹层动脉瘤的组织病理学

动脉夹层的特点是循环血液渗透到动脉壁下层中，并且在动脉壁层间扩张。硬膜内的动脉夹层发生在深达内弹力层，而不是像硬膜外动脉夹层发生在中膜外。这可能与一种潜在的动脉疾病相关[55]。内膜撕裂可能作为一个皮瓣并闭塞血管真腔，或者发展为远端撕裂导致血液再次进入真腔。在组织学中，撕

裂通常涉及动脉的大部分范围。急性情况下，血栓发生在壁内，其上覆的内膜增厚并呈螺旋状（图 8.6）。如果动脉外膜渗透，则发生蛛网膜下隙出血。紧急情况下，这是一种特别不稳定的状态，如果患者有幸存活，受损伤的动脉部分可能扩张形成梭形动脉瘤[56]。

8.3.6 水泡动脉瘤的组织病理学

术语中水泡或血泡样动脉瘤用于描述发生在硬膜内大动脉无分支主干上的小型动脉瘤，因为在手术中它们看起来像一个水泡而得名[57]。其壁很薄，手术中极脆弱，而且可能在几天内长大，表明了它们是由夹层和（或）壁内出血引起（图 8.7）。少有的几项组织学检查发现，其缺乏内弹性层和平滑肌，仅有一个由外膜和纤维组织组成的壁，没有夹层变化的表现[58]。因为大多数诊断在蛛网膜下隙出血后，Abe 等提出是邻近蛛网膜下隙血凝块的影响而快速导致的[59]。

8.4 颅内动脉瘤的流行病学

颅内动脉瘤的自然病史对神经放射介入医生非常重要，因为他们必须对发现动脉瘤的无症状患者提出建议，不论是因为无关原因发现的还是因另一个症状性动脉瘤伴随发现的动脉瘤。这种情况下的关键问题是未来这种无症状动脉瘤的破裂或者导致症状的风险。在人口和公共卫生水平研究动脉瘤的流行病学有助于识别风险因素，并为预防性干预确定措施。

用于疾病流行病学评估的两个重要指标是患病率和发病率。这两个名词有特定的含义。

患病率是指在一定的时间内人口中存在某一疾病的人数。通常表现为人口的百分

数,但是分母的值可以变化。

发病率是指在某一段时间内人口中发展为某一疾病的人数。通常表现为每 10 万人口中每年确诊的病例数。

8.4.1　颅内动脉瘤的流行病学情况

患病率是从影像检查或者尸检中发现动脉瘤的人数计算而来。此数值(表 8.3)在尸检研究报道中相差很大,因为主要取决于以何标准将动脉瘤探查分类的。这通常取决于尸检是由一般还是专门(神经专业)的病理学家进行。最初来自导管血管造影成像的数据,这些要求进行检查的研究对象是经过预筛选的,但是随着 MRA 和 CTA 更广泛地使用, 这些数据不太受选择性偏差的影响,更可靠地反映普通人群中无症状动脉瘤的发生率。

一种可靠的推测是动脉瘤在任何时间的人群发生率为 2%~3% , 但是对于个体而言,动脉瘤的风险在一生中某个时间段是增加的。人们需要对研究人群是破裂的还是未破裂的进行区分。在一项最近的关于未破裂

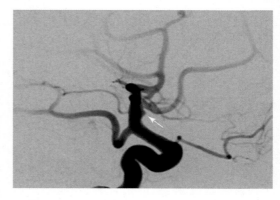

图 8.7　颈内动脉的水泡动脉瘤(箭头所示)。

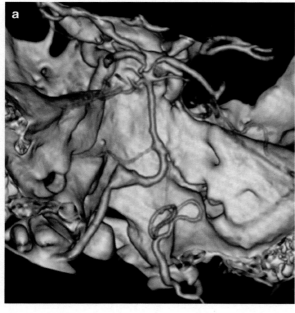
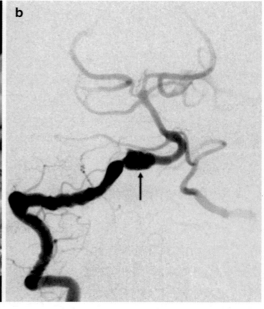

图 8.6　椎动脉梭形夹层动脉瘤。右侧椎动脉 DSA 三维重建(a)以及正位造影(b)显示椎动脉颅内段的梭形动脉瘤(箭头所示)。左侧椎动脉远端发育不全否决了急性出血后进行载瘤动脉闭塞的治疗方式。因此使用血流导向装置结合弹簧圈的治疗方法。

表 8.3　尸检和影像研究中颅内动脉瘤的发生率

研究	作者	发生率
尸检(无选择性)	Jellinger[49]	1.6%
尸检(选择性)	Bannerman[50]	0.34% 破裂
		1.09% 未破裂
尸检(Meta 分析)	Rinkel[29]	0.4%和3.6%[a]
影像(Meta 分析)	Rinkel[29]	3.7%和6.0%[a]

[a] 在回顾性研究中计算的发生率更低,在前瞻性研究中计算的发生率更高。

动脉瘤的荟萃分析(Meta 分析)中,大于 30 岁、女性(主要大于 50 岁)、伴随 ADPKD 患者、有颅内动脉瘤家族史或者蛛网膜下隙出血病史的人中,动脉瘤的发生率更高[60]。

8.4.2 蛛网膜下隙出血的发病率

这个参数的评估比动脉瘤发生率容易,因为进入医院的或者医院组织的患者更容易准确计算。这个参数经常被低估,因为确诊病例偏少,主要由于一部分非典型头痛或者非创伤性突发死亡无法诊断为动脉瘤性蛛网膜下隙出血。高达 1/3 的患者在蛛网膜下隙出血后急性死亡;有一些没能到达医院接受治疗并且只在尸检中被诊断出[61]。比如,Gudmunnson[62]发现冰岛人口中,城市中的年发病率为 10/100 000,但是在乡村地区仅有 6/100 000。他总结此区别在于城市地区患者能够得到更好的医疗服务。

流行病学研究报道总体蛛网膜下隙出血年度发病率为(8~16)/100 000(表 8.4),一些地区和种族发病率存在差异。发病率随着年龄增加而增加,一些早期的研究表明,一生中最高发病年龄阶段在 50~60 岁(表 8.5)。差异可能在于研究方法的不同,比如,纳入动脉瘤阴性的患者研究、研究人群和检验水平有差异。Kiyohara 研究[61]中存在极高

表 8.4　蛛网膜下隙出血发病率,30 年中人口每 10 万人年病例数

作者	国家	发病率/100 000
1960—1970 年		
Brewis 等[63]	英国	10.9
Pakarinen[64]	芬兰	12.0
Joensen[65]	丹麦(法罗群岛)	7.0
Gudmunsson[62]	冰岛	8.0
1980—1990 年		
Philips 等[66]	美国	11.6
Tanaka[67]	日本	20.0
Fogelholm[68]	芬兰	19.4
Kristensen[69]	格陵兰岛	6.0
Bonita 等[70]	新西兰	14.3
Inagawara[71]	日本	21.0
Kiyohara[61]	日本	96.1
2000—2010 年		
Ingall[72]	芬兰	22.5
	中国	2.0
ACROSS[73]	澳大利亚/新西兰	8.1
	日本	23
Inagawa[74]	日本	32

的发病率,原因在于作者提高研究数据的确定性并强调这种研究方法的重要性。因此,在日本高发病率(例如 20/100 000)[67,71]被认为是由于易患动脉瘤的种族原因,但他们的患病率与其他地区相比却没有增加[60]。推测认为,这是由于更高的破裂倾向或良好的医疗服务以及较高的诊断水平,但是仍然没有明确解释。

8.4.3 动脉瘤破裂出血风险

未破裂动脉瘤的破裂风险较低。基于发病率和患病率的简单计算就能清楚地体现。如果人群患病率为 5%,那么每 10 万人中有 5000 人存在动脉瘤,其中每年有 10 人将发生破裂出血。问题在于这是一个恒定的、基

表 8.5　根据患者年龄段，每 10 万人口中 SAH 年发病率

年龄段	年份	20~30 岁	30~40 岁	40~50 岁	50~60 岁	60~70 岁	70~80 岁	80~90 岁
Brewis 等[53]	1966	3.4	12.7	22.1	23.1	13.7	11.4	12.5
Pakarinen[54]	1967	6.1	13.4	26.9	38.6	30.6	26.6	–
Fogelholm[57]	1981	8.0	16.0	38.0	35.0	41.0	49.0	–
Bonita 和 Thomson[59]	1985	7.0	18.9	23.8	24.4	29.9	14.9	–
Kiyohara[51]	1989	–	–	34.9	38.4	97.4	148.9	281.7

于时间的破裂风险。即便如此，这也突出了在干预风险与破裂风险之间平衡的困难，需要正确地识别那些具有相对高破裂风险的患者。因此，我们怎么样去评估一个诊断为无症状动脉瘤患者的健康风险呢？答案就是，我们需要依靠观察性研究以及混合数据的荟萃分析来进行评估。

8.4.3.1 观察性研究

这种观察性研究纳入并随访的是明确存在未破裂动脉瘤的人群。数据可以是回顾性或者前瞻性的，并且大部分队列纳入的患者存在伴随性动脉瘤。年破裂率是在研究期间发生破裂的病例数计算而得的。表 8.6 呈现的是这些研究情况。这些研究报道的所有动脉瘤平均年破裂率为 1%~1.5%，另一项研究 ISUIA[17]的破裂率为 0.05%~0.8%。

最大规模的研究是未破裂动脉瘤国际研究（ISUIA）和日本脑动脉瘤国家项目（U-CAS）。ISUIA 收集的是未治疗和治疗的未破裂动脉瘤患者的观察数据。在 1998 年报道了 1449 名患者的回顾性研究成果，并在 2003 年报道了 1692 名患者的前瞻性结果[17,77]。论文中将无蛛网膜下隙出血病史的患者(组 1)和有蛛网膜下隙出血病史的患者(组 2)区别开来，并且按照大小对动脉瘤分类。在最新的报道中，最大径小于 7mm 的定义为小动

脉瘤，在平均随访 4.1 年的情况下报道了 5 年累积破裂率（表 8.7）。组 2 中后颅窝大动脉瘤的破裂率最高。观察期延长了并且数据已提交研究人员，但是这些研究目前尚未发表（表 8.8）。

UCAS 研究纳入了 5720 名新诊断未破裂动脉瘤的患者，并发表于 2012 年[79]。这项国家研究项目在相对短的时间内纳入了大量的轻微症状或无症状的患者，并且保证当动脉瘤治愈、破裂或者患者死亡时进行登记。所有动脉瘤均小于 5mm，91%是偶然发现的。随访期间 111 例动脉瘤发生破裂，年破裂率为 0.95%（CI 0.79~1.15），比 ISUIA 研

表 8.6　未破裂动脉瘤患者观察性研究中年破裂率

	数量	平均观察时间（月）	SAH 数量	年发生率%
Graf [75]	52	60	2	1.0
Weibers 等[24]	130	100	15	1.1
Juvela 等[76]	181	166	27	1.4
ISUIA 1[a] [17]	1449	99	32	0.05~0.8
ISUIA 2 [77]	1692	49	51	极低
Ishibashi 等[78]	419	30	19	1.4
Juvela 等[77]	142	252	34	1.1
UCAS 研究[79]	5720	可达 36	111	0.95
Sonobe 等 [b] [80]	384	41	7	0.54

[a] 回顾性研究；[b] 所有均为小动脉瘤（<5mm）。SAH,蛛网膜下隙出血。

表 8.7 ISUIA 研究中 5 年累积破裂率 [a]

动脉瘤部位	组 1:<7mm	组 2:<7mm	7~12mm	13~24mm	>25mm
颈动脉海绵窦段	0	0	0	3.0%	6.4%
ACA/MCA/ICA	0	1.5%	2.6%	14.5%	40%
PComA 和后颅窝	2.5%	3.4%	14.5%	18.4%	50%

[a] ISUIA 未破裂动脉瘤国际研究[77]。ACA，大脑前动脉；MCA，大脑中动脉；ICA，颈内动脉；PComA，后交通动脉。

究中组 1 的破裂率 0.05% 高。

观察性研究的方法学问题能够解释不同研究间的结果差别，比如，Juvela 等[81]随访了一组病例超过 20 年，而大样本研究 UCAS 仅随访 3 年。因此，需要对数据进行仔细而谨慎的解读。这些研究都有一个基本问题，即被认为有高破裂风险的动脉瘤，医生本能地不愿将其纳入观察性研究。因此，偏差的将低破裂风险的动脉瘤患者纳入研究。

8.4.3.2 混合数据的荟萃分析（Meta 分析）

除观察性研究之外的另一个研究途径是将不同研究的数据汇总，如系统回顾。使用 19 个研究的数据，Wermer 等[82]从报道的研究中计算了大约破裂率，平均随访时间小于 5 年的破裂率为 1.2%，5~10 年为 0.6%，大于 10 年随访的破裂率为 1.3%。这种令人意外的不同破裂率反映了不同研究人群的区别，或者年破裂率随着时间在变化。如果是后者，那么根据观察性研究计算年破裂风险有潜在的缺陷。比如，动脉瘤可能形成并且在短时间内破裂或者达到稳定状态，并在之后长时间内保持一个较低的破裂风险。大动脉瘤观察中的高破裂率可能反映了不稳定的生长过程。它们必须从小动脉瘤生长（可能以时断时续的方式），并且生长过程使得它们更易破裂出血。表 8.7 和表 8.8 呈现的数据支持这一假设，破裂率在长期是稳定的，在随访研究中，破裂动脉瘤治疗后患者的再出血率在最初的 3~5 年时间里趋于稳定[83,84]。

认识到需要基于数据向未破裂动脉瘤患者提供建议，Greving 等[85]对五项[77-81]观察性研究进行系统回顾，以及 Wermer 等[82]的 Meta 分析，计算出年破裂率为 1.4%（CI 1.1~1.6）以及 5 年破裂率为 3.4%（CI 2.9~4.0）。

表 8.8 ISUIA 研究中 10 年累积破裂率 *

动脉瘤部位	组 1:<7mm	组 2:<7mm	7~12mm	13~24mm	>25mm
颈动脉海绵窦段	0	0	0	2.0%	4.7%
ACA/MCA/ICA	0	1.3%	2.7%	20.7%	46%
PComA	6.0%	5.2%	24%	14.8%	33%
后颅窝	4.4%	7.8%	8.5%	13.4%	53%

* 结果被 A. Molyneux 展示在 2010 年 ISUIA 研究巴塞罗那的 ESMINT 教育课程的研究者会议上。ACA，大脑前动脉；MCA，大脑中动脉；ICA，颈内动脉；PComA，后交通动脉；组 1，无既往蛛网膜下隙出血病史；组 2，有既往蛛网膜下隙出血史。

个体间风险的差异是可以预见的,比如,对1位70岁以下的且无血管危险因素的小动脉瘤患者(<7mm)计算出5年破裂风险是0.25%,而其他存在后循环巨大动脉瘤的70岁以上患者的破裂风险要高于15%。显然,在给患者建议时这些都需要考虑,因为以往的外科干预对于现在治疗的风险是很难评判的。因此提出了一个量化个体破裂风险的公式,即PHASES评分,此评分基于此人自身来源的(P)人群、(H)高血压、(A)年龄、(S)动脉瘤大小、(E)SAH病史以及(S)动脉瘤部位。基于这些因素和衍生的评分,他们发表了一个基于这些危险因素和5年破裂风险的实用预测表(图8.8)。

8.4.3.3 动脉瘤性蛛网膜下隙出血的危险因素

理解动脉瘤性蛛网膜下隙出血相关的危险因素对理解动脉瘤破裂的机制提供了思路,并且在过去30年间是需要研究的对象。在另一个层面上做系统性回顾,Clarke[86]对综述进行了回顾以期望找到相关特征的共性。这些特征包括:患者因素(人口学、并发症以及生活习惯等),动脉瘤特点(位置等)以及破裂发生时的事件(表8.9)。

1.患者因素

(1)年龄。年龄和蛛网膜下隙出血之间存在线性相关的关系。大部分早期报道表明出血发生在中年或者中老年(表8.5),但是近期研究发现最常见发生在老年人中,且呈线性增加[61,68]。这可能是因为在一些针对老年患者的研究中被掩盖了。一项涵盖20个研究的荟萃分析报道了年发病率,整体年龄组为13.9/100 000,且计算出小于25岁患者的发生率为2.0/100 000,并在之后年龄组稳步上升,在大于85岁患者中达到最高的31.3/100 000(表8.10)[87]。

(2)性别。女性有更高的蛛网膜下隙出血发病率以及动脉瘤检出率,并随着年龄增长而增加。在老年患者中,女性蛛网膜下隙出血发病率总体比男性高1.5~2.5倍,但发生的中位年龄要晚于男性。其原因很可能是年轻男性动脉瘤发生率高,并且年轻患者以及家族性动脉瘤患者中存在蛛网膜下隙出血发病率性别差异较少[22]。Bonita等发现在20~30岁年龄段,男性蛛网膜下隙出血发病率高于女性[70]。

Clarke[86]计算的成人女性发病率为11.5%(95% CI 10.6%~12.6%),男性为9.2%(95% CI 8.4%~10.2%)。Rinkel等计算了动脉瘤患病率,女性为4.6%(95% CI 3.5%~5.9%),男性为3.5%(95% CI 2.7%~4.5%)。就像上面讨论的,这种区别是与年龄相关的。

(3)种族特征。报道中显示日本和芬兰在蛛网膜下隙出血发病率上有地域区别。Wermer等在他们的综述中计算出日本或者芬兰相比于其他国家的蛛网膜下隙出血相对风险为3.4(95% CI 2.6~4.4)[82]。在最近的一项综述中校正了性别和年龄后,这些国家中未破裂动脉瘤患病率与其他国家相比并未增加。然而,在一项日本文献的综述中,未破裂动脉瘤的出血率为2.7%(CI 2.2%~3.3%)[88]。与以上讨论相矛盾。

(4)蛛网膜下隙出血病史。排除早期再破裂的情况,在ISUIA和UCAS两项观察性研究中均发现,未破裂动脉瘤且有既往蛛网膜下隙出血病史的患者在观察期间有更高的破裂率。此结果在一项综述中得到证实,该综述计算了既往蛛网膜下隙出血病史的患者的相对出血风险为1.3(95% CI 0.85~

a　北美和除芬兰外的欧洲人群

无高血压,无蛛网膜下隙出血史　动脉瘤位置

大小	ICA	MCA	ACA	Pcom/posterior	年龄
≥20mm	7	13	>15	>15	
10.0~19.9mm	2	4	6	7	≥70 岁
7.0~9.9mm	1	1	3	3	
<7mm	0	1	1	1	

大小	ICA	MCA	ACA	Pcom/posterior	年龄
≥20mm	5	9	15	>15	
10.0~19.9mm	1	2	4	5	<70 岁
7.0~9.9mm	1	1	2	2	
<7mm	0	0	1	1	

高血压,无蛛网膜下隙出血史　动脉瘤位置

	ICA	MCA	ACA	Pcom/posterior	年龄
≥20mm	10	>15	>15	>15	
10.0~19.9mm	3	5	8	9	≥70 岁
7.0~9.9mm	1	2	3	4	
<7mm	0	1	1	2	

	ICA	MCA	ACA	Pcom/posterior	年龄
≥20mm	7	12	>15	>15	
10.0~19.9mm	2	3	6	7	<70 岁
7.0~9.9mm	1	1	2	3	
<7mm	0	1	1	1	

有高血压和蛛网膜下隙出血史　动脉瘤位置

	ICA	MCA	ACA	Pcom/posterior	年龄
≥20mm	14	>15	>15	>15	
10.0~19.9mm	4	7	11	13	≥70 岁
7.0~9.9mm	2	3	5	6	
<7mm	1	1	2	3	

	ICA	MCA	ACA	Pcom/posterior	年龄
≥20mm	10	>15	>15	>15	
10.0~19.9mm	3	5	8	9	<70 岁
7.0~9.9mm	1	2	3	4	
<7mm	0	1	2	2	

b　日本人群

无高血压,无蛛网膜下隙出血史　动脉瘤位置

大小	ICA	MCA	ACA	Pcom/posterior	年龄
≥20mm	>15	>15	>15	>15	
10.0~19.9mm	5	10	>15	>15	≥70 岁
7.0~9.9mm	2	4	7	8	
<7mm	1	2	3	4	

大小	ICA	MCA	ACA	Pcom/posterior	年龄
≥20mm	13	>15	>15	>15	
10.0~19.9mm	4	7	11	13	<70 岁
7.0~9.9mm	2	3	5	6	
<7mm	1	1	2	3	

高血压,无蛛网膜下隙出血史　动脉瘤位置

	ICA	MCA	ACA	Pcom/posterior	年龄
≥20mm	>15	>15	>15	>15	
10.0~19.9mm	7	13	>15	>15	≥70 岁
7.0~9.9mm	3	5	9	11	
<7mm	1	2	4	5	

	ICA	MCA	ACA	Pcom/posterior	年龄
≥20mm	>15	>15	>15	>15	
10.0~19.9mm	5	9	15	>15	<70 岁
7.0~9.9mm	2	4	6	8	
<7mm	1	2	3	3	

有高血压和蛛网膜下隙出血史　动脉瘤位置

	ICA	MCA	ACA	Pcom/posterior	年龄
≥20mm	>15	>15	>15	>15	
10.0~19.9mm	10	>15	>15	>15	≥70 岁
7.0~9.9mm	4	8	13	15	
<7mm	2	3	6	7	

	ICA	MCA	ACA	Pcom/posterior	年龄
≥20mm	>15	>15	>15	>15	
10.0~19.9mm	7	13	>15	>15	<70 岁
7.0~9.9mm	3	5	9	11	
<7mm	1	2	4	5	

■ 高风险
■ 中等风险
■ 低风险
□ 极低风险

图 8.8　动脉瘤破裂预测表。(a)除芬兰外,来自北美和欧洲国家的人群。(b)日本人群。每一格中的数字代表了未来 5 年的预测破裂风险(%)。颜色标记反映了破裂风险,而不是破裂风险和治疗风险间的权衡。ICA,颈内动脉;MCA,大脑中动脉;ACA,大脑前动脉(包括大脑前动脉、前交通动脉和胼周动脉);Pcom,后交通动脉;posterior,后循环(包括椎动脉、基底动脉、小脑动脉和大脑后动脉);SAH,蛛网膜下隙出血。(From Greving et al.[85], reproduced with permission)

2.0)[88]。有一些可能的原因,但显而易见的是,一些有更高破裂风险的未破裂动脉瘤患者,如果我们能够发现这些区别的原因,我们便能够对这些高风险亚组进行预防性治疗。

(5)并发症。对蛛网膜下隙出血幸存者的并发症研究发现一些相关性。包括以下几个方面。

● 系统血压升高。蛛网膜下隙出血与高血压的相关性证据是矛盾的,可能是因为急性出血以及并发脑血管痉挛等混杂因素。然而,目前有四项系统综述全部表明了血压升高和蛛网膜下隙出血的关系[30,89-91]。亚太合作队列研究(APCSC)回顾收集的数据对来

表 8.9　蛛网膜下隙出血的危险因素

促进因素	抑制因素	中性因素
年龄（增长）	升高血脂	身体指数
女性	糖尿病	
日本人或者芬兰人		
SAH 病史		
后循环，AComA 和 PComA		
动脉瘤		

a 源于综述的回顾数据[86]。AComA，前交通动脉；PComA，后交通动脉；SAH，蛛网膜下隙出血。

表 8.10　年龄相关的蛛网膜下隙出血发病率

年龄组（岁）	每 10 万人发病率（95% CI）
<25	2.0（1.6~2.6）
25~35	7.7（6.8~8.8）
35~45	10.5（9.0~11.3）
45~55	19.5（17.8~21.4）
55~65	24.8（22.7~27.2）
65~75	25.4（23.1~28.0）
75~85	26.2（22.5~30.4）
>85	31.3（24.6~39.8）

自 26 个队列的 306 620 位参与者进行个体患者数据荟萃分析，且有 19 000 000 人年随访[91,92]。相对于血压低者，血压大于>140mmHg 的患者计算出的风险比是 2.0（95% CI 1.5~2.7）。并且收缩压每增加 10mmHg 的情况下，蛛网膜下隙出血的风险增加 31%（95% CI 23%~38%）。Feigin 等[89]（在 Teunissen 等的综述更新中）及 Krishna 和 Kim[93]的综述中总结了较高的血压和较高的蛛网膜下隙出血风险具有统计学相关性。

● 胆固醇水平升高。APCSC[22]研究中对胆固醇和蛛网膜下隙出血的关系进行了研究，Teunissen 等[90] 和 Feigin 等[89] 进行了更新。APCSC 回顾发现，与那些低胆固醇水平

的人相比，胆固醇水平在 4.5mmol/L 或者更高水平的人的蛛网膜下隙出血风险比是 0.9（95% CI 0.7~1.3）。Feigin 等的综述同样总结出高胆固醇血症是蛛网膜下隙出血的风险降低因素[89]。

● 糖尿病。Feigin 等对与糖尿病的关系中写到 "这篇综述中一个新的不确定的发现是糖尿病与蛛网膜下隙出血风险降低有关"[89]。这个发现与我们关于糖尿病与血管病变相关的直觉相悖，但同时提醒我们，动脉瘤的存在并非不可避免地导致蛛网膜下隙出血。

● 身体指数。APCSC 研究[91]回顾分析了身体指数（BMI）并得出结论，相比身体指数低的患者，身体指数>22kg/m² 的患者的蛛网膜下隙出血风险比是 1.0（95% CI 0.7~1.3）。Feigin 等的综述上同样使用了这一阈值[89]，并总结出与升高的身体指数相关性的证据前后矛盾。

（6）生活方式因素。其他与蛛网膜下隙出血相关的因素介绍如下。

● 吸烟。5 篇系统综述都报道了吸烟是蛛网膜下隙出血的危险因素。APCSC 研究中的个体数据报道吸烟患者与不吸烟患者的风险比是 2.4（95% CI 1.8~3.4）[78]。增加的风险相对于性别和年龄或者不管其来自亚洲还是澳洲是相对独立的。这一结论也得到 Krishna 和 Kim[93]的支持，他们发表的荟萃分析结果计算得到吸烟的患者比不吸烟患者蛛网膜下隙出血增加的风险是 3.2（95% CI 2.4~4.3）。

● 饮酒。APCSC 研究没有发现饮酒与蛛网膜下隙出血的关系，计算发现饮酒的患者与不饮酒患者的风险比是 1.0（95% CI 0.7~1.4）[78]。然而，Krishna 和 Kim 将饮酒因素分

为不饮酒、少量饮酒(<150g/周)和大量饮酒(>150g/周),发现大量饮酒者的蛛网膜下隙出血风险增加[93]。类似的,Feigin 等[89]的综述总结显示重度饮酒能够显著增加蛛网膜下隙出血风险。

● 体力活动。在锻炼过程中会升高血压并增加脑血流,因此,理论上会增加动脉瘤破裂的风险。在蛛网膜下隙出血发生时体力活动是大家争论的焦点。Locksley[19]发现各种原因导致的蛛网膜下隙出血有 27% 的患者是在睡眠过程中,3% 的患者是在性交过程中。Fisher 发现 55% 的患者是在发力时发病的,仅有 8% 的患者是在睡眠中,并且通常在性交之后[94]。但是 Sengupta RP 和 McAllister VL 报道显示[95]73% 的患者是在清醒时发病的,且在发病时没有劳累活动。Feigin 等[89]评估了常规锻炼和蛛网膜下隙出血的关系证据。他们回顾了三项研究并总结发现任何联系都是不一致的[89]。因此,在发病时进行劳累发力或者常规锻炼之间的联系并没有得到证明。

● 一天的某一时间,一周的某一天以及一年的某一季节,这是意外受到很多关注的蛛网膜下隙出血的一个方面。两篇系统综述报道发现,蛛网膜下隙出血在每天的某一时间发病,在一周的某一天发病并在某一季节里发病。Vermeer 等将 10 项研究的数据整合,共包含 2778 名患者[96]。他们发现晚上的动脉瘤破裂风险低,在早晨的风险开始增加,在白天保持较高的风险,并在中午到达风险高点,然后在傍晚降低。Feigin 等[97]同样发现动脉瘤在白天破裂更加常见。他们使用午夜到早上 6 点为参照标准,并计算出相对风险分别为:在 06:00~11:59 之间为 3.19(95% CI 3.03~3.36),在 12:00~17:59 之间为 2.63(95% CI 2.47~2.80)以及在 18:00~23:59

之间为 2.30(95% CI 2.15~2.47)。他们同时发现(不像 Vermeer 等)与一周内其他时间相比,在周日发生破裂的比例更高(相比于周一作为参照,相对风险比是 1.22(95% CI 1.09~1.37)。季节的作用也被纳入评估了,研究发现与夏天相比,在冬天蛛网膜下隙出血的相对风险比是 1.10(95% CI 1.02~1.17),而在春天是 1.07(95% CI 1.01~1.13)。秋天与夏天相比没有明显区别[97]。

2. 动脉瘤特征因素

(1)位置。在外科手术以及尸检中,前交通动脉是破裂动脉瘤最常见的部位(表 8.1)。Wermer 等[82]计算的相对于 ICA(包括后交通动脉)部位的动脉瘤破裂相对风险结果如下:前交通动脉为 0.7(95% CI 0.4~1.5),ICA(排除后交通动脉)为 0.8(95% CI 0.3~2.8),后交通动脉为 1.8(95% CI 0.7~4.5),大脑中动脉为 0.4(95% CI 0.2~1.0)以及后循环为 0.8(95% CI 0.3~2.8)(定义为椎动脉、基底动脉和大脑后动脉)。因此这篇报道支持 ISUIA 的结果,也就是后循环的动脉瘤有较高的破裂风险,尽管在一篇新近报道中与前交通动脉瘤的结果一致[98]。

(2)多发动脉瘤。多发动脉瘤的发病率在蛛网膜下隙出血患者中被报道为 15%~33%。多发动脉瘤患者女性居多(男女比例 5:1)[99]。多发动脉瘤患者的研究提供了一个观察不同位置相对破裂风险的机会。多发动脉瘤最常见的位置是 PComA 和 MCA 的位置,而后者是蛛网膜下隙出血患者中伴随动脉瘤最常见的位置[76]。这个观察结果表明 MCA 是"安全"的位置。

(3)动脉瘤的大小。如上所述,观察性研究表明动脉瘤大小的增加和发生蛛网膜下隙出血呈线性相关。Wermer 等[82]在 Meta 分析中,参照以 5mm 大小计算未破裂动脉瘤的破裂风险:5~10mm 为 2.8(95% CI 0.9~8.4),>10mm 为 5.2(95% CI 1.8~15.3)以及>15mm 为 15.5(95% CI 3.7~64.5)。在实践中公认的一个结论是,小的未破裂动脉瘤(<7mm)的破裂率很低,可能比干预的并发症发生率还低。然而,大多数蛛网膜下隙出血患者表现为小动脉瘤破裂,即小于 10mm。由 Chason 和 Heidman[100]报道的尸检研究,破裂动脉瘤的平均大小是 8.6mm,未破裂动脉瘤为 4.7mm。这种矛盾可以解释为:如果小动脉瘤发生最初时期快速增长的话,之后要么破裂要么稳定地保持较低破裂风险。不可能使用影像检测观察到在破裂前的快速生长阶段,除非在断裂之前进行频繁检查。

8.4.3.4 颅内动脉瘤的筛查

筛查颅内动脉瘤的利弊相当。能够避免潜在破裂的威胁有明显好处,但是筛查获得的好处是基于动脉瘤破裂的风险以及破裂的危害要高于预防性治疗导致的医源性危害。筛查出颅内动脉瘤的患者发现无症状动脉瘤只有少数(2%~4%),并且其中大部分动脉瘤在统计学上破裂的可能性比较低。因此,哪些患者需要筛查?哪些动脉瘤又需要治疗呢?

围绕这些问题的中心点就是动脉瘤破裂的可能性。解决这个问题越来越困难,主要原因是我们对于动脉瘤生长以及破裂过程的自然病史知之甚少。如果动脉瘤在其发生之后以及发现之前很快破裂,那么筛查是徒劳的。相反的,如果动脉瘤发展至稳定,并且未来破裂的可能性很低,那么对这种动脉瘤的筛查以及治疗是对医疗资源的浪费。

1.哪些人需要筛查

目前大家都认可 MRA 是检查颅内动脉瘤的安全可靠的方法,仅有非常小的病变可能会遗漏(这些遗漏的小病变很可能不需要治疗)。对全人口进行影像检查费用十分昂贵。因此,筛查需要针对高风险人群,介绍如下。

(1)患有 ADPKD 的人群。在这种情况下,动脉瘤患病率估计为 7%~22%[101-104]。

(2)有两个或以上一代直系亲属存在动脉瘤的人群[105,106]。筛查有一个一代直系亲属的患者并不支持,因为产出率低(需要筛查 300 风险人群来预防 1 例蛛网膜下隙出血)[107]。但是筛查有两个或者更多一代直系亲属的患者可以达到 9%[108,109]。

(3)既往有动脉瘤性蛛网膜下隙出血病史的患者。这些患者明显比其他没有诊断为动脉瘤的患者风险更高,但是这种获益还未确定(见下文)。

2. 筛查时机

不建议在 20 岁之前进行筛查,因为这个年龄段人群极少发生动脉瘤而且筛查阴性患者不代表年长后不出现动脉瘤。因此需要重复筛查。在一项研究中,阴性筛查后的 5 年复查的动脉瘤检出率为 7%[108]。相似的,对破裂动脉瘤成功治疗后的影像随访发现新生动脉瘤的概率为 20%,同样可见于伴随动脉瘤增大的情况[110]。Bor 等[109]分析模拟了高风险人群复查筛检的不同时间间隔,结果显示在 20~80 岁间,理想的复检间隔是 7 年。动脉瘤治疗后的复查影像一开始是注意检查治疗的动脉瘤是否有复发,但是在某些阶段(现在还不明确),新生动脉瘤的可能性或许比复发还要高,因此患者需要有效地进行复查。

3. 到什么年龄可以停止筛查

需要时刻铭记筛查的意义在于提高人们的健康，在老年患者中，干预获得的健康收益影响着是否继续筛查。Obuchowski 等[111]回顾分析了对有家族病史患者的筛查效果，总结发现无创性筛查仅适合年轻人群（30 岁或者更年轻者）。他们估计如果所有诊断出未破裂动脉瘤患者均进行治疗，那么筛查项目实际上将会降低寿命。他们建议假设一个动脉瘤破裂风险常数，实际上并未被普遍接受，但是其点明了在治疗无症状动脉瘤时需要考虑患者的寿命长度，以及提供筛查所带来的潜在后果。

8.5 动脉瘤性蛛网膜下隙出血

颅内动脉瘤破裂往往会导致蛛网膜下隙出血，而蛛网膜下隙出血也往往是大部分颅内动脉瘤的首诊症状。自发性蛛网膜下隙出血是一个已明确的临床疾病，它的发生可以没有责任动脉瘤作为其致病原因。出于经验性的分析，急性自发性蛛网膜下隙出血可以被假设为由动脉瘤破裂引起，直到有其他明确的病因被发现时，再推翻该假设。在这一部分的讲述中，在没有其他明确说明的情况下，读者可以认为文中所涉及的蛛网膜下隙出血都是动脉瘤性蛛网膜下隙出血。

在急性蛛网膜下隙出血的患者中，可以发现 20% 的患者合并脑实质出血，40% 的患者合并脑室出血。约 3% 的患者合并硬膜下出血[112]。我们对动脉瘤破裂可能导致后果的理解来自 20 世纪 60 年代和 20 世纪 80 年代的两项大样本手术观察研究。第一个被称为合作性动脉瘤研究，回顾性研究了 5836 例病例，并发表在一系列论文报告中。这项

研究确立了大部分动脉瘤手术所依据的原理[113]。另一个是关于动脉瘤手术时机的国际合作研究[20]，这项研究招募了 3521 名患者。其目的是明确动脉瘤最佳的手术夹闭时机，并证明手术干预在发生蛛网膜下隙出血 10 天以后往往会取得最好的治疗效果，但相比于在蛛网膜下隙出血后头 2 天进行手术的情况而言，延迟手术会增加动脉瘤再次出血的风险。

8.5.1 蛛网膜下隙出血的临床症状

蛛网膜下隙出血的后果是引起患者出现一系列的症状和体征，而且这些临床症状和体征差异很大，从短暂性头痛到猝死。为了更加详细地说明这些症状与体征，将其分成以下几组。

（1）大量出血：这种情况下，患者迅速丧失意识并昏迷。通常在几个小时内死亡，在此期间并没有恢复意识。这种患者约占所有患者的 20%[64]，其中约 12%[114] 的患者在到达专科治疗中心前死亡。动脉瘤的再出血会加重蛛网膜下隙出血所引起的症状和体征，动脉瘤再出血被认为是发病最初几个小时内常见的死亡原因。24 小时内再出血发生率高达 15%[115,116]。

常见的临床体征是弛缓性瘫痪，可进一步发展为肢体运动功能衰退。高血压和心动过缓可能由颅内压升高所致，并伴有不稳定的心血管征象，瞳孔散大和由于脑干功能丧失导致的发热，这些症状和体征通常发生在患者死亡之前。对于死亡患者的尸检结果显示大多数患者存在脑内和脑室出血[117]。

（2）中量出血：这是专科神经治疗中心的住院患者最常见的情况。常见症状和体

征是头痛、呕吐、意识丧失、癫痫发作、意识错乱和局灶性神经功能缺损。头痛和恶心是最常见的首发症状，见于 70%~80% 的患者中[118,119]。头痛发作突然，其类型和严重程度是比较典型的。呕吐是自发性颅内出血的非特异性症状，如果伴有腹泻，则表明出血部位在后颅窝。意识丧失(通常是短暂的)发生在 30%~40% 的患者中[120,121]。颈项强直存在于 35% 的患者中[122]，约 10% 的患者有癫痫发作[123]。其他症状包括畏光、视力模糊、脑膜炎相关症状和意识混乱。局灶性神经功能障碍可能与脑血管扩张或脑神经直接受累有关。

(3)少量出血：动脉瘤破裂后迅速停止出血将限制蛛网膜下隙出血的范围和临床症状的严重程度。渗血是对这种类型出血的较为合理的描述。动脉瘤破裂后能够迅速止血可能是由动脉瘤腔周围压力升高的影响以及脑血流减少和局部血块形成的综合作用所致[124,125]。血凝块的形成取决于几个因素，即血液凝固性、破裂部位的大小、动脉瘤的位置以及蛛网膜下隙内纤维膜的作用。此时患者常诉比较典型的头痛，这种类型的头痛症状可能是轻微的，但通常是突然发作，伴有畏光。这些患者可能会逐渐发展为颈背疼痛。他们意识清楚，而且脑膜刺激症状也是轻微且短暂的。高级神经功能保留但体征异常(包括自主神经功能紊乱)。在这种情况下，由于动脉瘤破裂引起患者的症状轻微且短暂，并不典型，所以这对于经验并不丰富的初级医生来说在诊断方面是一个挑战。

(4)前驱症状：一些患者在出现严重蛛网膜下隙出血之前描述了短暂性异常头痛的发作。这些头痛不那么严重，可能伴有恶心并持续几天。据报道在蛛网膜下隙出血的患者中有 15%~37% 的患者在发生蛛网膜下隙出血前 2~4 周内出现过类似的头痛症状[126-128]。在 Leblanc 和 Winfield[126]所研究的蛛网膜下隙出血患者中，有一半的患者在出现蛛网膜下隙出血症状前 4 周伴有颅内或眶周疼痛和头痛并且咨询过医生，但没有一个患者被诊断为隐性动脉瘤。头痛通常是由于轻微的渗血，此后动脉瘤出血迅速停止，因此,CT 检查结果对蛛网膜下隙出血是阴性的。

(5)前驱头痛：这个可以被视为"前驱症状"的同义词，但我认为它最适用于那些在出现蛛网膜下隙出血之前伴有进行性加重的短暂头痛病史的患者。比较普遍的症状是由于鞍旁动脉瘤(典型的为后交通动脉)引起的自发性疼痛性眼肌麻痹。另一种解释为：头痛是在动脉瘤破裂前的快速增长期间由动脉瘤扩大和(或)壁上出血引起的。

8.5.2 蛛网膜下隙出血的病因

约 80% 的患者自发性蛛网膜下隙出血是由动脉瘤破裂所致。表 8.11 列出了其他可能导致蛛网膜下隙出血的原因。最常见的其他血管方面的原因是脑动静脉畸形，在 6%~10% 的蛛网膜下隙出血的患者中可发现。也有一部分自发性蛛网膜下隙出血在血管造影上没有发现任何动脉瘤或血管性病因。这种综合征通常被称为血管造影阴性蛛网膜下隙出血(ANSAH)。随着成像对动脉瘤检测的敏感度提高，动脉瘤性蛛网膜下隙出血的发病率下降。因此，在合作研究中蛛网膜下隙出血确诊合并动脉瘤的比例为 51%[113]，1990 年为 75%[129]和 2002 为 85%[125]。血管造影阴性动脉瘤性蛛网膜下隙出血[130]后,CT 扫描中的异常信号常分布于中脑。到目前为止,没有潜在的血管病因被发现用来解释蛛

表 8.11 蛛网膜下隙出血的原因

动脉瘤破裂

外伤

颅内血管畸形:脑动静脉畸形、硬脑膜动静脉瘘和
　　海绵状血管畸形

高凝状态:医源性、特发性或先天性

垂体卒中

镰状细胞病

血管血栓形成

血管炎

肿瘤(低级别或高级别)

可卡因或安非他明滥用

网膜下隙出血与中脑作为常见发病部位的
关联。

8.5.3 蛛网膜下隙出血的急性影响

　　脑出血进入蛛网膜下隙会刺激脑膜感觉纤维,导致颅内压升高(ICP)。直接的结果如下所述。

　　(1)疼痛,以剧烈头痛和颈项强直为特征。

　　(2)脑血流量(CBF)下降和急性脑缺血。其是由于脑血流量自动调节机制受损而进一步加剧的过程。所涉及的机制是 ICP 升高、急性血管收缩、脑灌注压降低、有效一氧化氮减少和微血管变化(包括血小板聚集增加、灌注减少和内皮通透性增加)的共同作用引起[131]。

　　(3)一系列儿茶酚胺的全身性释放产生对心脏和肺部的影响。

　　蛛网膜下隙出血所致的颅内压增高通常在数分钟或数小时内迅速消退,但随着蛛网膜下隙出血后续反应严重程度的增加,颅内压升高的速度和完全恢复则取决于血液从颅腔清除的程度以及急性脑积水的发展。

因此,蛛网膜下隙出血患者症状的总体严重程度在很大程度上取决于出血量(即蛛网膜下隙的血液负荷)。

　　患者通常首先在非专科医院进行评估,然后转移到神经治疗中心。在病情特别严重的情况下,他们经常在气管插管和机械辅助通气后转移到专科医院,在这种情况下,回顾患者初始检查的结果是重要的。蛛网膜下隙出血后体格检查的结果异常可分为非定位性和定位性体征。

非定位性体征

　　(1)脑膜刺激症状:头痛是最常见的,并且可持续 2~4 周。它可能伴有颈项强直、背痛(Kernig 征阳性)、畏光和发热[94]。

　　(2)易怒和意识混乱:对于不安或意识混乱的患者应该进行仔细的观察,因为如果患者意识情况发生恶化,往往提示是颅内压升高,可能发展为脑积水或脑血管痉挛。

　　(3)心脏、呼吸和自主系统功能障碍:动脉瘤破裂最早的心血管反应是高血压。血压可能在动脉瘤破裂的前几日发生波动。既往高血压病史可能难以排除,应努力寻找慢性高血压的继发特征(如左心室扩大、视网膜动脉变化和肾脏疾病)的证据,以明确高血压病史的诊断。

　　(4)视网膜、眼底或玻璃体积血:动脉瘤破裂的这种影响应通过辅助检查排除,因为在患者身上可能并没有表现出视力的下降。眼内出血可能是由于升高的颅内压经视神经的传导,引起视网膜静脉充血和破裂。它被称为 Terson 综合征[132],最常见于前交通动脉瘤破裂。这种眼内出血通常在 3~12 个月内可自发清除,但也可能需要手术干预[133]。

　　(5)发作性癫痫:10%~17.5%的患者可在出血时或出血后不久出现单次癫痫发作

或偶尔的 2~3 次癫痫发作[134,135]。这种现象被称为"发作性癫痫",通常认为这种类型的癫痫发生在蛛网膜下隙出血后的 24 小时内。值得注意的是,这并不意味着后续发生癫痫的风险会增加。

定位性体征

在国际合作研究中,蛛网膜下隙出血后第 3 天检查发现的局灶性异常被称为局灶性运动功能障碍(轻度 12%,严重 5.6%),包括言语不清(4.7%)、脑神经受损症状(12.2%)和偏盲(2.2%)[20]。

(1)偏瘫、偏盲或言语障碍:局灶性神经功能障碍是由血肿压迫或者脑血管痉挛导致动脉远端梗阻或缺血造成的。通常认为,如果蛛网膜下隙出血仅发生在一侧半球,大脑前动脉的动脉瘤破裂出血一般会导致下肢轻瘫[136],大脑中动脉的动脉瘤破裂出血可导致偏瘫合并言语障碍。

(2)记忆障碍和高级神经功能受损:在急性期是常见的,但很难评估患者记忆障碍和高级神经功能受损的程度。由于大脑前动脉的动脉瘤破裂导致双侧额叶损伤后可发生痴呆和情绪不稳定[137],Korsakoff 综合征[138]通常发生在乳头体、穹隆和丘脑梗死之后。

(3)脑神经麻痹:由增大的动脉瘤或动脉瘤破裂继发的神经损伤(直接创伤或流入神经鞘膜的出血)引起[139]。由脑内血肿(ICH)或脑积水引起的不良效应可能导致脑干受压或小脑幕周围的脑神经扭曲。在国际合作研究中,428 例患者报道有脑神经功能缺陷,277 例(64.7%)涉及第三对脑神经。由于后交通动脉、基底动脉(BA)或海绵体内颈内动脉的动脉瘤压迫而发生动眼神经麻痹。由于血液直接压迫或渗入神经束,会发生一定程度的瞳孔扩张,导致疼痛性眼肌麻痹。后交

通动脉的动脉瘤破裂后,脑神经通常会受到影响,瞳孔通常会受累,因为睫状神经节的节前副交感神经纤维走行于浅表神经中,故易受局部压力的影响。这条传导通路的任何一个部位发生中断将导致瞳孔放大,即瞳孔不能产生对光反射及辐辏反射[140]。

其他脑神经麻痹常发生在蛛网膜下隙出血之后,尽管任何脑神经的受损都可能是由局部蛛网膜下隙出血造成的。偶尔会发生嗅觉丧失、耳聋或听觉过敏,但常可恢复。这些症状可能是受到蛛网膜下隙内血液的直接刺激所致。展神经由于其在蛛网膜下隙的垂直走行,更易受到脑干下行压力而发生扭曲,而展神经麻痹也常发生于脑干梗死之后[141]。

8.5.4 蛛网膜下隙出血患者的分级

蛛网膜下隙出血后的诸多症状和体征促进了其分级标准的出现。这些分级系统被广泛用于研究和临床实践,以便快速评估患者的状况。初学者应区分用于评估患者神经系统症状的系统和用于评估蛛网膜下隙出血预后的系统。

8.5.4.1 神经功能状况在临床表现方面的评估

对于首次到医院就诊的患者而言,评估患者的神经功能状况是至关重要的,因为它直接关系到其并发症的严重程度及其预后的判断。第一个评分系统采用 Botterell 等描述的五级量表[142]。然后由 Hunt- Hess[143]改编。在 20 世纪 80 年代,大量的评分系统被使用,为了确定普遍可接受的评分标准,世界神经外科联合会(WFNS)委员会成立了[144]。这个委员会认为影响疾病预后的最重要的

因素是患者的意识水平(预测死亡和残疾)以及是否有偏瘫和(或)失语(预测残疾但不能预测死亡)。意识清楚的患者尽管有头痛和颈项强直的存在但对分级并没有什么影响,因此 Hunt-Hess[143] Ⅰ级和Ⅱ级的结果相同。为进一步区分,他们制定了 WFNS 分级制度,其基础如下所述。

(1)5 级系统被保留,未破裂的动脉瘤可以被分级为 0 级。

(2)格拉斯哥昏迷量表[145]用于评估患者的意识水平。

(3)主要的局灶性功能缺失[如失语和(或)轻偏瘫或偏瘫]被用来区分Ⅱ和Ⅲ级。

相比于 Hunt-Hess 和 Nishioka 评分系统,WFNS 评分系统更容易使用,其受观察者之间差异而导致评估结果不准确的可能性更小[146]。其主要优点在于,能与格拉斯哥昏迷量表很好地融合在一起(表 8.12)。

格拉斯哥昏迷量表(GCS)从 1974 年就被用来评估头部外伤患者[145],并一直使用至今。这是一个非常实用的量表,可用于意识水平发生改变的患者,并且被广泛用于评估蛛网膜下隙出血的患者(表 8.13)。它通常也被称为格拉斯哥昏迷评分[134]。

8.5.4.2 蛛网膜下隙出血预后的评估

在 GCS 建立后,同组提出了一个 5 级的评估标准来评估颅脑损伤患者的预后[147]。这通常被称为格拉斯哥预后量表(GOS)或预后评分。关于这个评分标准应该怎样被提出,在文献中有一些歧义。在原来的定义中,规定了 5 个预后分类:①死亡;②植物人;③严重残疾;④中度残疾和⑤恢复良好。等级越高意味着预后越好。然而,这种评分标准已被不同地解释为 1~5 级,即 1 级=死亡或 1 级=恢复良好。由于最初的作者并没有指定数字等级的顺序,因此评分的使用者需要决定其正确使用方式;因此,文献中这种评分标准是模棱两可的。我更喜欢这样描述评分标准:即等级 1=恢复良好,等级 5=死亡,因

表 8.12 蛛网膜下隙出血患者的评分系统

	Botterell 等[128]	Hunt-Hess[129]	WFNSa [130]
1 级	意识清楚的患者伴或不伴有蛛网膜下隙出血的征象	无症状,轻微的头痛或者轻度颈部僵直	GCS 为 15,无偏瘫,无失语
2 级	不伴有明显神经功能障碍的昏睡患者	中度至重度头痛,颈背僵硬,以脑神经麻痹为主要表现的神经功能障碍	GCS 为 13~14,无偏瘫,无失语
3 级	伴有神经功能障碍的昏睡患者和脑内血肿的患者	困倦,意识模糊,或轻度局灶性功能缺失	GCS 为 13~14,伴有偏瘫或失语
4 级	由于脑内血肿所致的严重的神经功能障碍和功能恶化,或伴有较轻的神经功能障碍但已有 CVD 的退行性病变	木僵,中重度偏瘫,可能早期去大脑强直,自主神经功能紊乱	GCS 为 7~12,伴或不伴偏瘫、失语
5 级	伴有生命中枢功能减退和去大脑强直的濒死患者	深度昏迷,去大脑强直,濒死状态	GCS 为 3~6,伴或不伴偏瘫、失语

注:a 未破裂动脉瘤患者=0 级;CVD,脑血管病;GCS,格拉斯哥昏迷评分;WFNS,世界神经外科联合会。

表 8.13　格拉斯哥昏迷量表评估意识水平。每个相应的评估分数加在一起给出 3~15 分之间的最终评分

格拉斯哥昏迷评分

睁眼反应	言语反应	运动反应
1–不睁眼	1–不能发音	1–无反应
2–刺痛睁眼	2–只能发音	2–异常伸展(去脑)
3–呼唤睁眼	3–回答错误	3–过屈反应(去皮层)
4–自动睁眼	4–语无伦次	4–屈曲反应
	5–正确回答	5–定位反应
		6–按吩咐动作

为相比于参照其他常用的预后评分系统所改进的 Rankin 量表[148],它显得更直观。这种量表之前被用于评估脑卒中患者,并且后来被修改用于 UK-TIA 试验[149],现在被称为改良 Rankin 量表(mRS)[150]。改良的 Rankin 量表(表 8.14)是 6 级量表,其中 6 级=死亡。它被用于国际蛛网膜下隙动脉瘤试验(ISAT)[151],这个试验要求患者或护理人员完成一份有效的问卷。这两个系统已被证明是可靠的观察者研究[152,153]。这些预后评分系统用于评估蛛网膜下隙出血幸存者脑损伤的整体社会影响(表 8.15)。

8.5.5　蛛网下隙出血的并发症

20 世纪 60 年代合作研究报道的蛛网膜下隙出血(30 天以上)死亡率为 50%;现在这个比例已经减少,最近由美国的住院死亡统计数据计算为 33%[154]。降低蛛网膜下隙出血的死亡率和发病率的唯一途径就是预防或减轻相关并发症的影响。蛛网膜下隙出血并发症的发生率及其发生频率见表 8.15。

8.5.5.1　动脉瘤再出血

蛛网膜下隙出血后再出血是蛛网膜下隙出血最常见的严重并发症。以下将从其发生频率、危险因素和预防手段等方面进行讨论。

(1)再出血的发生率和出现时间:预估再出血率是很困难的,因为在蛛网膜下隙出

表 8.14　格拉斯哥预后量表(GOS)和改良 Rankin 量表(mRS)中使用的描述性术语

格拉斯哥预后量表[147]	改良 Rankin 量表[149]
	0–无任何症状
1–恢复良好:患者可以正常独立的生活,无任何神经功能障碍	1–存在症状但无明显残疾,能够完成日常的工作和活动
2–中度残疾:患者有神经或智力方面的障碍,但可独立生活	2–轻微残疾:无法从事之前的活动,但无须他人帮助可以完成自己的事情
3–严重残疾:患者有意识,但日常活动完全依赖于他人	3–中度残疾:日常生活需要一些帮助,但在无他人帮助下可独立行走
4–植物状态:患者保留自主呼吸,但对周围环境处于无应答状态	4–中重度残疾:无法独立行走,无他人帮助下无法满足个人日常生活
5–死亡	5–严重残疾:卧床不起,大小便失禁,需要长期护理

表 8.15　蛛网膜下隙出血后的并发症

并发症	出现频率
再出血	4%~10%<24 小时
	1%~1.5%每天<30 天
	3%每年>3 月
脑积水	15%~20%<15 天
	5%~8%>15 天
血管痉挛	60%血管造影发现
	20%~30%有症状
癫痫发作	10%突发
	6%~10%夹闭术后
	2%~4%栓塞术后

血后通常会采取积极措施保护破裂的动脉瘤,因此几乎没有患者进行观察研究。CT 前合作研究是一个例外,该研究能够观察到未经治疗的患者,并报道了总体确诊的致死性再出血发生率为 25%[155]。在后来的国际合作研究中,Kassel 和 Torner[156]估计在蛛网膜下隙出血后的 48 小时内再出血率为(1%~5%)/天,14 天累计出血率为 26.5%。这项研究表明,再出血风险会随着时间的推移而下降,并且在前 24 小时内出血风险是最大的。一般认为 3~6 个月的再出血风险已经降到 3%~4% 的年再出血率[155,157]。在最近的研究中报告蛛网膜下隙出血患者的总体死亡率为 6%~10%[116,158,159]。如果蛛网膜下隙出血患者出现再出血则死亡率增加,估计再出血患者死亡率为 50%~90%[159-161]。

　　(2)再出血的危险因素:WFNS 分级不良和延迟夹闭或栓塞与再出血发生率增加有关[162]。蛛网膜下隙出血早期血管造影已被证明是一个诱发再出血的原因;Inagawa 等[163]认为,早期血管造影(破裂 6 小时内)使动脉瘤再破裂风险加倍。因此,在蛛网膜下隙出血之后急性期引入 CT 血管造影可能会降低

由于早期血管造影所致的再出血的风险。其他报道描述的危险因素有脑内血肿[162]、高血压[164]、脑室引流[165,166]和大动脉瘤[164]。

　　(3)有助于降低再出血率的因素:在 Meta 分析中,通过手术夹闭与保守治疗的比较发现,成功的夹闭可以降低 19%再出血风险[167]。在国际合作研究中,早期外科夹闭手术可降低一半的再出血率;在蛛网膜下隙出血后第 11~14 天手术的患者中有 13.9%发生再出血,在蛛网膜下隙出血后第 0~3 天手术的患者中有 5.7%发生再出血[168]。同样,国际蛛网膜下隙动脉瘤试验(ISAT)显示,血管内治疗在降低再出血率方面也有良好的效果,尽管其预防再出血的成功率低于夹闭手术,在 2143 例随机参与者中,两者干预后的年再出血率分别为 0.9%和 2.9%[169]。使用抗纤维蛋白溶解药物(即氨甲环酸和 ε-氨基己酸)进行治疗,稳定了动脉瘤周围的血凝块,已被证明可降低动脉瘤再出血率[170]。然而,这种治疗方法被发现可以增加延迟性血管痉挛的发生频率和严重程度而被放弃使用[171]。最近的一项研究显示,如果在早期栓塞或夹闭之前桥接使用纤溶药物可能对降低再出血率有帮助[116]。

8.5.5.2 脑血管痉挛

　　急性血管痉挛在动脉瘤破裂后立即发生,引起基底动脉短暂收缩,导致并发症。血管痉挛的原因可能是颅内压突然升高,颅内动脉受到物理压迫和短效血管收缩剂(如肾上腺素、凝血酶和血小板 5-羟色胺)释放的共同作用。

　　迟发性血管痉挛发生在蛛网膜下隙出血后 6~10 天,在脑血管造影影像学上表现为脑动脉狭窄,在这种情况下如果其侧支血

供不足,则会引起临床症状。如果出现脑缺血症状,则将这种类型的血管痉挛称为症状性血管痉挛。这种并发症产生的原因是蛛网膜下隙出血后另一种潜在因素,它可能是由脑动脉血管外膜暴露于血液分解产物和导致血管平滑肌功能发生变化所致。目前还没有普遍有效的治疗方法。

由于脑缺血引起的症状性血管痉挛与脑血管造影时所证实的血管痉挛存在不一致的后果。症状性血管痉挛在 1949 年由 Robertson[172]首次描述,其特点是不易被察觉的意识混乱、意识水平的下降和(或)局灶性神经功能障碍。蛛网膜下隙出血之后的血管造影性血管痉挛首先由 Ecker 和 Riemen-schneider 于 1951 年描述[173]。他们报道在蛛网膜下隙出血后 23 天内接受检查的患者,可以发现基底脑动脉局灶性狭窄,通常涉及的是与动脉瘤破裂相邻的动脉。他们认为这种血管痉挛是由脑卒中时动脉破裂引起的,其作用是保护性的,即限制进一步的出血。症状性血管痉挛的时间过程与血管造影性血管痉挛的时间周期大致相同,在蛛网膜下隙出血发作后前 3 天发生血管痉挛者罕见,而在第 7 天左右达到高峰[174]。蛛网膜下隙出血 3 周以后很少再发生血管痉挛[175]。

(1)迟发性血管痉挛的病因:是由脑血管的外膜暴露于血液的分解产物以及随后的血管平滑肌发生功能变化引起。早期的研究人员指出,血管痉挛在蛛网膜下隙没有大量出血的情况下不会发生[176],而动脉血管狭窄的部位往往与动脉周围血肿的位置相关[177-179]。全血成分通常被认为是导致血管痉挛的原因,近期尤其认为血球蛋白和氧合血红蛋白是主要的原因,因为它从红细胞中释放出来并被分解,与延迟发生的血管痉挛从发生时间上不谋而合。氧合血红蛋白具有血管收缩作用,可能是由于它作为超氧化物的生成剂或直接抑制或间接通过平滑肌环磷酸鸟苷循环[181]抑制内源性扩张剂(如一氧化氮[181]),或通过血管收缩剂的刺激发挥作用(如内皮细胞产生的内皮素[182])。

(2)迟发性血管痉挛的发病率和影响:在对大量的文献调查研究之后,Dorsch 和 King[183]统计了血管造影性血管痉挛的发病率为 43.3%(在 222 项研究中的发病率为 19%~97%)和症状性血管痉挛的发病率为 32.4%(在 296 项研究中的发生率为 5%~90%)。如果这些研究仅限于在蛛网膜下隙出血后 4~11 天内明确诊断的患者时,血管造影性血管痉挛的发病率增加到 67.3%(在 38 项研究中的发病率为 40%~97%),但是在相同的患者中仅 32.6%表现为症状性血管痉挛。因此,血管造影性血管痉挛患者仅有约 50%的患者出现神经系统症状,而无症状患者可能在经颅多普勒超声或灌注 CT 上显示出血管痉挛[184,185]。

(3)迟发性血管痉挛的后果:患者作为单独的个体来说是否出现脑缺血症状取决于其动脉狭窄程度、狭窄的位置和侧支血流是否充足以及其他因素,如颅内压升高、脑水肿。迟发性血管痉挛患者的死亡率在增加;Dorsch[186]统计出该类型患者出现致命性结果的可能性是无迟发性血管痉挛患者的 3倍。他提出了迟发性缺血性神经功能缺损(DIND)这一术语,用来描述脑血管痉挛和近期在 CT 影像学上证实为脑梗死并出现相应症状的脑缺血。DIND 患者的发病率(即永久性神经功能障碍)和死亡率分别为 34.7%和 31.0%[166]。

(4)迟发性血管痉挛的治疗:使用钙通

道阻断剂尼莫地平的预防性治疗是治疗血管痉挛最普遍的方法。在一项随机试验中已经证实,使用尼莫地平可以获得减少脑梗死和改善预后的益处[187]。但是口服尼莫地平不能降低血管痉挛的发生率,对于有症状患者的治疗依赖于所谓的三联疗法:高血压、高血钾和血液扩容[188]。其目的是保持最佳的脑灌注,自 1983 年以来,针对有症状患者的重症监护管理经历了技术的变革(血液容量通常是正常的)。已经试用了多种其他药物(如镁、他汀类药物和内皮素受体拮抗剂克拉生坦),但没有任何一种药物被证明完全有效[189,190]。选择性血管成形术的血管内治疗通常被用于治疗伴有症状的难治性患者。血管成形术可以通过动脉内注射血管扩张剂或通过球囊扩张来进行。这些技术及其结果在第 9 章中进行了描述。然而,在过去的 20 年中,血管痉挛的整体支持治疗可以改善其预后[191]。

8.5.5.3 脑积水

由于脑积水造成的其他并发症是可以通过及时的治疗避免的,而这依赖于及时的诊断。因此,蛛网膜下隙出血的患者需要监测其意识水平的变化和 CT 在短时间内的变化。

(1)发生率:脑脊液循环障碍可能发生在蛛网膜下隙出血当时或数天或数周后。蛛网膜下隙出血后急性脑积水的发生率为 15%~20%[134,192]。CT 扫描或 MRI 显示的脑室扩大表明正常的脑脊液循环发生障碍,但其临床后果是多样的,颅内压升高所致症状的严重程度决定了手术干预的必要性。已有研究表明,在 50% 脑积水患者中出现了脑室扩

大,但这些患者脑脊液循环在 24 小时内可以正常。因此,紧急治疗通常可以选择临时性脑室或腰大池引流[134]。

(2)病因:急性脑室扩大是由于血细胞和细胞碎片阻塞脑室、基底池或第四脑室出口周围组织而导致脑脊液循环受阻所致。另外,由于血肿,尤其是在后颅窝部位的血肿,可阻碍脑脊液的循环途径,进一步导致脑室扩大。慢性脑积水是由于软脑膜的纤维化和粘连,进一步使脑脊液循环受阻,这些被阻塞的脑脊液又重新被蛛网膜颗粒吸收。

脑室出血显然更容易引起急性脑积水。Mohr 等[193]报道了 91 例脑室内出血的患者,其中 85% 的患者发生了急性脑室扩张。导致脑积水的其他因素包括弥散性蛛网膜下隙出血、后循环动脉瘤、颅内大动脉瘤、入院时格拉斯哥昏迷评分较低、高血压病史、年龄增长和抗纤溶药物的使用[192]。

(3)预后:脑积水的预后是多样的,从突发死亡到意识水平的轻度下降。在 Hasan 等的队列研究中[134],共报道了 91 例初发脑积水,意识水平正常者占 28%,轻度受损者占 14%,中度或重度受损者占 58%。据之前报道,脑室引流会增加再出血的风险,但最近的一份报道显示脑室引流患者的再出血风险并没有增加[194]。发展为亚急性和慢性脑积水的患者表现为头痛、昏睡、意识水平下降、共济失调、痴呆和大小便失禁。脑积水患者症状的发作通常是隐匿的,但患者的状况可能会发生迅速恶化,并出现脑出血。只有 5%~8% 的蛛网膜下隙出血患者需要进行脑室-腹腔或腰大池-腹膜分流来达到脑脊液引流的目的[195],而在亚急性期通常可以通过单独的腰椎穿刺和脑脊液引流来缓解症状。

8.5.5.4 内科并发症

蛛网膜下隙出血后的患者通常在神经外科病房或重症监护室进行护理。重症监护专家擅长处理与蛛网膜下隙出血相关的内科并发症，但血管内治疗医生应当意识到蛛网膜下隙出血对患者一般状况的影响，他们应该参与到其他相关科室医生的多学科小组讨论中，以进一步了解潜在的医疗并发症。因此，他们共同提出了大部分与蛛网膜下隙出血相关的并发症。在一项多中心的研究中，Solenski 等[160]将蛛网膜下隙出血后 3个月时的死亡原因总结为：首次出血 19%，再出血 22%，血管痉挛 23% 和内科并发症23%。

(1)肺部并发症：肺部并发症存在于 20%~25%的蛛网膜下隙出血患者中，包括吸入性肺炎、成人呼吸窘迫综合征(ARDS)、肺动脉血栓和神经源性肺水肿(有时被认为是 ARDS的同义词)[196]。肺水肿(除外左心衰的情况)可能发生在任何与颅内压升高有关的颅脑损伤后，SAH 则通常发生在早期。肺水肿存在于 23%的患者中，其中 6%表现为严重的肺水肿[160]。肺水肿的发病机制尚不确定，但可以认为是大量肾上腺素释放的结果，降低左心室顺应性或直接作用于肺肾上腺素能受体，从而增加肺毛细血管通透性以及使富含蛋白质的液体外渗[197]。

(2)心血管系统并发症：这些并发症包括高血压和心律失常。高血压可能是由于蛛网膜下隙出血之后所造成的反应性高血压或者是在蛛网膜下隙出血前已存在的既往高血压，发生于 16%~36%的患者中[146]。35%~50%的患者可能出现心律失常和心电图异常[160,198]。后者主要表现为 Q-T 间期的延长，T 波异常(包括 T 波倒置、ST 段改变和出现明显的 U 波)。各种心律失常通常出现在蛛网膜下隙出血后的早期几日，但不会危及生命。心脏受到交感神经活动过度的影响，这为蛛网膜下隙出血后出现的心血管效应做出了合理的解释[199]。可逆性心肌病可影响高达 20%的评分较低的患者，表现出类似于心肌梗死的心肌酶异常[200,201]。

(3)电解质紊乱：包括低钠血症、低钾血症和尿崩症。最常见的是低钠血症，其定义为血浆钠水平连续两天低于 135mmol/L。低钠血症发生于 27%~35%的患者中。过去认为低钠血症是由抗利尿激素分泌不当引起的，现在认为是与脑损伤有关的原发性钠尿症(或脑盐消耗综合征)[202]。低钠血症的严重程度与蛛网膜下隙出血的严重程度成正比。尿崩症相对来说比较罕见，但对病情严重和持续发作的颅内压升高的恶性患者来说并不少见。

蛛网膜下隙出血后出现的电解质和内分泌紊乱的病理生理机制仍不确定。据推测，下丘脑损害是其发生机制，因为低钠血症与交叉池、第三脑室和前交通动脉的动脉瘤破裂所致的出血压迫下丘脑有关[203]。心房钠尿肽(一种利尿钠激素)可能在尿盐丢失中起作用，这种作用在尸检时已证实，心房钠尿肽的作用在下丘脑和心肌病变的患者中尤为明显[204]。医源性因素也可以导致电解质紊乱，特别是在使用利尿剂和进行扩容治疗来对抗颅内高压和改善脑血管痉挛时，电解质紊乱使医生对蛛网膜下隙出血患者医疗管理更加复杂。

(4)癫痫发作：动脉瘤破裂时发生蛛网膜下隙出血所导致的癫痫发作，即发作性癫痫，已在上文讨论过。而延迟发作的癫痫则与蛛网膜下隙出血后并发症的出现以及是否经开颅手术治疗有关。迟发性癫痫发作可发展为癫痫大发作。一系列对经外科手术治疗（即开颅夹闭）的患者的研究报道了迟发性癫痫发作存在于 20% 的蛛网膜下隙出血患者中,其中尤其以大脑中动脉动脉瘤夹闭术后患者的发生率最高。在最近的报道中,经手术夹闭治疗的患者,迟发性癫痫发生率为 3%~10%[135,205]。在一项随访 12 个月的单一住院研究中,Claassen 等[206]报道迟发性癫痫的发生率为 7%,在对这些患者的研究中发现硬膜下血肿和脑梗死发生率可以作为迟发性癫痫的独立危险因素。但在他们的研究中,他们并没有将栓塞治疗和夹闭治疗区分开来。一项对经栓塞治疗的患者进行了 2 年随访的研究,报道迟发性癫痫的发生率仅为 1.7%,而且发现对于脑积水的治疗也可以作为迟发性癫痫的一个危险因素[135]。在对 ISAT（其中包括相对较少的大脑中动脉动脉瘤）进行随机分组的患者中,5 年后迟发性癫痫发作的频率在栓塞治疗和夹闭治疗的患者中分别为 6.4% 和 9.6%[207]。发作性癫痫的发生与迟发性癫痫发生率的增加并没有直接关联[208],在治疗发作性癫痫方面,预防性抗癫痫药物的作用也并没有得到有力的证实。

8.6 动脉瘤的血管内治疗

血管内治疗栓塞动脉瘤可分为载瘤动脉闭塞治疗和载瘤动脉重建治疗。在动脉瘤的血管内治疗方面我们发展很迅速,载瘤动脉闭塞治疗现在已经在很大程度上废弃不用,但动脉瘤的血管内治疗在某些情况下的治疗效果又是有限的。

1.载瘤动脉闭塞治疗
- 近心端动脉闭塞和（或）动脉瘤孤立。
- 回返血流。

2.载瘤动脉重建治疗
- 囊内弹簧圈栓塞。
- 球囊辅助弹簧圈栓塞。
- 囊内液体栓塞剂。
- 支架辅助弹簧圈栓塞。
- 颈桥装置。
- 血流导向装置。
- 动脉瘤囊内扰流装置。

8.6.1 载瘤动脉闭塞治疗

载瘤动脉的闭塞是诱导管腔内血栓形成和预防动脉瘤生长与破裂的有效方法[209]。在 1974 年由 Serbinenko 引入血管内闭塞治疗之前,颈总动脉的手术结扎被用来治疗颈动脉的海绵窦段动脉瘤和大动脉瘤[210]。血管内栓塞比手术结扎更安全,因为它可以更准确地评估由靶动脉提供血供的组织及其侧支循环情况[211]。闭塞部位通常在动脉瘤颈部或紧邻动脉瘤颈部的位置。血管内治疗的原理是通过闭塞瘤颈的近端和远端,从而将动脉瘤完全孤立,通过管腔远端的血栓形成或联合外科搭桥手术的血管内结扎治疗来逆转载瘤动脉的血流方向。球囊、弹簧圈或塞子（即可膨胀的网状物装置）可以在动脉中释放,以达到阻塞载瘤动脉的效果。

载瘤动脉闭塞治疗的适应证如下。
- 长期存在的伴有宽瘤颈和严重动脉瘤壁钙化的巨大动脉瘤。
- 宽瘤颈的梭形动脉瘤。
- Willis 环中小动脉远端动脉瘤。
- 创伤后假性动脉瘤和感染性动脉瘤。
- 囊内栓塞失败的动脉瘤。

● 作为载瘤动脉夹层形成或栓塞材料放置位置不当的补救措施。

(1)治疗技术:最初的载瘤动脉栓塞试验通常是在患者清醒和肝素化 [活化凝血时间(ACT)增加至基线的 3 倍]的情况下进行的。非可拆卸性球囊在永久性闭塞部位应充气 20~30 分钟。在闭塞期间固定时间间隔内(通常在 5 分钟、15 分钟和 30 分钟) 应评估患者的神经功能状态。还通过比较双侧大脑半球的皮层静脉在脑血管造影时延迟显影的时间来对侧支血流进行血管造影方面的评估。大于 2 秒的延迟提示侧支血供的不足。其他的激发性试验可以使用乙酰唑胺或诱导全身性低血压来进行,并且可以通过经颅多普勒超声、HMPAO 或 SPECT 对脑血流进行定量评估。如果患者的神经系统检查没有异常,可以使用可拆卸的植入物(弹簧圈、球囊或栓塞材料)封闭动脉,术后患者应充分补液,并仔细观察患者病情 2~4 天[212]。用皮质类固醇(以减少动脉瘤肿胀的影响)和(或)抗血小板药物(降低血管内血栓形成的风险)的辅助药物治疗通常是经验性的。CT 或 MRI 适合用于评估记录动脉瘤内血栓形成和退化情况。对于一些远端动脉瘤的治疗,特别是感染性动脉瘤,由于其载瘤动脉管径狭小,球囊闭塞试验可能不适用,术者不得不依靠血管造影以评估侧支血液供应,所以在这种情况下,动脉瘤和载瘤动脉闭塞通常用液体试剂(如氰基丙烯酸酯)进行。

(2)并发症:引起神经系统并发症的原因可能是栓塞装置的放置不当,管腔内进行性血栓形成,以及由于侧支血流不足(即不精确的闭塞试验)导致脑缺血。延迟症状的发生可能是由于血栓性动脉瘤的肿胀,侧支循环血量不足或者残留载瘤动脉内的血栓栓塞(所谓的残端栓塞)造成。据报道颈总动脉手术结扎的手术相关致残率为 13%~31%[156,211],死亡率为 3%~24%[155,213]。蛛网膜下隙出血后临床状况差的患者并发症发生率更高,可能是由于脑血管痉挛[155]。短暂性神经功能障碍发生率为 7.25%~10.3%,永久性神经功能障碍的发生率为 1.5%~4.4%,在这两种情况中都没有关于死亡率的报道[214,215]。血管内球囊闭塞相关的致残率降低是由于术者能够在意识清楚的患者中评估侧支循环情况,并在围术期使用抗凝剂来预防血栓栓塞并发症。

(3)预后:有报道称颈动脉[215,216]和椎动脉[217,218]的载瘤动脉闭塞对于不能手术治疗的颅内动脉瘤是一种有效的治疗办法。载瘤动脉闭塞对治疗近端颈内动脉的动脉瘤特别有效。虽然动脉瘤的回缩可能需要数月或数年[216],但在闭塞载瘤动脉时通常可以缓解动脉瘤所带来的压迫症状,如疼痛或脑神经麻痹。

关于载瘤动脉闭塞对再出血的保护作用方面的资料很少,关于动脉瘤的血管内治疗和外科手术治疗之间的对比也缺乏更多有力的数据。颈动脉结扎后早期再出血的患者占 4.4%[219],晚期再出血的患者占 11%[220]。目前尚无大量报道血管内栓塞术后再出血,但目前载瘤动脉闭塞仅针对巨大动脉瘤,几乎不会常规用于蛛网膜下隙出血。动脉瘤所致的压迫症状可能在成功栓塞动脉瘤数月或数年后复发[209],之前已经有报道经成功栓塞后的动脉瘤复发并且大小较前增大[221]。因此,针对这些患者的随访是非常重要的,可以通过 MRA 对患者进行非侵入性检查。

8.6.2 载瘤动脉重建治疗

8.6.2.1 囊内弹簧圈栓塞

Guglielmi 于 1991 年引入可控制释放且可分离的弹簧圈后，对于大多数动脉瘤的治疗来说，囊内弹簧圈栓塞治疗已经在一定程度上取代了神经外科的手术夹闭治疗[222,223]。最初的栓塞技术随着栓塞材料(如弹簧圈、球囊辅助弹簧圈和支架)的改进也得到了提高，而且这些栓塞材料更加适用于颅内动脉瘤的治疗。在囊内弹簧圈栓塞技术引入不久之后，微创技术治疗开始应用于预防蛛网膜下隙出血后再出血[224]，这项技术所带来的获益在 2002 年国际蛛网膜下隙动脉瘤试验(ISAT)的一项随机对照试验中已被证实[151]。蛛网膜下隙出血后的囊内弹簧圈栓塞现在普遍被认为是破裂动脉瘤的一线治疗方法。然而，它在未破裂动脉瘤中的治疗效果从未在随机对照试验中进行过测试[225,226]，在探讨血管内动脉瘤治疗的适应证和结果时应该注意到这一点[227]。

国际蛛网膜下隙动脉瘤试验(ISAT)随机将 2143 例动脉瘤患者分配到开颅夹闭治疗组或血管内栓塞治疗组，该试验的目的是治疗动脉瘤并且评估两种治疗动脉瘤方法的等效性[151]。试验的主要内容是统计经治疗 1 年后残疾或死亡的患者比例(改良 Rankin量表 3~6 分)。2002 年的研究报道指出，1 年后无法独立生活或死亡的患者比例在栓塞治疗组和夹闭治疗组中分别为 23.7% 和30.6%，栓塞治疗的绝对风险较夹闭治疗降低了 6.9%(CI 2.5%~11.3%)。这项试验的临床目的在于表明由于治疗或蛛网膜下隙出血所引起并发症的潜在损害效应。自从这项试验报道以来，大多数欧洲中心已经出现了在治疗动脉瘤方面由开颅夹闭向介入栓塞治疗的大规模转变。但该试验受到批评，因为只有 22% 的蛛网膜下隙出血的患者伴有破裂的颅内动脉瘤，并在受试中心被随机分组。然而，随后的前瞻性多中心研究证实了栓塞治疗优于夹闭治疗这一结果[228]，并且在单一中心随机研究中发现栓塞治疗在对后循环动脉瘤的治疗中有明显益处[229]。还有其他几个前瞻性试验和记录，特别是两个随机对照试验，它们证实了改良弹簧圈的好处，而这些随机对照试验也是继 ISAT 之后的关于栓塞手术安全性全面提高的报道[230,231]。

1. 治疗技术

我们将描述一个标准化的治疗技术。不同地区的治疗方法有所不同，尤其是在使用抗凝药物和抗血小板药物预防血栓形成方面。囊内弹簧圈栓塞辅助技术也将会在下文进行叙述。弹簧圈栓塞治疗通常是在对患者全身麻醉的情况下进行的，因为在这种情况下，患者的生命体征可以得到很好的监测，而且也可以保持术中稳定的体位。在对患者全身抗凝(通过静脉注射或输注肝素)之后，使用 1 个或 2 个(双导管技术)微导管进行动脉瘤腔的选择性导管置入，通常先在动脉瘤腔内放置一个大的弹簧圈，然后再在大的弹簧圈内放置若干小弹簧圈。这样做的目的是尽量多的在囊内放置弹簧圈，但实际上放置弹簧圈仅仅占据动脉瘤腔内约 25% 的可利用空间。栓塞后的患者可能存在血管腔内血栓形成，因此术后患者需要继续使用肝素或抗血小板药物。我们的经验是根据动脉瘤颈部的大小制定治疗方案，当最后放置的弹簧圈大面积暴露于载瘤动脉血流时，或者线圈侵入到载瘤动脉时，则应该使用抗凝剂[212]。弹簧圈栓塞应尽量密集，因为动脉瘤不致密栓塞治疗的风险会使患者迟发性动脉瘤再出血或动脉瘤复发的可能性增大。

2.并发症

据报道，与弹簧圈栓塞相关的手术并发症发病率约为 10%，最常见的并发症为动脉内血栓形成和出血，分别发生于 5% 和 2% 的手术患者中。这两种并发症的发病率取决于其治疗对象是破裂动脉瘤还是未破裂动脉瘤。在两项大型研究中，针对破裂和未破裂的动脉瘤的治疗，血栓形成发病率分别为 13.3% 和 7.3%，出血发病率分别为 3.7% 和 2.0%[228,232]。

随着血管内治疗动脉瘤技术的成熟，之前报道的并发症发病率已经下降。日本的一项关于破裂动脉瘤的栓塞治疗的大型回顾性研究(n=5624)发现动脉瘤栓塞术总体手术相关并发症发病率为 2.9%，死亡率为 0.8%，其并发症可分为出血事件（发生率 0.7%，死亡率 0.6%）、缺血事件（发生率 2%，死亡率 0.3%）和其他事件（死亡率 0.2%）[233]。出于这个原因，建议在治疗过程中使用抗凝治疗[211]和抗血小板药物，如用于治疗血栓栓塞的 Ⅳ 阿司匹林和糖蛋白 Ⅱb/Ⅲa 受体抑制剂[301]。其他的并发症与栓塞装置的故障或血管内损伤（例如，动脉内膜剥离、入路部位血肿等）或血管造影（例如，对造影剂的超敏反应、皮质盲）和全身麻醉等原因有关。已经报道的迟发性并发症包括动脉瘤出血或动脉瘤压迫症状的恶化、脑积水和有血栓形成的动脉瘤附近的无菌性脑膜炎反应、短暂性脑缺血发作、辐射引起的脱发、癫痫发作和弹簧圈压缩所致的动脉瘤复发[212,234,235]。

3.预后

动脉瘤的治疗结果将从解剖结果和临床结果方面进行论述。显然，动脉瘤疗效的重点应该放在临床结果方面，因为在术后长时间内患者都处于动脉瘤再出血的风险中，一些患者甚至会出现临床症状。然而，由于弹簧圈栓塞动脉瘤与手术夹闭动脉瘤相比，复发率较高，因此弹簧圈压缩与动脉瘤复发经常作为被研究（和报道）对象，两者密不可分。弹簧圈压缩的程度可能与囊内弹簧圈周围血栓的形成有关，后者造成了弹簧圈的压缩，进而导致瘤颈残留。这两个结果是相互联系的。约 30% 的动脉瘤患者发生动脉瘤腔再次充盈，其中 20% 的动脉瘤患者表现为动脉瘤明显复发。在所有经过治疗的动脉瘤中，约 10% 的患者需要接受再次治疗，尽管动脉瘤再出血不常见，但在后续随访影像上表现不稳定的动脉瘤中，通常会发生 3 次再出血[83]。

（1）解剖结果：血管内治疗后动脉瘤的形态学结果是基于对动脉瘤腔闭塞比例的评估。所报道的动脉瘤闭塞率差别很大，因为评估大部分是主观的。在对动脉瘤闭塞百分比和栓塞致密度（即铂丝占据动脉瘤腔的比例）的数值评估尝试中，未能证明两者具有一致性，因为估算动脉瘤腔的体积是困难的。对于动脉瘤腔体积的估计，可以使用数学公式($3/4\pi r^2$)（假定所有动脉瘤是球形的）或使用计算机分割程序从 3D 成像数据中计算体积完成。然而，动脉瘤体积估计的可重复性一般较差，并且这些对动脉瘤栓塞程度的客观评估尚未被普遍采用。

尽管弹簧圈填塞得尽可能致密，但动脉瘤的金属覆盖率一般介于 15%~40% 之间；有几份报道表明，如果填塞致密度大于 25%，则动脉瘤的复发率降低[248-250]。这只是我们的直观感觉，但实际情况可能并非这样简单，因为栓塞的重要因素是对于动脉瘤颈部(特别是在"流入"点)的血流阻断。对于栓塞致密度评估的价值由 Piotin 等回顾性描述,他们认为动脉瘤栓塞致密度的评估价值没有被证明[251]。

　　因此,之前的文献对于动脉瘤的治疗评估主要依赖于主观判断,大多数研究者使用三级量表,通常被描述为 Raymond 或者 Montreal 量表,是在由 Raymond 和其同事在 1997 年发表的文章[237,252,253]之后所提出的一个四级量表。随后,这些研究者[242]便废弃了一个等级,因为难以区分瘤颈残留和瘤颈犬耳状残留。在牛津,我们一直使用三级量表,治疗后的动脉瘤可分为被完全闭塞(闭塞 1 级或 100%闭塞)、表现为瘤颈残留(闭塞 2 级,90%~95%闭塞或颈部残留),以及显示大量的残余瘤腔充盈(闭塞 3 级,<90%闭塞或

不完全闭塞)[254](表 8.16)。最近的一项关于宽颈动脉瘤的单独弹簧圈治疗或支架辅助弹簧圈治疗的 Meta 分析显示,动脉瘤完全或近完全闭塞率为 57.4%(CI 48.1%~66.8%)和 74.5%(CI 68.0%~81.0%)[255]。该项研究结果表明了支架辅助和血管内治疗动脉瘤技术的提高使治疗的解剖结果大大超越了 10 年前。

　　关于栓塞后动脉瘤复发或再通目前尚无一致的定义,一般是指与治疗结束时的造影相比,囊内充盈的区域变大。在早期文献中,来自单个中心所报道的动脉瘤复发率变化范围很大,从 5%到 55%,这样的结果反映了各个中心研究方法的不同,例如,有些中心在治疗结束时进行了对照性血管造影,并且对患者同时使用抗凝治疗,而其他中心则更倾向于在停止抗凝治疗之后的第二天进

表 8.16　动脉瘤囊内弹簧圈栓塞的解剖学结果

研究报告	n	类型	OG3 <90%	OG2 90%~95%	OG1 100%
Vinuela[236]	403	所有	25%	75%	25%
Raymond 和 Roy[237]	70	所有	17%	40%	43%
Eskridge[238]	150	基底部/未行外科手术	–	18%	82%
Murayama[239]	120	突发的/未行外科手术	6%	28%	66%
Byrne[240]	317	破裂的	2%	34%	64%
Cognard[256]	203	<15mm	2%	11%	88%
Thornton[241]	196	所有	15%	46%	39%
Raymond[242]	501	所有	14%	46%	36%
Murayama[243]	916	所有	3.5%	35.4%	55%
Henkes[244]	1811	所有	5.5%	21%	66%
Gallas[245]	705	破裂的	2.4%	25%	73%
Mejdoubi[246]	234	破裂的	8%	11%	81%
Pierot[232]a	622	未破裂的	14.6%	22.5%	63%
Plowman[83]	570	破裂的	4.9%	28.5%	66.6%
Ferns[247]b	6991	所有	8.2%	29.5%	62.3%

n,经治疗动脉瘤的患者数量;OG,闭塞分级。

a 影像学独立回顾的多中心研究;b Meta 分析。

行血管造影。重要的是明确是否在造影过程中观察到动脉瘤残留部分的充盈,即动脉瘤残留部分的充盈是否稳定[219](表8.17)。

一个更加客观的评估指标是动脉瘤的再治疗率,尽管关于动脉瘤的再次治疗没有一个明确的标准,动脉瘤再次治疗就表明动脉瘤已经复发,并且已需要手术再次干预。在ISAT血管内治疗的队列研究中有9%的患者进行了再次治疗[254]。其他作者也有关于动脉瘤再次治疗率的类似报道[241,242,247,257]。动脉瘤栓塞术后,稳定的小残留通常可以看到,但这并不一定与动脉瘤的恶化和复发相关。

采用动脉瘤栓塞致密度作为动脉瘤栓塞治疗的评估标准的这种设想是基于动脉瘤致密栓塞可以很好地抵抗血流动力学方面对于载瘤动脉的压力,这样可以有效地防止动脉瘤囊内栓塞的弹簧圈发生变形。增加动脉瘤复发的危险因素如下。

- 动脉瘤瘤颈宽度>4mm[18]。
- 大的和巨大动脉瘤。
- 大动脉瘤伴囊内血栓形成。

降低动脉瘤复发的因素如下。

- 球囊辅助弹簧圈栓塞。
- 涂层弹簧圈(益处在HELPS试验中叙述到)。
- 支架。
- 精密的弹簧圈栓塞设计。

(2)临床结果:动脉瘤外科手术夹闭后再出血率小于1%。动脉瘤再出血通常发生在夹闭后1年内,一般是由于动脉瘤起初夹闭不足所致。据报道,在所有动脉瘤患者中,每年发生再次出血的比例为0.38%~0.75%[258,259],如果有动脉瘤腔残留,则其每年发生再次出血的比例为0.79%~1.9%[259,260]。

表8.17 动脉瘤栓塞的复发率

作者	复发率(%)
Byrne[240]	15
Cognard[256]	15
Thornton[241]	18
Raymond[242]	33
Murayama[243]	26
Gallas[245]	15
Mejdoubi[246]	17
Pierot[232]	26.5
Ferns[247]	20.8
Zhoa[255]	9.4

最近的由CARAT所做的一项研究报道,771例动脉瘤夹闭术后患者1年后没有发生再次出血[261]。

ISAT确定了蛛网膜下隙出血的患者经血管内治疗后临床结果的评估标准,对随机对照试验患者的长期随访表明血管内治疗和夹闭治疗的患者7年后的临床疗效的差异显著[169]。随后的对照试验报道了弹簧圈栓塞安全性的提高,以及临床并发症发生率的降低[228]。例如,在HELPS试验中的患者蛛网膜下隙出血后2个月的死亡率为4.1%[230],而在ISAT中则为7%。

由于动脉瘤的复发,ISAT的试验结果最初的关注重点是晚期再出血,在术后12个月的随访中否定动脉瘤栓塞术减少死亡和残疾的益处。对于英国动脉瘤患者的ISAT队列随访至少10年,靶向动脉瘤再出血的风险在血管内治疗组为0.0216(95% CI 0.0121~0.0383),神经外科组为0.0064(95% CI 0.0024~0.0173)[262]。尽管33例患者在栓塞治疗后1年以上发生再出血,但仅有17例(13例接受血管内治疗和4例接受神经外科手术)来自经过治疗的动脉瘤[262]。在单中心和多中心随访研究中报道了类似的再出血率（表 8.18）。在随访的牛津患者中，复发动脉瘤的晚期出血发生率为 3.4%，稳定动脉瘤的晚期出血发生率为 1.5%[83]。

没有理由认为对破裂动脉瘤患者提供的保护不适用于有未破裂动脉瘤患者，但在这种情况下，两者在手术风险与获益方面是不能一概而论。Naggara 等回顾了关于未破裂动脉瘤血管内治疗的文献，并统计出未破裂动脉瘤栓塞术后晚期再出血发生率为 0.2%[264]。在这项 Meta 分析中，他们还发现未破裂动脉瘤患者首次治疗后接受再次治疗的比例为 9.1%，这与破裂动脉瘤治疗后接受再次治疗的比例相同，治疗相关并发症导致 4.8% 的患者永久性致残和 1.9% 的患者死亡。由于缺乏随机对照试验来确定弹簧圈栓塞在未破裂动脉瘤治疗的有效性，因此他们的评估是现有的证明血管内治疗同样对于为破裂动脉瘤的治疗有效的最好证据。

8.6.2.2 球囊辅助栓塞

被称为"重塑技术"的球囊辅助栓塞

表 8.18　已报道的经血管内弹簧圈栓塞治疗动脉瘤患者的晚期再出血发生率

相关研究	再出血发生率	数量/队列规模
Byrnea[240]a	1.3%	4/317
Raymond[242]	1.1%	3/271
Murayama[243]	4.1%（早期再出血）	9/230
	0.5%（晚期再出血）	3/488
Sluzewskia[263]	1.3%（0.32%/年）	5/393
CARAT[261]	0.11%	1/199
Plowmana[83]	（0.2%~0.4%）/年	6/570

a 仅针对破裂动脉瘤的治疗。

(BAC)包括在弹簧圈置入期间在动脉瘤颈部放置适当大小、顺应性良好的不可拆卸球囊。球囊用于保护动脉瘤囊内线圈，以防脱出，在动脉瘤颈部可以压缩其轮廓（即重塑），并可对于动脉瘤栓塞期间发生的破裂起到阻止血液流动的作用[265]。球囊辅助栓塞技术越来越普及，目前在一些中心的大部分栓塞手术中都有应用。

（1）技术：该技术的原理从 1997 年 Moret 等首次描述以来就未做什么大的改动[265]。球囊被放置在动脉瘤的颈部，并在置入每个弹簧圈时扩张。在观察弹簧圈位置的同时球囊缩小，如果看到弹簧圈脱出进入载瘤动脉，则需重新安置或更换球囊。随着球囊几何形状的改善和与线圈之间更好的相容性，一些术者在放置多个线圈期间使球囊扩张。显然，球囊扩张时间较长时需要对患者进行仔细的监测，以防止其过度扩张造成脑内低灌注损伤。这种用于侧壁动脉瘤治疗的技术是球囊辅助栓塞技术的延伸，即使用两个球囊或超顺应性球囊（用于治疗分叉动脉瘤）或者放置球囊但不使其扩张（仅在动脉瘤破裂时或者弹簧圈脱入载瘤动脉时起作用）。球囊扩张期间患者需进行抗凝治疗和血压的严密控制。

（2）并发症：球囊辅助栓塞是否增加了并发症的风险一直存在争议，因为它增加了栓塞手术的复杂性。Sluzewski 等报道了球囊辅助栓塞与传统的栓塞治疗相比，其并发症的发生率增加[266]，但在多中心研究中尚未证实两者有实质性差异[231]。如果没有随机研究，将球囊辅助栓塞与非球囊辅助栓塞治疗进行比较是困难的，因为"简单"动脉瘤通常采用非球囊辅助栓塞治疗。据报道，术中动脉瘤破裂球囊迅速扩张的能力可以降低并发症对患者的影响[267]。

（3）结果：球囊辅助栓塞技术栓塞动脉瘤在解剖结构上获得较好功效的方面并没有显著地表现出来。但据 Sharpiro 等报道，在应用了球囊之后，首次动脉瘤栓塞和再次栓塞的闭塞率均较未使用球囊的栓塞效果好[268]，并且在未破裂动脉瘤治疗的多中心 ATENA 研究中得出了相似的结论[269]。

8.6.2.3 囊内液体栓塞剂

在保留载瘤动脉的情况下，使用液体栓塞剂闭塞动脉瘤，这种方法起初在实验性动脉瘤中进行探索[270]，并且在引入作为 Onyx 的乙烯醇共聚物的商业制剂（Micro Therapeutics，Inc.，Irvine，CA，USA）后开始进行临床试验。现在囊内液体栓塞治疗一般用于复发和高危动脉瘤的治疗。

（1）技术：将导管置入动脉瘤腔，通过导管在动脉瘤颈部放置球囊，以阻塞动脉瘤颈部并且防止液体（经由腔内微导管注入）溢出至载瘤动脉。溶解在二甲基亚砜（DMSO）中的高浓度的 Onyx（20%）缓慢地注入动脉瘤颈已被扩张的球囊密封的动脉瘤腔内。液体栓塞剂的注射量受球囊充气时间的限制（通常约为 5 分钟），在这个时间范围内手术操作是安全的。液体栓塞剂可以重复注射，直到注入足够的物质以堵塞动脉瘤囊。所有使用的材料必须能够耐受 DMSO 溶解。

（2）并发症：在多中心脑动脉瘤研究中的欧洲 Onyx（CAMEO）试验中报道的并发症是由于动脉瘤出血、血栓栓塞和液体栓塞剂的溢出[271]。在这份报道中，手术相关并发症发病率为 12%，死亡率为 4%。这样的经验强调需要在注射液体栓塞剂时将动脉瘤腔的

完全密封。

（3）结果：CAMEO 中报道的动脉瘤术后血管造影闭塞率极好，治疗后仅有 2% 的动脉瘤未完全闭塞。在术后 12 个月的随访中，79% 的动脉瘤完全闭塞，13% 的动脉瘤闭塞 90% 以上，8% 的动脉瘤闭塞不全[271]。在最近的治疗研究中，93% 的动脉瘤获得完全闭塞或近乎完全闭塞[272]。在术后 6 个月的随访中，一项涉及 113 例患者的队列研究表明动脉瘤完全闭塞率为 77%，近完全闭塞率为 15%，不完全闭塞率为 7%。随访时，动脉瘤的复发率为 8%，其中 4.5% 的复发动脉瘤需要再次治疗。尽管最初人们对于囊内液体栓塞剂治疗颅内动脉瘤充满了期待，但该技术还没有被广泛采用，可能是因为其相对较高的并发症发生率和来自其他新的辅助设备的竞争。

8.6.2.4 支架辅助弹簧圈栓塞

支架辅助弹簧圈栓塞（SAC）适用于某些动脉瘤。将支架放置在载瘤动脉中是治疗无蒂宽颈动脉瘤时保证弹簧圈稳定不脱出的合理解决方案。20 世纪 90 年代，支架（最初设计用于心脏）在颅内导航中表现得足够灵活，使其可以在脑动脉中置入[273,274]，并促进了专门用于颅内治疗支架的设计和生产[275,276]。可以使用支架来保护载瘤动脉管腔中的血流，并确保弹簧圈在宽颈、大和梭形动脉瘤内不脱出，导致越来越多的颅内动脉瘤可以进行血管内治疗。它们也可以用作补救装置，以保护载瘤动脉管腔并固定弹簧圈以防随动脉血流向远端移动。使用支架辅助弹簧圈栓塞时还应考虑其他因素，包括并发症的存在以及蛛网膜下隙出血后是否进行急性期治疗，因为针对这些因素的存在需要预防性抗

血小板药物。

(1)技术：现在有一系列支架可用于颅内导航和颅内置入。关于这些支架的描述和优缺点将在后文中进行讨论。使用支架治疗时，主要考虑其诱发血栓形成和迟发性动脉狭窄的风险。预防前者的发生需要进行抗血小板药物的治疗。起初，联合使用支架辅助弹簧圈治疗仅限于对未破裂动脉瘤的治疗，因为这种治疗方法对患者需要进行抗血小板药物治疗(除了围术期的肝素化之外)，以预防支架内的血栓形成[247]。如果患者需要行紧急神经外科手术治疗脑积水，双重抗血小板治疗(如阿司匹林和氯吡格雷)的效果难以扭转，因此蛛网膜下隙出血后支架的使用仍然存在一定的风险。为了治疗未破裂动脉瘤，双重抗血小板治疗在术前几天就应该开始。通过放置支架，利用支架的支撑作用置入弹簧圈或将微导管放置在动脉瘤腔中，然后再放置支架(所谓的羁留技术)。这些手术的操作顺序不尽相同，特别是在置入支架输送导管之后填塞弹簧圈，然后将支架放置在栓塞弹簧圈的动脉瘤颈部。该操作过程可以与球囊辅助栓塞技术相结合，并且在动脉瘤分叉处可能需要两个支架来在动脉瘤颈处形成屏障(例如，Y-支架)。

(2)并发症：若支架装置操作不正确，使用任何支架都可能导致并发症。操作不正确(描述为技术并发症)涉及支架未能打开、支架扭结或从初始展开位置迁移。最近的文献综述统计出这种并发症的发生率为9%，包括4%的支架置入失败和5%的支架错位或移位[277]。在这个报道中，总体并发症发生率为19%，死亡率为2.1%。最常见的并发症是血栓栓塞(10%)，其次为出血(2.2%)。对蛛网膜下隙出血后的17个进行支架辅助弹簧

圈栓塞患者治疗报道的 Meta 分析发现，大多数手术都使用抗凝和抗血小板药物(96%)，曾经经历过脑室引流的患者中有10%发生了颅内出血[278]。支架辅助弹簧圈栓塞的迟发性并发症是在随访血管造影中发现支架内的狭窄。所有类型支架常见的并发症在少数患者中仍然是不可预测的。Shapiro 等[277]报道了3.5%的支架内狭窄发生率，但 Lee 等报道了12.7%的支架内狭窄发生率[279]。

(3)结果：支架辅助弹簧圈的完全闭塞率在59%[280]、63%[278]和66%[281]之间变化。两项大型研究的经 SAC 治疗后的患者的再次治疗率分别为8.3%[280]和14%[281]。在一篇文献综述中，King 等估计治疗后当时的完全闭塞率为53%，在平均14.1个月的术后随访中，完全闭塞率为69%[282]。

因此，SAC 的并发症发生率高于单独的弹簧圈栓塞治疗，SAC 手术的价值在于复发率的降低，但是 SAC 的这种优点(如再治疗率的判断)仍然不确定。SAC 的长期获益显得微不足道。由于缺乏随机研究和 SAC 选择性偏向于难治性动脉瘤的患者，致使 SAC 与单独弹簧圈栓塞治疗的比较变得困难[283]。

8.6.2.5 颈桥装置

颈桥装置可以定义为定位在动脉瘤颈部(在载瘤动脉或动脉瘤腔内)的植入物，并用于提高在宽颈动脉瘤中的弹簧圈的稳定性，辅助弹簧圈栓塞和预防弹簧圈移位。不同颈桥装置在设计和瘤颈覆盖的程度上有所不同。这种类型的原始装置被称为 TriSpan(Target Therapeutics/Boston Scientific，Fremont，CA，USA)，包括三个被铂覆盖的镍钛诺线圈，可以置入动脉瘤腔内。然后

通过其中一个环引入第二个微导管并用于将弹簧圈导入动脉瘤腔中。环圈嵌入到所形成的弹簧圈球中，一旦弹簧圈栓塞完成，通过电解将颈桥装置从其输送通路上分离。它在 2003 年被从市场上撤回。这里有一些关于颈桥装置在宽颈终末动脉几何形状中的应用报道（即近似直角的分支动脉所形成 T 形），如基底动脉和颈内动脉分叉[284]。

最近，在临床前[285]或早期临床试验中报道了几种具有类似适应证的颈桥装置。其中包括适用于 T 形和 Y 形动脉瘤的几何形状装置的 PulseRider（Pulsar Vascular）[286]和 pCONus（Phenox GmbH，Bochum，Germany）[302]。两种装置都进入了临床试验阶段，但相关报道太少或仍然在征集进一步有意义的讨论。

8.6.2.6 血流导向装置

覆膜支架封闭颅外循环中动脉瘤的潜力促进了低孔隙度的柔性支架的发展，认为如果覆膜支架的孔隙度足够低，则流入动脉瘤的血流量将被充分降低以引起自发的血管内血栓形成。孔隙度定义为支架的开放面积与管腔总面积的比例。足以诱发血栓形成的最佳孔隙度已被证实为 70%[287]。一些报道证明了用编织镍钛诺丝制造的低孔隙率支架的有效性。它们通常被称为血流导向支架（FDS），并专门为此目的而设计。现在几家制造商正在销售这种类型的设备。为了达到减慢囊内血流的相同效果，我们也可以使用两个重叠的传统支架[288]。FDS 用于治疗复杂的宽颈囊状或梭形动脉瘤或栓塞后复发的动脉瘤[289,290]。

（1）技术：FDS 放置的技术类似于 SAC。但两者原则上的区别在于是否使用辅助的腔内弹簧圈栓塞和由于其编织构造而导致

的操作方法不同。后者令使用正确宽度和长度的材料变得更加重要。此外，由于管腔内置入的金属量更大，因此有效的双重抗血小板治疗显得尤为重要。为了减少动脉瘤复发和迟发性动脉瘤出血的机会，囊内弹簧圈栓塞被认为是合理的预防措施。早期的编织支架比目前的设计具有更小的径向力，通常情况下这比通过激光切割制造的支架小。而这会妨碍支架的释放，并使支架的置入变得困难。一种解决方案是在支架内进行球囊扩张，以迫使支架与动脉壁紧贴。FDS 随着球囊的扩张而缩短，因此需要仔细选择支架的长度，因为支架需要覆盖动脉瘤颈部，并且在颈部的每侧至少留出 0.5cm 的边缘。在某些情况下（特别是对于梭形动脉瘤），可能需要放置一系列的 FDS 来重建较长病变的动脉段[291]。

（2）并发症：使用血流导向装置的并发症包括血栓栓塞、术中破裂出血和分支动脉闭塞，以及与使用 FDS 相关的两种并发症。在治疗后的第一周，这两种并发症包括迟发性自发性动脉瘤出血和脑实质出血。FDS 置入后患侧卒中的发生率在多中心试验中描述为 5.6%[292]。回顾性研究[293]发现，在 FDS 置入几周或几个月后出现迟发性出血，并报道影响 1% 动脉瘤患者的治疗。在同一项研究中，脑实质出血的发生率为 1.9%，尽管使用双重抗血小板药物治疗可能是一个影响因素，但这两种并发症仍然无法得到合理的解释。

（3）结果：迄今为止，FDS 已经被用于治疗那些不适合用普通囊内栓塞方法治疗的宽颈动脉瘤。FDS 初步的疗效报道令人鼓舞[294,295]。大于 60% 的大和巨大动脉瘤获得完全动脉瘤闭塞。2013 年的一项 Meta 分析中

报道,早期手术相关致残率为 7.9%,手术相关死亡率为 2.8%, 晚期手术相关致残率为 2.6%,手术相关死亡率为 1.3%[296]。对接受治疗的患者进行平均 9 个月随访后,结果显示动脉瘤闭塞率为 76.2%(95% CI 72.1%~80.2%)。由制造商赞助的前瞻性和回顾性试验数量相对较小,并且没有随机对照试验的数据可以充分了解 FDS 的作用。然而,这些血流导向装置可能在复杂和宽颈动脉瘤的治疗中起作用。但现在,预测这个血流导向装置的适用范围还为时尚早。

8.6.2.7 扰流装置

囊内弹簧圈填塞原理的延伸是使用放置在动脉瘤腔内的单个栓塞装置。这个概念已经被用于一种囊内装置的发展,即扰流装置。一种编织的镍钛诺球体目前正在进行临床前评估的临床试验[297],这种装置从导入动脉瘤腔的微导管扩张。该装置由编织的镍钛合金和铂丝制成,设计用于治疗具有 T 形宽颈动脉瘤。笼状结构孤立装置中的血液,从而引起装置内的血栓形成。预计随后的纤维组织替代血栓会导致动脉瘤收缩和永久性栓塞。该设备通过可控的电解分离而回收。

多中心的终末动脉瘤试验报道该技术成功率为 92.9%, 手术并发症发生率为 10.8%,手术相关致残率为 1.3%,无手术相关死亡的报道[298]。对接受治疗的患者进行平均随访 5.3 个月后, 在对动脉瘤的研究中发现,血管造影显示 56.9% 的动脉瘤完全闭塞, 35.4% 的动脉瘤颈部残留和 7.7% 的动脉瘤

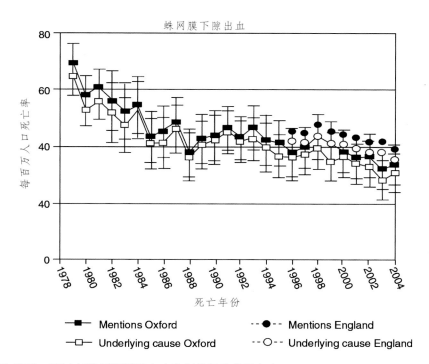

图 8.9 英国 1978—2004 年蛛网膜下隙出血的年龄标准化死亡率。(Courtesy of Professor Michael Goldacre, Professor of Public Health, University of Oxford)。

58. Ishikawa T, Nakamura N, Houkin K, Nomura N. Pathological consideration of a "blister- like" aneurysm at the superior wall of the internal carotid artery: case report. Neurosurgery. 1997;40:403–5.

59. Abe M, Tabuchi K, Yokoyama H, Uchino A. Blood blisterlike aneurysms of the internal carotid artery. J Neurosurg. 1998;89:419–24.

60. Vlak MH, Algra A, Brandenburg R, Rinkel GJ. Prevalence of unruptured intracranial aneurysms, with emphasis on sex, age, comorbidity, country, and time period: a systematic review and meta-analysis. Lancet Neurol. 2011;10(7):626–36.

61. Kiyohara Y, Ueda K, Hasuo Y, Wada J, Kawano H, Kato I, et al. Incidence and prognosis of subarachnoid hemorrhage in a Japanese rural community. Stroke. 1989;20(9):1150–5.

62. Gudmundsson G. Primary subarachnoid hemorrhage in Iceland. Stroke. 1973;4(5):764–7.

63. Brewis M, Poskanzer DC, Rolland C, Miller H. Neurological disease in an English city. Acta Neurol Scand. 1966;42(Suppl 24):1–89.

64. Pakarinen S. Incidence, aetiology, and prognosis of primary subarachnoid haemorrhage. A study based on 589 cases diagnosed in a defined urban population during a defined period. Acta Neurol Scand. 1967;43(Suppl 29):1–28.

65. Joensen P. Subarachnoid hemorrhage in an isolated population. Incidence on the Faroes during the period 1962–1975. Stroke. 1984;15(3):438–40.

66. Phillips LH, Whisnant JP, O'Fallon WM, Sundt TM. The unchanging pattern of subarachnoid hemorrhage in a community. Neurology. 1980;30(10):1034–40.

67. Tanaka H, Ueda Y, Date C, Baba T, Yamashita H, Hayashi M, et al. Incidence of stroke in Shibata, Japan: 1976–1978. Stroke. 1981;12(4):460–6.

68. Fogelholm R. Subarachnoid hemorrhage in middle-Finland: incidence, early prognosis and indications for neurosurgical treatment. Stroke. 1981;12(3):296–301.

69. Ostergaard Kristensen M. Increased incidence of bleeding intracranial aneurysms in Greenlandic Eskimos. Acta Neurochir. 1983;67(1–2):37–43.

70. Bonita R, Thomson S. Subarachnoid hemorrhage: epidemiology, diagnosis, management, and outcome. Stroke. 1985;16(4):591–4.

71. Inagawa T, Ishikawa S, Aoki H, Takahashi M, Yoshimoto H. Aneurysmal subarachnoid hemorrhage in Izumo City and Shimane prefecture of Japan. Incidence. Stroke. 1988;19(2):170–5.

72. Ingall T, Asplund K, Mähönen M, Bonita R. A multinational comparison of subarachnoid hemorrhage epidemiology in the WHO MONICA stroke study. Stroke. 2000;31(5):1054–61.

73. Epidemiology of aneurysmal subarachnoid hemorrhage in Australia and New Zealand: incidence and case fatality from the Australasian Cooperative Research on Subarachnoid Hemorrhage Study (ACROSS). Stroke. 2000;31(8):1843–50.

74. Inagawa T, Takechi A, Yahara K, Saito J, Moritake K, Kobayashi S, et al. Primary intracerebral and aneurysmal subarachnoid hemorrhage in Izumo City. Japan. Part I: incidence and seasonal and diurnal variations. J Neurosurg. 2000;93(6):958–66.

75. Graf CJ. Prognosis for patients with nonsurgically-treated aneurysms. Analysis of the cooperative study of intracranial aneurysms and subarachnoid hemorrhage. J Neurosurg. 1971;35(4):438–43.

76. Juvela S, Porras M, Heiskanen O. Natural history of unruptured intracranial aneurysms: a long-term follow-up study. J Neurosurg. 1993;79(2):174–82.

77. Wiebers DO, Whisnant JP, Huston J, Meissner I, Brown RD, Piepgras DG, et al. Unruptured intracranial aneurysms: natural history, clinical outcome, and risks of surgical and endovascular treatment. Lancet. 2003;362(9378):103–10.

78. Ishibashi T, Murayama Y, Urashima M, Saguchi T, Ebara M, Arakawa H, Irie K, Takao H, Abe T. Unruptured intracranial aneurysms incidence of rupture and risk factors. Stroke. 2009;40(1):313–6.

79. UCAS Japan Investigators. The natural course of unruptured cerebral aneurysms in a Japanese cohort. N Engl J Med. 2012;2012(366):2474–82.

80. Sonobe M, Yamazaki T, Yonekura M, Kikuchi H. Small unruptured intracranial aneurysm verification study SUAVe study, Japan. Stroke. 2010;41(9):1969–77.

81. Juvela S, Porras M, Poussa K. Natural history of unruptured intracranial aneurysms: probability of and risk factors for aneurysm rupture. J Neurosurg. 2000;93(3):379–87.

82. Wermer MJ, van der Schaaf IC, Algra A, Rinkel GJ. Risk of rupture of unruptured intracranial aneurysms in relation to patient and aneurysm characteristics: an updated meta-analysis. Stroke. 2007;38(4):1404–10.

83. Plowman RS, Clarke A, Clarke M, Byrne JV. Sixteen-year single-surgeon experience with coil embolization for ruptured intracranial aneurysms: recurrence rates and incidence of late rebleeding. Clinical article. J Neurosurg. 2011;114(3):863–74.

84. Molyneux AJ, Kerr RSC, Birks J, Ramzi N, Yarnold J, Sneade M, et al. Risk of recurrent subarachnoid haemorrhage, death, or dependence and standardised mortality ratios after clipping or coiling of an intracranial aneurysm in the international subarachnoid aneurysm trial (ISAT): long-term follow-up. Lancet Neurol. 2009;8(5):427–33.

85. Greving JP, Wermer MJ, Brown RD, Morita A, Juvela S, Yonekura M, Ishibashi T, Torner JC, Nakayama T, Rinkel GJ, Algra A. Development of the PHASES score for prediction of risk of rupture of intracranial aneurysms: a pooled analysis of six prospective cohort studies. The Lancet Neurology. 2014;13(1):59–66.

86. Clarke M. Systematic review of reviews of risk factors for intracranial aneurysms. Neuroradiology. 2008;50(8):653–64.

报道,早期手术相关致残率为 7.9%,手术相关死亡率为 2.8%,晚期手术相关致残率为 2.6%,手术相关死亡率为 1.3%[296]。对接受治疗的患者进行平均 9 个月随访后,结果显示动脉瘤闭塞率为 76.2%(95% CI 72.1%~80.2%)。由制造商赞助的前瞻性和回顾性试验数量相对较小,并且没有随机对照试验的数据可以充分了解 FDS 的作用。然而,这些血流导向装置可能在复杂和宽颈动脉瘤的治疗中起作用。但现在,预测这个血流导向装置的适用范围还为时尚早。

8.6.2.7 扰流装置

囊内弹簧圈填塞原理的延伸是使用放置在动脉瘤腔内的单个栓塞装置。这个概念已经被用于一种囊内装置的发展,即扰流装

置。一种编织的镍钛诺球体目前正在进行临床前评估的临床试验[297],这种装置从导入动脉瘤腔的微导管扩张。该装置由编织的镍钛合金和铂丝制成,设计用于治疗具有 T 形宽颈动脉瘤。笼状结构孤立装置中的血液,从而引起装置内的血栓形成。预计随后的纤维组织替代血栓会导致动脉瘤收缩和永久性栓塞。该设备通过可控的电解分离而回收。

多中心的终末动脉瘤试验报道该技术成功率为 92.9%,手术并发症发生率为 10.8%,手术相关致残率为 1.3%,无手术相关死亡的报道[298]。对接受治疗的患者进行平均随访 5.3 个月后,在对动脉瘤的研究中发现,血管造影显示 56.9%的动脉瘤完全闭塞,35.4%的动脉瘤颈部残留和 7.7%的动脉瘤

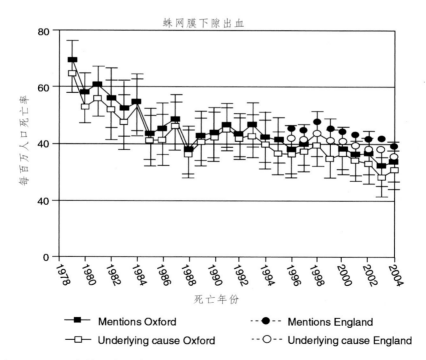

图 8.9　英国 1978—2004 年蛛网膜下隙出血的年龄标准化死亡率。(Courtesy of Professor Michael Goldacre, Professor of Public Health, University of Oxford)。

残留。最近一项有关 WEB 在血管内动脉瘤治疗临床评估的前瞻性研究中（WEBCAST）发现，WEB 在治疗基底动脉末端、颈内动脉末端、大脑中动脉和前交通动脉瘤过程中，血栓栓塞事件发生率较高（17.6%），手术相关致残率为 2%，无手术相关死亡的报道[299]。关于这种新的治疗方法的长期稳定性的报道还未明确给出。

有益于理解本教程的补充是图 8.9，本图显示了 1978—2004 年牛津地区蛛网膜下隙出血的标准化死亡率。所示的稳定改善一般是医疗技术的提高，而不仅仅是精致的弹簧圈，因为我们在 1992 年才开始使用可拆卸的弹簧圈。

参考文献

1. Walton JN. Subarachnoid haemorrhage. Edinburgh/London: E & S Livingston; 1956. p. 1–6.
2. Morgagni GB. De Sedibus et Causis Morborum per Anatomen Indagatis, Book 1, letters 3 and 4. Venetis, ex typog. Remodiniana, 1769. In: Alexander B, trans. The seats and causes of diseases investigated by anatomy. New York: Hafner; 1960. p. 42–43, p. 77–78.
3. Bull J. A short history of intracranial aneurysms. Lond Clin Med J. 1962;3:47–61.
4. Biumi F. Observationes anatomicae. Observatio V. In: Sandifort E, editor. Thesaurus dissertationum, vol. 3. Lugduni Batavorum: Lightmans; 1778. p. 373–9.
5. Blane G. History of cases of diseases in the brain. Trans Soc Improv Med Chir Knowl. 1880;2:192.
6. Blackhall J. Observations on the nature and cure of dropsies. London: Longman; 1813. p. 126.
7. Collier J, Spontaneous SAH. In: Price FW, editor. A textbook of the practice of medicine. London: Oxford University Press; 1922. p. 1351.
8. Symonds CP. Spontaneous subarachnoid hemorrhage. Q J Med. 1924;18:93–122.
9. Moniz E. L'encephalographie arterielle, son importance dans la localisation des tumeurs cerebrales. Rev Neurol. 1927;2:72–90.
10. Dandy WE. Intracranial aneurysm of the internal carotid artery: cured by operation. Ann Surg. 1938;107(5):654.
11. Collier J. Cerebral haemorrhage due to other causes than atherosclerosis. BMJ. 1931;2:519.
12. Ujiie H, Tachibana H, Hiramatsu O, Hazel AL, Matsumoto T, Ogasawara Y, et al. Effects of size and shape (aspect ratio) on the hemodynamics of saccular aneurysms: a possible index for surgical treatment of intracranial aneurysms. Neurosurgery. 1999;45(1):119–29; discussion 129–30.
13. Fontaine V, Jacob MP, Houard X, Rossignol P, Plissonnier D, Angles-Cano E, Michel JB. Involvement of the mural thrombus as a site of protease release and activation in human aortic aneurysms. Am J Pathol. 2002;161(5):1701–10.
14. Yasuda R, Strother CM, Taki W, Shinki K, Royalty K, Pulfer K, et al. Aneurysm Volume-to-Ostium Area Ratio (VOR): a parameter useful in discriminating the rupture status of intracranial aneurysms. Neurosurgery. 2011;68(2):310-8.
15. Kashiwazaki D, Kuroda S. Size ratio can highly predict rupture risk in intracranial small (< 5 mm) aneurysms. Stroke. 2013;44(8):2169–73.
16. Yasargil MG. Pathological considerations. In: Yasargil MG, editor. Microneurosurgery. Stuttgart: Thieme Verlag; 1984. p. 280–1.
17. International Study of Unruptured Intracranial Aneurysms Investigators. Unruptured intracranial aneurysms—risk of rupture and risks of surgical intervention. N Engl J Med. 1998;339(24):1725–33.
18. Hope JK, Byrne JV, Molyneux AJ. Factors influencing successful angiographic occlusion of aneurysms treated by coil embolization. AJNR Am J Neuroradiol. 1999;20(3):391–9.
19. Locksley HB. Report on the co-operative study of intracranial aneurysms and subarachnoid hemorrhage. Section V, part 1: natural history of subarachnoid hemorrhage, intracranial aneurysms and arteriovenous malformations. J Neurosurg. 1966;25:219–39.
20. Kassell NF, Torner JC, Haley EC, Jane JA, Adams HP, Kongable GL. The international cooperative study on the timing of aneurysm surgery. Part 1: overall management results. J Neurosurg. 1990;73(1):18–36.
21. Reynolds AF, Shaw CM. Bleeding patterns from ruptured intracranial aneurysms: an autopsy series of 205 patients. Surg Neurol. 1981;15(3):232–5.
22. Huttunen T, von und zu Fraunberg M, Frösen J, Lehecka M, Tromp G, Helin K, et al. Saccular intracranial aneurysm disease: distribution of site, size, and age suggests different etiologies for aneurysm formation and rupture in 316 familial and 1454 sporadic eastern Finnish patients. Neurosurgery. 2010;66(4):631–8; discussion 638.
23. Locksley HB. Report on the cooperative study of intracranial aneurysms and subarachnoid hemorrhage: section V, part II. Natural history of subarachnoid hemorrhage, intracranial aneurysms and arteriovenous malformation based on 6368 cases in the cooperative study. J Neurosurg. 1966;25:321–4.

24. Wiebers DO, Whisnant JP, Sundt TM, O'Fallon WM. The significance of unruptured intracranial saccular aneurysms. J Neurosurg. 1987;66(1):23–9.

25. Rosenørn J, Eskesen V, Schmidt K. Unruptured intracranial aneurysms: an assessment of the annual risk of rupture based on epidemiological and clinical data. Br J Neurosurg. 1988;2(3):369–77.

26. Weir B. Unruptured intracranial aneurysms: a review. J Neurosurg. 2002;96(1):3–42.

27. Khanna RK, Malik GM, Qureshi N. Predicting outcome following surgical treatment of unruptured intracranial aneurysms: a proposed grading system. J Neurosurg. 1996;84(1):49–54.

28. Ventikos Y, Holland EC, Bowker TJ, Watton PN, Kakalis NMP, Megahed M, et al. Computational modelling for cerebral aneurysms: risk evaluation and interventional planning. Br J Radiol. 2009;82(1):S62–71.

29. Robertson AM, Watton PN. Mechanobiology of the arterial wall. Modeling of transport in biological media. New York: Elsevier; 2013. p. 275–347.

30. Asia Pacific Cohort Studies Collaboration. Determinants of cardiovascular disease in the Asia pacific region: protocol for a collaborative overview of cohort studies. Cardiovasc Dis Prev. 1999;2:281–9.

31. Schwartz MJ, Baronofsky ID. Ruptured intracranial aneurysm associated with coarctation of the aorta; report of a patient treated by hypothermia and surgical repair of the coarctation. Am J Cardiol. 1960;6:982–8.

32. Aydin F. Do human intracranial arteries lack vasa vasorum? A comparative immunohistochemical study of intracranial and systemic arteries. Acta Neuropathol. 1998;96(1):22–8.

33. Takaba M, Endo S, Kurimoto M, Kuwayama N, Nishijima M, Takaku A. Vasa vasorum of the intracranial arteries. Acta Neurochir. 1998; 140(5):411–6.

34. Forbus WD. On the origin of miliary aneurysms of the superficial cerebral arteries. Bull Johns Hopkins Hosp. 1930;47:239.

35. Stehbens WE. Etiology of intracranial berry aneurysms. J Neurosurg. 1989;70(6):823–31.

36. Crompton MR. The pathogenesis of cerebral aneurysms. Brain. 1966;89(4):797–814.

37. Rinkel GJE, Djibuti M, Algra A, van Gijn J. Prevalence and risk of rupture of intracranial aneurysms: a systematic review. Stroke. 1998;29(1):251–6.

38. Ruigrok YM, Rinkel GJ. Genetics of intracranial aneurysms. Stroke. 2008;39(3):1049–55.

39. Roder C, Kasuya H, Harati A, Tatagiba M, Inoue I, Krischek B. Meta-analysis of microarray gene expression studies on intracranial aneurysms. Neuroscience. 2012;201:105–13.

40. Gieteling EW, Rinkel GJE. Characteristics of intracranial aneurysms and subarachnoid haemorrhage in patients with polycystic kidney disease. J Neurol. 2003;250(4):418–23.

41. Germain D. Ehlers-Danlos syndrome type IV. Orphanet J Rare Dis. 2007;2(1):32.

42. Johnson PT, Chen JK, Loeys BL, Dietz HC, Fishman EK. Loeys-Dietz syndrome: MDCT angiography findings. AJR Am J Roentgenol. 2007;189(1):W29–35.

43. van den Berg J, Limburg M, Hennekam R. Is Marfan syndrome associated with symptomatic intracranial aneurysms? Stroke. 1996;27(1):10–2.

44. Slovut DP, Olin JW. Fibromuscular dysplasia. N Engl J Med. 2004;350(18):1862–71.

45. Cloft HJ, Kallmes DF, Kallmes MH, Goldstein JH, Jensen ME, Dion JE. Prevalence of cerebral aneurysms in patients with fibromuscular dysplasia: a reassessment. J Neurosurg. 1998;88(3):436–40.

46. Munyer TP, Margulis AR. Pseudoxanthoma elasticum with internal carotid artery aneurysm. AJR Am J Roentgenol. 1981;136(5):1023–4.

47. Kosierkiewicz TA, Factor SM, Dickson DW. Immunocytochemical studies of atherosclerotic lesions of cerebral berry aneurysms. J Neuropathol Exp Neurol. 1994;53(4):399–406.

48. Akimoto Y. A pathological study of intracranial aneurysms particularly of aneurysms other than saccular ones. Acta Pathol Jpn. 1980;30(2): 229–39.

49. Larson PS, Reisner A, Morassutti DJ, Abdulhadi B, Harpring JE. Traumatic intracranial aneurysms. Neurosurg Focus. 2000;8(1):e4.

50. Giannakopoulos G, Nair S, Snider C, Amenta PS. Implications for the pathogenesis of aneurysm formation: metastatic choriocarcinoma with spontaneous splenic rupture. Case report and a review. Surg Neurol. 1992;38(3):236–40.

51. Soni A, De Silva SR, Allen K, Byrne JV, Cudlip S, Wass JAH. A case of macroprolactinoma encasing an internal carotid artery aneurysm, presenting as pituitary apoplexy. Pituitary. 2008;11(3):307–11.

52. Byrne JV, Guglielmi G. Endovascular treatment of intracranial aneurysms. Berlin/Heidelberg/New York: Springer; 1998. p. 10–4.

53. Stehbens WE. Pathology of the cerebral blood vessels. St. Louis: Mosby; 1972. p. 356–7. and 446–9.

54. De Caro R, Parenti A, Munari PF. Megalodolichobasilaris: the effect of atherosclerosis on a previously weakened arterial wall? Clin Neuropathol. 1996;15(4):187–91.

55. Debette S, Leys D. Cervical-artery dissections: predisposing factors, diagnosis, and outcome. Lancet Neurol. 2009;8(7):668–78.

56. Ro A, Kageyama N, Abe N, Takatsu A, Fukunaga T. Intracranial vertebral artery dissection resulting in fatal subarachnoid hemorrhage: clinical and histopathological investigations from a medicolegal perspective. J Neurosurg. 2009;110(5):948–54.

57. Byrne JV, Mørkve SH. Neurovascular imaging. New York: Springer; 2014. doi:10.1007/978-1-4614-9212-2_20-1.

58. Ishikawa T, Nakamura N, Houkin K, Nomura N. Pathological consideration of a "blister- like" aneurysm at the superior wall of the internal carotid artery: case report. Neurosurgery. 1997;40:403–5.

59. Abe M, Tabuchi K, Yokoyama H, Uchino A. Blood blisterlike aneurysms of the internal carotid artery. J Neurosurg. 1998;89:419–24.

60. Vlak MH, Algra A, Brandenburg R, Rinkel GJ. Prevalence of unruptured intracranial aneurysms, with emphasis on sex, age, comorbidity, country, and time period: a systematic review and meta-analysis. Lancet Neurol. 2011;10(7):626–36.

61. Kiyohara Y, Ueda K, Hasuo Y, Wada J, Kawano H, Kato I, et al. Incidence and prognosis of subarachnoid hemorrhage in a Japanese rural community. Stroke. 1989;20(9):1150–5.

62. Gudmundsson G. Primary subarachnoid hemorrhage in Iceland. Stroke. 1973;4(5):764–7.

63. Brewis M, Poskanzer DC, Rolland C, Miller H. Neurological disease in an English city. Acta Neurol Scand. 1966;42(Suppl 24):1–89.

64. Pakarinen S. Incidence, aetiology, and prognosis of primary subarachnoid haemorrhage. A study based on 589 cases diagnosed in a defined urban population during a defined period. Acta Neurol Scand. 1967;43(Suppl 29):1–28.

65. Joensen P. Subarachnoid hemorrhage in an isolated population. Incidence on the Faroes during the period 1962–1975. Stroke. 1984;15(3):438–40.

66. Phillips LH, Whisnant JP, O'Fallon WM, Sundt TM. The unchanging pattern of subarachnoid hemorrhage in a community. Neurology. 1980;30(10):1034–40.

67. Tanaka H, Ueda Y, Date C, Baba T, Yamashita H, Hayashi M, et al. Incidence of stroke in Shibata, Japan: 1976–1978. Stroke. 1981;12(4):460–6.

68. Fogelholm R. Subarachnoid hemorrhage in middle-Finland: incidence, early prognosis and indications for neurosurgical treatment. Stroke. 1981;12(3):296–301.

69. Ostergaard Kristensen M. Increased incidence of bleeding intracranial aneurysms in Greenlandic Eskimos. Acta Neurochir. 1983;67(1–2):37–43.

70. Bonita R, Thomson S. Subarachnoid hemorrhage: epidemiology, diagnosis, management, and outcome. Stroke. 1985;16(4):591–4.

71. Inagawa T, Ishikawa S, Aoki H, Takahashi M, Yoshimoto H. Aneurysmal subarachnoid hemorrhage in Izumo City and Shimane prefecture of Japan. Incidence. Stroke. 1988;19(2):170–5.

72. Ingall T, Asplund K, Mähönen M, Bonita R. A multinational comparison of subarachnoid hemorrhage epidemiology in the WHO MONICA stroke study. Stroke. 2000;31(5):1054–61.

73. Epidemiology of aneurysmal subarachnoid hemorrhage in Australia and New Zealand: incidence and case fatality from the Australasian Cooperative Research on Subarachnoid Hemorrhage Study (ACROSS). Stroke. 2000;31(8):1843–50.

74. Inagawa T, Takechi A, Yahara K, Saito J, Moritake K, Kobayashi S, et al. Primary intracerebral and aneurysmal subarachnoid hemorrhage in Izumo City. Japan. Part I: incidence and seasonal and diurnal variations. J Neurosurg. 2000;93(6):958–66.

75. Graf CJ. Prognosis for patients with nonsurgically-treated aneurysms. Analysis of the cooperative study of intracranial aneurysms and subarachnoid hemorrhage. J Neurosurg. 1971;35(4):438–43.

76. Juvela S, Porras M, Heiskanen O. Natural history of unruptured intracranial aneurysms: a long-term follow-up study. J Neurosurg. 1993;79(2):174–82.

77. Wiebers DO, Whisnant JP, Huston J, Meissner I, Brown RD, Piepgras DG, et al. Unruptured intracranial aneurysms: natural history, clinical outcome, and risks of surgical and endovascular treatment. Lancet. 2003;362(9378):103–10.

78. Ishibashi T, Murayama Y, Urashima M, Saguchi T, Ebara M, Arakawa H, Irie K, Takao H, Abe T. Unruptured intracranial aneurysms incidence of rupture and risk factors. Stroke. 2009;40(1):313–6.

79. UCAS Japan Investigators. The natural course of unruptured cerebral aneurysms in a Japanese cohort. N Engl J Med. 2012;2012(366):2474–82.

80. Sonobe M, Yamazaki T, Yonekura M, Kikuchi H. Small unruptured intracranial aneurysm verification study SUAVe study, Japan. Stroke. 2010;41(9):1969–77.

81. Juvela S, Porras M, Poussa K. Natural history of unruptured intracranial aneurysms: probability of and risk factors for aneurysm rupture. J Neurosurg. 2000;93(3):379–87.

82. Wermer MJ, van der Schaaf IC, Algra A, Rinkel GJ. Risk of rupture of unruptured intracranial aneurysms in relation to patient and aneurysm characteristics: an updated meta-analysis. Stroke. 2007;38(4):1404–10.

83. Plowman RS, Clarke A, Clarke M, Byrne JV. Sixteen-year single-surgeon experience with coil embolization for ruptured intracranial aneurysms: recurrence rates and incidence of late rebleeding. Clinical article. J Neurosurg. 2011;114(3):863–74.

84. Molyneux AJ, Kerr RSC, Birks J, Ramzi N, Yarnold J, Sneade M, et al. Risk of recurrent subarachnoid haemorrhage, death, or dependence and standardised mortality ratios after clipping or coiling of an intracranial aneurysm in the international subarachnoid aneurysm trial (ISAT): long-term follow-up. Lancet Neurol. 2009;8(5):427–33.

85. Greving JP, Wermer MJ, Brown RD, Morita A, Juvela S, Yonekura M, Ishibashi T, Torner JC, Nakayama T, Rinkel GJ, Algra A. Development of the PHASES score for prediction of risk of rupture of intracranial aneurysms: a pooled analysis of six prospective cohort studies. The Lancet Neurology. 2014;13(1):59–66.

86. Clarke M. Systematic review of reviews of risk factors for intracranial aneurysms. Neuroradiology. 2008;50(8):653–64.

87. de Rooij NK, Linn FHH, van der Plas JA, Algra A, Rinkel GJE. Incidence of subarachnoid haemorrhage: a systematic review with emphasis on region, age, gender and time trends. J Neurol Neurosurg Psychiatry. 2007;78(12):1365–72.

88. Morita A, Fujiwara S, Hashi K, Ohtsu H, Kirino T. Risk of rupture associated with intact cerebral aneurysms in the Japanese population: a systematic review of the literature from Japan. J Neurosurg. 2005;102(4):601–6.

89. Feigin VL, Rinkel GJ, Lawes CM, Algra A, Bennett DA, van Gijn J, et al. Risk factors for subarachnoid hemorrhage: an updated systematic review of epidemiological studies. Stroke. 2005;36(12):2773–80.

90. Teunissen LL, Rinkel GJ, Algra A, van Gijn J. Risk factors for subarachnoid hemorrhage: a systematic review. Stroke. 1996;27(3):544–9.

91. Feigin V, Parag V, Lawes CMM, Rodgers A, Suh I, Woodward M, et al. Smoking and elevated blood pressure are the most important risk factors for subarachnoid hemorrhage in the Asia-Pacific region: an overview of 26 cohorts involving 306 620 participants. Stroke. 2005;36(7):1360–5.

92. Zhang XH, MacMahon S, Rodgers A, Neal B. Determinants of cardiovascular disease in the Asia Pacific region: protocol for a collaborative overview of cohort studies. CVD Prev. 1999;2(4):281–9.

93. Krishna V, Kim DH. Ethnic differences in risk factors for subarachnoid hemorrhage. J Neurosurg. 2007;107(3):522–9.

94. Fisher CM. Clinical syndromes in cerebral thrombosis, hypertensive hemorrhage, and ruptured saccular aneurysm. Clin Neurosurg. 1975;22:117–47.

95. Sengupta RP, McAllister VL. Subarachnoid haemorrhage. Berlin/Heidelberg/New York: Springer; 1996. p. 46–53.

96. Vermeer SE, Rinkel GJE, Algra A. Circadian fluctuations in onset of subarachnoid hemorrhage: new data on aneurysmal and perimesencephalic hemorrhage and a systematic review. Stroke. 1997;28(4):805–8.

97. Feigin VL, Anderson CS, Rodgers A, Bennett DA. Subarachnoid haemorrhage occurrence exhibits a temporal pattern—evidence from meta-analysis. Eur J Neurol. 2002;9(5):511–6.

98. Bijlenga P, Ebeling C, Jaegersberg M, Summers P, Rogers A, Waterworth A, et al. Risk of rupture of small anterior communicating artery aneurysms is similar to posterior circulation aneurysms. Stroke. 2013;44(11):3018–26.

99. Nehls DG, Flom RA, Carter LP, Spetzler RF. Multiple intracranial aneurysms: determining the site of rupture. J Neurosurg. 1985;63(3):342–8.

100. Chason JL, Heidman WN. Berry aneurysms of the circle of Willis: results of a planned autopsy study. Neurology. 1958;8:41–4.

101. Huston J, Torres VE, Sulivan PP, Offord KP, Wiebers DO. Value of magnetic resonance angiography for the detection of intracranial aneurysms in autosomal dominant polycystic kidney disease. J Am Soc Nephrol. 1993;3(12):1871–7.

102. Ruggieri PM, Poulos N, Masaryk TJ, Ross JS, Obuchowski NA, Awad IA, et al. Occult intracranial aneurysms in polycystic kidney disease: screening with MR angiography. Radiology. 1994;191(1):33–9.

103. Levey AS. Screening for occult intracranial aneurysms in polycystic kidney disease: interim guidelines. J Am Soc Nephrol. 1990;1(1):9–12.

104. Chapman AB, Rubinstein D, Hughes R, Stears JC, Earnest MP, Johnson AM, et al. Intracranial aneurysms in autosomal dominant polycystic kidney disease. N Engl J Med. 1992;327(13):916–20.

105. Schievink WI, Limburg M, Dreissen JJ, Peeters FL, ter Berg HW. Screening for unruptured familial intracranial aneurysms: subarachnoid hemorrhage 2 years after angiography negative for aneurysms. Neurosurgery. 1991;29(3):434–7; discussion 437–8.

106. Ronkainen A, Puranen MI, Hernesniemi JA, Vanninen RL, Partanen PL, Saari JT, et al. Intracranial aneurysms: MR angiographic screening in 400 asymptomatic individuals with increased familial risk. Radiology. 1995;195(1):35–40.

107. Magnetic Resonance Angiography in Relatives of Patients with Subarachnoid Hemorrhage Study Group. Risks and benefits of screening for intracranial aneurysms in first-degree relatives of patients with sporadic subarachnoid hemorrhage. N Engl J Med. 1999;341(18):1344–50.

108. Wermer MJH, Rinkel GJE, van Gijn J. Repeated screening for intracranial aneurysms in familial subarachnoid hemorrhage. Stroke. 2003;34(12):2788–91.

109. Bor ASE, Rinkel GJE, Adami J, Koffijberg H, Ekbom A, Buskens E, et al. Risk of subarachnoid haemorrhage according to number of affected relatives: a population based case-control study. Brain. 2008;131(Pt 10):2662–5.

110. Wermer MJH, van der Schaaf IC, Velthuis BK, Algra A, Buskens E, Rinkel GJE. Follow-up screening after subarachnoid haemorrhage: frequency and determinants of new aneurysms and enlargement of existing aneurysms. Brain. 2005;128(Pt 10):2421–9.

111. Obuchowski NA, Modic MT, Magdinec M. Current implications for the efficacy of noninvasive screening for occult intracranial aneurysms in patients with a family history of aneurysms. J Neurosurg. 1995;83(1):42–9.

112. Barton E, Tudor J. Subdural haematoma in association with intracranial aneurysm. Neuroradiology. 1982;23(3):157–60.

113. Sahs AL, Perret GE, Locksley HB, Nishioka H. Intracranial aneurysms and subarachnoid hemorrhage. A cooperative study. Philadelphia: Lippincott; 1969. p. 43.

114. Schievink WI. Intracranial aneurysms. N Engl J Med. 1997;336(1):28–40.

115. Ohkuma H, Tsurutani H, Suzuki S. Incidence and

significance of early aneurysmal rebleeding before neurosurgical or neurological management. Stroke. 2001;32(5):1176–80.

116. Hillman J, Fridriksson S, Nilsson O, Yu Z, Saveland H, Jakobsson K-E. Immediate administration of tranexamic acid and reduced incidence of early rebleeding after aneurysmal subarachnoid hemorrhage: a prospective randomized study. J Neurosurg. 2002;97(4):771–8.

117. Crompton MR. Intracerebral haematoma complicating ruptured cerebral berry aneurysm. J Neurol Neurosurg Psychiatry. 1962;25:378–86.

118. Fontanarosa PB. Recognition of subarachnoid hemorrhage. Ann Emerg Med. 1989;18(11):1199–205.

119. Suzuki J. Cerebral aneurysms. Experience with 1000 directly operated cases. Tokyo: Neuron Publishing; 1979.

120. Adams HP, Jergenson DD, Kassell NF, Sahs AL. Pitfalls in the recognition of subarachnoid hemorrhage. JAMA. 1980;244(8):794–6.

121. Kassell NF, Kongable GL, Torner JC, Adams Jr HP, Mazuz H. Delay in referral of patients with ruptured aneurysms to neurosurgical attention. Stroke. 1985;16(4):587–90.

122. van Gijn J, Rinkel GJ. Subarachnoid haemorrhage: diagnosis, causes and management. Brain. 2001;124(Pt 2):249–78.

123. Baltsavias GS, Byrne JV, Halsey J, Coley SC, Sohn MJ, Molyneux AJ. Effects of timing of coil embolization after aneurysmal subarachnoid hemorrhage on procedural morbidity and outcomes. Neurosurgery. 2000;47(6):1320–9; discussion 1329–31.

124. Nornes H. The role of intracranial pressure in the arrest of hemorrhage in patients with ruptured intracranial aneurysm. J Neurosurg. 1973;39(2):226–34.

125. Grote E, Hassler W. The critical first minutes after subarachnoid hemorrhage. Neurosurgery. 1988;22(4):654–61.

126. Leblanc R, Winfield JA. The warning leak in subarachnoid hemorrhage and the importance of its early diagnosis. Can Med Assoc J. 1984;131(10):1235–6.

127. Bassi P, Bandera R, Loiero M, Tognoni G, Mangoni A. Warning signs in subarachnoid hemorrhage: a cooperative study. Acta Neurol Scand. 1991;84(4):277–81.

128. Juvela S. Minor leak before rupture of an intracranial aneurysm and subarachnoid hemorrhage of unknown etiology. Neurosurgery. 1992;30(1):7–11.

129. Gilbert JW, Lee C, Young B. Repeat cerebral pan-angiography in subarachnoid hemorrhage of unknown etiology. Surg Neurol. 1990;33(1):19–21.

130. van Gijn J, van Dongen KJ, Vermeulen M, Hijdra A. Perimesencephalic hemorrhage: a nonaneurysmal and benign form of subarachnoid hemorrhage. Neurology. 1985;35(4):493–7.

131. Sehba FA, Bederson JB. Mechanisms of acute brain injury after subarachnoid hemorrhage. Neurol Res. 2006;28(4):381–98.

132. Terson A. De l'hemorragie dans le corps vitre au cours d'une hemorragie cerebrale. Clin Ophthalmol. 1900;6:309–12.

133. Shaw Jr HE, Landers MB, Sydnor CF. The significance of intraocular hemorrhages due to subarachnoid hemorrhage. Ann Ophthalmol. 1977;9(11):1403–5.

134. Hasan D, Vermeulen M, Wijdicks EF, Hijdra A, van Gijn J. Management problems in acute hydrocephalus after subarachnoid hemorrhage. Stroke. 1989;20(6):747–53.

135. Byrne JV, Boardman P, Ioannidis I, Adcock J, Traill Z. Seizures after aneurysmal subarachnoid hemorrhage treated with coil embolization. Neurosurgery 2003;52(3):545–52; discussion 550–2.

136. Greene KA, Marciano FF, Dickman CA, Coons SW, Johnson PC, Bailes JE, et al. Anterior communicating artery aneurysm paraparesis syndrome: clinical manifestations and pathologic correlates. Neurology. 1995;45(1):45–50.

137. Sengupta RP, Chiu JS, Brierley H. Quality of survival following direct surgery for anterior communicating artery aneurysms. J Neurosurg. 1975;43(1):58–64.

138. Lindqvist G, Norlén G. Korsakoff's syndrome after operation on ruptured aneurysm of the anterior communicating artery. Acta Psychiatr Scand. 1966;42(1):24–34.

139. Hyland HH, Barnett HJ. The pathogenesis of cranial nerve palsies associated with intracranial aneurysms. Proc R Soc Med. 1954;47(2):141–6.

140. Kuppersmith MJ. Aneurysms involving the motor and sensory visual pathway. In: Neurovascular neuro-ophthalmology. Berlin: Springer; 1993. p. 239–99.

141. Kissel JT, Burde RM, Klingele TG, Zeiger HE. Pupil-sparing oculomotor palsies with internal carotid-posterior communicating artery aneurysm. Ann Neurol. 1983;13(2):149–54.

142. Botterell EH, Lougheed WM, Scott JW, Vandewater SL. Hypothermia, and interruption of carotid, or carotid and vertebral circulation, in the surgical management of intracranial aneurysms. J Neurosurg. 1956;13(1):1–42.

143. Hunt WE, Hess RM. Surgical risk as related to time of intervention in the repair of intracranial aneurysms. J Neurosurg. 1968;28(1):14–20.

144. Report of world federation of neurological surgeons committee on a universal subarachnoid hemorrhage grading scale. J Neurosurg. 1988;68(6):985–6.

145. Teasdale G, Jennett B. Assessment of coma and impaired consciousness. A practical scale. Lancet. 1974;2(7872):81–4.

146. Lindsay KW, Teasdale GM, Knill-Jones RP. Observer variability in assessing the clinical features of subarachnoid hemorrhage. J Neurosurg. 1983;58(1):57–62.

147. Jennett B, Bond M. Assessment of outcome after severe brain damage: a practical scale. Lancet. 1975;305(7905):480–4.

148. Rankin J. Cerebral vascular accidents in patients over the age of 60. II Prognosis. Scott Med

J. 1957;2(5):200–15.

149. Farrell B, Godwin J, Richards S, Warlow C. The United Kingdom transient ischaemic attack (UK-TIA) aspirin trial: final results. J Neurol Neurosurg Psychiatry. 1991;54(12):1044–54.

150. Bamford JM, Sandercock PA, Warlow CP, Slattery J. Interobserver agreement for the assessment of handicap in stroke patients. Stroke. 1989;20(6):828.

151. Molyneux A, Kerr R, Stratton I, Sandercock P, Clarke M, Shrimpton J, et al. International Subarachnoid Aneurysm Trial (ISAT) of neurosurgical clipping versus endovascular coiling in 2143 patients with ruptured intracranial aneurysms: a randomised trial. Lancet. 2002;360(9342):1267–74.

152. van Swieten JC, Koudstaal PJ, Visser MC, Schouten HJ, van Gijn J. Interobserver agreement for the assessment of handicap in stroke patients. Stroke. 1988;19(5):604–7.

153. Anderson SI, Housley AM, Jones PA, Slattery J, Miller JD. Glasgow outcome scale: an inter-rater reliability study. Brain Inj. 1993;7(4):309–17.

154. Cross 3rd DT, Tirschwell DL, Clark MA, Tuden D, Derdeyn CP, Moran CJ, et al. Mortality rates after subarachnoid hemorrhage: variations according to hospital case volume in 18 states. J Neurosurg. 2003;99(5):810–7.

155. Nishioka H. Report on the cooperative study of intracranial aneurysms and subarachnoid hemorrhage. Section VII. I. Evaluation of the conservative management of ruptured intracranial aneurysms. J Neurosurg. 1966;25(5):574–92.

156. Kassell NF, Torner JC. Aneurysmal rebleeding: a preliminary report from the cooperative aneurysm study. Neurosurgery. 1983;13(5):479–81.

157. Winn HR, Richardson AE, Jane JA. The long-term prognosis in untreated cerebral aneurysms: I. The incidence of late hemorrhage in cerebral aneurysm: a 10-year evaluation of 364 patients. Ann Neurol. 1977;1(4):358–70.

158. Brilstra EH, Rinkel GJ, Algra A, van Gijn J. Rebleeding, secondary ischemia, and timing of operation in patients with subarachnoid hemorrhage. Neurology. 2000;55(11):1656–60.

159. Naidech AM, Janjua N, Kreiter KT, Ostapkovich ND, Fitzsimmons BF, Parra A, Commichau C, Connolly ES, Mayer SA. Predictors and impact of aneurysm rebleeding after subarachnoid hemorrhage. Arch Neurol. 2005;62(3):410–6.

160. Solenski NJ, Haley Jr EC, Kassell NF, Kongable G, Germanson T, Truskowski L, et al. Medical complications of aneurysmal subarachnoid hemorrhage: a report of the multicenter, cooperative aneurysm study. Participants of the multicenter cooperative aneurysm study. Crit Care Med. 1995;23(6):1007–17.

161. Maurice-Williams RS. Ruptured intracranial aneurysms: has the incidence of early rebleeding been over-estimated? J Neurol Neurosurg Psychiatry. 1982;45(9):774–9.

162. Fujii Y, Takeuchi S, Sasaki O, Minakawa T, Koike T, Tanaka R. Ultra-early rebleeding in spontaneous subarachnoid hemorrhage. J Neurosurg. 1996;84:35–42.

163. Inagawa T, Kamiya K, Ogasawara H, Yano T. Rebleeding of ruptured intracranial aneurysms in the acute stage. Surg Neurol. 1987;28(2):93–9.

164. Pleizier CM, Algra A, Velthuis BK, Rinkel GJE. Relation between size of aneurysms and risk of rebleeding in patients with subarachnoid haemorrhage. Acta Neurochir. 2006;148:1277–80.

165. Hellingman CA, van den Bergh WM, Beijer IS, van Dijk GW, Algra A, van Gijn J, et al. Risk of rebleeding after treatment of acute hydrocephalus in patients with aneurysmal subarachnoid hemorrhage. Stroke. 2007;38:96–9.

166. Larsen CC, Astrup J. Rebleeding after aneurysmal subarachnoid hemorrhage: a literature review. World Neurosurg. 2013;79:307–12.

167. Brilstra EH, Algra A, Rinkel GJE, Tulleken CAF, van Gijn J. Effectiveness of neurosurgical clip application in patients with aneurysmal subarachnoid hemorrhage. J Neurosurg. 2002;97(5):1036–41.

168. Kassell NF, Torner JC, Jane JA, Haley Jr EC, Adams HP. The international cooperative study on the timing of aneurysm surgery. Part 2: surgical results. J Neurosurg. 1990;73(1):37–47.

169. Molyneux AJ, Kerr RSC, Yu L-M, Clarke M, Sneade M, Yarnold JA, et al. International subarachnoid aneurysm trial (ISAT) of neurosurgical clipping versus endovascular coiling in 2143 patients with ruptured intracranial aneurysms: a randomised comparison of effects on survival, dependency, seizures, rebleeding, subgroups, and aneurysm occlusion. Lancet. 2005;366(9488):809–17.

170. Adams Jr HP, Nibbelink DW, Torner JC, Sahs AL. Antifibrinolytic therapy in patients with aneurysmal subarachnoid hemorrhage. A report of the cooperative aneurysm study. Arch Neurol. 1981;38(1):25–9.

171. Torner JC, Kassell NF, Wallace RB, Adams Jr HP. Preoperative prognostic factors for rebleeding and survival in aneurysm patients receiving antifibrinolytic therapy: report of the cooperative aneurysm study. Neurosurgery. 1981;9(5):506–13.

172. Robertson EG. Cerebral lesions due to intracranial aneurysms. Brain. 1949;72(Pt. 2):150–85.

173. Ecker A, Riemenschneider PA. Arteriographic demonstration of spasm of the intracranial arteries, with special reference to saccular arterial aneurysms. J Neurosurg. 1951;8(6):660–7.

174. Weir B, Grace M, Hansen J, Rothberg C. Time course of vasospasm in man. J Neurosurg. 1978;48(2):173–8.

175. Du Boulay GH. Distribution of spasm in the intracranial arteries after subarachnoid haemorrhage. Acta Radiol. 1963;1:257–66.

176. Pool JL. Cerebral vasospasm. N Engl J Med. 1958;259(26):1259–64.

177. Takemae T, Mizukami M, Kin H, Kawase T, Araki G. Computed tomography of ruptured intracranial

aneurysms in acute stage—relationship between vasospasm and high density on CT scan (author's transl). No To Shinkei. 1978;30(8):861–6.

178. Mizukami M, Takemae T, Tazawa T, Kawase T, Matsuzaki T. Value of computed tomography in the prediction of cerebral vasospasm after aneurysm rupture. Neurosurgery. 1980;7(6):583–6.

179. Fisher CM, Kistler JP, Davis JM. Relation of cerebral vasospasm to subarachnoid hemorrhage visualized by computerized tomographic scanning. Neurosurgery. 1980;6(1):1–9.

180. Martin W, Villani GM, Jothianandan D, Furchgott RF. Selective blockade of endothelium-dependent and glyceryl trinitrate-induced relaxation by hemoglobin and by methylene blue in the rabbit aorta. J Pharmacol Exp Ther. 1985;232(3):708–16.

181. Edwards DH, Byrne JV, Griffith TM. The effect of chronic subarachnoid hemorrhage on basal endothelium-derived relaxing factor activity in intrathecal cerebral arteries. J Neurosurg. 1992;76(5):830–7.

182. Kasuya H, Weir BK, White DM, Stefansson K. Mechanism of oxyhemoglobin-induced release of endothelin-1 from cultured vascular endothelial cells and smooth-muscle cells. J Neurosurg. 1993;79(6):892–8.

183. Dorsch NW, King MT. A review of cerebral vasospasm in aneurysmal subarachnoid haemorrhage part I: incidence and effects. J Clin Neurosci. 1994;1(1):19–26.

184. Seiler RW, Grolimund P, Aaslid R, Huber P, Nornes H. Cerebral vasospasm evaluated by transcranial ultrasound correlated with clinical grade and CT-visualized subarachnoid hemorrhage. J Neurosurg. 1986;64(4):594–600.

185. Sanelli PC, Jou A, Gold R, Reichman M, Greenberg E, John M, et al. Using CT perfusion during the early baseline period in aneurysmal subarachnoid hemorrhage to assess for development of vasospasm. Neuroradiology. 2011;53(6):425–34.

186. Dorsch NWC. Cerebral arterial spasm—a clinical review. Br J Neurosurg. 1995;9:403–12.

187. Pickard JD, Murray GD, Illingworth R, et al. Effect of oral nimodipine on cerebral infarction and outcome after subarachnoid haemorrhage: British aneurysm nimodipine trial. Br Med J. 1989;298(6674):636–42.

188. Kassell NF, Peerless SJ, Durward QJ, Beck DW, Drake CG, Adams HP. Treatment of ischemic deficits from vasospasm with intravascular volume expansion and induced arterial hypertension. Neurosurgery. 1982;11(3):337–43.

189. Adamczyk P, He S, Amar AP, Mack WJ. Medical management of cerebral vasospasm following aneurysmal subarachnoid hemorrhage: a review of current and emerging therapeutic interventions. Neurol Res Int. 2013.

190. Macdonald RL, Higashida RT, Keller E, Mayer SA, Molyneux A, Raabe A, Vajkoczy P, Wanke I, Bach D, Frey A, Marr A, Roux S, Kassell N. Clazosentan,

an endothelin receptor antagonist, in patients with aneurysmal subarachnoid haemorrhage undergoing surgical clipping: a randomised, double-blind, placebo-controlled phase 3 trial (CONSCIOUS-2). Lancet Neurol. 2011;10(7):618–25.

191. Hop JW, Rinkel GJ, Algra A, Van Gijn J. Case-fatality rates and functional outcome after subarachnoid hemorrhage: a systemic review. Stroke. 1997;28:660–4.

192. Graff-Radford NR, Torner J, Adams Jr HP, Kassell NF. Factors associated with hydrocephalus after subarachnoid hemorrhage. A report of the cooperative aneurysm study. Arch Neurol. 1989;46(7):744–52.

193. Mohr G, Ferguson G, Khan M, Malloy D, Watts R, Benoit B, et al. Intraventricular hemorrhage from ruptured aneurysm. Retrospective analysis of 91 cases. J Neurosurg. 1983;58(4):482–7.

194. McIver JI, Friedman JA, Wijdicks EFM, Piepgras DG, Pichelmann MA, Toussaint 3rd LG, et al. Preoperative ventriculostomy and rebleeding after aneurysmal subarachnoid hemorrhage. J Neurosurg. 2002;97(5):1042–4.

195. Vassilouthis J, Richardson AE. Ventricular dilatation and communicating hydrocephalus following spontaneous subarachnoid hemorrhage. J Neurosurg. 1979;51(3):341–51.

196. Friedman JA, Pichelmann MA, Piepgras DG, McIver JI, Toussaint III LG, McClelland RL, Nichols DA, Meyer FB, Atkinson JL, Wijdicks EF. Pulmonary complications of aneurysmal subarachnoid hemorrhage. Neurosurgery. 2003;52(5):1025–32.

197. Touho H, Karasawa J, Shishido H, Yamada K, Yamazaki Y. Neurogenic pulmonary edema in the acute stage of hemorrhagic cerebrovascular disease. Neurosurgery. 1989;25(5):762–8.

198. Marion DW, Segal R, Thompson ME. Subarachnoid hemorrhage and the heart. Neurosurgery. 1986;18(1):101–6.

199. Neil-Dwyer G, Walter P, Cruickshank JM, Doshi B, O'Gorman P. Effect of propranolol and phentolamine on myocardial necrosis after subarachnoid haemorrhage. Br Med J. 1978;2(6143):990–2.

200. Jain R, Deveikis J, Thompson BG. Management of patients with stunned myocardium associated with subarachnoid hemorrhage. AJNR Am J Neuroradiol. 2004;25(1):126–9.

201. Banki NM, Kopelnik A, Dae MW, Miss J, Tung P, Lawton MT, et al. Acute neurocardiogenic injury after subarachnoid hemorrhage. Circulation. 2005;112(21):3314–9.

202. Wijdicks EF, Ropper AH, Hunnicutt EJ, Richardson GS, Nathanson JA. Atrial natriuretic factor and salt wasting after aneurysmal subarachnoid hemorrhage. Stroke. 1991;22(12):1519–24.

203. Takaku A, Shindo K, Tanaka S, Mori T, Suzuki J. Fluid and electrolyte disturbances in patients with intracranial aneurysms. Surg Neurol. 1979;11(5):349–56.

204. Doshi R, Neil-Dwyer G. A clinicopathological study

of patients following a subarachnoid hemorrhage. J Neurosurg. 1980;52(3):295–301.

205. Bidzinski J, Marchel A, Sherif A. Risk of epilepsy after aneurysm operations. Acta Neurochir. 1992;119:49–52.

206. Claassen J, Peery S, Kreiter KT, Hirsch LJ, Du EY, Connolly ES, Mayer SA. Predictors and clinical impact of epilepsy after subarachnoid hemorrhage. Neurology. 2003;60(2):208–14.

207. Hart Y, Sneade M, Birks J, Rischmiller J, Kerr R, Molyneux A. Epilepsy after subarachnoid haemorrhage: the frequency after clipping and coiling of a ruptured cerebral aneurysm. Results from the international subarachnoid aneurysm trial. J Neurosurg. 2011;115(6):1159–68.

208. Rhoney DH, Tipps LB, Murry KR, Basham MC, Michael DB, Coplin WM. Anticonvulsant prophylaxis and timing of seizures after aneurysmal subarachnoid hemorrhage. Neurology. 2000;55(2):258–65.

209. Steinberg GK, Drake CG, Peerless SJ. Deliberate basilar or vertebral artery occlusion in the treatment of intracranial aneurysms. Immediate results and long-term outcome in 201 patients. J Neurosurg. 1993;79(2):161–73.

210. Serbinenko FA. Balloon catheterization and occlusion of major cerebral vessels. J Neurosurg. 1974;41(2):125–45.

211. Linskey ME, Jungreis CA, Yonas H, Hirsch Jr WL, Sekhar LN, Horton JA, et al. Stroke risk after abrupt internal carotid artery sacrifice: accuracy of preoperative assessment with balloon test occlusion and stable xenon-enhanced CT. AJNR Am J Neuroradiol. 1994;15(5):829–43.

212. Byrne JV, Guglielmi G. Endovascular treatment of intracranial aneurysms. Berlin: Springer; 1998.

213. Miller JD, Jawad K, Jennett B. Safety of carotid ligation and its role in the management of intracranial aneurysms. J Neurol Neurosurg Psychiatry. 1977;40(1):64–72.

214. Fox AJ, Viñuela F, Pelz DM, Peerless SJ, Ferguson GG, Drake CG, et al. Use of detachable balloons for proximal artery occlusion in the treatment of unclippable cerebral aneurysms. J Neurosurg. 1987;66(1):40–6.

215. Higashida RT, Halbach VV, Dowd C, Barnwell SL, Dormandy B, Bell J, et al. Endovascular detachable balloon embolization therapy of cavernous carotid artery aneurysms: results in 87 cases. J Neurosurg. 1990;72(6):857–63.

216. Vazquez Añon V, Aymard A, Gobin YP, Casasco A, Rüffenacht D, Khayata MH, et al. Balloon occlusion of the internal carotid artery in 40 cases of giant intracavernous aneurysm: technical aspects, cerebral monitoring, and results. Neuroradiology. 1992;34(3):245–51.

217. Higashida RT, Halbach VV, Cahan LD, Hieshima GB, Konishi Y. Detachable balloon embolization therapy of posterior circulation intracranial aneu-

rysms. J Neurosurg. 1989;71(4):512–9.

218. Aymard A, Gobin YP, Hodes JE, Bien S, Rüfenacht D, Reizine D, et al. Endovascular occlusion of vertebral arteries in the treatment of unclippable vertebrobasilar aneurysms. J Neurosurg. 1991;74(3):393–8.

219. Kak VK, Taylor AR, Gordon DS. Proximal carotid ligation for internal carotid aneurysms. A long-term follow-up study. J Neurosurg. 1973;39(4):503–13.

220. Kongable GL, Lanzino G, Germanson TP, Truskowski LL, Alves WM, Torner JC, et al. Gender-related differences in aneurysmal subarachnoid hemorrhage. J Neurosurg. 1996;84(1):43–8.

221. Hecht ST, Horton JA, Yonas H. Growth of a thrombosed giant vertebral artery aneurysm after parent artery occlusion. AJNR Am J Neuroradiol. 1991;12(3):449–51.

222. Guglielmi G, Viñuela F, Sepetka I, Macellari V. Electrothrombosis of saccular aneurysms via endovascular approach. Part 1: electrochemical basis, technique, and experimental results. J Neurosurg. 1991;75(1):1–7.

223. Guglielmi G, Viñuela F, Dion J, Duckwiler G. Electrothrombosis of saccular aneurysms via endovascular approach. Part 2: preliminary clinical experience. J Neurosurg. 1991;75(1):8–14.

224. Byrne JV, Molyneux AJ, Brennan RP, Renowden SA. Embolisation of recently ruptured intracranial aneurysms. J Neurol Neurosurg Psychiatry. 1995;59(6):616–20.

225. Raymond J. Managing unruptured aneurysms: the ethical solution to the dilemma. Can J Neurol Sci. 2009;36(2):138–42.

226. Raymond J, Darsaut TE, Molyneux AJ. A trial on unruptured intracranial aneurysms (the TEAM trial): results, lessons from a failure and the necessity for clinical care trials. Trials. 2011;12:64.

227. Pierot L, Wakhloo AK. Endovascular treatment of intracranial aneurysms current status. Stroke. 2013;44(7):2046–54.

228. Cognard C, Pierot L, Anxionnat R, Ricolfi F. Results of embolization used as the first treatment choice in a consecutive non selected population of ruptured aneurysms. Clinical results of the clarity GDC study. Neurosurgery. 2011;69(4):837–42.

229. Spetzler RF, McDougall CG, Zabramski JM, Albuquerque FC, Hills NK, Russin JJ, Partovi S, Nakaji P, Wallace RC. The barrow ruptured aneurysm trial: 6-year results. J Neurosurg. 2015;123(3):609–17.

230. White PM, Lewis SC, Gholkar A, Sellar RJ, Nahser H, Cognard C, et al. Hydrogel-coated coils versus bare platinum coils for the endovascular treatment of intracranial aneurysms (HELPS): a randomised controlled trial. Lancet. 2011;377(9778):1655–62.

231. Pierot L, Cognard C, Ricolfi F, Anxionnat R, on behalf of CLARITY group. Mid-term anatomical results after endovascular treatment of rup- tured intracranial aneurysms with GDC and Matrix coils: analysis of the CLARITY series. AJNR Am

J Neuroradiol. 2012;33:469–73.

232. Pierot L, Spelle L, Vitry F. Immediate anatomic results after the endovascular treatment of unruptured intracranial aneurysms: analysis of the ATENA series. AJNR Am J Neuroradiol. 2010;31(1):140–4.

233. Sakai N, Taki W, Yoshimura S, Hyogo T, Ezura M, Matsumoto Y, et al. Retrospective survey of endovascular treatment for ruptured intracranial aneurysm in Japan: Retrospective Endovascular Subarachnoid Aneurysm Treatment (RESAT) study. Neurol Med Chir (Tokyo). 2010;50(11):961–5.

234. Spelle L, Piotin M, Mounayer C, Moret J. Saccular intracranial aneurysms: endovascular treatment—devices, techniques and strategies, management of complications, results. Neuroimaging Clin N Am 2006;16(3):413–51, viii.

235. Fanning NF, Willinsky RA, ter Brugge KG. Wall enhancement, edema, and hydrocephalus after endovascular coil occlusion of intradural cerebral aneurysms. J Neurosurg. 2008;108(6):1074–86.

236. Viñuela F, Duckwiler G, Mawad M. Guglielmi detachable coil embolization of acute intracranial aneurysm: perioperative anatomical and clinical outcome in 403 patients. Journal of Neurosurgery. 1997;86(3):475–82.

237. Raymond J, Roy D. Safety and efficacy of endovascular treatment of acutely ruptured aneurysms. Neurosurgery. 1997;41(6):1235–45; discussion 1245–6.

238. Eskridge JM, Song JK. Endovascular embolization of 150 basilar tip aneurysms with guglielmi detachable coils: results of the Food and Drug Administration multicenter clinical trial. J Neurosurg. 1998;89(1):81–6.

239. Murayama Y, Viñuela F, Duckwiler GR, Gobin YP, Guglielmi G. Embolization of incidental cerebral aneurysms by using the guglielmi detachable coil system. J Neurosurg. 1999;90(2):207–14.

240. Byrne JV, Sohn MJ, Molyneux AJ, Chir B. Five-year experience in using coil embolization for ruptured intracranial aneurysms: outcomes and incidence of late rebleeding. J Neurosurg. 1999;90(4):656–63.

241. Thornton J, Debrun GM, Aletich VA, Bashir Q, Charbel FT, Ausman J. Follow-up angiography of intracranial aneurysms treated with endovascular placement of guglielmi detachable coils. Neurosurgery. 2002;50(2):239–49.

242. Raymond J, Guilbert F, Weill A, Georganos SA, Juravsky L, Lambert A, et al. Long-term angiographic recurrences after selective endovascular treatment of aneurysms with detachable coils. Stroke. 2003;34(6):1398–403.

243. Murayama Y, Nien YL, Duckwiler G, Gobin YP, Jahan R, Frazee J, et al. Guglielmi detachable coil embolization of cerebral aneurysms: 11 years' experience. J Neurosurg. 2003;98(5):959–66.

244. Henkes H, Fischer S, Weber W, Miloslavski E, Felber S, Brew S, et al. Endovascular coil occlusion of 1811 intracranial aneurysms: early angiographic and clinical results. Neurosurgery. 2004;54(2):268–80; discussion 280–5.

245. Gallas S, Pasco A, Cottier J-P, Gabrillargues J, Drouineau J, Cognard C, et al. A multicenter study of 705 ruptured intracranial aneurysms treated with guglielmi detachable coils. AJNR Am J Neuroradiol. 2005;26(7):1723–31.

246. Mejdoubi M, Gigaud M, Trémoulet M, Albucher J-F, Cognard C. Initial primary endovascular treatment in the management of ruptured intracranial aneurysms: a prospective consecutive series. Neuroradiology. 2006;48(12):899–905.

247. Ferns SP, Sprengers ME, van Rooij WJ, Rinkel GJ, van Rijn JC, Bipat S, Sluzewski M, Majoie CB. Coiling of intracranial aneurysms a systematic review on initial occlusion and reopening and retreatment rates. Stroke. 2009;40(8):e523–9.

248. Kawanabe Y, Sadato A, Taki W, Hashimoto N. Endovascular occlusion of intracranial aneurysms with guglielmi detachable coils: correlation between coil packing density and coil compaction. Acta Neurochir. 2001;143(5):451–5.

249. Tamatani S, Ito Y, Abe H, Koike T, Takeuchi S, Tanaka R. Evaluation of the stability of aneurysms after embolization using detachable coils: correlation between stability of aneurysms and embolized volume of aneurysms. AJNR Am J Neuroradiol. 2002;23(5):762–7.

250. Slob MJ, Sluzewski M, van Rooij WJ. The relation between packing and reopening in coiled intracranial aneurysms: a prospective study. Neuroradiology. 2005;47(12):942–5.

251. Piotin M, Spelle L, Mounayer C, Salles-Rezende MT, Giansante-Abud D, Vanzin-Santos R, et al. Intracranial aneurysms: treatment with bare platinum coils–aneurysm packing, complex coils, and angiographic recurrence. Radiology. 2007;243(2):500–8.

252. Roy D, Raymond J, Bouthillier A, Bojanowski MW, Moumdjian R, L'Espérance G. Endovascular treatment of ophthalmic segment aneurysms with guglielmi detachable coils. AJNR Am J Neuroradiol. 1997;18(7):1207–15.

253. Raymond J, Roy D, Bojanowski M, Moumdjian R, L'Espérance G. Endovascular treatment of acutely ruptured and unruptured aneurysms of the basilar bifurcation. J Neurosurg. 1997;86(2):211–9.

254. Campi A, Ramzi N, Molyneux AJ, Summers PE, Kerr RSC, Sneade M, et al. Retreatment of ruptured cerebral aneurysms in patients randomized by coiling or clipping in the International Subarachnoid Aneurysm Trial (ISAT). Stroke. 2007;38(5):1538–44.

255. Zhao B, Yin R, Lanzino G, Kallmes DF, Cloft HJ, Brinjikji W. Endovascular coiling of wide-neck and wide-neck bifurcation aneurysms: a systematic review and meta-analysis. AJNR Am J Neuroradiol. 2016;32:1700–5.

256. Cognard C, Weill A, Spelle L, Piotin M, Castaings L, Rey A, et al. Long-term angiographic follow-up of 169 intracranial berry aneurysms occluded with detachable coils. Radiology. 1999;212(2):348–56.

257. Ries T, Siemonsen S, Thomalla G, Grzyska U, Zeumer H, Fiehler J. Long-term follow-up of cerebral aneurysms after endovascular therapy prediction and outcome of retreatment. AJNR Am J Neuroradiol. 2007;28(9):1755–61.

258. Sakaki T, Takeshima T, Tominaga M, Hashimoto H, Kawaguchi S. Recurrence of ICA-PCoA aneurysms after neck clipping. J Neurosurg. 1994;80(1):58–63.

259. Feuerberg I, Lindquist C, Lindqvist M, Steiner L. Natural history of postoperative aneurysm rests. J Neurosurg. 1987;66(1):30–4.

260. Lin T, Fox AJ, Drake CG. Regrowth of aneurysm sacs from residual neck following aneurysm clipping. J Neurosurg. 1989;70(4):556–60.

261. The CARAT Investigators. Rates of delayed rebleeding from intracranial aneurysms are low after surgical and endovascular treatment. Stroke. 2006;37(6):1437–42.

262. Molyneux AJ, Birks J, Clarke A, Sneade M, Kerr RS. The durability of endovascular coiling versus neurosurgical clipping of ruptured cerebral aneurysms: 18 year follow-up of the UK cohort of the International Subarachnoid Aneurysm Trial (ISAT). Lancet. 2015;385(9969):691–7.

263. Sluzewski M, van Rooij WJ, Beute GN, Nijssen PC. Late rebleeding of ruptured intracranial aneurysms treated with detachable coils. AJNR Am J Neuroradiol. 2005;26(10):2542–9.

264. Naggara ON, White PM, Guilbert F, Roy D, Weill A, Raymond J. Endovascular treatment of intracranial unruptured aneurysms: systematic review and meta-analysis of the literature on safety and efficacy. Radiology. 2010;256(3):887–97.

265. Moret J, Cognard C, Weill A, Castaings L, Rey A. The "remodelling technique" in the treatment of wide neck intracranial aneurysms. Angiographic results and clinical follow-up in 56 cases. Interv Neuroradiol. 1997;3(1):21–35.

266. Sluzewski M, van Rooij WJ, Beute GN, Nijssen PC. Balloon-assisted coil embolization of intracranial aneurysms: incidence, complications, and angiography results. J Neurosurg. 2006;105:396–9.

267. Santillan A, Gobin YP, Greenberg ED, Leng LZ, Riina HA, Stieg PE, et al. Intraprocedural aneurysmal rupture during coil embolization of brain aneurysms: role of balloon-assisted coiling. AJNR Am J Neuroradiol. 2012;33:2017–21.

268. Shapiro M, Babb J, Becske T, Nelson PK. Safety and efficacy of adjunctive balloon remodeling during endovascular treatment of intracranial aneurysms: a literature review. AJNR Am J Neuroradiol. 2008;29:1777–81.

269. Pierot L, Spelle L, Leclerc X, Cognard C, Bonafé A, Moret J. Endovascular treatment of unruptured intracranial aneurysms: comparison of safety of remodeling technique and standard treatment with coils. Radiology. 2009;251(3):846–55.

270. Higgins JNP, Byrne JV, Krulle TM, Fleet GWJ. Capping the coil. Neuroradiology. 1997;39:146.

271. Molyneux AJ, Cekirge S, Saatci I, Gál G. Cerebral Aneurysm Multicenter European Onyx (CAMEO) trial: results of a prospective observational study in 20 European centers. AJNR Am J Neuroradiol. 2004;25(1):39–51.

272. Simon S, Archer K, Mericle R. Multicenter registry of liquid embolic treatment of cerebral aneurysms. World Neurosurg. 2014;82(6):e731–8.

273. Marks MP, Dake MD, Steinberg GK, Norbash AM, Lane B. Stent placement for arterial and venous cerebrovascular disease: preliminary experience. Radiology. 1994;191(2):441–6.

274. Mase M, Banno T, Yamada K, Katano H. Endovascular stent placement for multiple aneurysms of the extracranial internal carotid artery: technical case report. Neurosurgery. 1995;37(4):832–5.

275. Biondi A, Janardhan V, Katz JM, Salvaggio K, Riina HA, Gobin YP. Neuroform stent-assisted coil embolization of wide-neck intracranial aneurysms: strategies in stent deployment and midterm follow-up. Neurosurgery. 2007;61(3):460–8; discussion 468–9.

276. Mocco J, Snyder KV, Albuquerque FC, Bendok BR, Alan SB, Carpenter JS, et al. Treatment of intracranial aneurysms with the Enterprise stent: a multicenter registry. J Neurosurg. 2009;110(1):35–9.

277. Shapiro M, Becske T, Sahlein D, Babb J, Nelson PK. Stent-supported aneurysm coiling: a literature survey of treatment and follow-up. AJNR Am J Neuroradiol. 2012;33:159–63.

278. Bodily KD, Cloft HJ, Lanzino G, Fiorella DJ, White PM, Kallmes DF. Stent-assisted coiling in acutely ruptured intracranial aneurysms: a qualitative, systematic review of the literature. AJNR Am J Neuroradiol. 2011;32(7):1232–6.

279. Lee SJ, Cho YD, Kang HS, Kim JE, Han MH. Coil embolization using the self-expandable closed-cell stent for intracranial saccular aneurysm: a single-center experience of 289 consecutive aneurysms. Clin Radiol. 2013;68:256–63.

280. Fargen KM, Hoh BL, Welch BG, Pride GL, Lanzino G, Boulos AS, et al. Long-term results of Enterprise sent-assisted coiling of cerebral aneurysms. Neurosurgery. 2012;71:239–42.

281. Biondi A, Piotin M, Mounayer C, Lobotesis K, Bonafé A, Costalat V. Safety and efficacy of neuroform for treatment of intracranial aneurysms: a prospective, consecutive, French multicentric study. AJNR Am J Neuroradiol. 2013;34(6):1203–8.

282. King B, Vaziri S, Singla A, Fargen KM, Mocco J. Clinical and angiographic outcomes after stent-assisted coiling of cerebral aneurysms with enterprise and neuroform stents: a comparative analysis of the literature. J Neurointerventional Surg. 2015;7(12):905–9.

283. Meckel S, Singh TP, Undrén P, Ramgren B, Nilsson OG, Phatouros C, et al. Endovascular treatment using predominantly stent-assisted coil embolization and antiplatelet and anticoagulation management of ruptured blood blister-like aneurysms. AJNR Am J Neuroradiol. 2011;32(4):764–71.

284. Raymond J, Guilbert F, Roy D. Neck-bridge device for endovascular treatment of wide-neck bifurcation aneurysms: initial experience 1. Radiology. 2001;221(2):318–26.

285. Turk A, Turner RD, Tateshima S, Fiorella D, Jang KS, Chaudry I, Kelly M. Novel aneurysm neck reconstruction device: initial experience in an experimental preclinical bifurcation aneurysm model. J Neurointerventional Surg. 2013;5(4):346–50.

286. Gory B, Spiotta AM, Mangiafico S, Consoli A, Biondi A, Pomero E, Killer-Oberpfalzer M, Weber W, Riva R, Labeyrie PE, Turjman F. PulseRider stent-assisted coiling of wide-neck bifurcation aneurysms: periprocedural results in an international series. AJNR Am J Neuroradiol. 2016;37(1):130–5.

287. Liou T-M, Li Y-C, Juan W-C. Numerical and experimental studies on pulsatile flow in aneurysms arising laterally from a curved parent vessel at various angles. J Biomech. 2007;40(6):1268–75.

288. Doerfler A, Wanke I, Egelhof T, Stolke D, Forsting M. Double-stent method: therapeutic alternative for small wide-necked aneurysms. Technical note. J Neurosurg. 2004;100(1):150–4.

289. Fiorella D, Lylyk P, Szikora I, Kelly ME, Albuquerque FC, McDougall CG, et al. Curative cerebrovascular reconstruction with the pipeline embolization device: the emergence of definitive endovascular therapy for intracranial aneurysms. J NeuroInterventional Surg. 2009;1(1):56–65.

290. Szikora I, Berentei Z, Kulcsar Z, Marosfoi M, Vajda ZS, Lee W, et al. Treatment of intracranial aneurysms by functional reconstruction of the parent artery: the Budapest experience with the pipeline embolization device. AJNR Am J Neuroradiol. 2010;31(6):1139–47.

291. Byrne JV, Szikora I. Flow diverters in the management of intracranial aneurysms: a review. EJMINT. 2012:1225000057. http://radiology.rsna.org/.

292. Becske T, Kallmes DF, Saatci I, McDougall CG, Szikora I, Lanzino G, et al. Pipeline for uncoilable or failed aneurysms: results from a multicenter clinical trial. Radiology. 2013. http://radiology.rsna.org/.

293. Kulcsar Z, Szikora I. The ESMINT Retrospective Analysis of Delayed Aneurysm Ruptures after flow diversion (RADAR) study. EJMINT. 2012. http://www.ejmint.org

294. Lylyk P, Miranda C, Ceratto R, Ferrario A, Scrivano E, Luna HR, et al. Curative endovascular reconstruction of cerebral aneurysms with the pipeline embolization device: the Buenos Aires experience. Neurosurgery. 2009;64(4):632–42; discussion 642–3; quiz N6.

295. Byrne JV, Beltechi R, Yarnold JA, Birks J, Kamran M. Early experience in the treatment of intra-cranial aneurysms by endovascular flow diversion: a multicentre prospective study. PLoS One. 2010;5(9):e12492.

296. Arrese I, Sarabia R, Pintado R, Delgado-Rodriguez M. Flow-diverter devices for intracranial aneurysms: systematic review and meta-analysis. Neurosurgery. 2013;73(2):193–200.

297. Ding YH, Lewis DA, Kadirvel R, Dai D, Kallmes DF. The Wowen EndoBridge: a new occlusion device. AJNR Am J Neuroradiol. 2011;32:607–11.

298. Papagiannaki C, Spelle L, Januel AC, Benaissa A, Gauvrit JY, Costalat V, Desal H, Turjman F, Velasco S, Barreau X, Courtheoux P. WEB intrasaccular flow disruptor—prospective, multicenter experience in 83 patients with 85 aneurysms. Am J Neuroradiol. 2014;35(11):2106–11.

299. Pierot L, Costalat V, Moret J, Szikora I, Klisch J, Herbreteau D, Holtmannspötter M, Weber W, Januel AC, Liebig T, Sychra V. Safety and efficacy of aneurysm treatment with WEB: results of the WEBCAST study. J Neurosurg. 2016;124(5):1250–6.

300. Read D, Esiri MM. Fusiform basilar artery aneurysm in a child. Neurology. 1979;29(7):1045–9.

301. Ries T, Buhk J-H, Kucinski T, Goebell E, Grzyska U, Zeumer H, et al. Intravenous administration of acetylsalicylic acid during endovascular treatment of cerebral aneurysms reduces the rate of thromboembolic events. Stroke. 2006;37(7):1816–21.

302. Fischer S, Weber A, Titschert A, Brenke C, Kowoll A, Weber W. Single-center experience in the endovascular treatment of wide-necked intracranial aneurysms with a bridging intra-/extra-aneurysm implant (pCONus). J Neurointerventional Surg. 2016;8(11):1186–91.

第 9 章

脑血管畸形

引言

本章内容涉及脑血管畸形的定义、分类、病因和自然史等部分。脑血管畸形属于罕见病，再加上本书作者难免受到单中心或个人经验所限，因此本书对脑血管畸形的论述可能存在不当之处，敬请读者斧正。有些疾病的名字本身能提供很多关于疾病的特点信息，而脑动静脉畸形（BAVM）这个名词本身提供的信息很少，仅仅说明脑血管发生了畸形，并没有提供更多的关于疾病特点的信息。

在本章的第一部分，着重讲述脑血管畸形的本质特征。本章用相当多的篇幅来讨论脑血管畸形的分类方法，但是我们仍然无法总结出一个能囊括所有种类的分类体系，因为脑血管畸形在个体表现上差异较大。因此，在对脑血管畸形分类的阐述中，本书作者试图同时兼顾分类的合理性和实用性，旨在使这种分类体系能帮助临床医生加深对该疾病的理解并能指导临床诊疗工作。但是我希望读者谨记：这类疾病目前病因不明，尽管疾病名称不同，但它们有可能是密切相关的。

对于脑血管畸形的血管内治疗，最争议的问题是对尚未破裂出血的 BAVM 患者是否需要进行干预治疗。由于有多种变异表现形式，其治疗仍然充满了挑战。知道了这一点，我们对该疾病进行诊断并提出治疗意见所根据的流行病学数据应被视为"现有的临床数据"。就像未破裂的颅内动脉瘤的流行病学数据一样，无论现有的关于破裂率的数据多么完备，对个体而言这个数据仅仅作为预后判断的一种参考。

9.1 脑血管畸形的分型

学习动静脉畸形（AVM）的分型是初学者全面理解该疾病的一个很好的方法，因为分型强调相同类型的"普遍性"特点。但是需要强调的是，目前临床医生关于脑血管畸形的定义是不同的，分类也不尽相同。一些年轻医生往往难以区分常见病例与特殊病例的差别。如果不清楚常见病例的特征，而仅专注于疾病的特殊类型进行详细描述并总结特点，将会对疾病产生认知上的偏倚，有点儿类似于盲人摸象。

9.1.1 脑血管畸形的早期表现

在 19 世纪，Virchow[1] 和 Steinheil 在 1895 年对该疾病表现有过描述[2]。Cushing 和 Bailey[3] 在 1928 年描述了一系列的病理学表现，Bergstrand 等[4] 在 1936 年首次报道了对

一例 AVM 患者进行了脑血管造影。与颅内动脉瘤一样,脑血管造影术的引入给脑血管畸形的诊断和治疗带来了巨大进步。瑞典病理学家 Hilding Bergstrand 将脑血管畸形描述为血管瘤,并将其从多种血管瘤(如成血管细胞瘤)中分离出来[4]。他仅仅根据血管瘤的血管构筑不同而不考虑是否含有肿瘤组织,将血管瘤分为海绵状血管瘤和葡萄状血管瘤,而葡萄状血管瘤(血管排列成簇状)病变内部其实是含有肿瘤组织的。他进一步将葡萄状血管瘤分为:①毛细血管扩张症;②斯特奇–韦伯综合征;③蔓状血管瘤;④环状血管瘤;⑤动静脉瘤[5]。我们将最后一种类型(被 Olivecrona 称为动静脉瘤)称为动静脉畸形。

9.1.2 动静脉畸形的定义

一些学者提出了中枢神经系统动静脉畸形的定义。其中包括如下所述。

Doppman 1971 年:不同直径的血管混杂在一起的血管团,其中动静脉分流发生在病灶中央,是一个或多个供血动脉汇合区,后面伴有引流静脉的扩张[6]。

Valavanis 1996 年:脑动静脉畸形是由胚胎毛细血管在发育过程中的缺陷或障碍导致血管形态发生的先天性异常,从而形成异常的动脉、静脉或毛细血管通道,可含或不含动静脉分流[7]。

动静脉畸形研究组 1999 年:脑动静脉畸形是由一个或多个异常动脉和静脉连接形成的血管团,可有一个或多个瘘口[8]。

这些定义中有一些值得关注的共同特征,即供血动脉和引流静脉、畸形团病灶和动静脉(AV)分流。其中最后一个定义还提到了瘘口的概念,根据是否存在瘘口

Bergstrand 又把没有动静脉瘘口的动静脉异常连接定义为海绵状血管瘤[4],区别于有瘘口的畸形(如脑动静脉瘘、脑动静脉畸形)。而脑动静脉瘘(BAVF)与脑动静脉畸形(BAVM)的区别在于有没有畸形团病灶(nidus)。1996年 Valavanis 的定义却又包括没有分流的病灶。因此可以看出,脑动静脉畸形的定义很复杂,有些甚至远离了定义本身对疾病"共有特征"的概括作用。

9.1.3 脑血管畸形的分类

近期有学者提出了几种脑血管畸形的分类。McCormick 于 1966 年定义了 5 种脑血管畸形:毛细血管扩张、静脉血管瘤、静脉曲张、海绵状血管瘤和动静脉畸形[9];随后的所有作者都根据这个分类进行分类,例如 Chaloupka 和 Huddle[10],表 9.1 所示。这种方法主要对不生长或"通常不生长"的病变进行分类,因为这些分类中的某些病变少数情况下也可见不断生长的现象。

这个分类包括了 Mulliken 等提出的富血管性肿瘤[11]和混合病变类别,因此,这个分

表 9.1　Chaloupka 和 Huddle 的分类[10]

良性增生的血管异常:血管瘤

非增生性血管异常

　毛细血管畸形(毛细血管扩张症)

　静脉畸形

　海绵状血管畸形(海绵状血管瘤)

　动脉畸形(血管发育不良和动脉瘤)

　动静脉分流畸形

　　脑 AVM

　　脑 AVF

　　硬脑膜 AVM

　　Galen 静脉畸形

混合畸形

注:AVM,动静脉畸形;AVF,动静脉瘘。

类反映了单纯性血管病变向混合性血管病变的过渡,证明了血管畸形可以发生在血管生成的任何时期。

上文已经对脑血管畸形的分类学有了充分叙述,下文将重新集中讲述 McCormick 分类法中包含的 4 个主要分类,其中跟血管内治疗密切相关的主要是脑动静脉畸形(BAVM)。硬脑膜动静脉瘘、Galen 静脉畸形和非 Galen 畸形动静脉瘘将在最后单独介绍。

9.2 毛细血管扩张症

这类病变常在尸检中发现,多发现于脑干或脑桥的软脑膜下或软脑膜表面(图 9.1)。

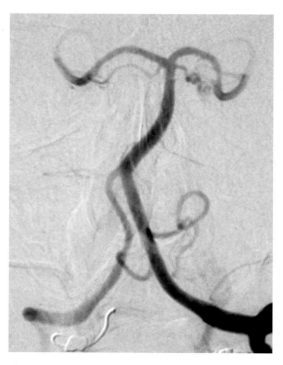

图 9.1　毛细血管扩张症。椎动脉血管造影显示左侧小脑前上动脉供血的脑干不规则小动脉团。这个部位的病变获取组织学病理是极困难的。

9.2.1 病理学

毛细血管扩张肉眼表现为脑表面的小血管集合团。镜下表现为缺乏平滑肌层或弹性膜的薄壁毛细血管。而周围脑组织表现正常。

9.2.2 病因学

该病的病因尚不明确,但其多发生于遗传性出血性毛细血管扩张症(HHT)或 Rendu-Osler-Weber 综合征患者(为常染色体显性疾病,以多系统血管发育不良为特征,受累的毛细血管多发生毛细血管扩张)。毛细血管扩张可见于皮肤、鼻腔与口腔黏膜、肺部和胃肠道。患者多表现为反复发作的鼻出血或其他部位出血。与 HHT 相关的脑血管疾病包括脑 AVM、海绵状血管瘤和动脉瘤[12]。23% 的 HHT 患者可在 MRI 上发现脑部病变[13]。

Willinsky 等对多发 BAVM 患者的报道中提到[14],其最常见病因为 HHT。638 名 BAVM 患者中,含 14 名(2%)HHT 患者;其中 50% 为多发性,42% 的病灶小于 1cm(微 AVM),29% 为高流量和静脉扩张的 AVF[15]。该病以年轻患者居多。

HHT 由转化生长因子–β(TGF–β)受体复合物的基因突变引起[16]。目前已确定最常见类型的 HHT(1 型和 2 型)基因突变位点分别为导致 1 型 HHT 的 ENG 基因突变(位于染色体 9q,编码内皮糖蛋白)和导致 2 型 HHT 的 ALK1 基因突变(位于染色体 12q,编码活化素受体样激酶 1)[17]。鉴于毛细血管扩张症与海绵状血管瘤可同时存在,且毛细血管扩张症的存在与海绵状血管瘤的不断扩张呈正相关,HHT 与海绵状血管瘤间存在密切联系(见下文)。

9.2.3 流行病学与自然史

由于血管造影难以发现毛细血管扩张症而导致该病很难诊断,目前还没有关于该病发病率或自然史的有效流行病学数据。而Lee 等[18]报道了 18 例经 MRI 诊断为毛细血管扩张症的患者并计算其患病率为 0.4%。对 18 例患者随访 3 年,无一例发生出血。

9.3 静脉发育异常(静脉瘤)

静脉发育异常(DVA)或静脉瘤定义为髓质静脉的异常集合,并最终汇成单一引流静脉(图 9.2)。目前已经弃用对病变中粗大引流静脉命名为静脉曲张,因为目前普遍认为这种病变是由静脉发育异常而非后天的静脉扩张引起。

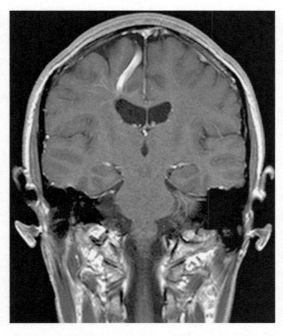

图 9.2 静脉发育异常。MRI(冠状 T1W)可见右额叶增粗的静脉。深部白质和脑室边缘可见较小的静脉分支。

9.3.1 病理学

显微镜下,静脉畸形由一层菲薄血管内皮、平滑肌和主要由胶原蛋白组成的弹性组织层构成。但当畸形的管壁发生透明样变时可以增厚。

9.3.2 病因学

脑静脉发育异常是指脑静脉组织的异常发育,常见于新生儿,并呈非进行性发展。脑静脉发育异常最早可能发生于孕 3 周髓质静脉形成期。这种深静脉和浅静脉的异常静脉连接可发生于 Sturge-Weber 综合征,也可见于正常组织的异常发育过程中[19]。重要的是,静脉畸形引流正常脑组织的血流,因此不能进行栓塞治疗。

9.3.3 流行病学及自然史

静脉畸形在尸检中检出率可达 2.5%,为颅脑最常见的血管发育异常。McCormick 报道了 4669 例尸检结果, 在发现的 165 例血管畸形中,静脉畸形占 63%[20]。静脉畸形很少引起自发性出血。Garner 等对 100 例患者随访 14 年的研究发现其终生出血率仅为 0.22%[21]。静脉畸形其他的临床表现包括癫痫、头痛和短暂意识障碍等。

目前普遍认为静脉畸形多在 MRI 检查中偶然发现, 患者可同时伴发海绵状血管瘤,也可仅仅存在静脉畸形。虽然不建议对静脉畸形进行干预治疗(需紧急清除血肿的罕见情况除外),但前提是必须明确静脉畸形的诊断。

9.4 海绵状血管瘤

海绵状血管瘤是一类发生在薄壁血管

的、较毛细血管扩张症病变范围更广泛的错构性病变,该病变内部不含正常脑组织(图9.3)。由于缺乏供血动脉和引流静脉,病变在没有发生钙化时在造影或 CT 检查中很难发现。但由于该病变含有铁血黄素,在 MRI 上却很容易被发现。

9.4.1 病理学

肉眼表现为葡萄状富血管性囊性瘤样组织。镜下可见海绵状血管瘤由异常血管成分组成,其血管成分由血管内皮和菲薄的纤维外膜组成,不含弹性蛋白、平滑肌细胞或其他成熟的血管成分。病变内部常包含陈旧性出血、血块、钙化或胆固醇结晶。病变周围脑组织外壁可表现为玻璃样变和脑胶质增生。海绵状血管瘤内的血管内皮渗漏可致微出血[22]。病变可发生于所有脑组织,以皮质下白质、脑室周围白质、脑桥和外囊多见。

9.4.2 病因学

散发或家族性发病均有报道。多发性病变多见于家族性发病的某个阶段,但也有至少 30% 的多发性病变患者为散发患者,并没有明显的家族遗传。研究发现,家族性发病的遗传位点位于 7 号和 3 号染色体上。该病在墨西哥裔的美国人中有相对较高的发病率,已证实与 CCM1 基因缺陷有关。此外,该病还可能与毛细血管扩张症、静脉瘤和放疗史有关。

9.4.3 流行病学

其发病分布无性别差异,可见于任何年龄段,但多发于 20~40 岁。有报道称,海绵状血管瘤在人群中尸检检出率为 0.5%[24],MRI检出率为 0.4%[25],在中枢神经系统血管畸形中占 5%~16%。

9.4.4 症状及自然史

Zabramski 等根据 MRI 表现将海绵状血管瘤分为四种类型。海绵状血管瘤病灶给药后不强化,这点可将其与毛细血管扩张症相鉴别。无症状性海绵状血管瘤进行 MRI 随访可能发现新发病灶或者发现原有病灶扩大或缩小[27]。症状多由病灶扩大引起。最常见的症状依次为癫痫、局灶性神经功能缺损、头痛和出血。症状多表现为渐进发展,出血多见于儿童,癫痫多见于年轻患者。

对于出血率的统计,应该将症状性出血与 MRI 发现的无症状性出血加以区别。有报道发现症状性出血发病率为 10%~26%,随访发现症状性出血的年发病率为 0.7%~1.6%[25,28]。出血常发生于脑实质内,很少为蛛网膜下隙或脑室内出血。

9.4.5 治疗

由于海绵状血管瘤缺少血管通路,因此无法行血管内治疗。通常先行保守治疗,当出现症状时再行干预治疗。干预措施包括手术切除,对有症状的大面积病变可保守治疗或放疗。立体定向放射治疗可用于控制癫痫发作,但尚无证据表明可有效预防症状性出血[29]。

9.5 脑动静脉畸形(BAVM)

前文已经探讨了 BAVM 的定义,可概括为一类含有血管异常结构,血流直接从动脉流到静脉而没有通过正常毛细血管床的血管病变(图 9.4~图 9.6)。BAVM 多见于幕上(85%~90%)或小脑(10%~15%)的浅表(70%)或深部(30%)。大小从微 AVM(<1cm)(图 9.9)至大 AVM(>6cm)不等。

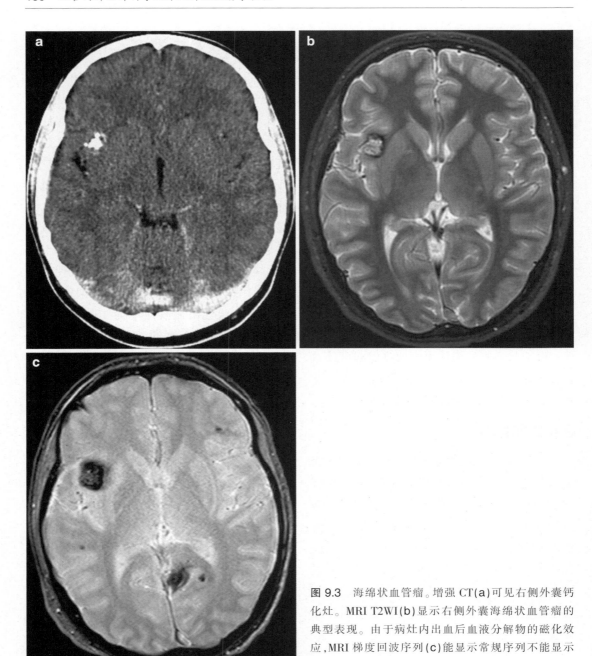

图 9.3 海绵状血管瘤。增强 CT(a)可见右侧外囊钙
化灶。MRI T2WI(b)显示右侧外囊海绵状血管瘤的
典型表现。由于病灶内出血后血液分解物的磁化效
应,MRI 梯度回波序列(c)能显示常规序列不能显示
的多发病灶。

9.5.1 病理学

其病理表现多样,可表现为分化良好的
动脉和静脉组织,也可表现为呈高度畸形的

低分化透明的厚壁或薄壁血管。异常的血管
可表现为动脉瘤样扩张,也可表现为节段性
或局灶性狭窄。

镜下可见供血动脉显示不规则的血管

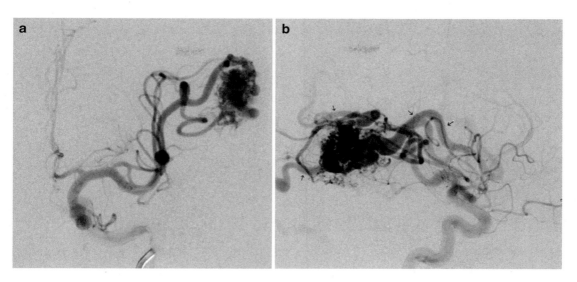

图 9.4　侧裂脑动静脉畸形。病灶位于颞叶后部，颈内动脉血管造影可见显影的畸形团病灶 (a) 及皮质引流静脉 (b)。图 (b) 箭头所示为静脉。

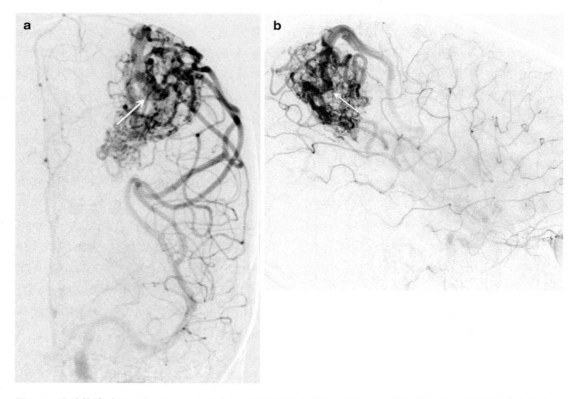

图 9.5　脑动静脉畸形。图 (a)、(b) 分别为正、侧位颈内动脉 DSA 造影。(a) 可见从皮层延伸至白质内的典型的楔形病灶。箭头所示为引流静脉的起点。

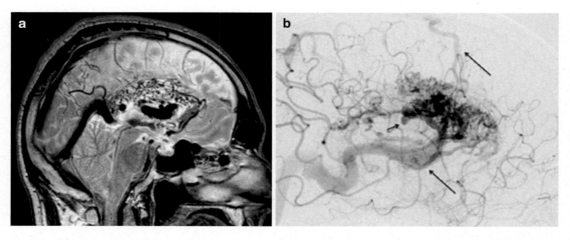

图 9.6 胼胝体脑动静脉畸形。矢状位 T2 MRI(a)和侧位 DSA(b)可见一畸形团位于胼胝体的动静脉畸形，向异常膨大增粗的大脑内静脉引流。图(b)下方长箭所示为主要的一条引流静脉，汇入大脑内静脉，另外可见(上方长箭所示)另一支额叶表面的皮层静脉也参与引流。DSA 上可见畸形团内的一动脉瘤(短箭所示)。

内皮细胞、平滑肌细胞坏死和空泡化的弹性层，外源性细胞侵袭的血管外壁和管壁基质的小血管也发生类似改变。动脉瘤多见于弹性组织和平滑肌菲薄或缺失处。在一些区域，由于高血流量和剪切力的作用，发生内皮细胞肥大、成纤维细胞聚集及基底层和间质组织增生，管壁因此而增厚。

由于平滑肌和中膜的肥大，引流静脉动脉化，但其缺乏规则的弹性膜。畸形团也可能表现为大片血管扩张或静脉曲张。因此很难确定畸形团内血管为动脉还是静脉成分。病变间的脑组织可表现为典型的胶质细胞增生，病变邻近区的脑组织可有同样表现。血管壁可出现钙化，周围组织中含铁血黄素染色提示既往出血。

定位：许多方法可用来描述 BAVM 在大脑中的位置。MRI 和血管造影三维重建的应用更有助于显示病变区血管、病灶与正常大脑的解剖关系。Valavanis 和 Yasargil[30]建立了一种基于畸形团位置的定位方法。他们将浅表BAVM 分为脑沟型(位于脑沟软脑膜下

的病灶)、脑回型(完全被脑皮质包裹的病灶)及混合型病变；将深部病变分为蛛网膜下隙(基底池或侧裂池内)、实质内(深部核团内)和脑室内(起源于脉络丛)病变。部分病变可涉及分类中的一个或多个种类，如混合病变。由 Lasjaunias、Berenstein 和 Ter Brugge[31]提出的分类方法同样涉及深层和浅层的位置，但更强调供血动脉和引流静脉的作用。因此局限于皮层的病变被定义为仅由皮层动脉供血和皮层静脉引流的病变；而皮质下病变则由皮质动脉供应，但同时向浅静脉和深静脉引流的 AVM；皮质脑室 AVM 由深部穿支和皮层动脉供应，同时向浅静脉和深静脉引流。与 Valavanis 和 Yasargil 分类法将脉络膜与深部 BAVM 单列为一类相似，Lasjaunias 等的分类方法单独将皮质胼胝体 AVM 列为一类。

关于 BAVM 血管结构的研究有很多，其主要目的在于寻找与出血相关的特征病变。这些将在下文详细讨论。关于病变性质及其位置需要强调一点，即低压、高流量分流会

对相邻血管产生影响。浅表病变有时可见由穿软脑膜动脉供血，这通常被认为是脑膜-脑动静脉畸形的继发病变或者病变诱导的软脑膜外盗血。这种现象有时在部分栓塞后才"出现"，但其是否是对异常血流动力学分流的应答反应尚不确定，还需要进一步积累大样本的长期随访观察数据来证实，而这类数据目前还不够翔实。需要强调的另外一点是，病灶近端的动脉扩张样改变可能会受到局部治疗的作用而发生改变。这些供血动脉尽管血管形态迂曲，看似与畸形团组织相似，但其血管造影的显影时间正常而不应与畸形团混淆。动静脉畸形治愈后这些近端供血动脉可完全恢复正常形态，但我们对这种病理机制和血流动力学机制的理解尚不完全清楚[32]。

9.5.2 病因学

目前认为大多数病变是"先天"而非后天导致。少见的后天致病因素包括创伤（手术）、电离辐射等，但其致病性尚不明确。先天性病因包括胚胎学及遗传因素。病因基础可概括为患者存在先天易感性并由外在因素触发。现有理论目前还无法解释 BAVM 很少在胎儿中发现以及成人表型很少见于儿童这一现象。有报道指出 BAVM 可在既往影像学正常的患者中新发，也有报道 BAVM 的患者在成功外科全切或成功放疗后的随访中出现复发[33]。该病绝大多数患者没有家族病史。

Yasargil 在 1987 年提出了毛细血管增生的假说[34]，而 Mullan 等[35]认为病变始于胎儿期（可能在胚胎 40~80mm 阶段时由于软脑膜静脉的衰变失败导致 BAVM 的产生），由于病变微小而在出生时无法被发现。Las-jaunias 首次提出了正常毛细血管的异常发育学说[36]，而 Mullan 在后来的一篇文章[37]中提出了 BAVM 可能由静脉性血管瘤引起的假说。

如果考虑疾病为发育异常所致，那么很可能是遗传易感性与外在因素共同导致了病变的形成。首先患者由于含有致病基因，发育过程中表达了血管畸形，随后畸形血管引发了相关血管的继发反应。关于遗传学因素，我们通过研究偶发的家族史阳性患者、同时合并 BAVM 和 HHT 的患者、Wyburn-Mason 及 Sturge-Weber 综合征的患者得到了一些相关的基因位点。

研究的重点是找出脑动静脉畸形基因表达过程中的异常以及 BAVM 家系的基因学研究。Rhoton 等[38]发现 preproen 内皮素-1 基因在 HHT 患者中会重复表达。这会导致内皮素-1 肽的缺乏，而内皮素-1 肽在血管细胞生长中起到缩血管的作用，从而导致 HHT 的发生。

近期一项研究发现 BAVM 患者手术切除治疗后体内的血管内皮生长因子受体 Flk-1 较对照组更高[39]。这一发现间接地证明了这类因素有助于稳定和减缓 BAVM 的生长。

要理解这些调控因子的作用，我们还需要牢记血管的胚胎学发育过程。血管形成涉及两个阶段，首先血管母细胞分化为内皮细胞形成主要血管丛（见第 1 章）。第二阶段是在原始血管重塑及血管内皮细胞组织形成血管。这些过程涉及以下两方面。

1. 血管内皮生长因子（VEGF-R1、VEGF-R2），介导内皮细胞增殖、迁移、黏附和成型。

2. 血管生成素 1 和 2（细胞因子）及其受体 Tie-1 和 Tie-2，在后来的血管的发展阶段起着重要的作用。

这些研究结果在一定程度上能解释为何 BAVM 是先天性疾病却常在儿童期后期才被发现，以及为何 BAVM 是先天性疾病却在血流动力学因素诱导下不断生长这些现象。动静脉分流一旦出现，血流动力学的改变将会极大地刺激相关的基因表达。基因表达的研究有望最终解开 BAVM 的发病及发展的谜团。Thomas 等[40]近期对表观遗传机制的作用进行了综述，认为 BAVM 由血管内皮细胞基因组的异常表观遗传导致。

9.5.3 人口学

脑动静脉畸形的男、女分布无差异[41]。早期有研究报道疾病在男性中发病率略高：Crawford 等[42]报道结果为 1.2:1，另一项联合研究[43]显示男女比例为 1.1:1，但这些报道包含了所有类型的脑血管畸形类型，不仅仅是 BAVM。在目前一项最大的队列研究中并没有发现疾病的种族分布差异，但有趣的是，BAVM 在中国较日本更常见。BAVM 的诊断年龄常在 20~40 岁之间。Deruty 等[44]报道，在他们的研究系列中疾病的年龄分布为：<30 岁（33.5%），31~50 岁（49%），>50 岁（15.5%）。

9.5.4 流行病学

颅内 AVM 并不常见。根据苏格兰的一项回顾性研究，其在总人口中的患病率（>16 岁）为（16~18）/100 000[45]。而发病率只能根据已知规模人群确诊病例中新确诊一年以上的人口的比例来计算。因此很难获得。Al-Shahi 和 Warlow 在 2001 年发表的一篇基于两项大型研究数据的综述表明其发病率约为 1/100 000[45]。一项在荷兰安列斯群岛超过 10

年的研究发现其患病率为 1.1/100 000 [46]，另一项在明尼苏达奥姆斯特德县更长时间的研究发现患病率为 0.82/100 000[47]。理论上尸检能提供更可靠的患病率结果，其患病率为 0.04%~0.60%（最高达 600/100 000）[48-50]；而对脑出血后的患者行尸检为 3%[49]。这些差异引起了人们进一步的研究。

在苏格兰和纽约进行的两项前瞻性研究已经发表了临时报道。苏格兰的研究发现 BAVM 的发病率为每年 0.56/100 000，海绵状血管畸形的发病率为每年 0.43/100 000，所有脑血管畸形的发病率为每年 1.2/100 000[51]。纽约的研究中 BAVM 的患病率更高，为每年 1.34/100 000，其每年出血率为 0.51/100 000[52]。

在 Lausanne Registry 的报道中首次描述 BAVM 为脑卒中的病因，其诊断率为 1.4%[53]。这与加利福尼亚北部一项 10 年的研究结果相似：每 100 000 人/年检出率为 1.4（95% CI 1.3~16）[54]。年轻人脑卒中的原因中 BAVM 更常见，一项前瞻性研究发现约 3%的年轻人脑卒中是由 BAVM 导致的。约 10%的脑卒中是出血性的[56,155]，而 15%的自发性脑出血是由 BAVM 导致[49,156]。

9.5.5 自然史

在 1949 年，Olivacrona[57]写道："在最后，所有或大部分患者（动静脉畸形）会死于出血或完全丧失劳动能力"。这影响了医疗界 50 年以上，但这是正确的吗？

9.5.5.1 症状诊断

大多数患者是在自发性颅内出血或癫痫发作后被发现，50%~60%因颅内出血就诊，25%~30%因癫痫发作[56,58,59]。约 10%患者表现为局灶性神经系统症状或体征，3%~5%

患者表现为偏头痛或其他类型 BAVM 导致的头痛[60]。头痛可能是偶然发作；而仍有部分患者没有任何症状，估计在所有确诊 BAVM 患者中可达 15%[45]。在儿童中（<16 岁）最常见的表现是出血，约占该年龄段出血性脑卒中的 30%~50%。癫痫多见于年轻患者：20~30 岁占 44%，30~40 岁占 30%，而 30~60 岁年龄组只有 6% 表现为癫痫 [61]。BAVM 在女性怀孕期间较常见。Crawford[42]的研究中，在 20~30 岁诊断为 BAVM 的女性中有 25% 在诊断时已经怀孕。在女性妊娠期发生自发性颅内出血的患者有 20%~50% 诊断为 BAVM，并有 5%~12% 的产妇因此死亡。BAVM 多见于妊娠末三个月的早期，而经阴道分娩并不会增加颅内出血的风险[62]。

当只表现为癫痫发作时，其很可能为颞叶皮质病变的年轻患者[63]。BAVM 的癫痫患者可能同时存在颅内出血，所以是否存在其他症状是评估癫痫远期发展的重要依据。Crawford[42]的研究指出，未手术患者 20 年总的癫痫发病率为 18%，当存在颅内出血时为 22%；年龄段在 10~19 岁的患者为 44%，病变位于颞叶的患者为 37%。苏格兰颅内血管畸形研究的数据显示，BAVM 患者在首次癫痫发作后 5 年内的癫痫发生率为 58%（95% CI 40%~76%）；数据还显示 8% 的无症状 BAVM 患者，5 年内至少会出现一次癫痫发作[64]。

虽然在未出血的 BAVM 患者中，局灶性神经功能缺损相对少见，但在随访观察期间，这些患者出现继发的进展性神经功能缺损却很常见，通常是由于 BAVM 反复出血导致。而未发生过出血且局灶性神经功能缺损不断进展的患者症状加重有几个可能的原因，包括癫痫的继发作用、局部脑组织

被扩张的血管压迫、静脉血栓形成、对相邻脑组织的盗血作用和慢性静脉高压。占位效应在 MRI 上较常见，这可能与病灶和血管的大小有关[65]。目前已经证实 AVM 周围脑组织血流量会减少，但对功能有无影响还不确定[66,67]。造成缺血的潜在原因众多，因此很难一概而论，在临床中也很难得出确切的结论。

9.5.5.2 出血的风险

诊断为脑 AVM 会增加患者将来出现很多不良反应的风险。向患者提供关于未来出血风险的治疗建议则显得尤为重要。Crawford 等对症状性 BAVM 平均随访 10.4 年的研究可能是有关这一问题最好的临床论文[42]，他们发现，未手术的患者死亡率为 29%，出血率为 42%，神经功能缺陷概率为 27%，癫痫发作率为 18%。

以往对未经治疗的 BAVM 研究表明，其年出血率为 2%~4%；Crawford 报道为 2.5%[42]，Brown 报道为 2.2%[47]，Ondra 报道为 4%[60]。Kim 等的 Meta 分析报道为 2.3%（95% CI 2.0%~2.7%）[68]。在 Crawford 等的队列研究中，出血患者较未出血患者有更高的继发出血风险（10 年发病率分别为 36% 与 17%）。Kim 的研究中，未破裂的 BAVM 患者年出血率为 1.3%（95% CI 1.0%~1.7%），而破裂的患者为 4.8%（95% CI 3.9%~5.9%）[68]。Graf 等[69]的研究认为，这一高风险主要表现在出血后第一年。表 9.2 列出了不同研究中与出血相关或不相关的因素。一致性最高的因素是既往发生过出血。

Brown 等[78]对未破裂 BAVM 患者随访并用 Kaplan Meier 曲线精确计算其出血风险，报道如下：

1年的年发病率为1.3%。

5年的年发病率为1.7%。

10年的年发病率为1.5%。

15年的年发病率为2.2%。

这些数据表明随着时间推移,出血风险相对保持稳定。基于该假设,Kondziolka 等[76]构建出如下的出血率方程。

出血风险=1-(非出血风险)^x

(X=生存预期)

根据年出血风险为3%,即0.03

一年后剩余出血风险=1-0.03=0.97

两年后剩余出血风险= $0.97^2 = 0.94$

x 年后剩余出血风险=0.97^x

因此出血风险=$1-0.97^x$

该公式经 Brown 精简后得出公式:终生出血风险(%)= 105-患者年龄。根据这些公式构建出风险因素/受益因素表可帮助患者及医生计算出个体患病率[79]。

9.5.5.3 BAVM 患者的死亡风险

Al-Shahi 和 Warlow 的研究结果显示,疾病远期死亡率为 1%~1.5%[45]。以往的观察性研究发现发病率和死亡率为每年 3%~4%[47],死亡率为每年 3.5%(在出血 8.2 年以后为 29%)。Ondra 在其平均随访时间为 23.7年的研究中表明[60],发病和死亡的综合发生率为 2.7%。这在发生出血的患者中更高(85%对 34%),Brown 等的报道中也出现这一趋势[47],在出血患者中死亡率为 23%,未出血患者中为 7%。5%~10%的死亡率[45,69]虽然没有动脉瘤蛛网膜下隙出血高,但在幸存患者中有 1/3 遗留永久性残疾。因此,出血是导致本病长期预后不良的主要因素。

在 Ondra 的研究中死亡患者的平均年龄为 51 岁(芬兰人口的平均年龄为 73 岁)[60]。BAVM 会降低患者的寿命,而疾病的自然发

表 9.2 出血发作相关因素的研究

	和出血显著相关	不相关
年龄		
增加	Crawford 等[42]	Graf 等[69]
		Mast 等[56]
		Stapf 等[70]
		Halim 等[71]
性别		
男性	Mast 等[56]	
大小		
较小的	Khaw 等[72]	Mast 等[56]
	Graf 等[69]	Stefani 等[73]
	Crawford 等[42]	
	Stapf 等[70]	
	Kader 等[74]	
	Langer 等[75]	
较大的	Stefani 等[73]	
症状表现		
既往发生过出血	Halim 等[71]	Stefani 等[73]
	Kondziolka 等[76]	
	Mast 等[56]	
	Pollock 等[77]	
头痛	Kondziolka 等[76]	Mast 等[56]
高血压	Langer 等[75]	

展史与干预治疗后医源性疾病的发病风险是亟待解决的问题。出血患者的再出血和死亡率均较高,达每年 3%,设置风险水平分级可筛选出需要直接干预治疗的 BAVM 患者。

9.5.6 血管结构

识别出供应 BAVM 的血管是治疗的关键。过去主要依赖于血管造影(DSA),DSA还能提供更多的解剖和血流动力学数据。现在我们可以选择对比-增强平扫造影和多模态成像(如 MRA、CTA、CT 平扫),用图像融合技术重建 3D 和 4D 数据。利用这些技术可以将病灶中的动脉和静脉分离并完整地显

示血管的解剖结构。此外 MRI 技术（如相位对比序列和动脉自旋示踪），可显示病灶中的血流方式及路径（图 9.7）。一些研究者强调超选择性血管造影（即注射单个供血动脉）对定义病变血管结构具有更多价值，但在目前情况下除非这是治疗过程的一部分，否则是没有必要的。

9.5.6.1 预测特征的鉴别

以往学者们已经发现了许多与出血相关的血管因素。如表 9.3 所示。可见表格随着文献的增多而加长，而关于特征因素的争议也在不断加大。

四个主要因素如下。

（1）供血动脉的动脉瘤：如果由主要供血动脉发出而直接供应病灶，其可能是唯一的相关因素。若发现动脉瘤远离动脉蒂，则应考虑为偶然情况，应使用与不含 BAVM 的未破裂动脉瘤患者相同的治疗方法。是否需要治疗此类动脉瘤首先取决于它是否是出血（蛛网膜下隙）的原因，其次它是否会影响对病灶行血管内治疗的路径[93]。一般的原则是，如果可以，先治疗畸形团病灶，然后再返回供血动脉的动脉瘤处进行治疗，这样或许能降低破裂的风险[90]。

（2）畸形血管团内动脉瘤：有文献报道在病灶区出现扩张动脉瘤、囊状动脉瘤、假性动脉瘤的概率为 10%~40%，而这主要取决于是否尽力寻找以及是否应用了超选择性血管造影。众所周知，2D DSA 并不能清楚地显示畸形血管团内动脉瘤[94]，而超选择性血管造影因为其较高的检出率一直被提倡[89]。CT 血管造影（CTA）和三维重建也是一种替代方法。由于急性出血后有可能短期内病灶扩大或再出血，因此需要尽早对畸形血管团内假性动脉瘤进行栓塞（图 9.8）。

（3）病灶大小：以往多认为微血管畸形（<1cm）和小动静脉畸形（<2cm）的再出血风险更高，但这可能是一种观察性假设，因为小病灶一般只有出血症状，并且通常只有一条供应动脉（图 9.9）。隐匿性脑出血有时是微小的 AVM 出血后微血管自发性闭塞所

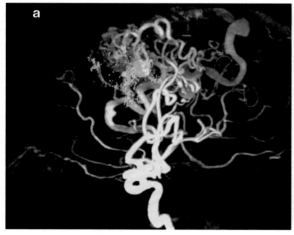
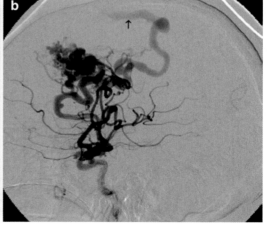

图 9.7 颅内动静脉畸形部分栓塞后重建视图 MRI 相位对比成像的重建侧位图显示了血流速降低（绿色所示）与栓塞（红色所示）的部分（a）。2D DSA（b）显示对照视图。值得注意的是，部分 NBCA 移向了大静脉的远端，即图（a）中红色部分和图（b）箭头所示部分。

表 9.3　与出血相关的血管构筑因素

	与出血显著相关	不相关
病灶位置		
深	Crawford 等[42]	
	Stefani 等[73]	
脑室/室周	Nataf 等[80]	
	Miyasaka 等[81]	
基底节区	Brown 等[82]	
后颅窝	Khaw 等[72]	
	Stapf 等[70]	
	Brown 等[82]	
引流静脉		
单支	Nataf 等[80]	
	Miyasaka 等[81]	
多支	Todaka 等[83]	
	Stefani 等[73]	
深度	Kader 等[74]	Halim 等[71]
位置较深（单独）	Khaw 等[72]	
	Duong 等[84]	
	Mast 等[56]	
	Brown 等[82]	
	Marks 等[85]	
	Nataf 等[80]	
	Pollock 等[77]	
	Miyasaka 等[81]	
	Stapf 等[70]	
	Stefani 等[73]	
	Langer[75]	
扩张	Stefani 等[73]	Nataf 等[80]
狭窄	Mansmann 等[86]	Marks 等[85]
	Nataf 等[80]	
供应动脉		
高压	Todaka 等[83]	Henkes 等[87]
	Leblanc 等[88]	
	Duong 等[84]	
	Stapf 等[70]	
	Kader 等[74]	
穿支	Brown 等[82]	
动脉瘤		
畸形血管团	Graf 等[69]	
	Brown 等[82]	

（待续）

表 9.3（续）

	与出血显著相关	不相关
流量相关[a]	Khaw 等[72]	Doung 等[84]
	Turjman 等[89]	Meisel 等[90]
	Lasjaunias 等[91]	Stefani 等[73]
	Thompson 等[92]	Mansmann 等[86]
	Stapf 等[70]	
	Cagnazzo 等[93]	
多发血管畸形	Mansmann 等[86]	Thompson 等[92]
弥漫性动静脉畸形的形态学	Pollock 等[77]	

[a] 流量相关（动脉瘤沿供血动脉巢内定位）。

致。

（4）病变位置：病变位置对预后的影响较为复杂。位置深在、位于脑室周围意味着深静脉引流和穿支动脉参与供血。因此，预后不佳也和较高的再出血风险有关。后颅窝的病变出血率可能与幕上病变相近，但是，出血造成的死亡率要高于幕上病变，所以建议对所有该位置的 AVM 行干预治疗。病变位置有时也和 BAVM 所致的症状有关，如颞叶病变常伴癫痫发作，枕叶病变多有视觉障碍。在有头皮动脉跨过软脑膜向颅内供血时，有时会导致头痛。

9.5.6.2 血管构筑对治疗方法的影响

CT 平扫（不需导管造影）一般能提供充足的解剖信息以确定治疗方案，即立体定向放射治疗、手术切除或栓塞（图 9.6 和图 9.8）。

病灶的大小和放疗疗效直接相关，当体积小于 10cm³ 时疗效最好。病灶大小、位置和静脉引流与手术切除的预后相关。许多分级方法（如 Luessenhop、Rosa[95] 和 Pellettieri 分

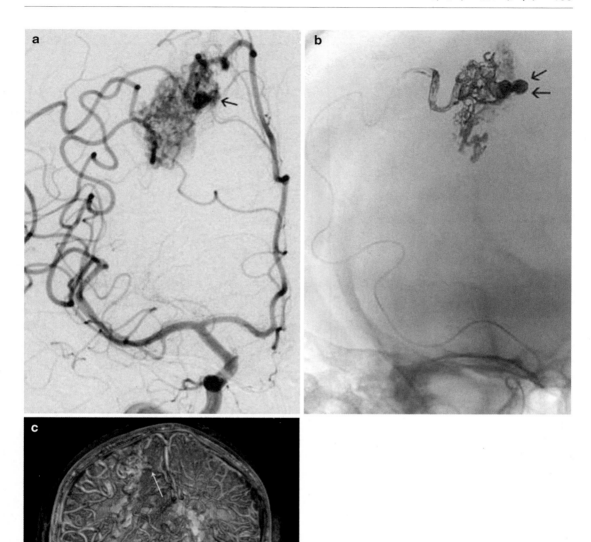

图 9.8 动静脉畸形团内动脉瘤。如图所示(a)为颈内动脉造影,(b)为栓塞后未减影蒙片,箭头所示为动脉瘤及栓塞后铸型的影像。CTA(c)显示血来源于动脉瘤的破裂(单箭头所示)。

级法[96])都是基于解剖特点分级,但只有Spetzler 和 Martin 分级法[97]应用最广泛。这类分级主要基于病灶大小、位置及引流静脉(表 9.4)。根据评分,分为 5 个等级。1~2 级病变的手术效果较好,3 级病变预后一般,4~5级病变预后较差。这种方法的优点在于简单

实用,但同时也忽略了患者的其他指标(如年龄、性别、症状),这些显然是选择治疗方案的考虑因素。而 Spears[98]和 Lawton 等[99]在此基础上进行补充提出了另一种 BAVM 分级法。

这些指标固然会影响是否应行栓塞治疗,但血管造影也同样为决定是否行栓塞的

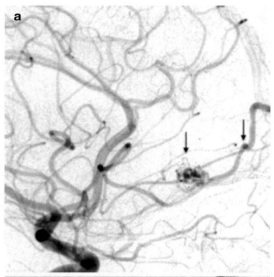

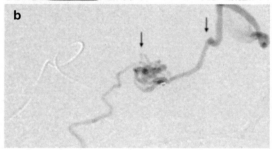

图 9.9 微血管畸形。颈内动脉侧位 DSA(a)可见额叶下部皮质一个小的动静脉畸形。超选择性微量血管造影(b)可见畸形团的两条引流静脉(箭头所示)。

表 9.4 Spetzler 和 Martin 关于 BAVM 评分[97]

病灶大小	BAVM 评分
小(<3cm)	1
中(3~6cm)	2
大(>6cm)	3
位置	
非功能区	0
功能区	1
引流静脉	
表浅	0
深	1

一个重要指标。供血动脉的数量、粗细,是否存在穿支动脉以及邻近区域的代偿情况都是需要考虑的因素。血管造影还应评估跨软膜动脉的侧支吻合情况,因为这可能会增加导管退出时血管撕裂的风险。相邻动脉的血流动力学性动脉瘤(其正常的动静脉循环时间即可与巢内动脉瘤进行区分)及预示不良预后的静脉高压(提示需要干预治疗)都应进行评估。

不建议行巴比妥试验来确定病灶是否累计相应脑功能区,因为一方面注射巴比妥后的并发症增加了临床处理的难度,另一方面许多报道显示该试验的测试结果存在不确定性[100]。使用磁共振对病变邻近区域进行无创功能测试是一种很好的替代方法,如检测到为语言区则可向患者说明可能的治疗风险[101]。

9.5.7 BAVM 的治疗

治疗的主要目的是消除终生出血的风险。不论何种干预治疗,只要能够根除BAVM,就意味着患者在未来不会再有出血风险。而不完全治疗会有复发和出血的风险。达到解剖学治愈后对出血之外的其他症状的治疗作用尚不明确。表 9.5 所示为介入治疗 BAVM 的发展里程碑事件。这些变化说明栓塞和立体定向放射外科(STR)已经发展为常规治疗方式[102]。

介入方法以及材料的多样性意味着最终治疗方式的确定需要综合多学科专家的意见,如神经内科医生、神经外科医生、放射治疗和介入治疗专家等。患者及他们的选择同样也很重要。

是否有案例证明介入治疗对出血患者同样适用呢?目前还没有这方面的随机试

表 9.5　BAVM 介入治疗的发展里程碑

1500 BC—埃及人发现 AVM

1757 Hunter—发现了颅外 AVM

1863 Virchow—首次描述 AVM 的病理形态

1895 Steinham—第一例临床诊断

1908 Krause—不成功的供血动脉结扎

1927 Moniz—引入脑血管造影

1928 Cushing 和 Bailey—发表了 8 例外科治疗的病例

1957 Olivacrona, Fadheim 和 Tonnis—安全有效的外科治疗

1960 Luessenhop—经颈动脉注射颗粒治疗

1970 Kricheff—导管介入栓塞技术

1972 Steiner, Leksell 和 Greitz—引入立体定向放射技术

1976 Kerber—引入了球囊来控制供血动脉的流速

1990 引入了"Magic"漂浮导管

1990 Taki—开始使用乙基乙烯醇液体栓塞剂

验,但人们普遍认为如果治疗能达到完全治愈的预期,那么治疗就是合理的。当介入或外科治疗不能达到治愈或者会带来其他潜在风险时,行立体定向靶向治疗以消除出血灶是明智的选择。对于未出血病灶应如何治疗,问题就要复杂得多了。

一个多中心"未破裂颅内动静脉畸形的随机对照试验"(ARUBA)研究回答了这一问题[103]。试验原理是对哥伦比亚大学数据库进行分析(n=622),其中 340 例(55%)的患者是未破裂的 AVM 患者。而随着对治疗后患者随访数量的增加,发现出血率也在升高[104]。ARUBA 共纳入 2007—2013 年 223 名参与者[103]。他们在招募中心通过最恰当的方法随机分为药物治疗组(观察组)和介入干预治疗组(干预组)。试验的终点事件是出现新发脑卒中或患者死亡。当干预组的疗效意外的糟糕时,试验也会停止。在平均随访 33.3 个月后,发现观察组有 11 人(10.1%)脑卒中或死亡,干预组有 35 人(30.7%)脑卒中或死亡。观察组的风险率为 0.27(0.14~0.54),远低于干预组。根据这一结果,在一定程度上并不建议在英国对未破裂 BAVM 患者干预治疗。除非未经治疗的 BAVM 患者自然发展史可以表现出其他并发症,否则根治 BAVM 获得的益处并不会大于干预带来的风险。就目前情况来看,该队列研究仍在继续,更进一步的结果报道也可能会修改或逆转目前的试验结果。

9.5.7.1 药物治疗

由于无症状的患者短期出血风险低,因此临床普遍对造影片上没有出血危险因素的这类患者的处理是继续观察。目前还没有处理这类情况的通用指南(因此 ARUBA 试验也是做随机处理),也没有对这类患者行影像学监测的共识。

对症状的药物治疗如下。

1. 头痛

头痛症状的治疗会比较困难。头痛可能表现为偏头痛或痉挛性头痛,且常见止痛药无效也并不少见。偏头痛伴视力障碍常提示枕叶皮质病变,这类情况可考虑使用抗偏头痛药物,包括 β-受体阻滞剂、轻度抗抑郁药、抗癫痫药。最好由神经科医生或疼痛专家进行治疗。

2. 癫痫

治疗应由专业神经科医生指导,尽管药物治疗也是一种干预治疗,但其长期疗效并不理想。而外科治疗可以治愈癫痫发作或降低其发作频率(就大多数患者而言)[105,106]。

9.5.7.2 外科切除

显微手术的目的是在一期彻底清除病灶。这可能需要在术前栓塞减小病灶大小以便于手术。

手术切除的患者选择标准

对 AVM 患者能否行手术切除主要取决于对手术成功率及风险的评估。这要依赖于外科技术水平、Spetzler-Martin 分级[97]、患者的具体情况和血管结构的情况分析。

除了急诊以外的所有情况还要采纳多学科的会诊意见。

手术选择标准如下。

(1)病灶较大(最好由 MRI 及 DSA 估算)。

(2)引流静脉:Spetzler-Martin 分级标准[97]认为深位静脉在开颅术中很难达到,而浅位静脉(如在皮层)则更适于手术。解剖上的深位静脉(如纵裂静脉)在术中可能较难区分,并在切除时有很大困难。

(3)功能区:感觉运动皮质(Broca 区和枕叶皮质)、脑干和小脑的深部核团、丘脑、下丘脑、内囊和大小脑脚。这些区域在 AVM 患者中功能可能正常或不正常,进行功能测试(fMRI)有助于确定手术风险。

(4)患者个体因素:包括年龄、性别、并发症,患者的职业以及医源致残对其生活方式的影响。

(5)血管造影:除了能评估出血风险外,分析血管结构还能帮助确定一些症状的原因,如癫痫(皮质静脉扩张)或头痛(硬脑膜动脉扩张)。

疾病的临床表现与外科治疗的选择

疾病的临床表现形式同样影响介入治疗方案。

(1)急性出血患者:急诊行血肿清除术或切除 BAVM 可能是最好的抢救措施。在急救时,切除范围可能仅限于术中出血区域。由于时间紧迫,术前检验、栓塞及治疗决策的选择可能都将受限。患者术后均需行造影,以明确切除的范围,若有残留可进一步栓塞或放疗。

(2)既往有出血症状的患者:通常建议介入治疗。具体治疗方案可根据上述手术标准确定。

(3)有/无症状既往无出血史患者:对于 Spetzler-Martin 1~2 级的患者若手术风险低于疾病自然发展风险则建议手术切除。这种情况也可以单独行放疗。对于达 3 级+的患者建议行术前栓塞。

手术效果

对于 Spetzler-Martin 低级别(1 级和 2 级)的病变,报道中其全切率达 90%~100%[107–110]。而 Spetzler-Martin 高级别(4 级和 5 级)的病变全切率较低(5%),建议只有当存在反复出血史或神经功能缺损的情况下才行手术。大多数病灶较大的患者行手术或放疗/栓塞联合治疗[111]。而只有当症状进行性发展时才需要手术部分切除(Spetzler 报道的病例中占 20%)[112]。手术切除对癫痫患者效果较好,对有癫痫史患者治愈率为 40%~80%[113,114](表 9.6)。

术后并发症

文献报道对较小的病变手术切除后并发症率很低,如<3cm 的 AVM(Spetzler-Martin 1~2 级)[107,108,118]。当病变较大时手术并发症率明显升高。以往文献中 Spetzler-Martin 4 级和 5 级术后并发症率为 12%~22%,死亡率为 11%~38%[109,113,119]。Castel 和 Kantor [120]的 Meta 分析显示手术总的并发症率和死亡率

表 9.6　手术结果

	n	全切率(%)
Davidson 等[115]	529	96.9
Pikus 等[108]	72	100[a]
Vinuela 等[116]	101	96[b]
Hartmann 等[117]	119	96[b]

[a] Spetzler-Martin 1~3 级。[b] 血管内栓塞联合手术治疗。

分别为 8.6% 和 3.5%。

术后并发症的原因如下。

(1)由于正常灌注压突然升高所致的脑水肿和脑肿胀(可达 3%),以及局部血流动力学急性改变所致的充血。

(2)早期再出血(2%)。

(3)术中暴露的动脉发生痉挛(1%)。

(4)大血管结扎引起的动脉或静脉残端血栓形成。

9.5.7.3 立体定向放射治疗

立体定向放射治疗(STR)利用聚焦的高强度电离辐射(12~25Gy)对病灶照射(通常单剂量)而使血管壁增厚及血管闭塞。γ 刀技术(Elekta AB,Sweden)通过戴在患者头部的多端口头架来聚焦多束 [60]Co 辐射源 γ 射线达病灶组织,头架还可以保护其他组织不受伤害。通常靶区最大径需小于 3cm 或体积小于 10cm[3]。常规放射治疗也同样适用。

辐射主要损伤血管内皮细胞和平滑肌细胞,引起炎症反应,在愈合时使血管狭窄和闭塞,从而根除病灶。该过程至少需要 24 个月。

立体定向放射治疗患者的选择

病灶大小是最主要的筛选标准。由于治疗较大病变所需的放射剂量易损伤邻近脑组织,因此这类治疗方法对大小不超过 3cm 的小而紧凑的病变疗效较好。在临床上,其是否适用还要根据患者的综合评估情况,因为某些部位、大小的病灶是禁忌手术的(如 Spetzler-Martin 3 级+),以及未破裂状态和特殊的血管结构会使栓塞难度很大或风险较高。由于存在疗效延时效应,而患者在放疗后 1~2 年仍有再出血的风险,因此对近期出血的患者应避免放疗。放疗联合栓塞治疗可用于大小超过 3cm[3] 病灶的治疗[121]。近期有人提出了分段放疗方法,即根据体积分级治疗,从而在术前减小病灶大小[122]。

放疗效果

对于较小的 AVM(<3cm)完全闭塞率达 75%~95%(表 9.7)[93,113,114],而对于所有尺寸的病灶治愈率,低于 50%[130]。一般来说,病灶越大、疗效越差,因为较大的病灶需要更多的辐射量,而这又易引起其他并发症。放疗的完全治愈率会随着时间延长越来越高。在一项大样本队列研究中(n=105),患者初次治疗后未完全治愈,而在第 3 年、第 4 年、

表 9.7　放疗效果

	n	完全治愈率
Lunsford 等[123]	351	86%
Liscak 等[124]	330	92%
Shin 等[125]	400	88.1%[a]
Bollet 等[126]	188	54%
Pollock 等[77]	144	73%[b]
Flickinger 等[127]	351	75%
Schlienger 等[128]	169	64%
Touboul 等[157]	100	51%
Ding 等[c][129]	891	5 年为 63%,10 年为 78%

[a] 治愈效果最佳——病例情况。[b] 无缺陷治愈,n=96;小缺陷治愈,n=9。[c] 较大病灶(Spetzler-Martin 3 级)。

第 5 年、第 10 年时的治愈率分别为 35%、68%、77% 和 80%[131]。提前对相关的动脉瘤和出血灶栓塞也可提高治愈率[129]。而最近分级治疗方案引起了广泛关注，放疗技术的改进也允许对较大病灶进行治疗。如果病变未闭塞可在 3 年后再次行单剂量治疗。

并发症

并发症率与辐射量和病灶处理量成正比。由于炎症和血脑屏障的影响，在前 3 个月可出现局部脑肿胀并引起局部相关症状。这些可通过口服类固醇激素治疗。放射相关坏死则较难处理，可能需要己酮可可碱和维生素 E 治疗。较严重的情况可能需要巴比妥类、低温、高压氧治疗[130]。

有人假设，从治疗到观察到病灶血管闭塞这段潜伏期内并不能降低自发性出血率。这期间固然有可能发生出血，但较其自然发展史并不会增加出血率。事实上，部分证据表明放疗在初次治疗后至解剖治愈的潜伏期内是存在一些保护作用的[132]。但是在与治疗对比时，大多数专家将疾病自然发展风险看作并发症的一部分。

Flinkinger 等对患者治疗后数据汇总分析发现[133]，永久性神经功能缺损发生率为 4.8%，而所有神经系统并发症的发生率为 8%。有 6.4% 的患者出现邻近脑组织辐射伤。

并发症频率与辐射剂量和处理病灶的体积大小直接相关。

有研究报道治疗后的微小残留病灶会增加自发出血的风险（每年 0.3%）[134]。而接受再治疗的患者出血风险更高，再治疗后 0~2 年再出血率为 4.05%，2~10 年为 1.79%[131]。因此，立体定向放疗是对小 BAVM 有效而且低风险的治疗方法。缺乏对出血的防护措施以及延迟性并发症风险（尽管很低）是放疗

的主要缺点，但对于手术难以到达的微小病灶，这仍是首选方法。

9.5.7.4 栓塞治疗

栓塞常单独使用或者作为手术、放疗的辅助治疗。这种治疗将在后面单独讨论，在这里强调的是其适应证和使用这种治疗方法的原因。栓塞的目的有很多：可以为了彻底治愈，为了辅助手术或放疗，或作为姑息性疗法。

栓塞的作用

栓塞在 AVM 的多种治疗方式中的作用可能和不同的医疗中心有关。在许多国家，由于各种非专业性原因（如缺乏专业知识、资源不足及患者的偏好），使栓塞常作为 BAVM 的初始治疗，但在其他国家其主要作用仍是术前或放疗的辅助治疗。

表9.5 着重介绍了血管内导航和定位技术发展。这一领域的技术并不是一成不变的，在过去 10 年，可拆卸式尖端微导管的引进和液体栓塞剂的重新配置改变了栓塞的治疗及生效方式。在一项随机对照试验显示，氰基丙烯酸盐剂、组织黏合剂（NBCA）与聚乙烯醇颗粒注射剂具有相同效应后美国 FDA 才批准其临床使用[135]。乙烯-乙烯醇共聚物在 1990 年引入医用，但在冠名 Onyx 之前它几乎只在日本使用[136]（ev3 Endovascular Inc. Irvine，CA，USA）。

因为有其他的干预方式，ARUBA 研究的中期结果显示，未破裂 BAVM 患者接受介入治疗的比重在减少。为了重新定义介入治疗的作用，近期有人开展了一系列相关的前瞻性随机研究[137]。这反映了栓塞技术的不断改进使介入治疗在治疗 BAVM 患者中的作用也在不断变化。

栓塞疗效

这要根据治疗的目的和适应证来区分。有时这一点在一些研究中并不明确，它们根据病灶减小的百分比来定义栓塞是否成功，因此是不科学的。栓塞评估标准如下。

（1）彻底栓塞：20 世纪 80 和 20 世纪 90 年代的文献（多为小型、单中心研究）显示对 AVM 行单独栓塞治疗治愈率很低（表 9.8）。这说明那些最容易治愈的也同样可以经手术或放疗治愈。

（2）部分栓塞：很难对部分栓塞的疗效进行客观评价。一种可行方法是计数无法手术/无法治愈患者辅助治疗成功的病例数。

作为术前的辅助治疗，需要评估栓塞对促进切除的辅助价值。这可以通过预期术中出血量是否减少来评估。至于对放疗的辅助治疗价值，则与放疗量是否减少相关。所以栓塞是否成功可通过其能否降低病灶大小来衡量，如果将 BAVM 体积降至 10cm³ 的阈值内则可认为治疗成功。然而是否行放疗前

表 9.8　栓塞疗效

	n	完全闭塞率（%）
Frizzel 等[138]	1246	5[a]
Reig 等[139]	122	15[b]
Panagiotopoulos 等[140]	82	19.5[c]
Katsaridis 等[141]	101	27.7[c]
Mounayer 等[142]	94	28[c]
Weber 等[143]	93	20.4[c]
Van Rooij 等[144]	44	15.9[c]
Pérez-Higueras 等[145]	45	22.2[c]
Saatci 等[146]	350	51[c]
Pierot 等[147]	117	23.5

[a] 回顾 1990–1995 年所有栓塞类型。[b] NBCA 和 Onyx。[c] 使用 Onyx。[d] 多中心研究 Onyx。

辅助栓塞还需要谨慎考虑，栓塞后放疗的治愈率并不理想[148]。

（3）症状缓解：Sugita 等的研究认为，栓塞能够成功降低病灶致邻近脑组织盗血引起的神经症状[149]。

并发症

并发症与导管是否损伤小血管密切相关，如动脉瘤破裂，或误栓塞正常动脉。使用黏合剂栓塞可能造成导管滞留或在拔除导管时血管撕裂。还有报道称，栓子流至肺部导致肺栓塞。最严重的并发症是 AVM 所致的出血，可能急性或延迟发病。栓塞后急性出血往往难以解释，但栓塞剂扩散入引流静脉是较常见原因。迟发出血可能和阻塞性充血综合征[150]或与正常灌注压突破有关。栓塞后可能在引流静脉内进行性形成血栓，这可能导致阻塞充血综合征，但这两种情况还都只是推论。血压监测研究还一直没有定论，但已经发现栓塞并不会导致闭塞血管近端的血压持续升高[151]。部分研究已经得出结论：进行分期栓塞及限制栓塞的程度会更安全并降低出血风险。

文献报道的并发症率及死亡率分别为 2%~10% 和 1%~4%。Piccard 等的回顾性分析[152]发现各类栓塞方法的并发症率为 4.8%，但如果畸形团内进行了栓塞，则每次手术及患者的并发症率分别为 1% 和 3%。因为还没有这方面的大样本研究，并且栓塞技术在过去 20 年也迅速发展，因此很难估计具体的并发症率和死亡率。Lasjaunias 和 Berenstein[153] 的联合研究发现并发症率为 7%（1.4% 严重，5.6% 轻微），死亡率为 1.6%。一项对手术疗效的系统回顾发现与术前栓塞相关的永久性并发症率为 4%~8.9%[104]。

近期的 BRAVO 研究发现，与治疗相关的

死亡率和并发症率分别为 4.3% 和 5.1%[147]。主因是治疗导致的出血，发生于 8.5% 的患者。在一项使用 Onyx 的单中心研究发现患者死亡率为 1.4%，永久性并发症率为 7.1%[146]。并发症包括影像学上的不良表现，共包含 350 人中的 137 人（39.1%）。其中 95 人（69%）没有症状，文献多报道为水肿、急性缺血性病变和出血病变。栓塞后 48 小时内发生治疗相关的出血是患者主要死因。和先前研究相比，BRAVO 的研究具有较高并发症率可能与使用 Onyx 有关，虽然一项使用 NBCA 或 Onyx 的单中心研究同样发现较高的治疗相关并发症率：9.6% 的永久性并发症率、1.8% 的短暂并发症率及 446 人中有 1 人在治疗过程中死亡，但该研究中两者的术后并发症率没有区别[154]。各研究之间进行比较的困难在于不同的治疗目的。而这又主要和多学科会诊后患者的个体差异、不同国家的治疗指南及不同的技能水平有关。

参考文献

1. Virchow R. Die krankhaften Geschwülste. Berlin: A. Hirschwald; 1863.
2. Steinheil S. Ueber einen Fall von Varix aneurysmaticus im Bereich der Gehirngefaesse.... Würzburg: F. Fromme; 1895.
3. Cushing H, Bailey P. Tumors arising from the blood vessels of the brain. Angiomatous malformations and hemangioblastomas. Springfield: CC Thomas; 1928.
4. Bergstrand H, Olivecrona H, Tönnis W. Gefässmissbildungen und Gefässgeschwülste des Gehirns. Leipzig: Georg Thieme; 1936.
5. Olivecrona H, Riives J. Arteriovenous aneurysms of the brain: their diagnosis and treatment. Arch Neurol Psychiatr. 1948;59(5):567–602.
6. Doppman JL. The nidus concept of spinal cord arteriovenous malformations. A surgical recommendation based upon angiographic observations. Br J Radiol. 1971;44(526):758.
7. Valavanis A. The role of angiography in the evaluation of cerebral vascular malformations. Neuroimaging Clin N Am. 1996;6(3):679.
8. The Arteriovenous Malformation Study Group. Arteriovenous malformations of the brain in adults. N Engl J Med. 1999;340:1812–8.
9. McCormick WF. The pathology of vascular ("arteriovenous") malformations. J Neurosurg. 1966; 24(4):807.
10. Chaloupka J, Huddle D. Classification of vascular malformation of the central nervous sytstem. Neuroimaging Clin N Am. 1998;8:295–321.
11. Mulliken JB, Glowacki J. Hemangiomas and vascular malformations in infants and children: a classification based on endothelial characteristics. Plast Reconstr Surg. 1982;69(3):412–22.
12. Roman G, Fisher M, Perl D. Neurological manifestations of hereditary hemorrhagic telangiectasia (Rendu Osler Weber disease): report of 2 cases and review of the literature. Ann Neurol. 1978;4(2): 130–44.
13. Fulbright RK, Chaloupka JC, Putman CM, Sze GK, Merriam MM, Lee GK, et al. MR of hereditary hemorrhagic telangiectasia: prevalence and spectrum of cerebrovascular malformations. AJNR Am J Neuroradiol. 1998;19(3):477.
14. Willinsky R, Lasjaunias P, Terbrugge K, Burrows P. Multiple cerebral arteriovenous malformations (AVMs). Neuroradiology. 1990;32(3):207–10.
15. Matsubara S, Manzia JL, ter Brugge K, Willinsky RA, Montanera W, Faughnan ME. Angiographic and clinical characteristics of patients with cerebral arteriovenous malformations associated with hereditary hemorrhagic telangiectasia. AJNR Am J Neuroradiol. 2000;21(6):1016.
16. McAllister KA, Grogg KM, Johnson DW, Gallione CJ, Baldwin MA, Jackson CE, Helmbold EA, Markel DS, McKinnon WC, Murrell J, et al. Endoglin, a TGF-beta binding protein of endothelial cells, is the gene for hereditary haemorrhagic telangiectasia type 1. Nat Genet. 1994;8: 345–51.
17. Johnson DW, Berg JN, Gallione CJ, McAllister KA, Warner JP, Helmbold EA, et al. A second locus for hereditary hemorrhagic telangiectasia maps to chromosome 12. Genome Res. 1995;5(1):21.
18. Lee R, Becher M, Benson M, Rigamonti D. Brain capillary telangiectasia: MR imaging appearance and clinicohistopathologic findings. Radiology. 1997;205(3):797.
19. Saito Y, Kobayashi N. Cerebral venous angiomas: clinical evaluation and possible etiology. Radiology. 1981;139(1):87–94.
20. McCormick W. Classification, pathology, and natural history of angiomas of the central nervous system Wkly update Neurol Neurosurg. Princeton Biomed. 1978;1:2–7.
21. Garner TB, Curling Jr OD, Kelly Jr DL, Laster DW. The natural history of intracranial venous angiomas. J Neurosurg. 1991;75(5):715–22.
22. Clatterbuck RE, Eberhart CG, Crain BJ, Rigamonti D. Ultrastructural and immunocytochemical evidence that an incompetent blood–brain barrier is

related to the pathophysiology of cavernous malformations. J Neurol Neurosurg Psychiatry. 2001; 71(2):188–92.

23. Plummer NW, Zawistowski JS, Marchuk DA. Genetics of cerebral cavernous malformations. Curr Neurol Neurosci Rep. 2005;5(5):391–6.

24. Otten P, Pizzolato G, Rilliet B. 131 cases of cavernous angioma (cavernomas) of the CNS, discovered by retrospective analysis of 24,535 autopsies. Neurochirurgie. 1989;35(2):82–3.

25. Robinson JR, Awad IA, Little JR. Natural history of the cavernous angioma. J Neurosurg. 1991;75(5): 709–14.

26. Zabramski JM, Wascher TM, Spetzler RF, Johnson B, Golfinos J, Drayer BP, Brown B, Rigamonti D, Brown G. The natural history of familial cavernous malformations: results of an ongoing study. J Neurosurg. 1994;80(3):422–32.

27. Clatterbuck R, Moriarity J, Elmaci I. Dynamic nature of cavernous malformations: a prospective magnetic resonance imaging study with volumetric analysis. J Neurosurg. 2000;93(6):981–6.

28. Porter PJ, Willinsky RA, Harper W, Wallace MC. Cerebral cavernous malformations: natural history and prognosis after clinical deterioration with or without hemorrhage. J Neurosurg. 1997;87(2): 190–7.

29. Régis J, Bartolomei F, Kida Y, Kobayashi T, Vladyka V, Liscak R, Forster D, Kemeny A, Schröttner O, Pendl G. Radiosurgery for epilepsy associated with cavernous malformation: retrospective study in 49 patients. Neurosurgery. 2000;47(5):1091–7.

30. Yaşargil MG, Teddy PJ, Valavanis A, Duvernoy HM. AVM of the brain, histology, embryology, pathological considerations, hemodynamics, diagnostic studies, microsurgical anatomy. Stuttgart: Georg Thieme; 1987.

31. Lasjaunias P, Berenstein A, Ter Brugge K. Surgical neuroangiography. Berlin: Springer; 2003.

32. Moftakhar P, Hauptman JS, Malkasian D, Martin NA. Cerebral arteriovenous malformations. Part 2: physiology. Neurosurg Focus. 2009;26(5):E11.

33. Hashimoto N, Nozaki K. Do cerebral arteriovenous malformations recur after angiographically confirmed total extirpation? Crit Rev Neurosurg. 1999;9:141–6.

34. Yasargil M. AVM of the brain. In: Microsurgery. Vol 3, part B. Struttgart: Thieme; 1987.

35. Mullan S, Mojtahedi S, Johnson DL, Macdonald RL. Embryological basis of some aspects of cerebral vascular fistulas and malformations. J Neurosurg. 1996;85(1):1–8.

36. Lasjaunias P. A revised concept of the congenital nature of cerebral arteriovenous malformations. Interv Neuroradiol. 1997;3(4):275.

37. Mullan S, Mojtahedi S, Johnson D, MacDonald RL. Cerebral venous malformations – arteriovenous malformation transition. J Neurosurg. 1996;85: 9–13.

38. Rhoten R, Comair YG, Shedid D, Chyatte D, Simonson MS. Specific repression of the preproendothelin-1 gene in intracranial arteriovenous malformations. J Neurosurg. 1997;86(1):101–8.

39. Uranishi R, Baev NI, Ng PY, Kim JH, Awad IA. Expression of endothelial cell angiogenesis receptors in human cerebrovascular malformations. Neurosurgery. 2001;48(2):359.

40. Thomas JM, Surendran S, Abraham M, Rajavelu A, Kartha CC. Genetic and epigenetic mechanisms in the development of arteriovenous malformations in the brain. Clinical Epigenetics. 2016;8(1):78.

41. Hofmeister C, Stapf C, Hartmann A, Sciacca R, Mansmann U, Terbrugge K, et al. Demographic, morphological, and clinical characteristics of 1289 patients with brain arteriovenous malformation. Stroke. 2000;31(6):1307.

42. Crawford P, West C, Chadwick D, Shaw M. Arteriovenous malformations of the brain: natural history in unoperated patients. J Neurol Neurosurg Psychiatry. 1986;49(1):1.

43. Perret G, Nishioka H. Report on the cooperative study of intracranial aneurysms and subarachnoid hemorrhage. Section VI. Arteriovenous malformations. An analysis of 545 cases of craniocerebral arteriovenous malformations and fistulae reported to the cooperative study. J Neurosurg. 1966;25(4):467–90.

44. Deruty R, Pelissou-Guyotat I, Morel C, Bascoulergue Y, Turjman F. Reflections on the management of cerebral arteriovenous malformations. Surg Neurol. 1998;50(3):245–56.

45. Al-Shahi R, Warlow C. A systematic review of the frequency and prognosis of arteriovenous malformations of the brain in adults. Brain. 2001;124(10):1900.

46. Jessurun G, Kamphuis D, Van Der Zande F, Nossent J. Cerebral arteriovenous malformations in the Netherlands Antilles: high prevalence of hereditary hemorrhagic telangiectasia-related single and multiple cerebral arteriovenous malformations. Clin Neurol Neurosurg. 1993;95(3):193–8.

47. Brown Jr RD, Wiebers DO, Torner JC, O'Fallon MW. Incidence and prevalence of intracranial vascular malformations in Olmsted County, Minnesota, 1965 to 1992. Neurology. 1996;46(4):949.

48. Sarwar M, McCormick W. Intracerebral venous angioma. Case report and review. Arch Neurol. 1978;35(5):323.

49. Jellinger K. Vascular malformations of the central nervous system: a morphological overview. Neurosurg Rev. 1986;9(3):177–216.

50. Courville C. Pathology of the central nervous system: a study based upon a survey of lesions found in a series of forty thousand autopsies. 3rd ed. Mountain View: Pacific Press Publishing Association; 1950.

51. Al-Shahi R, Bhattacharya JJ, Currie DG, Papanastassiou V, Ritchie V, Roberts RC, et al. Prospective, population-based detection of intracranial vascular malformations in adults: the Scottish Intracranial Vascular Malformation Study (SIVMS). Stroke. 2003;34(5):1163.

52. Stapf C, Mast H, Sciacca R, Berenstein A, Nelson P, Gobin Y, et al. The New York Islands AVM study: design, study progress, and initial results. Stroke. 2003;34(5):e29.

53. Bogousslavsky J, Van Melle G, Regli F. The Lausanne stroke registry: analysis of 1,000 consecutive patients with first stroke. Stroke. 1988;19(9):1083.

54. Gabriel RA, Kim H, Sidney S, McCulloch CE, Singh V, Johnston SC, Ko NU, Achrol AS, Zaroff JG, Young WL. Ten-year detection rate of brain arteriovenous malformations in a large, multiethnic, defined population. Stroke. 2010; doi:10.1186/s13148–016–0248-8.

55. Radhakrishnan K, Ashok P, Sridharan R, Mousa M. Stroke in the young: incidence and pattern in Benghazi. Libya Acta Neurol Scand. 1986;73(4): 434–8.

56. Mast H, Young WL, Koennecke HC, Sciacca RR, Osipov A, Pile-Spellman J, Hacein-Bey L, Duong H, Stein BM, Mohr JP. Risk of spontaneous haemorrhage after diagnosis of cerebral arteriovenous malformation. Lancet. 1997;350(9084):1065–8.

57. Olivecrona H, Ladenheim JC. Congenital arteriovenous aneurysms of the carotid and vertebral arterial systems. Berlin: Springer; 1957.

58. Kader A, Young W, Pile-Spellman J, Mast H, Sciacca R, Mohr J, Stein B. The influence of hemodynamic and anatomic factors on hemorrhage from cerebral arteriovenous malformations. Neurosurgery. 1994;34(5):801–8.

59. Brown Jr RD, Wiebers D, Torner J, O'Fallon WM. Frequency of intracranial hemorrhage as a presenting symptom and subtype analysis: a population-based study of intracranial vascular malformations in Olmsted County, Minnesota. J Neurosurg. 1996;85:29–32.

60. Ondra S, Troupp H, George E. The natural history of symptomatic arteriovenous malformations of the brain: a 24-year follow-up assessment. J Neurosurg. 1990;73(3):387–91.

61. Forsgren L. Prospective incidence study and clinical characterization of seizures in newly referred adults. Epilepsia. 1990;31(3):292–301.

62. Dias MS, Sekhar LN. Intracranial hemorrhage from aneurysms and arteriovenous malformation during pregnancy and the puerperium. Neurosurgery. 1990;27:855–66.

63. Al-Shahi SR. The outlook for adults with epileptic seizure (s) associated with cerebral cavernous malformations or arteriovenous malformations. Epilepsia. 2012;53(s4):34–42.

64. Josephson CB, Leach JP, Duncan R, Roberts RC, Counsell CE, Al-Shahi Salman R, On behalf of the Scottish Audit of Intracranial Vascular Malformations (SAIVMs) steering committee and collaborators. Seizure risk from cavernous or arteriovenous malformations: prospective population-based study. Neurology. 2011;76:1548–54.

65. Miyasaka Y, Kurata A, Tanaka R, Nagai S, Yamada M, Irikura K, et al. Mass effect caused by clinically unruptured cerebral arteriovenous malformations. Neurosurgery. 1997;41(5):1060.

66. Fink GR. Effects of cerebral angiomas on perifocal and remote tissue: a multivariate positron emission tomography study. Stroke. 1992;23(8):1099.

67. Kaminaga T, Hayashida K, Iwama T, Nishimura T. Hemodynamic changes around a cerebral arteriovenous malformation before and after embolization measured with PET. Clin Nucl Med. 1999;24(10):813.

68. Kim H, Salman RA, McCulloch CE, Stapf C, Young WL, MARS Coinvestigators. Untreated brain arteriovenous malformation patient-level meta-analysis of hemorrhage predictors. Neurology. 2014;83(7): 590–7.

69. Graf C, Perret GE, Torner JC. Bleeding from cerebral arteriovenous malformations as part of their natural history. J Neurosurg. 1983;58:331–7.

70. Stapf C, Mohr J, Sciacca R, Hartmann A, Aagaard B, Pile-Spellman J, et al. Incident hemorrhage risk of brain arteriovenous malformations located in the arterial borderzones. Stroke. 2000;31(10):2365.

71. Halim AX, Johnston SC, Singh V, McCulloch CE, Bennett JP, Achrol AS, et al. Longitudinal risk of intracranial hemorrhage in patients with arteriovenous malformation of the brain within a defined population. Stroke. 2004;35(7):1697.

72. Khaw A, Mohr J, Sciacca R, Schumacher H, Hartmann A, Pile-Spellman J, et al. Association of infratentorial brain arteriovenous malformations with hemorrhage at initial presentation. Stroke. 2004;35(3):660.

73. Stefani MA, Porter PJ, TerBrugge KG, Montanera W, Willinsky RA, Wallace MC. Large and deep brain arteriovenous malformations are associated with risk of future hemorrhage. Stroke. 2002;33(5):1220.

74. Kader A, Young W, Pile-Spellman J, Mast H. Columbia University AVM Study Project. The influence of hemodynamic and anatomic factors on hemorrhage from cerebral arteriovenous malformations. Neurosurgery. 1994;34:801–8.

75. Langer DJ, Lasner TM, Hurst RW, Flamm ES, Zager EL, King JTJ. Hypertension, small size, and deep venous drainage are associated with risk of hemorrhagic presentation of cerebral arteriovenous malformations. Neurosurgery. 1998;42:481–9.

76. Kondziolka D, McLaughlin MR, Kestle JRW. Simple risk predictions for arteriovenous malformation hemorrhage. Neurosurgery. 1995;37(5):851.

77. Pollock B, Gorman D. Patient outcomes after arteriovenous malformation radiosurgical management: results based on a 5-to 14-year follow-up study. Neurosurgery. 2003;52(6):1291–6; discussion 1296–7.

78. Brown Jr RD, Wiebers DO, Forbes G, O'Fallon WM, Piepgras DG, Marsh WR, et al. The natural history of unruptured intracranial arteriovenous malformations. J Neurosurg. 1988;68(3):352–7.

79. Brown R. Simple risk predictions for arteriovenous malformation hemorrhage. Neurosurgery. 2000; 46(4):1024.

80. Nataf F, Meder J, Roux F, Blustajn J, Merienne L, Merland J, et al. Angioarchitecture associated with haemorrhage in cerebral arteriovenous malformations: a prognostic statistical model. Neuroradiology. 1997;39(1):52–8.

81. Miyasaka Y, Yada K, Ohwada T, Kitahara T, Kurata A, Irikura K. An analysis of the venous drainage system as a factor in hemorrhage from arteriovenous malformations. J Neurosurg. 1992;76(2):239–43.

82. Brown Jr RD, Wiebers DO, Forbes GS. Unruptured intracranial aneurysms and arteriovenous malformations: frequency of intracranial hemorrhage and relationship of lesions. J Neurosurg. 1990;73(6): 859–63.

83. Todaka T, Hamada J, Kai Y, Morioka M, Ushio Y. Analysis of mean transit time of contrast medium in ruptured and unruptured arteriovenous malformations: a digital subtraction angiographic study. Stroke. 2003;34(10):2410.

84. Duong DH, Young WL, Vang MC, Sciacca RR, Mast H, Koennecke HC, et al. Feeding artery pressure and venous drainage pattern are primary determinants of hemorrhage from cerebral arteriovenous malformations. Stroke. 1998;29(6):1167.

85. Marks M, Lane B, Steinberg G. Hemorrhage in intracerebral arteriovenous malformations: angiographic determinants. Radiology. 1990;176(3): 807–13.

86. Mansmann U, Meisel J, Brock M, Rodesch G. Factors associated with intracranial hemorrhage in cases of cerebral arteriovenous malformation. Neurosurgery 2000;46(2):272–9; discussion 279–81.

87. Henkes H, Gotwald T, Brew S, Kaemmerer F, Miloslavski E, Kuehne D. Pressure measurements in arterial feeders of brain arteriovenous malformations before and after endovascular embolization. Neuroradiology. 2004;46(8):673–7.

88. Leblanc R, Little JR. Haemodynamics of arteriovenous malformations. Clin Neurosurg. 1990;36:299–317.

89. Turjman F, Massoud TF, Viñuela F, Sayre JW, Guglielmi G, Duckwiler G. Correlation of the angioarchitectural features of cerebral arteriovenous malformations with clinical presentation of hemorrhage. Neurosurgery. 1995;37(5):856.

90. Meisel HJ, Mansmann U, Alvarez H, Rodesch G, Brock M, Lasjaunias P. Cerebral arteriovenous malformations and associated aneurysms: analysis of 305 cases from a series of 662 patients. Neurosurgery. 2000;46(4):793.

91. Lasjaunias P, Piske R, Terbrugge K, Willinsky R. Cerebral arteriovenous malformations (C. AVM) and associated arterial aneurysms (AA). Analysis of 101 C. AVM cases, with 37 AA in 23 patients. Acta Neurochir. 1988;91(1–2):29.

92. Thompson RC, Steinberg GK, Levy RP, Marks MP. The management of patients with arteriovenous malformations and associated intracranial aneurysms. Neurosurgery. 1998;43(2):202.

93. Cagnazzo F, Brinjikji W, Lanzino G. Arterial aneu-rysms associated with arteriovenous malformations of the brain: classification, incidence, risk of hemorrhage, and treatment – a systematic review. Acta Neurochir. 2016;158(11):2095–104.

94. Iancu-Gontard D, Weill A, Guilbert F, Nguyen T, Raymond J, Roy D. Inter- and intraobserver variability in the assessment of brain arteriovenous malformation angioarchitecture and endovascular treatment results. AJNR Am J Neuroradiol. 2007; 28(3):524.

95. Luessenhop A, Rosa L. Cerebral arteriovenous malformations: indications for and results of surgery, and the role of intravascular techniques. J Neurosurg. 1984;60(1):14–22.

96. Pellettieri L, Carlsson CA, Grevsten S, Norlén G, Uhlemann C. Surgical versus conservative treatment of intracranial arteriovenous malformations: a study in surgical decision-making. Acta Neurochir Suppl (Wien). 1979;29:1–86.

97. Spetzler RF, Martin NA. A proposed grading system for arteriovenous malformations. J Neurosurg. 1986;65(4):476–83.

98. Spears J, Terbrugge KG, Moosavian M, et al. A discriminative prediction model of neurological outcome for patients undergoing surgery of brain arteriovenous malformations. Stroke; J Cereb Circ. 2006;37(6):1457–64.

99. Lawton MT, Kim H, McCulloch CE, Mikhak B, Young WL. A supplementary grading scale for selecting patients with brain arteriovenous malformations for surgery. Neurosurgery. 2010;60(4):702–13.

100. Rauch R, Vinuela F, Dion J, Duckwiler G, Amos E, Jordan S, et al. Preembolization functional evaluation in brain arteriovenous malformations: the ability of superselective Amytal test to predict neurologic dysfunction before embolization. AJNR Am J Neuroradiol. 1992;13(1):309.

101. Latchaw RE, Hu X, Ugurbil K, Hall WA, Madison MT, Heros RC. Functional magnetic resonance imaging as a management tool for cerebral arteriovenous malformations. Neurosurgery. 1995;37:619–25.

102. Steiner L, Leksell L, Greitz T, et al. Stereotaxic radiosurgery for cerebral arteriovenous malformations. Report of a case. Acta Chir Scand. 1972;138: 459–64.

103. Mohr JP, Parides MK, Stapf C, Moquete E, Moy CS, Overbey JR, Salman RA, Vicaut E, Young WL, Houdart E, Cordonnier C. Medical management with or without interventional therapy for unruptured brain arteriovenous malformations (ARUBA): a multicentre, non-blinded, randomised trial. Lancet. 2014;383(9917):614–21.

104. A Randomized Multicenter Clinical Trial of Unruptured Brain AVMs (ARUBA). Clinical Protocol. www.arubastudy.org. p. 6–7.

105. Piepgras DG, Sundt Jr TM, Ragoonwansi AT, Stevens L. Seizure outcome in patients with surgically treated cerebral arteriovenous malformations.

J Neurosurg. 1993;78(1):5–11.

106. Fournier D, TerBrugge KG, Willinsky R, Lasjaunias P, Montanera W. Endovascular treatment of intracerebral arteriovenous malformations: experience in 49 cases. J Neurosurg. 1991;75(2):228–33.

107. Sisti MB, Kader A, Stein BM. Microsurgery for 67 intracranial arteriovenous malformations less than 3 cm in diameter. J Neurosurg. 1993;79(5): 653–60.

108. Pikus HJ, Beach ML, Harbaugh RE. Microsurgical treatment of arteriovenous malformations: analysis and comparison with stereotactic radiosurgery. J Neurosurg. 1998;88(4):641–6.

109. Hamilton MG, Spetzler RF. The prospective application of a grading system for arteriovenous malformations. Neurosurgery. 1994;34(1):2.

110. Pik JHT, Morgan MK. Microsurgery for small arteriovenous malformations of the brain: results in 110 consecutive patients. Neurosurgery. 2000;47(3):571.

111. Chang SD, Marcellus ML, Marks MP, Levy RP, Do HM, Steinberg GK. Multimodality treatment of giant intracranial arteriovenous malformations. Neurosurgery. 2003;53(1):1.

112. Morgan MK, Sekhon LHS, Finfer S, Grinnell V. Delayed neurological deterioration following resection of arteriovenous malformations of the brain. J Neurosurg. 1999;90(4):695–701.

113. Heros RC, Korosue K, Diebold PM. Surgical excision of cerebral arteriovenous malformations: late results. Neurosurgery. 1990;26(4):570.

114. Hoh BL, Chapman PH, Loeffler JS, Carter BS, Ogilvy CS. Results of multimodality treatment for 141 patients with brain arteriovenous malformations and seizures: factors associated with seizure incidence and seizure outcomes. Neurosurgery. 2002;51(2):303.

115. Davidson AS, Morgan MK. How safe is arteriovenous malformation surgery? A prospective, observational study of surgery as first-line treatment for brain arteriovenous malformations. Neurosurgery. 2010;66(3):498.

116. Viñuela F, Dion J, Duckwiler G, Martin N. Combined endovascular embolization and surgery in the management of cerebral arteriovenous malformations: experience with 101 cases. J Neurosurg. 1991;75(6):856–64.

117. Hartmann A, Mast H, Mohr JP, Pile-Spellman J, Connolly ES, Sciacca RR, Khaw A, Stapf C. Determinants of staged endovascular and surgical treatment outcome of brain arteriovenous malformations. Stroke. 2005;36(11):2431–5.

118. Morgan MK, Rochford AM, Tsahtsarlis A, Little N, Faulder KC. Surgical risks associated with the management of Grade I and II brain arteriovenous malformations. Neurosurgery. 2004;54(4):832.

119. Russell SM, Woo HH, Joseffer SS, Jafar JJ. Role of frameless stereotaxy in the surgical treatment of cerebral arteriovenous malformations: technique and outcomes in a controlled study of 44 consecutive patients. Neurosurgery. 2002;51(5):1108.

120. Castel J, Kantor G. Postoperative morbidity and mortality after microsurgical exclusion of cerebral arteriovenous malformations. Current data and analysis of recent literature. Neurochirurgie. 2001;47(2–3 Pt 2):369.

121. Nataraj A, Mohamed MB, Gholkar A, Vivar R, Watkins L, Aspoas R, Gregson B, Mitchell P, Mendelow AD. Multimodality treatment of cerebral arteriovenous malformations. World Neurosurg. 2014;82(1):149–59.

122. Abla AA, Rutledge WC, Seymour ZA, Guo D, Kim H, Gupta N, Sneed PK, Barani IJ, Larson D, McDermott MW, Lawton MT. A treatment paradigm for high-grade brain arteriovenous malformations: volume-staged radiosurgical downgrading followed by microsurgical resection. J Neurosurg. 2015; 122(2):419–32.

123. Lunsford LD, Niranjan A, Kondziolka D, Sirin S, Flickinger J. Arteriovenous malformation radiosurgery: a twenty year perspective. Clin Neurosurg. 2008;55:109–19.

124. Liščák R, Vladyka V, Šimonová G, Urgošík D. Arteriovenous malformations after Leksell gamma knife radiosurgery: rate of obliteration and complications. Neurosurgery 2007;60(6):1005–14; discussion 1015–6.

125. Shin M, Maruyama K, Kurita H, Kawamoto S, Tago M, Terahara A, et al. Analysis of nidus obliteration rates after gamma knife surgery for arteriovenous malformations based on long-term follow-up data: the University of Tokyo experience. J Neurosurg. 2004;101(1):18–24.

126. Bollet MA, Anxionnat R, Buchheit I, Bey P, Cordebar A, Jay N, Desandes E, Marchal C, Lapeyre M, Aletti P, Picard L. Efficacy and morbidity of arctherapy radiosurgery for cerebral arteriovenous malformations: a comparison with the natural history. Int J Radiat Oncol Biol Phys. 2004;58(5):1353–63.

127. Flickinger JC, Kondziolka D, Maitz AH, Dade Lunsford L. An analysis of the dose–response for arteriovenous malformation radiosurgery and other factors affecting obliteration. Radiother Oncol. 2002;63(3):347–54.

128. Schlienger M, Atlan D, Lefkopoulos D, Merienne L, Touboul E, Missir O, Nataf F, Mammar H, Platoni K, Grandjean P, Foulquier JN, Huart J, Oppenheim C, Meder JF, Houdart E, Merland JJ. Linac radiosurgery for cerebral arteriovenous malformations: results in 169 patients. Int J Radiat Oncol Biol Phys. 2000;46(5):1135–42.

129. Ding D, Starke RM, Kano H, Lee JY, Mathieu D, Pierce J, Huang PP, Feliciano C, Rodriguez-Mercado R, Almodovar L, Grills IS. Stereotactic radiosurgery for Spetzler-Martin Grade III arteriovenous malformations: an international multicenter study. J Neurosurg. 2016:1–3.

130. Rubin BA, Brunswick A, Riina H, Kondziolka D. Advances in radiosurgery for arteriovenous mal-

formations of the brain. Neurosurgery. 2014;74: S50–9.

131. Kano H, Kondziolka D, Flickinger JC, Yang HC, Flannery TJ, Awan NR, Niranjan A, Novotny Jr J, Lunsford LD. Stereotactic radiosurgery for arteriovenous malformations, part 3: outcome predictors and risks after repeat radiosurgery: clinical article. J Neurosurg. 2012;116(1):21–32.

132. Karlsson B, Lax I, Söderman M. Risk for hemorrhage during the 2-year latency period following gamma knife radiosurgery for arteriovenous malformations. Int J Radiat Oncol Biol Phys. 2001; 49(4):1045–51.

133. Flickinger JC, Kondziolka D, Lunsford LD, Pollock BE, Yamamoto M, Gorman DA, Schomberg PJ, Sneed P, Larson D, Smith V, McDermott MW, Miyawaki L, Chilton J, Morantz RA, Young B, Jokura H, Liscak R. A multi-institutional analysis of complication outcomes after arteriovenous malformation radiosurgery. Int J Radiat Oncol Biol Phys. 1999;44(1):67–74.

134. Shin M, Kawahara N, Maruyama K, Tago M, Ueki K, Kirino T. Risk of hemorrhage from an arteriovenous malformation confirmed to have been obliterated on angiography after stereotactic radiosurgery. J Neurosurg. 2005;102(5):842–6.

135. n-BCA Trail Investigators. N-butyl cyanoacrylate embolization of cerebral arteriovenous malformations. Results of a prospective, randomized, multi-center trial. AJNR Am J Neuroradiol. 2002;23:748–55.

136. Taki W, Yonekawa Y, Iwata H, Uno A, Yamashita K, Amemiya H. A new liquid material for embolization of arteriovenous malformations. AJNR Am J Neuroradiol. 1990;11(1):163.

137. Darsaut TE, Magro E, Gentric JC, Batista AL, Chaalala C, Roberge D, Bojanowski MW, Weill A, Roy D, Raymond J. Treatment of Brain AVMs (TOBAS): study protocol for a pragmatic randomized controlled trial. Trials. 2015;16(1):1.

138. Frizzel R. Cure, morbidity, and mortality associated with embolization of brain arteriovenous malformations: a review of 1246 patients in 32 series over a 35-year period. Neurosurgery 1995;37(6):1031–9; discussion 1039–40.

139. Reig AS, Rajaram R, Simon S, Mericle RA. Complete angiographic obliteration of intracranial AVMs with endovascular embolization: incomplete embolic nidal opacification is associated with AVM recurrence. J NeuroInterv Surg. 2010;2(3):202.

140. Panagiotopoulos V, Gizewski E. Embolization of intracranial arteriovenous malformations with ethylene-vinyl alcohol copolymer (Onyx). AJNR Am J Neuroradiol. 2009;30:99–106.

141. Katsaridis V, Papagiannaki C. Curative embolization of cerebral arteriovenous malformations (AVMs) with onyx in 101 patients. Neuroradiology. 2008; 50:589–97.

142. Mounayer C, Hammami N, Piotin M. Nidal embolization of brain arteriovenous malformations using Onyx in 94 patients. AJNR Am J Neuroradiol. 2007;28:518–23.

143. Weber W, Kis B, Siekmann R. Endovascular treatment of intracranial arteriovenous malformations with onyx: technical aspects. AJNR Am J Neuroradiol. 2007;28(2):371–7.

144. Van Rooij W, Sluzewski M, Beute G. Brain AVM embolization with Onyx. AJNR Am J Neuroradiol. 2007;28(1):172.

145. Pérez-Higueras A, López R. Endovascular treatment of cerebral AVM: our experience with Onyx®. Interv Neuroradiol 2005;11 Suppl 1:141–57. Epub 27 Oct 2005.

146. Saatci I, Geyik S, Yavuz K, Cekirge HS. Endovascular treatment of brain arteriovenous malformations with prolonged intranidal Onyx injection technique: long-term results in 350 consecutive patients with completed endovascular treatment course: clinical article. J Neurosurg. 2011;115(1):78–88.350.

147. Pierot L, Cognard C, Herbreteau D, Fransen H, van Rooij WJ, Boccardi E, Beltramello A, Sourour N, Kupcs K, Biondi A, Bonafe A. Endovascular treatment of brain arteriovenous malformations using a liquid embolic agent: results of a prospective, multicentre study (BRAVO). Eur Radiol. 2013;23(10):2838–45.

148. Oermann EK, Ding D, Yen CP, Starke RM, Bederson JB, Kondziolka D, Sheehan JP. Effect of prior embolization on cerebral arteriovenous malformation radiosurgery outcomes: a case-control study. Neurosurgery. 2015;77(3):406–17.

149. Sugita M, Takahashi A, Ogawa A, Yoshimoto T. Improvement of cerebral blood flow and clinical symptoms associated with embolization of a large arteriovenous malformation: case report. Neurosurgery. 1993;33(4):748.

150. Al-Rodhan NRF, Sundt T, Piepgras D, Nichols D, Rufenacht D, Stevens L. Occlusive hyperemia: a theory for the hemodynamic complications following resection of intracerebral arteriovenous malformations. J Neurosurg. 1993;78:167–75.

151. Cognard C, Spelle L, Pierot L. Pial arteriovenous malformations. In: Forsting M, Wanke I, editors. Intracranial vascular malformations and aneurysms: from diagnostic work-up to endovascular therapy. 2nd ed; 2008. p. 74–7.

152. Picard L, Da Costa E, Anxionnat R, Macho J, Bracard S, Per A, Marchal JC. Acute spontaneous hemorrhage after embolization of brain arteriovenous malformation with N-butyl cyanoacrylate. J Neuroradiol. 2001;28(3):147–65.

153. Lasjaunias P, Berenstein A. Surgical Neuroangiography, Vol. 4.

154. Crowley RW, Ducruet AF, Kalani MY, Kim LJ, Albuquerque FC, McDougall CG. Neurological morbidity and mortality associated with the endovascular treatment of cerebral arteriovenous malformations before and during the Onyx era. J Neurosurg. 2015;122(6):1492–7.

155. Bamford J, Sandercock P, Dennis M, Burn J, Warlow

C. A prospective study of acute cerebrovascular disease in the community: the Oxfordshire Community Stroke Project–1981–86. 2 Incidence, case fatality rates and overall outcome at one year of cerebral infarction, primary intracerebral and subarachnoid haemo. J Neurol Neurosurg Psychiatry. 1990; 53(1):16.

156. McCormick W, Rosenfield D. Massive brain haemorrhage: a review of 144 cases and an examination of their causes. Stroke. 1973;4:946–54.

157. Touboul E, Al Halabi A, Buffat L, Merienne L, Huart J, Schlienger M, et al. Single-fraction stereotactic radiotherapy: a dose–response analysis of arteriovenous malformation obliteration. Int J Radiat Oncol Biol Phys. 1998;41(4):855–61.

第 10 章

硬脑膜动静脉瘘

引言

本章讲述的硬脑膜动静脉瘘,是目前血管内治疗的技术难点之一,也是研究热点。要求医生拥有高度的临床诊断敏感性和高水准的血管造影解剖学解读能力,这样才能对患者的症状进行分析说明。最新的血管内治疗策略在有效提高治愈率的同时也增加了应用血管内栓塞技术可治愈疾病的数量,血管内治疗的优势使其成为硬脑膜动静脉瘘的核心治疗方式。

10.1 概述

硬脑膜动静脉瘘发生在硬脑膜,由硬脑膜动脉供血,是硬脑膜动脉与静脉窦或皮质静脉之间异常连通的血管组织。

10.1.1 历史背景

最早的脑硬脑膜动静脉瘘(DAVF)是Sachs[1]在 1931 年报道的,Kerber 和 Newton[2]最初认为 DAVF 是由之前存在的硬脑膜静脉微分流发展成的疾病,Brainin 和Samec[3]则认为其是异常的静脉压诱发的畸形。直到 1970 年,Aminoff 和 Kendall[4]通过对引流到海绵窦和横窦/乙状窦的动静脉瘘

进行区分对比后,发现静脉引流方式影响其临床表现,认为 DAVF 是由静脉引流异常所引起。Castaigne[5]等与 Djindjian[6]等则根据静脉引流的方式提出了相应的 DAVF 分类方法,前者根据静脉是引流到静脉窦还是皮质静脉,将该疾病分为三类。而 Djindjian和 Merland 在 1973 年对 DAVF 进行了影响更深远的分类[7]。

10.1.2 病因及发病机制

目前普遍认为硬脑膜动静脉瘘属于后天获得性病变,通常是窦的血栓栓塞或异常的静脉高压所导致。还有一种观点认为DAVF 是先天性病变,他们通过对部分患者的颅内动脉瘤、动静脉畸形以及其他动静脉瘘的研究得出这一结论,但是这种观点显然并不可靠。

DAVF 属于后天获得性病变的说法更具说服力,一般好发于下列人群:

1.之前有过局部外伤史(包括外科手术,例如三叉神经半月节注射术)。

2.血液高凝状态,如怀孕、口服避孕药、罹患中耳炎、蛋白 S 缺乏症[8]。

3.也有报道其可发生在正常的静脉系统[3,8,9]。

在一篇 Meta 分析中,66%的患者曾有局部外伤史或血液高凝状态[11],局部外伤可以

使相邻静脉的动脉发生破裂，从而形成窦道，或者因血液高凝状态导致静脉窦血栓形成。而正是由于静脉窦血栓导致静脉高压和局部脑组织低灌注，引起内皮生长因子的大量释放[如血管内皮生长因子(VEGF)和低氧诱导因子-1α]，从而导致新生血管的形成，造成动静脉的分流状态。还有一种说法认为（这两种说法并不矛盾），动静脉压力差的改变使硬脑膜血管之间的动静脉微分流开放，从而引起 DAVF。这种压力差的变化可以由升高的动脉压、头部外伤、肿瘤的分隔效应或肿瘤对窦的压迫以及外科手术闭塞静脉窦等因素引起，虽然这些因素也会引起静脉窦血栓形成。

目前，DAVF 与静脉窦血栓之间的关系并不明确，因为有血栓形成的患者不一定会发生 DAVF，而 DAVF 患者则可出现血栓形成。因此，DAVF 可能会因引起静脉引流方式发生改变的静脉血栓、症状与体征的变化及自发性的瘘管闭合这三者改变的程度而发生变化[12]。持续限制静脉回流可造成皮质静脉逆流和静脉高压[13]。

10.1.3 流行病学及其危险因素

年龄：虽然有报道本病可发生于儿童，但大部分还是发生于成人[14]。在一篇对 248 例病患的回顾性分析中，Lucas 等[11]发现该病的平均患病年龄为 50.3 岁（范围在 1~87 岁之间）。

性别：男性发病率略高于女性，在更高级别的 DAVF 病变中更明显（在 Lucas 的研究里，男性占 55%）。

发病率：现在尚无法从报道的文献里归纳出硬脑膜动静脉瘘的发病率，大部分作者引用 Newton 与 Conquist 在 1969 年做的评估，他们认为硬脑膜动静脉瘘占所有颅内血管畸形的 10%~15%[14]。在对苏格兰颅内血管

畸形的研究(SIVMS)中，该病在成人中每年的发病率（检出率）为 0.16/100 000（95% CI 0.08~0.27），因此，在这项研究中，7%的发病率在所有颅内血管畸形中显得有点低[15]。

10.1.4 病理学

在窦壁周围和窦内快速的血管增生会引起硬脑膜增厚，在静脉窦中，可以发现呈海绵团状的纤维组织，动静脉网络通路的静脉端可见原发性和继发性动静脉分流，通常可见静脉窦狭窄或闭塞，但不会一直存在。

10.2 临床表现

DAVF 患者通常以颅内杂音或自发性颅内出血为首发症状就诊，症状根据瘘管的位置不同也有所差别，所在位置还与出血可能性相关。但是需要强调的是，出血的危险性更加与血管构筑结构相关。病变的位置决定了该病的分类，应尽早考虑定位与引发 DAVF 症状与体征的关系，这样的思维路径有助于诊断。

10.2.1 分类

已有很多文献对 DAVF 的分类进行了阐述，DAVF 是一种包含多种不同症状、体征及自然病史的疾病。一种方法是根据其症状与体征区分出疾病是否为进展性（与 DAVF 的发病部位有关），另一种是根据畸形血管组织的血管构筑（即静脉引流方式），或者是否包含皮质静脉逆流所确定，这两种方法都与疾病的自然病程转归与预后密切相关（图 10.1~图 10.5）。

根据血管构筑对 DAVF 进行的 3 个重要分类见于表 10.1 至表 10.3，第一种被广泛接受的分类方法是由 Djinjian 与 Merland 提

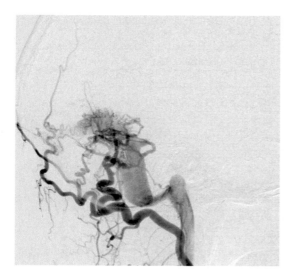

图 10.1　主要由枕动脉供血的远端横窦的硬脑膜动静脉瘘。该图为 Ⅰ 型瘘；乙状窦因血流量增加而扩张，但是血液并没有反流到横窦或皮质静脉。

出的[7]，随后 Cognard 对其进行了细化补充[16]。与此同时，Borden 等提出了一种更为简化的分类方法[17]。目前，后两种分类方法在临床上的应用不分伯仲，各有其优缺点。Borden 法

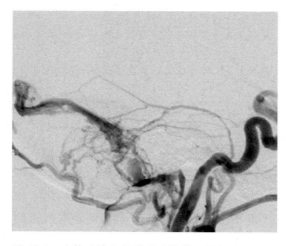

图 10.2　由枕动脉和脑膜中动脉供血的硬脑膜动静脉瘘。该图是 Ⅱa 型动静脉瘘，因为在静脉窦内可见顺行和逆行血流，图中可见乙状窦狭窄，这是异常的高血流量所导致的。

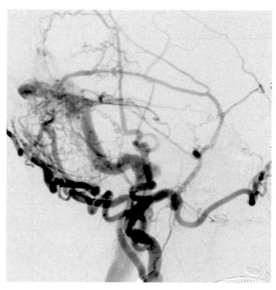

图 10.3　该图为横窦的硬脑膜动静脉瘘。主要供血动脉为脑膜中动脉、枕动脉和耳后动脉的后支，血管造影提示引流到横窦和乙状窦的血液以顺行和逆行的方式逆流到皮质静脉，因此，该图为 Ⅱa+b 型 DAVF。

的优点在于抓住了进展性与良性病变之间的重要区别，但是在细节的叙述上不如法国的研究者。

这些分类方法都强调了皮质静脉的压力增高对症状的进展与自发性出血的重要性。伴有 CVR（皮质静脉逆流）病变的 DAVF 分级较高，其在血管造影上表现为瘘管引流到柔脑膜（蛛网膜和软脑膜）静脉与皮质静脉，这些病变也更容易出现临床症状。Ⅰ 型血管畸形，引流到毗邻静脉窦，且没有反流或逆流，出血可能性低且不会出现杂音与头痛之外的症状（图 10.1）。Ⅱa 型与 Ⅰ 型相似，也不会造成严重的症状，但是海绵窦动静脉瘘是个例外，因为瘘直接向前引流至眶静脉，并且会超过眶静脉的回流能力，从而引起静脉高压导致视力受损（如突眼、眼肌麻痹和眼内压增高）。Barrow 等在 1985 年提出

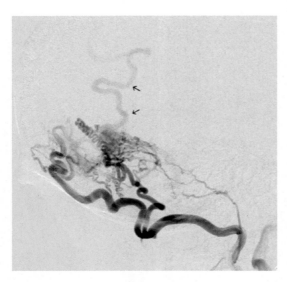

图 10.4 该图为由枕动脉和耳后动脉供血的位于横窦的 III 型 DAVF，图中可见一根非常明显的直接充盈的皮质静脉（箭头所示），并且横窦远端的一部分并没有引流到乙状窦或近端外侧窦。

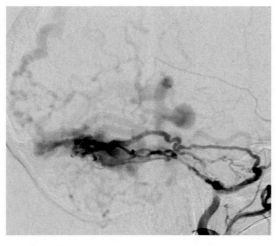

图 10.5 该图为脑膜中动脉和耳后动脉供血的横窦处的硬脑膜动静脉瘘，横窦远端的一部分充盈并引流到扩张的皮质静脉。这属于 IV 型 DAVF。

表 10.1 Djinjian 和 Merland 的硬脑膜动静脉瘘分类法

Djinjian 和 Merland[7]	
I 型	硬脑膜动静脉瘘
II 型	窦引流伴有流入窦的血液逆流至静脉
III 型	仅仅引流至皮质静脉
IV 型	有幕上或幕下静脉湖

表 10.2 Cognard 等修正的 Djinjian 和 Merland 的分类法

Cognard 等[16]	
I 型	顺向流入窦或者脑膜静脉
IIa 型	与 I 型相同但伴有逆向血流
IIb 型	反流入皮质静脉
IIa+b 型	反流入窦及皮质静脉
III 型	没有静脉扩张的直接皮质静脉引流
IV 型	伴有静脉扩张的直接皮质静脉引流
V 型	脊髓静脉引流

表 10.3 硬脑膜动静脉畸形的 Borden 分类法

Borden 分类法	
I 型	直接引流入硬脑膜静脉窦或脑膜静脉
II 型	引流到硬脑膜窦或脑膜静脉，但反流至蛛网膜下隙静脉
III 型	没有硬脑膜窦或脑膜静脉引流的蛛网膜下静脉引流

谈，所以最好避免使用这种分类方法。

根据静脉引流方式的不同，Baltsavias 等[20]总结了一种新的分类方法，他们用 3 种血管内造影的标准将有柔脑膜静脉回流的 DAVF 分为 8 种亚类：①仅含柔脑膜静脉或同时含有静脉窦的直接或间接引流；②通过柔脑膜静脉或相关静脉窦，硬脑膜或导静脉的专一或非专一引流；③皮质静脉有无静脉

了包括涉及海绵窦的瘘管在内的新分类方法[19]，这种分类方法是不科学的，因为他们将颈动脉海绵窦瘘与海绵窦的 DAVF 混为一

高压。这种分类强调在 Ⅲ 型动静脉瘘中位于静脉窦与皮质静脉间的桥静脉的作用[21]。时间会告诉我们这种分类方法在临床实践中是否有效。

10.2.2 临床表现

动静脉瘘的发生部位与皮质静脉动脉化是引起 DAVF 首要症状与体征的因素，两者可影响疾病的临床表现及自然病史，在表 10.4 中列举了在颅内不同部位 DAVF 的发病比例及相关症状。

DAVF 的相关症状与体征：

1.搏动性耳鸣

这是最常见的症状，一般发病突然，患者常常可准确地回忆起发生时间。病情严重程度不同且搏动常与心跳同步，可通过听诊闻及，因 DAVF 常涉及横窦与乙状窦，并靠近人的内耳，所以这种症状比较常见。患者常常有耳后疼痛，在乳突区对发生于横窦的 DAVF 进行加压，可减少或消除杂音，这是一个特殊的病理特征，患者常常无法忍受搏动性耳鸣。

2.颅内高压

颅内高压可以引起头痛、视盘水肿、上视麻痹，有可能但是很少出现认知障碍、嗜睡和昏迷。一般认为这种情况的发生与上矢状窦静脉压升高引发的脑脊液吸收减少有关，因此会通过升高颅内压来维持脑脊液的回流，伴有 CVR 的 DAVF 一般不会出现颅内高压，静脉高压常常提示静脉回流通路的匮乏。

3.眼睛症状

在海绵窦内发生 DAVF 的患者往往有球结膜水肿、突眼或者复视，这些症状往往是由于眶静脉的动脉化所引起，眼内压升高会对视力产生影响。因此应监测患者的眼内压，还可能出现眼眶疼痛或杂音。复视常常是由第 Ⅲ、第 Ⅵ 脑神经麻痹引起，第 Ⅳ 脑神经麻痹也可引起，但比较罕见，而且其不会单独发病，30%~40% 的患者会出现视敏度下降与眼内压升高[22]。

4.痴呆与帕金森病

痴呆继发于皮质静脉反流，并且发病可不伴颅内压升高。还可出现局部神经功能失调，如不伴有颅内出血的失语、感觉异常、共济失调和帕金森病等症状[23]。

5.癫痫、静脉梗死和出血

这些是皮质静脉反流的结果。癫痫通常与出血有关，这种情况会在下文进行具体叙述，局部神经功能损害同样可能是出血引起的。

6.脊髓疾病

临床上显示颅内的 DAVF 也可引起颈髓病症状，如进展性肌无力、延髓和自主神经功能障碍，包括发作性的体位性低血压、自发性心动过缓或系统性高血压，疾病的诊断依赖 MRI，其在脑、脊髓影像中 T2 加权呈高信号。

10.2.3 自发性出血风险

自发性出血可引起颅内血肿和(或)蛛网

表 10.4　DAVF 不同部位的发病率及常见症状

部位	%	最常见的症状	%
横窦	55	颅内杂音	70
海绵窦	15	眼睛症状	50
小脑幕	10	出血	20
上矢状窦	9	头疼、癫痫、颅内高压	15
颅前窝	6	进展性的神经功能障碍、出血	少见
其他	5	痴呆、脊髓病等	少见

膜下腔出血,可继发于静脉梗死,每年各类的 DAVF 患者有 2%的发病率,不过有报道显示,在有皮质静脉反流的患者,即Ⅱb 型至 V 型的患者中发病率更高[24]。在一项 Meta 分析中,Kobayashi[25]等统计了伴有皮质静脉逆流的患者出血的比值比为 23.2(95% CI 13.8~39.0),而且出血后的患者发生再出血的可能性也会增加[26]。在一项长期随访研究中,伴有 CVR 的患者年出血率为 3.7%,未出血患者的年出血率为 1.5%,发生过出血的患者的年出血率为 7.4%[27]。那些因 CVR 导致静脉高压的患者同样会出现出血风险增加的情况。Strom[28]等报道了在一项随访中,没有出现症状或症状轻微的患者中有 5.9%的出血率,有 CVR 症状的患者的出血率达 18.2%。在出血后的急性期内再出血的风险最高;在出血后 2 周内有 35%的再出血率[29]。

10.2.4 临床进展的危险性

DAVF 引发的症状会随着时间的推移而发生变化[24]。其原因可能是病变向高级别或低级别转变,有时病变会发生自愈,可能是静脉窦内形成血栓所导致的,但是也有部分自愈患者的静脉窦是开放的[30]。

临床表现的严重程度是疾病进展的一个重要因素,Zipfel 等认为可以将其作为 DAVF 的一个分类标准[31]。在一些报道中,很难将出血引起的症状与其他原因引起的症状区分开来。然而,动静脉瘘的位置是决定其症状和疾病进展的重要因素;Awad 等[32]回顾了 377 例病例,根据病变部位,得出侵袭性的神经症状(如出血、不包括眼肌麻痹的进展性局灶神经功能障碍)与良性严重症状的比例(100 例)。他们发现没有哪个部位的 DAVF 病变是不进展的,只是在横窦–乙状窦和海绵窦处的 DAVF 进展最少,而小脑幕切迹和颅前窝进展最多(见表 10.5)。与疾病进展相关的血管造影特征是 CVR、静脉动脉瘤或静脉曲张和 Galen 静脉引流。与其他的瘘不同,分流的发生率不与疾病进展相关[32]。

10.2.5 影像学

根据患者的临床表现与 DAVF 可能出现的病灶位置来进行疾病诊断。

- CT 结果可能正常或者显示有脑水肿和颅内出血。扩大的血管(如扩张的眼上静脉)在对比增强后显像明显。
- PET 或 SPECT 可用来观察因 CVR 和静脉高压导致的局部脑血容量增加和脑血流量减少。
- MRI 可以显示因大脑出血、脑水肿与颅内高压引发的继发性改变。对比增强后可以比 CT 更好地显示扩张的皮质静脉和有 CVR 的 DAVF 的静脉池。

表 10.5　不同部位侵袭性与良性的相对频率

部位	频率 n=(%)	侵袭性 n=	侵袭性与良性的比值
颅前窝	22(5.8)	15	2.1:1
凸面/矢状窦	28(7.4)	14	1:1
侧裂/颅中窝	14(3.7)	10	2.5:1
海绵窦	45(12)	6	1:6.5
小脑幕	32(8.4)	31	31:1
横窦/乙状窦	236(63)	24	1:8.8

- MRA/MRV 可通过应用 3D 对比显像及低流速编码技术,清楚地显示瘘管、供血动脉与引流静脉。如果血流较慢,可能会出现阴性结果。它的低分辨率特点可能导致了它在血管细微处结构显像不明显。静脉造影应清晰地显示主要硬脑膜窦的闭塞或狭窄情况。

- CTA 与时间分辨 CTA 比 MRA 具有更高的解析度,但是不可取代 DSA,而且它的额外辐射也未被证实[33]。

- DSA 仍是诊断的金标准,是唯一可靠的可排除 DAVF 诊断的方法。在研究有 MRI 信号改变的脊髓病患者时,需要行头颅血管造影来确定是否为 V 型 DAVF。

10.3 处理治疗

10.3.1 治疗指导

尽管所有的疾病都要行对症治疗,但在

相关报道中,DAVF 患者有 10% 的自愈比例。在一项对发生在海绵窦区的 DAVF 患者的随访研究中,26 例患者中有 19 例出现了完全的自发性症状消退,但通过血管造影检查后,只有 4 例患者的瘘口真正达到了闭合[34]。在 Ⅰ 型患者中,只有出现患者无法忍受的症状时才可行介入治疗。由于引流系统的打开或关闭,各种病变类型之间会出现相互转化,虽然这种现象并不常见,但一旦发生了,相关症状也会随之发生变化。因此,如果患者症状稳定且可以耐受的话,不建议行介入治疗,但应予以相关监测。对于大部分的 Ⅱ 型患者,应当考虑介入治疗,Ⅲ、Ⅳ 型患者则需要紧急手术或者血管内治疗。

10.3.2 治疗目标

本病的治疗目标是治愈或者缓解症状,如果选择治愈,治疗的目的在于封闭瘘口与异常的静脉引流出口。姑息治疗在不改变静

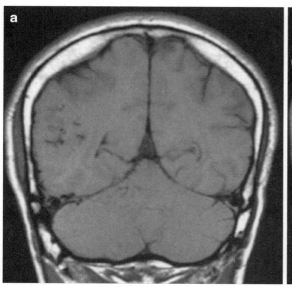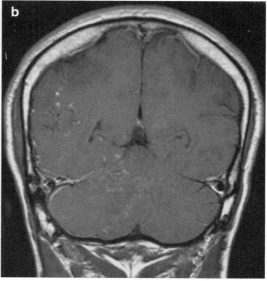

图 10.6　注射钆剂前(a)和后(b)冠状位 T1 加权 MRI。该患者为横窦区 Ⅲ 型 DAVF,在右侧大脑半球可见扩张的脑静脉。

脉回流模式的情况下难度很大,因此常常选择经动脉途径。根据病变部位的不同,在表10.6中对相关血流供应及治疗途径进行了总结。根据观察到的 DAVF 自然病史的不同,治疗途径应做出相应改变。

10.3.3 治疗

根据发病部位、临床表现、静脉引流方式及自然病史决定是否做手术与怎么做手术,治疗选择有:观察与经皮动脉加压法为代表的保守治疗、手术、放射疗法、栓塞治疗(经动脉途径或经静脉途径)。

10.3.3.1 保守治疗

因 DAVF 有可能自愈,所以对症状可以耐受的 I 型患者可行观察治疗[35]。一旦症状发生改变,则需要对患者重新进行评估。经皮动脉加压法可能对无症状或症状轻微的 I 型或 IIa 型 DAVF 患者有用,具体操作是用对侧手压迫颈动脉或枕动脉。这种操作在开始时压迫时间要短,一天重复数次,超过 4 周后可增加按压的频率和时间[36]。这种操作可以采取卧位或坐位,在 20%~30% 的患者中能够诱发血管内血栓形成,但对伴有动脉粥样硬化的 DAVF 患者禁止行动脉加压治疗。

10.3.3.2 手术

手术一般在栓塞治疗失败时或作为进入孤立静脉窦的辅助手段时才使用。手术治疗需要封闭引流静脉,而结扎供血动脉是不明智的,属于不当操作[11]。为切除病灶、静脉窦和引流静脉而使 DAVF 周围的硬脑膜骨骼化的操作现在已很少使用,现在一般是在血管造影和导航的辅助下行靶向手术治疗[37]。在高危患者中的治愈率达 92%,但同时也有 13% 的发病率和死亡率[38]。尽管联合治疗有一定疗效,但对于颅前窝的病变仍考虑行手术治疗[39]。

10.3.3.3 立体定向放射治疗

据报道,通过立体定向放射治疗完全闭塞瘘管而不引起严重并发症的比例可达到 44%~87%[40]。因为起效缓慢,所以经常在低危患者或其他方法无法治疗的患者中使用。在一项纳入 40 例病例的研究中,Yang 等发现行放射治疗的患者 2 年后的治愈率可达到 83%[41]。如果病变存在较大的分流,治疗效果则欠佳。而在一篇 Meta 分析中,Chen 等发现存在皮质引流的患者的治愈率为 56%,而没有皮质引流的患者治愈率为 75%[40],因此放射治疗常用于海绵窦区的 DAVF。在某些患者中,放射治疗与经动脉栓塞联合疗法会有很好的效果[42]。

10.3.3.4 栓塞治疗

血管内治疗的目的是通过闭塞引流静脉的近端来闭塞瘘管。而成功的关键在于是否明确病变的位置和导管可通过的最佳路径。因此,在任何血管治疗之前,必须先理清患者的血管造影解剖。所以颅脑 DSA 检查必须包含 6 根大血管,并且必须仔细评估动脉变异与颅内外血管吻合情况,通常可发现对侧吻合和侧支循环。根据病变的部位、静脉引流方式及可利用的血管内治疗途径来决定是经动脉途径治疗还是经静脉途径治疗。由于乙烯-乙烯醇共聚物液体栓剂的广泛应用,使得发生在海绵窦与枕骨大孔部位以外的 DAVF 都倾向于选择经动脉途径,因为这两个部位的 DAVF 经动脉入路治疗发生并发症的风险高。经咽升动脉栓塞有造成脑神经损伤的风险;对于有大量动脉供血并引流至一个多余静脉窦的 DAVF,传统治疗一般

表 10.6　不同部位的 DAVF。疾病部位与临床表现和治疗的相对关系[11]

颅前窝

　　供血动脉——筛前动脉和筛后动脉或大脑镰前动脉

　　静脉引流——前皮质,基底静脉,蝶顶窦

　　症状及体征——90%以上的出血率

　　治疗——通常是外科手术

海绵窦

　　供血动脉——下外侧干和脑膜垂体干的分支,脑膜回返动脉,被膜动脉,脑膜中动脉,脑膜副动脉,圆孔
　　　　动脉,对侧血供

　　静脉引流——眼静脉,岩上窦/岩下窦,蝶顶窦和皮质前静脉

　　症状及体征——头痛,杂音,眼睛症状(球结膜水肿,突眼,视力障碍,眼内压增高,眼肌麻痹)

　　治疗——保守治疗(可自发闭合)或血管内治疗(经静脉或经动脉)。通常选择经静脉途径治疗

乙状窦/横窦

　　供血动脉——颈动脉,枕动脉乳突支,脑膜中动脉,椎动脉和小脑幕边缘动脉的脑膜支

　　静脉引流——乙状窦,横窦,颈内静脉

　　症状及体征——头痛,搏动性耳聋和杂音。神经功能障碍:局灶性功能障碍、记忆改变和视力障碍

　　治疗——压迫治疗,血管内治疗(经动脉或经静脉)。保留窦的经动脉途径治疗是最佳治疗方式,外科治
　　　　疗现在已很少应用

上矢状窦

　　供血动脉——脑膜中动脉,颞浅动脉,枕动脉。大脑镰前动脉和后动脉也可供血

　　静脉引流——上矢状窦

　　症状及体征——头痛,出血,杂音(不常见)

　　治疗——血管内治疗(经静脉或经动脉途径),手术与血管内治疗联合或仅使用手术治疗

小脑幕切迹

　　供血动脉——小脑幕边缘动脉,脑膜中动脉,颈内动脉和椎动脉的脑膜支

　　静脉引流——小脑幕静脉,Rosenthal 基底静脉,中脑外侧静脉

　　症状及体征——高出血率

　　治疗——血管内治疗(经动脉途径是首选治疗方案),手术和血管内联合治疗

小脑幕底

　　供血动脉——小脑幕基底动脉,斜坡外侧动脉,脑膜中动脉、颈内动脉和椎动脉的脑膜支

　　静脉引流——岩上窦,岩静脉

　　症状及体征——头痛,出血

　　治疗——血管内治疗(经动脉途径是首选治疗方案),手术和血管内联合治疗

窦汇

　　供血动脉——双侧枕动脉脑膜支,椎动脉

　　静脉引流——枕内侧静脉、颞下静脉和小脑静脉

　　症状及体征——杂音(并不常见)。头痛和出血

　　治疗——血管内治疗[(经动脉途径(如果可行的话)或经静脉途径)]

枕骨大孔

　　供血动脉——舌下动脉,脑膜前动脉,枕动脉乳突支,斜坡内侧动脉

　　静脉引流——蛛网膜下隙,椎静脉

　　症状及体征——杂音,脊髓病,出血

　　治疗——血管内治疗(经动脉或经静脉),经静脉途径通常是首选

选择经静脉途径,但还是应该优先考虑经动脉途径。有时如果没有经血管途径的方法,可选择手术开窗,并经皮进入的方法[43]。在Ⅲ、Ⅳ型 DAVF 中,病变与静脉窦的联系并不简单,所以这些病变的治疗一般选择经动脉途径,但有可能需要结合以下技术。

1.用颗粒或液体制剂经动脉入路栓塞

● 颗粒制剂的经动脉栓塞

颗粒制剂动脉栓塞有很高的复发概率,除非是作为手术前的辅助治疗或者是为了减轻症状,这种治疗方式一般很少使用,在Ⅰ型与Ⅱa型患者的姑息治疗中,其治疗目的是通过减少瘘管血流量来减轻症状,如杂音。

技术要求:栓塞颗粒的直径为 150~250μm,一般没有必要(也不明智)封闭直接来自颈内动脉或椎动脉的脑膜滋养动脉。首先经微导管通畅地注入颗粒栓塞剂(最好防止颗粒楔入到微导管尖端),直到远端血管蒂血流停止。

并发症:如果用 150μm 以上的颗粒,很少会出现脑神经麻痹,其他的并发症与选择性导管插入及动脉造影相关。

● 液体制剂的经动脉栓塞(图 10.7 和图 10.8)

经动脉入路的液体栓塞剂一般选择 NBCA 和乙烯-乙烯醇共聚物液体栓塞剂,例如,Onyx、Suid 和 PHIL 属于首选液体栓塞剂,可用来治疗之前不能治愈的 DAVF[44]。液体制剂(如 Onyx),即可通过动脉也可通过静脉注入,而且还可以通过这种顺行或逆行的途径大量填充小瘘管。在某些情况下,NBCA会比较合适,但通常经动脉途径还是选择Onyx,因为它比 NBCA 更好控制,而且可通过双腔球囊控制血液逆流。在 Onyx 进入功能性皮质静脉前停止注射(图 10.8)。

技术要求:一般使用 plug-and-push 技术注入 Onyx 栓塞剂。高密度有助于可视化显像,特别是颅底周围的血管,经静脉放置的不可脱离式囊,可以在经动脉注射治疗时用来保护引流静脉部分。尖端可脱式导管、双腔球囊和两个导管的同时使用,可以在一次操作中封堵多个小供血动脉。在高分辨透视下低压注射 NBCA,可在使用混有碘化油的稀释液时避免颅内外吻合支的开放。NBCA的注射量通常不及 Onyx,选用哪种液体栓塞剂取决于需要栓塞的病变的大小。

并发症:可以引起多种并发症,例如血管壁损伤、诱发性出血、脑梗死、脑神经麻痹、静脉引流方向改变或复发。

2.经静脉入路栓塞

经静脉栓塞的目的是闭塞 DAVF 的静脉引流系统(通常是硬脑膜窦),低压动脉的血供也会因此关闭。为了预防并发症,必须在不闭塞那些没有其他血管代偿的(独一无二)正常脑静脉引流的通路的前提下进行栓塞。静脉栓塞可选用纤维弹簧圈、可脱式裸露或涂层弹簧圈以及液体栓塞剂。使用弹簧圈的缺点是它需要一定的时间来形成血栓才能完全封闭瘘管,而且治疗时间较长且费用较高[45]。

技术要求:通过血管造影仔细评估脑和 DAVF 的静脉引流系统后,选择性闭塞硬膜窦(通常是横窦)。通过 DAVF 的主要引流途径、引流静脉或次级静脉窦(如岩下窦或到海绵窦的眼上静脉)进入到需要闭塞的静脉窦内。弹簧圈置于需要闭塞的部位,首先使用可脱式弹簧圈来明确需要闭塞部分的边界,然后放置更易促进血栓形成的纤维弹簧圈或在明确边界的弹簧圈内注入液体栓塞剂,这种操作可促进栓塞物血栓形成。可能

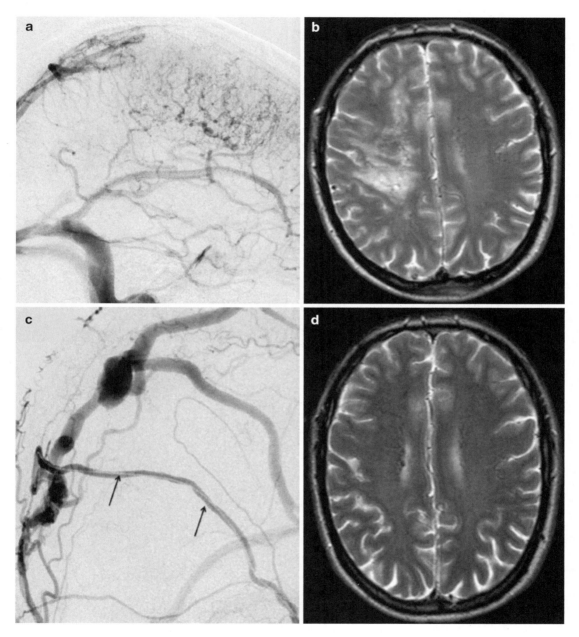

图 10.7　DAVF 患者的 DSA 显示有充盈的室管膜静脉(a)；在 T2 加权像上呈高信号(b)；Ⅳ型瘘用 Onyx 通过脑膜中动脉后支经动脉栓塞(箭头为微导管)(c)；闭合瘘管后症状消退，MRI 信号发生变化(d)。

需要行短暂的动脉球囊扩张来防止液体栓塞剂逆流(例如海绵窦栓塞期间扩张颈内动脉)。还有一种方法是使用球囊短暂封闭静脉窦的一部分，然后注入 Onyx，使其逆流至硬脑膜血管内，但经动脉途径注入 Onyx 要更容易一点。

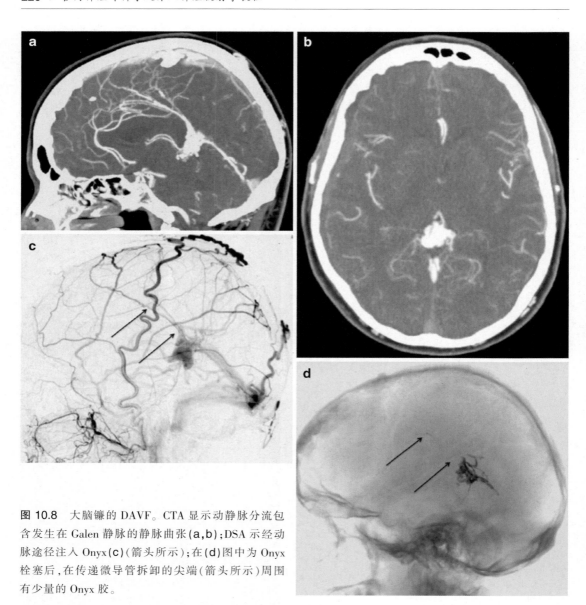

图 10.8 大脑镰的 DAVF。CTA 显示动静脉分流包含发生在 Galen 静脉的静脉曲张(a,b);DSA 示经动脉途径注入 Onyx(c)(箭头所示);在(d)图中为 Onyx 栓塞后,在传递微导管拆卸的尖端(箭头所示)周围有少量的 Onyx 胶。

并发症:经静脉栓塞有引起正常的静脉引流区域发生静脉梗死的风险,并且有可能将 DAVF 患者的静脉引流方式从良性转变成更具侵袭性。约 10% 的患者会出现一过性症状加重[46],因此这项技术最适用于栓塞那些对正常脑组织引流不再有效的静脉或静脉窦。此外,经动脉途径注入颗粒或液体栓塞剂来减慢血流也不失为一种选择。

术后护理:患者术后应绝对卧床 24 小时,并口服止痛剂镇痛。应详细记录患者术后的神经功能变化。短期(48~72 小时)使用皮质类固醇可减轻组织水肿,尤其是因栓塞治疗时造成的眼眶水肿,对于术中闭塞大量静脉的患者,术后应使用抗凝药物,应连续 2

周内每天皮下注射 5000IU 低分子量肝素来防止静脉血栓。

影像随访：应在术后 3~6 个月行 DSA 或 MRA 检查，初步的 MR 平扫有助于区分残留症状或复发症状是否与 DAVF 有关，以及是否需要再次治疗。如果需要再次治疗，则不需要再行 DSA 检查。

10.4 治疗效果

目前还没有针对不同治疗方式的随机对比试验，大部分的文献报道都只是单一研究中心的病例资料，因此，需要多中心合作对大量的 DAVF 数据进行对比。1997 年，Lucas[11]等通过对 258 例病患的数据进行回顾性分析，单靠介入治疗的治愈率在 40%~80% 波动，联合治疗的治愈率效果更高。自 Onyx 问世后，栓塞治疗的治愈率有了明显提高，这种治疗方式也成了治疗该类疾病的首选办法。手术治疗一般应用于比较复杂的病例，而且由于现在单中心研究的结果会存在病例选择性偏差，所以对比手术治疗已没有意义。在近期一项纳入 2329 例病患的回顾性研究中，Kobayshi[25]等发现在全部治疗完成后，发病率为 2.5%，包括 1.2% 的致死率，0.5% 的非致命性颅内出血以及 0.7% 的非致命性脑梗死。在这个队列中，40% 的患者进行了栓塞治疗，如果只进行栓塞治疗，总发病率则为 2.2%（95% CI 0.7~4.4），这与之前报道的高危患者手术后发病率为 13% 的结果形成鲜明对比[38]。手术治疗现在一般只应用于颅前窝、小脑幕与颅颈交界处的病变[47]。

放射治疗的意义已有多篇文献报道，O'Leary 等发现如果单用放射治疗，病变治愈率有 59%，并且只有小部分患者伴有轻微并发症[48]，而 Friedman[42]等则结合放射治疗与经动脉途径栓塞治疗进行研究，由于病例组合之间的差异，很难比较放射治疗与血管内栓塞治疗的效果。研究建议将放射治疗纳入多元化治疗 DAVF 的方法中[49]。

10.4.1 血管内栓塞治疗的效果

解剖学治愈率及与治疗相关发病率列于表 10.7，自 Onyx 问世以来，DAVF 的治愈率一直在稳步提高。在 Onyx 出现之前，一项关于 DAVF 的大型研究显示其治愈率仅为 30%，但有 84% 的患者症状得到了改善和稳定[50]。一项最近的单中心研究对 Onyx 出现前后经动脉栓塞的治疗效果，治愈率分别为 33% 与 83%[51]。但是这种新型栓塞剂是否会引起更多的并发症以及是否具有长期治疗效果仍有待证实。首先，相关文献也报道数据是可靠的，并且并发症的发病率也与之前的研究结果相似，越来越多的文献认为使用 Onyx 并不会引起更多的并发症。相关数据显示使用 Onyx 后的 DAVF 患者很少出现复发，但这并不代表不会复发。在 Rangel-Castilla[52]等的随访研究中，58 例接受 Onyx 治疗并成功治愈的 DAVF 患者在随访期间有 5 例出现复发，虽然部分患者除 Onyx 外还接受了其他治疗。用乙烯–乙烯醇共聚物液体栓剂与用 NBCA 的复发率并没有太大区别，不过这一结论仍需长时间的随访观察来验证。

另一方面，海绵窦区的 DAVF 治疗前应进行仔细评估，栓塞治疗的并发症包括眼部组织水肿、视力障碍、脑神经麻痹以及栓子引发的脑梗死等症状的一过性加重。如前文所述，经静脉途径仍是首选治疗方式。在一项纳入 76 例海绵窦区 DAVF 患者的病例研究中，有 52.6% 的患者选择了经静脉途径，

表 10.7　液体栓塞剂 Onyx 问世前后栓塞治疗的效果对比

报道	n=	部位	治愈率 (%)	发病率
Onyx 使用前				
Roy 和 Raymond[12]	24	混合	87	4%永久性
				33%一过性
Kim 等	115	混合	30	1%永久性
				7%一过性
Jung 等	76	海绵窦	70	2%永久性
				16%一过性
Onyx 使用后				
Hu 等	63	混合	79	2%永久性
				4%一过性
Rangel-Castilla 等[51]	63	混合	92	9.2%非特异的
De Keukeleire 等[54]	21	混合	85.7	15%永久性
				5%一过性
Cognard 等[55]	25	非海绵窦	92.5	8%一过性
Macdonald 等[56]	52	混合	Onyx 使用前：27	6%一过性
			Onyx 使用后：65	

36.8%采用经动脉途径，还有 10.6%选择了动静脉途径联合治疗[46]，经静脉途径与经动脉途径分别有 62.5%与 32.1%的患者实现了封闭分流血管，5 例患者在栓塞后立刻出现了并发症（1 例为栓子引发的脑梗死；1 例为静脉穿孔；3 例为穿刺部位出血），此外，12.5%的患者出现了延迟性的一过性症状恶化。包括Ⅲ与Ⅵ脑神经麻痹，止痛剂与皮质类固醇可显著缓解这一症状，由此可知，DAVF 在颅内的发病部位决定了患者可能出现的症状以及相应的治疗方式。

参考文献

1. Sachs E. Diagnosis and treatment of brain tumours and care of neurosurgical patient. St Louis: Mosby; 1946.
2. Kerber CW, Newton TH. The macro and microvasculature of the dura mater. Neuroradiology. 1973;6(4):175–9.
3. Brainin M, Samec P. Venous hemodynamics of arteriovenous meningeal fistulas in the posterior cranial fossa. Neuroradiology. 1983;25(3):161–9.
4. Aminoff MJ, Kendall BE. Asymptomatic dural vascular anomalies. Br J Radiol. 1973;46(549):662–7.
5. Castaigne P, Bories J, Brunet P, Merland JJ, Meininger V. Meningeal arterio-venous fistulas with cortical venous drainage. Rev Neurol (Paris). 1976;132(3):169–81.
6. Djindjian R, Manelfe C, Picard L. External carotid-cavernous sinus, arteriovenous fistulae: angiographic study of 6 cases and review of the literature. Neurochirurgie. 1973;19(1):91–110.
7. Djinjian R, Merland JJ, Rey A, Thurel J, Houdart R. Super-selective arteriography of the external carotid artery. Importance of this new technic in neurological diagnosis and in embolization. Neurochirurgie. 1973;Mar–Apr:165–71.
8. Matsubara S, Satoh K, Satomi J, Shigekiyo T, Kinouchi H, Miyake H, Nagahiro S. Acquired pial and dural arteriovenous fistulae following superior sagittal sinus thrombosis in patients with protein S deficiency: a report of two cases. Neurol Med Chir. 2014;54(3):245.
9. Convers P, Michel D, Brunon J, Sindou M. Dural arteriovenous fistulas of the posterior cerebral fossa and thrombosis of the lateral sinus. Discussion of their relations and treatment apropos of 2 cases. Neurochirurgie. 1986;32(6):495–500.

10. Graeb DA, Dolman CL. Radiological and pathological aspects of dural arteriovenous fistulas. Case report. J Neurosurg. 1986;64(6):962–7.

11. Lucas CP, Zabramski JM, Spetzler RF, Jacobowitz R. Treatment for intracranial dural arteriovenous malformations: a meta-analysis from the English language literature. Neurosurgery. 1997;40(6):1119–30. Discussion 1130–2.

12. Roy D, Raymond J. The role of transvenous embolization in the treatment of intracranial dural arteriovenous fistulas. Neurosurgery. 1997;40(6):1133–41. Discussion 1141–4

13. Lalwani AK, Dowd CF, Halbach VV. Grading venous restrictive disease in patients with dural arteriovenous fistulas of the transverse/sigmoid sinus. J Neurosurg. 1993;79(1):11–5.

14. Albright AL, Latchaw RE, Price RA. Posterior dural arteriovenous malformations in infancy. Neurosurgery. 1983;13(2):129–35.

15. Al-Shahi R, Bhattacharya JJ, Currie DG, Papanastassiou V, Ritchie V, Roberts RC, Sellar RJ, Warlow CP. Prospective, population-based detection of intracranial vascular malformations in adults the Scottish Intracranial Vascular Malformation Study (SIVMS). Stroke. 2003;34(5):1163–9.

16. Cognard C, Gobin YP, Pierot L, Bailly AL, Houdart E, Casasco A, Chiras J, Merland JJ. Cerebral dural arteriovenous fistulas: clinical and angiographic correlation with a revised classification of venous drainage. Radiology. 1995;194(3):671–80.

17. Borden JA, Wu JK, Shucart WA. A proposed classification for spinal and cranial dural arteriovenous fistulous malformations and implications for treatment. J Neurosurg. 1995;82(2):166–79.

18. Newton TH, Cronqvist S. Involvement of dural arteries in intracranial arteriovenous malformations. Radiology. 1969;93(5):1071–8.

19. Barrow DL, Spector RH, Braun IF, Landman JA, Tindall SC, Tindall GT. Classification and treatment of spontaneous carotid-cavernous sinus fistulas. J Neurosurg. 1985;62(2):248–56.

20. Baltsavias G, Roth P, Valavanis A. Cranial dural arteriovenous shunts. Part 3. Classification based on the leptomeningeal venous drainage. Neurosurg Rev. 2015;38(2):273–81.

21. Baltsavias G, Kumar R, Avinash KM, Valavanis A. Cranial dural arteriovenous shunts. Part 2. The shunts of the bridging veins and leptomeningeal venous drainage. Neurosurg Rev. 2015;38(2):265–72.

22. Rodrigues T, Willinsky R, Agid R, TerBrugge K, Krings T. Management of dural carotid cavernous fistulas: a single-Centre experience. Eur Radiol. 2014;24(12):3051–8.

23. Lee PH, Lee JS, Shin DH, Kim BM, Huh K. Parkinsonism as an initial manifestation of dural arteriovenous fistula. Eur J Neurol. 2005;12(5):403–6.

24. Chaichana KL, Coon AL, Tamargo RJ, Huang J. Dural arteriovenous fistulas: epidemiology and clinical presentation. Neurosurg Clin N Am. 2012;23(1):7–13.

25. Kobayashi A, Al-Shahi SR. Prognosis and treatment of intracranial dural arteriovenous fistulae: a systematic review and meta-analysis. Int J Stroke. 2014;9(6):670–7.

26. Davies MA, TerBrugge K, Willinsky R, Coyne T, Saleh J, Wallace MC. The validity of classification for the clinical presentation of intracranial dural arteriovenous fistulas. J Neurosurg. 1996;85(5):830–7.

27. Soderman M, Pavic L, Edner G, Holmin S, Andersson T. Natural history of dural arteriovenous shunts. Stroke. 2008;39:1735–9.

28. Strom RG, Botros JA, Refai D, Moran CJ, Cross III DT, Chicoine MR, Grubb Jr RL, Rich KM, Dacey Jr RG, Derdeyn CP, Zipfel GJ. Cranial dural arteriovenous fistulae: asymptomatic cortical venous drainage portends less aggressive clinical course. Neurosurgery. 2009;64(2):241–8.

29. Duffau H, Lopes M, Janosevic V, Sichez JP, Faillot T, Capelle L, Ismaïl M, Bitar A, Arthuis F, Fohanno D. Early rebleeding from intracranial dural arteriovenous fistulas: report of 20 cases and review of the literature. J Neurosurg. 1999;90(1):78–84.

30. Luciani A, Houdart E, Mounayer C, Saint Maurice JP, Merland JJ. Spontaneous closure of dural arteriovenous fistulas: report of three cases and review of the literature. Am J Neuroradiol. 2001;22(5):992–6.

31. Zipfel GJ, Shah MN, Refai D, Dacey Jr RG, Derdeyn CP. Cranial dural arteriovenous fistulas: modification of angiographic classification scales based on new natural history data. Neurosurg Focus. 2009;26(5):E14.

32. Awad IA, Little JR, Akarawi WP, Ahl J. Intracranial dural arteriovenous malformations: factors predisposing to an aggressive neurological course. J Neurosurg. 1990;72(6):839–50.

33. Willems PWA, Brouwer PA, Barfett JJ, KG tB, Krings T. Detection and classification of cranial dural arteriovenous fistulas using 4D-CT angiography: initial experience. AJNR Am J Neuroradiol. 2011;32:49–53.

34. Sasaki H, Nukui H, Kaneko M, Mitsuka S, Hosaka T, Kakizawa T, et al. Long-term observations in cases with spontaneous carotid-cavernous fistulas. Acta Neurochir. 1988;90(3–4):117–20.

35. Luciani A, Houdart E, Mounayer C, Saint Maurice JP, Merland JJ. Spontaneous closure of dural arteriovenous fistulas: report of three cases and review of the literature. AJNR Am J Neuroradiol. 2001;22(5):992–6.

36. Schumacher M, Szczeponik N. Successful treatment of dural AV fistulas by manual compression – a matter of perseverance. Neuroradiology. 2007;49(6): 495–8.

37. Collice M, D'Aliberti G, Talamonti G, Branca V, Boccardi E, Scialfa G, et al. Surgical interruption of leptomeningeal drainage as treatment for intracranial dural arteriovenous fistulas without dural sinus drainage. J Neurosurg. 1996;84(5):810–7.

38. Kakarla UK, Deshmukh VR, Zabramski JM, Albuquerque FC, McDougall CG, Spetzler RF. Surgical treatment of high-risk intracranial dural arteriovenous fistulae: clinical outcomes and avoidance of

complications. Neurosurgery. 2007;61(3):447–59.

39. McConnell KA, Tjoumakaris SI, Allen J, Shapiro M, Bescke T, Jabbour PM, et al. Neuroendovascular management of dural arteriovenous malformations. Neurosurg Clin N Am. 2009;20(4):431–9.

40. Chen CJ, Lee CC, Ding D, Starke RM, Chivukula S, Yen CP, Moosa S, Xu Z, Pan DH, Sheehan JP. Stereotactic radiosurgery for intracranial dural arteriovenous fistulas: a systematic review. J Neurosurg. 2015;122(2):353–62.

41. Yang H-C, Kano H, Kondziolka D, Niranjan A, Flickinger JC, Horowitz MB, et al. Stereotactic radiosurgery with or without embolization for intracranial dural arteriovenous fistulas. Neurosurgery. 2010;67(5):1276–83. Discussion 1284–5

42. Friedman JA, Pollock BE, Nichols DA, Gorman DA, Foote RL, Stafford SL. Results of combined stereotactic radiosurgery and transarterial embolization for dural arteriovenous fistulas of the transverse and sigmoid sinuses. J Neurosurg. 2001;94(6):886–91.

43. Houdart E, Saint-maurice J-P, Chapot R, Ditchfield A, Blanquet A, Lot G, et al. Transcranial approach for venous embolization of dural arteriovenous fistulas. J Neurosurg. 2002;97(2):280–6.

44. Narayanan S. Endovascular management of intracranial dural arteriovenous fistulas. Neurol Clin. 2010;28(4):899–911.

45. Ng PP, Higashida RT, Cullen S, Malek R, Halbach VV, Dowd CF. Endovascular strategies for carotid cavernous and intracerebral dural arteriovenous fistulas. Neurosurg Focus. 2003;15(4):ECP1.

46. Jung K-H, Kwon BJ, Chu K, Noh Y, Lee S-T, Cho Y-D, et al. Clinical and angiographic factors related to the prognosis of cavernous sinus dural arteriovenous fistula. Neuroradiology. 2011;52:982–92.

47. Kawaguchi S, Sakaki T. Surgical treatment of intracranial dural arteriovenous fistulas. Brain Nerve. 2008;60(8):897–906.

48. O'Leary S, Hodgson TJ, Coley SC, Kemeny AA, Radatz MWR. Intracranial dural arteriovenous malformations: results of stereotactic radiosurgery in 17 patients. Clin Oncol (R Coll Radiol). 2002;14(2):97–102.

49. Loumiotis I, Lanzino G, Daniels D, Sheehan J, Link M. Radiosurgery for intracranial dural arteriovenous fistulas (DAVFs): a review. Neurosurg Rev. 2011;34:305–51.

50. Kim DJ, Willinsky RA, Krings T, Agid R, Terbrugge K. Intracranial dural arteriovenous shunts: transarterial glue embolization – experience in 115 consecutive patients. Radiology. 2011;258(2):554–61.

51. Rabinov JD, Yoo AJ, Ogilvy CS, Carter BS, Hirsch JA. ONYX versus n-BCA for embolization of cranial dural arteriovenous fistulas. J Neurointerv Surg. 2013 Jul 1;5(4):306–10.

52. Rangel-Castilla L, Barber SM, Klucznik R, Diaz O. Mid and long term outcomes of dural arteriovenous fistula endovascular management with Onyx. Experience of a single tertiary center. J Neurointerv Surg. 2013 6:607–613.

53. Hu YC, Newman CB, Dashti SR, Albuquerque FC, McDougall CG. Cranial dural arteriovenous fistula: transarterial onyx embolization experience and technical nuances. J Neurointerv Surg. 2011;3(1):5–13.

54. De Keukeleire K, Vanlangenhove P, Okito JP, Hallaert G, Van Roost D, Defreyne L. Transarterial embolization with ONYX for treatment of intracranial non-cavernous dural arteriovenous fistula with or without cortical venous reflux. J Neurointerv Surg. 2011;3(3):224–8.

55. Cognard C, Januel AC, Silva NA, Tall P. Endovascular treatment of intracranial dural arteriovenous fistulas with cortical venous drainage: new management using onyx. AJNR Am J Neuroradiol. 2008;29(2):235–41.

56. Macdonald JH, Millar JS, Barker CS. Endovascular treatment of cranial dural arteriovenous fistulae: a single-Centre, 14-year experience and the impact of onyx on local practise. Neuroradiology. 2010;52(5):387–95.

第 **11** 章

颈动脉海绵窦瘘的血管内治疗

引言

过去，人们常将颈动脉海绵窦瘘与海绵窦内的硬脑膜动静脉瘘互混淆。然而值得庆幸的是，很快，人们发现几乎所有的颈动脉海绵窦瘘都是由于海绵窦内血液循环异常导致的。例如，走行于海绵窦内的大血管发生破裂，进而形成的异常动静脉沟通。事实如此，但为何过去的观点会对此存在疑惑？笔者推测可能是因为二者引起的症状和临床表现有许多相似之处。

在继续讨论接下来的问题之前，应当先思考一下为什么一根动脉要走行于一处静脉血聚集的区域？这种"自寻烦恼"的问题需要比较解剖学来解答，英国比较解剖学专家 George Du Boulay 告诉我，在哺乳动物中海绵窦系统是通过"热传导"机制起到降温作用来保护大脑的，正如犬科动物通过不断喘气来降低上呼吸道及邻近海绵窦内的温度。George 教授同时也发现了有蹄类动物脑内的细小血管网，这种结构则是在动物头部接触地面进食牧草以及头部低于心脏水平时发现的。他认为，这种网状结构更利于维持动物颅内血压的稳定。至于 George 教授进而研究长颈鹿的相关结构的结果，在此不复赘言。本文观点认为，颈动脉海绵窦瘘是由于颈内动脉海绵窦段血管壁破裂后，动脉血液经破损口直接流入海绵窦，引起动静脉异常相通导致的。

11.1 概述

颈动脉海绵窦瘘是由海绵窦的静脉血管与颈动脉海绵窦段异常相通形成的。高流量的分流升高了动脉压，同时分流至静脉窦，局部静脉压力不断增高以及血管内皮过度增生致使出现继发性静脉狭窄。此外，这种高流量的分流及静脉高压还会传导至眼眶静脉、颅底静脉及少数皮质静脉。海绵窦是最常见的颅内血管瘘管所在部位，通常由外伤引起。该瘘管主要是颈内动脉与海绵窦的直接交通，但在外伤后，颈内动脉某些异常的硬脑膜血管可能会出现破裂或者自行愈合[1]。自发性颈内动脉海绵窦瘘通常是由于动脉瘤破裂或者其他导致颈内动脉海绵窦段血管壁薄弱的病变引起。这种异常交通可以是一个瘘口或是多个瘘口，这种自发性引起的瘘口都很大，且破裂后自愈的可能性很小。

Barrow[2]等建议将海绵窦瘘纳入到自发

性动脉瘘分类中。但笔者认为,这种方法并不恰当,因为它将海绵窦瘘与其他动静脉瘘相混淆。本章中讨论的是由于血管损伤而导致的颈内动脉直接与海绵窦相交通,即直瘘,而并非罕见的脑膜动脉损伤导致的硬脑膜动静脉瘘[1]。

11.1.1 病因学

颈动脉海绵窦瘘主要由外伤引起(80%),也有自发形成的(20%),既往文献中并未准确统计 CCF 的发病率。1956 年的一篇经常被引用的文献认为,入院病例的发病率为 1/20 000[3],而且由于近年来汽车安全带与安全气囊的广泛应用,因外伤导致的病例大大减少了[3]。

1.外伤

外伤通常是由于车祸,尤其是车辆突然减速引发颌面部、颅骨的撞击伤;也有部分是从楼梯、建筑、马匹等高处坠落所致。此外,某些开放性损伤,例如枪弹等,也可引起颅内血管的损伤。

而医源性损伤则主要由经蝶垂体切除术、鼻窦相关手术为代表的颅内手术引起。在过去,针对动脉内膜切除术而使用的血管成形、Fogarty 导管置入也因其会导致血管损伤或者瘘口形成而为人诟病[4]。

颈内动脉在海绵窦下以固定的弯曲穿行颅底,经颈动脉管穿行颞骨岩部及破裂孔后入颅进入海绵窦,其在硬脑膜环以上紧密贴附于硬脑膜。即使如此,ICA 海绵窦段仍缺乏保护,容易因车辆突然减速形成的颅面部撞击伤而受到损伤。损伤机制主要为颅面部骨折片撕裂或刺破动脉,或者分支动脉撕脱所导致[5]。

如果患者是昏迷的,那么诊断可能需要时间,因为开始可能仅仅表现为软组织的损伤,而诊断所需的客观体征往往不会立刻出现。另一种情况则是外伤可能导致颈内动脉假性动脉瘤的形成,其延迟破裂形成了延迟瘘。

2.自发性出血

病理性的颈内动脉破裂造成海绵窦瘘,血管病理状态可能有:

(1)海绵窦内动脉瘤:在单中心临床试验中,颈内动脉海绵窦段动脉瘤的发生率为1.5%,而在出现症状的患者中,发现患者颈内动脉海绵窦瘘占 1/4[6]。在最近的一项关于颈内动脉海绵窦段动脉瘤的研究中,316 名患者中有 55 名出现了蛛网膜下隙出血,有6.6%的患者出现了 CCF[7]。而且这个数量很有可能比实际数目要少,因为通常很难在没有初始影像资料的辅助下发现残余动脉瘤的存在。笔者推测,导致动脉瘤的原因可能是动脉粥样硬化。

(2)Ehlers-Danlos 综合征:CCF 是胶原代谢异常的常染色体显性遗传病最常见的并发症。它与动脉中膜的缺乏和由血管脆性增加引起的出血有关。如第 8 章所说,Ehlers-Danlos 综合征的患者其动脉出现上述病理性的改变,进而产生颈内动脉海绵窦段动脉瘤,从而引发 CCF[8,9](图 11.4)。

(3)弹性纤维假黄瘤:常染色体显性、隐性遗传均可造成皮肤、动脉和眼睛的弹性纤维破裂,是引起胃肠道出血和 CCF 少见的原因[10]。

(4)纤维肌性发育异常:CCF 与纤维肌性发育异常的关系在 1977 年被 Zimmerman 等首次提出[11]。纤维肌性发育异常可导致微动脉瘤的破裂,迄今为止只有少数报道,因而很少见。

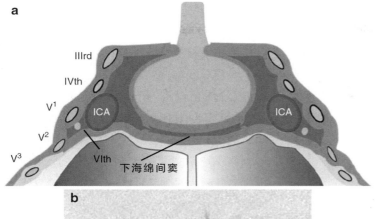

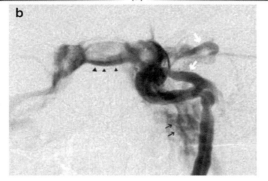

图 11.1　(a)冠状位上海绵窦、颅神经、海绵间窦解剖图。(b)一名左侧 CCF 患者注射造影剂后,如图可见显影的眼眶静脉(白色箭头所示)及翼静脉丛(短箭头所示),然后经海绵间窦 (黑色箭头所示)进入右侧海绵窦,向岩下窦引流。

11.1.2 海绵窦的解剖

　　海绵窦位于蝶骨体及垂体两侧,前至眶上裂,向后延伸至颞骨岩部尖端;海绵窦内有许多包有内皮的纤维小梁,将其腔隙分隔成许多相互交通的小腔,而颈内动脉海绵窦段穿行其中。海绵窦外侧壁由双层硬膜组成,较内侧壁为厚。动眼神经、滑车神经和三叉神经眼支走行在海绵窦外侧壁内。展神经走行在海绵窦内。颈内动脉表面的交感神经纤维在海绵窦内与展神经伴行。之后与三叉神经眼支一起向前入眶支配睫状肌[12]。

　　海绵窦前部接受眼静脉、钩回静脉、蝶顶窦静脉。两侧海绵窦通过环绕垂体的海绵间窦与对侧交通。正常的海绵窦血流有多种引流途径,如引流到岩上窦和岩下窦,通过导静脉引流到翼上颌静脉丛,引流到对侧海绵窦以及根据头的位置引流至眼上下静脉。展神经在窦下方临近颈内动脉[13](图 11.1)。

11.2 诊断

11.2.1 临床表现与体征

　　最常见的临床表现是视力障碍与眼部充血,原因是瘘管将血液引流到了眼部静脉。查体可见球结膜水肿、眼球突出、眼颤、眼眶杂音等体征。患者主诉可有眼内杂音、复视、三叉神经眼支分布区域的痛觉过敏或者减退。颈动脉海绵窦瘘在眼和神经体格检查方面很难与创伤后直接损伤鉴别。

　　单侧的 CCF 便可导致双侧眼部充血(20%),可以根据双侧突眼与杂音分布的差别来判断 CCF 发生在哪一侧。只有 1% 的外伤性 CCF 患者双侧可出现瘘。

有时如果眼上静脉栓塞或者缺失,眼征可能不明显或者仅出现在对侧眼(因为 CCF 动脉血可经海绵间窦引流到对侧)。少数情况下,海绵窦向后引流至岩骨下静脉,向外侧引流至岩上静脉,向下通过圆孔、卵圆孔的导静脉引流至翼静脉丛,向上引流至蝶顶窦静脉。

如果出现了罕见的逆流至软脑膜及皮质静脉的情况,由于海绵窦与蝶顶窦静脉、钩回静脉、岩静脉相交通,则会出现颅内深浅静脉压同时升高的情形。

常出现的症状及概率为[14]:

杂音	80%
视觉障碍	59%
复视	53%
头痛	53%
眼部及眶周疼痛	35%

1.杂音

患者最常见的主诉是颅内杂音,听诊可闻及杂音最明显的部位常常提示血液引流方向。例如,眶上杂音明显提示高压动脉血流向前;乳突处杂音明显提示血流向后。其他引起眶上杂音的情况可能是硬脑膜动静脉瘘、蝶骨翼缺失或发育不良以及颈动脉狭窄引起的血管杂音。

2.视力障碍或复视

应当将由外伤造成的视力障碍与 CCF 导致的继发性视力障碍区分开来。永久的单侧视力丧失是由视神经的不可逆损伤引发的,否则,视力障碍很少单独由 CCF 引起,症状包括传入性瞳孔障碍、视野轻度受限、中心视野缺损。原因则可能是眼上静脉充血压迫或者动静脉压力差下降引起局部缺血。眼

眶静脉高压可导致上述症状出现。更严重的并发症则是房水回流减少及不断升高的眼内压导致的继发性青光眼[14]。

眼静脉充血原因:

(1)眼压升高:由于巩膜外静脉压力升高,导致了巩膜静脉窦压力升高,继而引发虹膜、睫状肌、睫状体静脉淤血,导致前房角减小、小梁网入口狭窄。当眼压上升至可阻断视网膜中央动脉的血流时,患者则会出现青光眼型视力丧失(20%)和严重视力障碍(2%)[15]。

(2)静脉性视网膜病变:眼底检查可见静脉迂曲扩张、视盘模糊及出血。

(3)突眼:眼球通常被扩张的眼上静脉压迫至下方和外侧,30%的患者出现明显的眼球搏动。在视网膜动脉压力测定的结果则更加明显。

(4)球结膜水肿:继发于眼静脉高压与充血的眼睑水肿及结膜静脉怒张。

(5)眼肌麻痹:这种症状很难归因于单一的神经损伤,肿胀与僵硬的眼外肌可由静脉充血引起。眼部充血引起的眼肌麻痹可以通过转头试验与神经损伤引起的眼肌麻痹鉴别。如果结膜肿胀,则很难通过试验鉴别。

3.脑神经麻痹

通过病史和早期检查可以区分外伤对眼部的脑神经损伤和继发性麻痹。早期脑神经的完全麻痹,通常由外伤直接引起,并且预后不良,在海绵窦内的神经麻痹,是 CCF 的常见继发性损害,有时可以表现为单独的动眼神经、展神经损伤或者动眼神经+滑车神经+展神经联合麻痹,而单独的滑车神经障碍尚未被报道过[14]。三叉神经的第一、第二支麻痹有报道但不常见,三叉神经引起的肌肉无力不会单独由 CCF 引发[14],海绵窦内脑神经麻痹的机制一般认为是盗血或扩张的

窦压迫滋养动脉影响神经血供所致。

4.鼻出血

通常与外伤性 CCF 有关，同时也与引发 CCF 的急性血管损伤相关[16]，笔者推测可能是鼻出血与创伤性假性动脉瘤破裂后血液流入蝶窦或者筛窦引起，但确切机制并不明确。

5.大脑功能障碍

当 CCF 引起了大脑半球的低灌注，则会出现脑缺血和脑梗死。DSA 上可表现为 Willis 环不显影而海绵窦显影明显。病变同侧的大脑半球依赖对侧血流通过前后交通动脉代偿。如果对侧供血不足就会发生脑缺血或梗死症状。另外，皮质静脉反流可以影响脑功能，并且造成脑缺血从而引发症状。

DSA 上皮质静脉逆流显影明显，MRI 上则可见高密度影。发生在颅后窝的静脉逆流会引起脑干功能障碍[17]，并且 DAVF 在海绵窦区引发的 CVR 比 CCF 更常见[18]。

6.自发性颅内出血

由蛛网膜下隙或皮质静脉内升高的静脉压引发的颅内出血比较少见[19]。逆流入硬脑膜静脉和蝶顶窦的出血则相对常见，但自发性颅内出血也仅仅是个例报道，涉及不同部位，包括脑干[19]。

11.2.2 影像学

眼底超声：扩张的眼上静脉（SOV）和视盘水肿支持诊断。

CT 与 CTA：头颅 CT 可以显示外伤后，脑受损的部位与范围，还可以显示眶周、鼻旁窦和颅底的骨折、轴内外血肿以及脑实质挫伤。在对比增强后，扩张的 SOV 可显示明显，同侧的海绵窦可因此而扩大（图 11.2），CTA 在诊断中起了很大作用，对瘘管的定位有很大帮助。有报道认为，在瘘管定位方面，

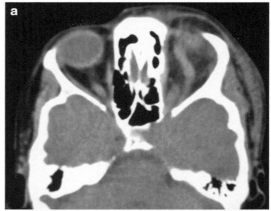
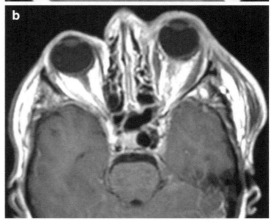

图 11.2　一名因眼静脉淤血及软组织肿胀引起左侧突眼症状患者的 CT（a）和 MRI（b）轴位片。MRI 的 T2 加权像上可见左侧海绵窦存在一处动脉瘤。患者的 CCF 即为动脉瘤破裂导致。

CTA 的诊断价值高于 MRA，与 DSA 相仿[20]。

MRI：通常认为在诊断上不如 CT，在术前定位也不如 CT，然而它在显示皮质静脉逆流时大脑半球的情况以及术后随访方面占据一定优势。高频 MRA 显像技术有助于瘘管的定位[21]。

DSA：一般须在血管内治疗前行 DSA 检查来评估瘘管，它的额外时间分辨率对术前瘘管定位很有帮助，下文会进行详细说明（图 11.3）。

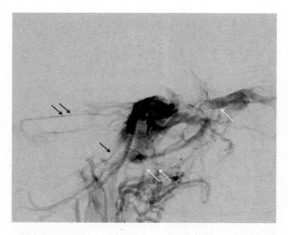

图 11.3 颈内动脉的 DSA 侧位片上可见造影剂经由海绵窦瘘口进入扩张的眼上静脉（单白箭头所示）、眼下静脉（双白箭头所示）、翼静脉丛，至岩下窦（单黑箭头所示）、岩上窦（双黑箭头所示）。

11.3 治疗

1811 年，英国外科医生 B.Travers 成功结扎颈动脉海绵窦瘘的操作被认为是最早的记录[22]，该技术之后被证明并不可信。在 1931 年，Brooks 使用肌肉来栓塞颈内动脉。Hamby 和 Gardner 则联合了外科结扎与肌肉栓塞两项技术对 CCF 进行治疗[23]。两位专家意识到仅通过处理颈内动脉来封堵瘘口并不恰当，因而他们发明了开颅栓塞静脉窦的术式，Hosobuchi[24]在静脉窦中插入导线，造成电介导的血栓形成，Mullan[25]用铜线与明胶海绵进行栓塞。随着 Serbinenko[26]在 1974 年发明了可脱式血管内球囊治疗动脉瘤的技术，球囊对于颈动脉海绵窦瘘栓塞的潜在价值也被 Debrun[27]等意识到，并成为目前血管内治疗的主要手段。

11.3.1 治疗目的

血管内治疗是通过阻断颈内动脉与海绵窦之间的异常交通来达到其治疗目的。因此，我们利用可弯曲的导管将可脱式充气球囊顺着高流量的血流送入瘘口。一旦经过瘘口，已经位于海绵窦内的球囊从静脉端充气来闭合动脉分支，然后解脱球囊。血管内治疗是现有治疗技术手段中最有效的一种，而具体疗效可以在术后立即行血管造影进行评估，数小时内患者颅内杂音及眼部充血症状可得到缓解。Debrun 在 1981 年报道了这个应用可脱式球囊的血管内治疗技术[27]。

11.3.2 球囊栓塞的风险与益处

有报道称，该技术治愈率达 85%~95%，患者术后颅内杂音症状立即缓解，眼压在 48 小时内恢复正常，眼部充血症状也在术后 7~10 天明显缓解[28,29]。然而，球囊栓塞技术也有一定的风险，一为栓塞了颈内动脉引起的脑缺血或梗死；二为静脉高压加重。首先，球囊阻断瘘口的同时也可能阻断颈内动脉的血流，在大多数病例中，患者可以耐受，主要是因为在治疗前患者就因瘘口"盗血"而经历了较长时间的脑缺血状态。即便如此，术前功能性检查仍有必要。如果球囊远端移位，就有了脑血流供应减少的风险。其次，由于瘘口的闭合改变了海绵窦至眼部静脉的引流或者眼部大静脉继发性血栓导致血管静脉炎，二者均会引起上文所提及的眼部充血症状的加剧。因此，手术成功后眼部水肿症状加重的情况应在术前就告知患者。

球囊栓塞的其他风险包括：导管插入引发的动静脉损伤、脑神经损伤导致的眼肌麻痪、瘘的复发等。瘘的复发主要是因术中未能完全封闭瘘口或者术后球囊缩小所致。迟发性头痛则是闭合瘘口后球囊内外压力差减小而引起球囊扩张所致。这种症状可通过经皮–卵圆孔[30]或者经皮–蝶窦球囊穿刺降低球囊内压[31]来缓解。

11.3.3 术前评估

　　建议对 6 条血管进行造影,全面了解瘘管的形态。由于造影剂会快速流入海绵窦从而难以发现瘘口, 故而需要采取高帧率造影。造影前一定要确认大脑 Willis 环的完整性并排除其他颅内病变(如假性动脉瘤或者对侧 CCF)。注射造影剂至对侧颈内动脉或者椎动脉时压迫同侧颈内动脉,在减少静脉窦造影剂充盈度的同时瘘口逆行显影,从而判断瘘口所在位置。颈外动脉造影是为了排除伴发出现的 DAVF 和确认同侧小血管侧支的生成情况。如果外伤使下外侧干的分支发生破裂,那么瘘口将由颈外动脉的脑膜支进行供血。而三维重建显像在显示瘘口位置及解剖结构上很有用,已经成为常规检查步骤[32]。造影前是否需要尝试性闭塞颈动脉系统目前尚有争议。我们的手术目的是在封堵瘘口的同时保证颈内动脉的血供,而瘘口近端球囊的暂时性扩张并不能完全模拟颈内动脉闭塞的模型。因此笔者认为,在造影前评估 Willis 环的完整性对评估颈内动脉闭塞的风险至关重要。

11.3.4 血管内治疗

　　血管内治疗目前已取代传统开颅手术来闭合瘘口,几乎所有 CCF 患者都需要血管内治疗,因为经统计有 26% 未经治疗的患者会因青光眼、视网膜病变、视神经病变或角膜溃疡而出现视力受损[33]。虽然血管内治疗

更适用于外伤后或者自发性 CCF 发病后 1~2 周的患者,因为此时瘘口稳定并且已建立侧支循环。但某些早期出现临床症状而且血管造影已证实的患者仍建议在急性期进行治疗。当软脑膜静脉和皮质静脉这类引流静脉出现了静脉高压, 作为颅内出血的一个独立因素,也是早期介入治疗的一个指标。另外,视力进行性下降、脑部血供出现了"盗血"现象,也需要立即介入治疗。眼压持续性升高,也是介入治疗的指征,应当考虑在 1 周内进行。

11.3.4.1 一般治疗

　　当患者突眼症状严重时,需要采取相应措施保护角膜,如睡觉时抬高床头以增加静脉回流;局部运用肾上腺皮质激素或者毛果芸香碱(特别是有青光眼家族病史的患者)。以上措施无效则可使用碳酸酐酶抑制剂(如乙酰唑胺或醋甲唑胺)。

11.3.4.2 经动脉途径

　　血管内治疗分经静脉途径与经动脉途径(图 11.4),由于经静脉途径难度较大且失败率高, 故临床上经动脉途径应用比较广泛。而经静脉途径通常作为备选方式。

　　1.球囊

　　该技术自 20 世纪 70 年代出现以来,已较为成熟,直至最近才稍加改进[27,28]。可脱式球囊主要由乳胶或硅胶制成, 并栓接在 2F 单球囊导管或者 2F/4F 的同轴系统上,然后由 6~9F 的导引导管 (具体型号取决于球囊大小)送入目标位置。充盈的球囊可顺血流被送入瘘口。

　　然而,应用球囊时也有一些难点,例如解脱球囊的过程并不完全可靠;球囊主要依赖血流送达瘘口,定位过程无法完全由术者掌控。球囊应用的短板也反映出过去 20 年

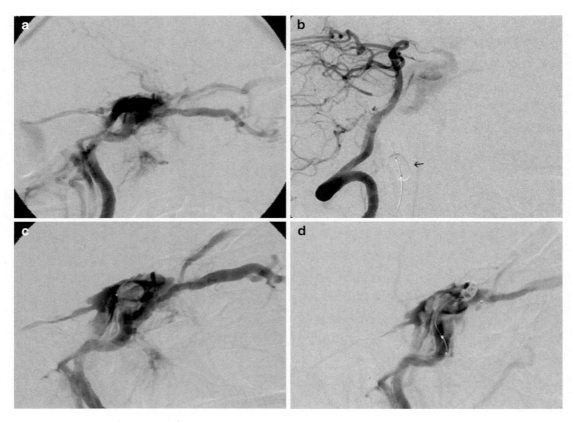

图 11.4 Ehlers-Danlos 综合征患者的自发性海绵窦瘘。颈内动脉 (a、c、d) 和椎动脉 (b) 的 DSA 侧位片。在 (a) 中，瘘远端的颈内动脉少量充盈。在 (b) 中，颈内动脉内球囊暂时栓塞颈内动脉，动脉远端血流反向充盈，说明后交通动脉代偿功能完好并充盈瘘口。用球囊 (c) 栓塞瘘失败后，因有多处瘘口，故采取弹簧圈 (d) 栓塞颈内动脉海绵窦段。

来对其研究的缺乏。因此，有人发明了一种单向阀门，这种阀门通过导引导管送入血管内，其依靠与导引导管尖端的摩擦力实现栓接以操作球囊。然而其在操作过程中需与血液流动产生的作用力相抗衡，有球囊过早松脱的风险，使得多数术者对球囊的使用保持谨慎态度。此外，制约球囊应用的方面还有：如果单个完全充盈球囊不能封闭瘘口，则须再次向静脉窦内置入一个球囊，这样会压迫颈内动脉造成血管狭窄；栓塞后球囊移位致复发；球囊因体内渗透压变化或漏气而缩小进而导致复发。

通常单个球囊足以栓塞封闭瘘口，然而，如果海绵窦内有较大的静脉需要闭塞时，则可能需要多个球囊。球囊应用得越多，则血管壁的顺应性越差，结果导致后续置入的球囊压迫颈内动脉造成狭窄的风险就越高。相反，有些瘘口较小以至于球囊不能通过，如果功能试验提示患者能耐受颈内动脉闭塞，则可使用球囊在动脉瘘口处封闭颈内动脉。在创伤急性期，最好待脑水肿消退或蛛网膜下隙出血吸收后再进行瘘口栓塞。这种栓塞方式可作为一种选择性操作，但必须行必要的术前评估（颈内动脉压迫试验及造影检查）。

另一技术是采用可脱式球囊和不可脱式球囊相结合栓塞CCF,首先瘘口远端充盈不可脱式球囊，防止可脱式球囊过早解脱，保护末梢循环,并将可脱式球囊通过血流导入瘘口[35]。如果闭塞了颈内动脉,常规做法是调整串联球囊防止球囊过早解脱。远端球囊则横跨瘘管放置,如果不能这样放置,则将两个球囊分别放置在CCF水平处ICA内瘘管动脉入口上下两处来闭塞动脉[35]。

2.弹簧圈

该法是将微导管经动脉送至海绵窦内后用弹簧圈栓塞瘘口[34],其主要适用于瘘口过小球囊无法进入的情况。推荐使用高致栓性弹簧圈(如纤维弹簧圈和水凝胶覆膜弹簧圈),且栓塞海绵窦瘘口时越致密效果越佳。尽管这种方法较球囊更为简便,但也存在发生栓塞不全、影响静脉引流、瘘复发与脑神经麻痹等并发症的可能。

3.支架或弹簧圈辅助支架治疗

在动脉瘤的治疗中，通常使用支架来加强窦内弹簧圈的作用。一般选用高金属低孔隙率密度的转流支架。支架既可以联合弹簧圈也可以单独应用[36],既可以通过动脉途径,也可以通过静脉途径[37,38]。目前已有不少成功应用覆膜支架治疗CCF的报道[39],且在一个单中心数据来源的研究中也表明效果优于球囊栓塞[40]。但支架的局限性在于植入支架后需要使用抗血小板药物来抑制血栓形成,这限制了它在创伤急性期的应用,同时,支架的硬度使其放置困难。因此,支架单独或联合弹簧圈栓塞目前仅是介入治疗的备选之一。

4.液体栓塞剂

当球囊过早解脱或弹簧圈未充分栓塞导致瘘口复发时,最开始使用N-正丁基-氰基丙烯酸盐(N-butyl cyanoacrylate,NBCA)来治疗复发性CCF。少量的NBCA即可以在不影响颈内动脉血供的前提下封闭残余复发瘘口[41]。最近,有文献报道Onyx液体栓塞剂可以在球囊栓塞放置过程中保护管腔[42]。这种技术的应用提升了介入治疗的治愈率[43]。

11.3.4.3 经静脉途径

大约5%的CCF患者其颈内动脉与海绵窦之间存在多处交通[44],使得无支架辅助下的经动脉途径栓塞难度增大。这种情况下可以考虑采取经静脉途径栓塞。常用路径有岩下窦-海绵窦,眼上静脉-海绵窦,翼静脉丛-海绵窦等[45]。根据作者的经验,通过岩下窦-海绵窦路径更加直接,尽量避免采用经眼上静脉途径,因其可能导致不可控的出血。

导管进入海绵窦后,应将其尖端送至瘘口附近。由于在静脉中控制导管难度较大,因而有必要采用弹簧圈栓塞整个海绵窦。操作过程中要避免栓塞不全以及血液逆流至眼部静脉及皮层静脉,以免引起眼内压急剧升高而影响视力。因此,应考虑先行栓塞眼部静脉或蛛网膜下隙静脉。

经静脉途径栓塞过程应适当放慢速度,术者应当确定瘘口已经栓塞完全以及眼部、大脑静脉未出现反流后,再用弹簧圈栓塞岩下窦(或其他静脉路径)。同经动脉途径栓塞一样,推荐使用促凝弹簧圈,但术后应特别关注有无血栓形成导致的脑神经麻痹或者疼痛等并发症的出现。同样,Onyx液体栓塞剂与弹簧圈联合应用也是有效的辅助措施。

11.3.4.4 术后注意事项

患者术后应至少绝对卧床48小时,并使用镇痛药物,因为脑膜与血管壁受到刺激可引起严重头痛。眼肌麻痹与突眼症状的暂时加重可以采用药物控制,其病情变化需要术者严密监测。大多数患者在瘘口栓塞后颅内杂音即可消失;术后可以再次听诊,如果出现复发,杂音一般会再次出现。在一篇报道中,32 名患者中有 5 名需要在术后接受进一步治疗[46]。另外,术后复查头颅正侧位片有助于术者判断球囊形态及有无球囊过早解脱。

11.3.4.5 随访

有人建议术后 3 个月复查视力及其他症状的恢复情况。可是如果患者在术后 4~5 天未出现并发症,一般来说便不会再复发,因此,上述观点是否必要执行仍值得商榷。在某些医疗中心,患者在出院前会再次行造影评估;术后 3~6 个月,则可行 MRI 检查来评估术后软组织肿胀消散、眼上静脉及海绵窦恢复情况。

参考文献

1. Jacobson BE, Nesbit GM, Ahuja A, Barnwell SL. Traumatic indirect carotid-cavernous fistula: report of two cases. Neurosurgery. 1996;39(6):1235–8.
2. Barrow DL, Spector RH, Braun IF, Landman JA, Tindall SC, Tindall GT. Classification and treatment of spontaneous carotid-cavernous sinus fistulas. J Neurosurg. 1985;62(2):248–56.
3. Walker AE, Allegre GE. Carotid-cavernous fistulas. Surgery. 1956;39(3):411.
4. Takahashi M, Killeffer F, Wilson G. Iatrogenic carotid cavernous fistula. Case report. J Neurosurg. 1969;30:498–500.
5. Hamby WB. Carotid cavernous fistulas. Springfield: Charles C. Thomas; 1966.
6. van Rooij WJ, Sluzewski M, Beute GN. Ruptured cavernous sinus aneurysms causing carotid cavernous fistula: incidence, clinical presentation, treatment, and outcome. AJNR Am J Neuroradiol. 2006;27(1):185–9.
7. Wermer MJH, van der Schaaf IC, Algra A, Rinkel GJE. Risk of rupture of unruptured intracranial aneurysms in relation to patient and aneurysm characteristics: an updated meta-analysis. Stroke. 2007;38(4):1404–10.
8. Graf CJ. Spontaneous carotid-cavernous fistula. Ehlers-Danlos syndrome and related conditions. Arch Neurol. 1965;13(6):662–72.
9. Fox R, Pope FM, Narcisi P, Nicholls AC, Kendall BE, Hourihan MD, et al. Spontaneous carotid cav-ernous fistula in Ehlers Danlos syndrome. J Neurol Neurosurg Psychiatry. 1988;51(7):984–6.
10. Koo AH, Newton TH. Pseudoxanthoma elasticum associated with carotid rete mirabile. Case report. AJR Am J Roentgenol. 1972;116:16–22.
11. Zimmerman R, Leeds NE, Naidich TP. Carotid-Cavernous Fistula Associated with Intracranial Fibromuscular Dysplasia 1. Radiology. 1977;122(3):725–6.
12. Harris FS, Rhoton Jr AL. Anatomy of the cavernous sinus: a microsurgical study. J Neurosurg. 1976;45(2):169–80.
13. Yasuda A, Campero A, Martins C, Rhoton Jr AL, Ribas GC. The medial wall of the cavernous sinus: microsurgical anatomy. Neurosurgery. 2004;55(1):179–89. discussion 189–90
14. Kupersmith MJ. Neurovascular Neuro-ophthalmology. Berlin/Heidelberg: Springer; 1993. pp. 69–79. ISBN: 9780387556369
15. Harris GJ, Rice PR. Angle closure in carotid-cavernous fistula. Ophthalmology. 1979;86(8):1521–9.
16. Komiyama M, Nakajima H, Nishikawa M, Kan M. Traumatic carotid cavernous sinus fistula: serial angiographic studies from the day of trauma. AJNR Am J Neuroradiol. 1998;19(9):1641–4.
17. Bussière M, Lownie SP, Pelz DM, Nicolle D. Direct carotid-cavernous fistula causing brainstem venous congestion. J Neuroophthalmol. 2009;29(1):21–5.
18. Takahashi S, Sakuma I, Otani T, Yasuda K, Tomura N, Watarai J, Kinouchi H, Yanagisawa T, Mizoi K. Carotid-cavernous fistula associated with an intra-cranial lesion caused by cortical venous reflux. Interv Neuroradiol•. 2006;12(1 suppl):167–73.
19. Turner DM, Vangilder JC, Mojtahedi S, Pierson EW. Spontaneous intracerebral hematoma in carotid-cavernous fistula. Report of three cases. J Neurosurg. 1983;59(4):680–6.
20. Chen CC, Chang PC, Shy CG, Chen WS, Hung HC. CT angiography and MR angiography in the evaluation of carotid cavernous sinus fistula prior to embolization: a comparison of techniques. Am J Neuroradiol. 2005;26(9):2349–56.
21. Vattoth S, Cherian J, Pandey T. Magnetic resonance angiographic demonstration of carotid-cavernous fistula using elliptical centric time resolved imag-ing of contrast kinetics (EC-TRICKS). Magn Reson Imaging. 2007;25(8):1227–31.
22. Travers B. A case of aneurism by anastomosis in the orbit, cured by the ligature of the common carotid artery. Med Chir Trans. 1811;2:1–16.
23. Hamby WB, Gardner WJ. Treatment of pulsating exophthalmos: with report of two cases. Arch Surg. 1933;27(4):676–85.
24. Hosobuchi Y. Electrothrombosis of carotid-cavernous fistula. J Neurosurg. 1975;42(1):76–85.
25. Mullan S. Treatment of carotid-cavernous fistulas by cavernous sinus occlusion. J Neurosurg. 1979;50(2):131–44.
26. Serbinenko FA. Balloon catheterization and occlu-

sion of major cerebral vessels. J Neurosurg. 1974; 41(2):125–45.

27. Debrun G, Lacour P, Vinuela F, Fox A, Drake CG, Caron JP. Treatment of 54 traumatic carotid-cavernous fistulas. J Neurosurg. 1981;55(5):678–92.

28. Goto K, Hieshima GB, Higashida RT, Halbach VV, Bentson JR, Mehringer CM, et al. Treatment of direct carotid cavernous sinus fistulae. Various therapeutic approaches and results in 148 cases. Acta Radiol Suppl. 1986;369:576–9.

29. Higashida RT, Halbach VV, Tsai FY, et al. Interventional neurovascular treatment of traumatic carotid and vertebral artery lesions. Results in 234 cases. AJR Am J Roentgenol. 1989;153:577–82.

30. Jacobs JM, Parker GD, Apfelbaum RI. Deflation of detachable balloons in the cavernous sinus by percutaneous puncture. AJNR Am J Neuroradiol. 1993;14(1):175–7.

31. Jung JY, Kim SH, Kim DJ, Kim D-I. Navigation-assisted transsphenoidal deflation of a detachable balloon in the cavernous sinus after embolization of a direct carotid-cavernous fistula. Acta Neurochir. 2007;149(2):207–12. discussion 212

32. Kwon BJ, Han MH, Kang H-S, Chang K-H. Endovascular occlusion of direct carotid cavernous fistula with detachable balloons: usefulness of 3D angiography. Neuroradiology. 2005;47(4):271–81.

33. Palestine AG, Younge BR, Piepgras DG. Visual prognosis in carotid-cavernous fistula. Arch Ophthalmol. 1981;99(9):1600–3.

34. Siniluoto T, Seppänen S, Kuurne T, Wikholm G, Leinonen S, Svendsen P. Transarterial embolization of a direct carotid cavernous fistula with Guglielmi detachable coils. AJNR Am J Neuroradiol. 1997; 18(3):519–23.

35. Teng MM, Chang CY, Chiang JH, Lirng JF, Luo CB, Chen SS, et al. Double-balloon technique for embolization of carotid cavernous fistulas. AJNR Am J Neuroradiol. 2000;21(9):1753–6.

36. Weber W, Henkes H, Berg-Dammer E, Esser J, Kühne D. Cure of a direct carotid cavernous fistula by endovascular stent deployment. Cerebrovasc Dis.

2001;12(3):272–5.

37. Lee C-Y, Yim M-B, Kim I-M, Son E-I, Kim D-W. Traumatic aneurysm of the supraclinoid internal carotid artery and an associated carotid-cavernous fistula: vascular reconstruction performed using intravascular implantation of stents and coils. Case report. J Neurosurg. 2004;100(1):115–9.

38. Morón FE, Klucznik RP, Mawad ME, Strother CM. Endovascular treatment of high-flow carotid cavernous fistulas by stent-assisted coil placement. AJNR Am J Neuroradiol. 2005;26(6):1399–404.

39. Wang YL, Ma J, Ding PX, Li YD, Han XW, Wu G. Treatment of post-traumatic carotid-cavernous fistulas with the Willis covered stent. A preliminary prospective study. Interv Neuroradiol. 2012;18(2):172–7.

40. Yin B, Sheng HS, Wei RL, Lin J, Zhou H, Zhang N. Comparison of covered stents with detachable balloons for treatment of posttraumatic carotid-cavernous fistulas. J Clin Neurosci. 2013;20(3):367–2.

41. Kerber CW, Bank WO, Cromwell LD. Cyanoacrylate occlusion of carotid-cavernous fistula with preservation of carotid artery flow. Neurosurgery. 1979;4(3):210–5.

42. Luo C-B, Teng MMH, Chang F-C, Chang C-Y. Transarterial balloon-assisted n-butyl-2-cyanoacrylate embolization of direct carotid cavernous fistulas. AJNR Am J Neuroradiol. 2006;27(7):1535–40.

43. Zaidat OO, Lazzaro MA, Niu T, Hong SH, Fitzsimmons B-F, Lynch JR, et al. Multimodal endovascular therapy of traumatic and spontaneous carotid cavernous fistula using coils, n-BCA, Onyx and stent graft. J Neurointerv Surg. 2011;3:255–62.

44. Boccard E, Ditchfield A, Valvassori L. Arteriovenous fistulas of intracranial dural sinuses. In: Byrne JV, editor. Interventional Neuroradiology. Oxford University Press; 2002. p. 15–75.

45. Chun GFH, Tomsick TA. Transvenous embolization of a direct carotid cavernous fistula through the pterygoid plexus. AJNR Am J Neuroradiol. 2002;23(7):1156–9.

46. Malan J, Lefeuvre D, Mngomezulu V, Taylor A. Angioarchitecture and treatment modalities in posttraumatic carotid cavernous fistulae. Interv Neuroradiol. 2012;18(2):178–86.

第 12 章

Galen 静脉和非 Galen
静脉的脑动静脉瘘

引言

　　本章节介绍由脑动静脉直接吻合而形成的动静脉瘘。Galen 静脉（大脑大静脉）畸形也被称为 Galen 静脉动脉瘤样畸形，此概念已取代了之前容易引起混淆并经常误用的两个概念，即"Galen 静脉瘤"和"Galen 静脉动脉瘤样扩张"。事实上，两者有各自特定的解剖学定义，直到最近，这两个概念仍被随意地并不加以区分地用来形容包含动静脉分流至扩张的深部静脉引流系统这类血管结构。回顾我们现在使用的定义及观点的发展史，从有限的病例中总结归纳，确定造影诊断标准、制订治疗原则。如今我们能够对这样的病例做出诊断、评估预后和制订治疗计划，皆归功于前人的努力。但同时，我们也应当勇于对前人的假设提出质疑，只有这样，医学方可进步。

　　本章将系统地介绍 Galen 静脉畸形的特点，明确其与其他引流至 Galen 静脉的动静脉瘘和动静脉畸形的区别。通过这些，我们还可以重新审视脑循环的胚胎发育过程。同时，我们也将介绍引流至其他静脉的脑动静脉瘘，即非 Galen 静脉动静脉瘘，常见于儿童，相比于 Galen 静脉畸形，其血管内治疗也面临着相当的挑战。

12.1 涉及 Galen 静脉的动静脉瘘和动静脉畸形

　　这类病变位于硬脑膜内，常见于婴儿和儿童。它们通常属于高流量病变，两者的表现形式和导致的神经功能障碍有相似之处。但发病率不甚确切，一项大型的神经介入统计分析指出，儿童的发病率不超过 15%。由于本病罕见，报道的病例数少，且多以血管内治疗为主，故推荐新生儿和婴儿患者至专科医院进行诊治。

　　该类疾病主要有三种分型。

　　Galen 静脉畸形（VOGM）：VOGM 是向 Galen 静脉（vein of Galen，VOG）的胚胎学前体（Markowski 的前脑中央静脉）引流的一类动静脉瘘，受累血管位于蛛网膜下隙。

　　脑动静脉瘘（CAVF）：CAVF 由脑动脉供血，首先引流至软脑膜下隙的软脑膜静脉。然后部分引流到扩张的 Galen 静脉及部分引流到皮层浅静脉，这类 CAVF 即为非 Galen 静脉的 CAVF。其区别在于由单根血管或小型血管丛引流至瘘口。

脑动静脉畸形（BAVM）：BAVM 包含深部的脑实质结构，引流至扩张的 Galen 静脉。本病在各年龄段均有发生，本章不予赘述。

12.1.1 Galen 静脉畸形的定义

由于临床表现相近，关于 VOGM 与继发于 AVM 或动静脉瘘的扩张的（动脉瘤样）Galen 静脉之间区别，相关文献报道十分混乱。1989 年，Raybaud、Strother 和 Hald 提出了 VOGM 的解决方案和血管造影评判标准[1]，他们首先发现，在 Galen 静脉畸形中扩张的中线血管实际上是前脑中央静脉或 Markowski 静脉。在介绍前，我们有必要回顾一下脑血管的胚胎发育过程。

12.1.2 胚胎学

如第 1 章所述，在脉络膜期以前，神经管由羊水供给营养。而在管鞘形成后，神经管起初由原始脑膜的表层血管滋养，但随着脑泡的神经管端部发育，血供需求增加，这一部位改由脉络膜血管滋养，即称为脉络膜期。

脉络膜和四叠体动脉出现于胚胎发育的第 5 周，供应脉络丛。原始前脑泡的神经纤维沿其走行发育，演变成为原始间脑和端脑次级脑泡。随着端脑脉络丛的不断扩张，间脑腹侧面将分化出一支背侧静脉并汇入端脑脉络丛，Hochstetter[2]将其称为"前脑中央静脉"。该静脉存在时间较短，只有在胚胎发育的第 8~11 周（8~50mm 阶段）才能够观察到，这一时期大脑皮层正在不断发育。我们称之为前脑中央静脉（MPV）（如图 12.1）。

由于脉络丛较血管发育早，所以比血管更早地进入到脑实质中，因此 MPV 是颅内第一支引流静脉。在这一阶段，脉络丛主要由大脑前动脉的脉络膜分支供血。胚胎第 12 周时，MPV 逐步退化，其末梢残端与成对的大脑内静脉融合，形成 Galen 静脉。假设 MPV 的输出静脉（Galen 静脉喙）未发生融合，则可能演变成为脉络膜型的 Galen 静脉畸形。

硬脑膜窦的形成过程复杂，是由多个独立的静脉丛融合而成。在胎儿中常见一个短暂出现的镰状窦经 Galen 静脉汇入上矢状窦，常表现为 VOGM。这一现象在新生儿和婴幼儿中偶尔也可出现，常被视为一种正常的血管变异，但其胚胎发育机制尚不明确。

12.1.3 Galen 静脉畸形的早期描述

Galen 静脉畸形的早期描述尚未阐明畸形的形成是胚胎学退化不良所致。Galen 静脉扩张现象最早由 Steinheil 在 1895 年 [3]描述为"静脉曲张性动脉瘤"，Galen 静脉动脉瘤的概念由此而生。

Litvak 等在 1960 年[4]最先认识到 MPV 相关病变和其他病因间的区别。他们描述了原发性和继发性 Galen 静脉动脉瘤，指出中线处的动静脉瘘和动静脉畸形的区别在于前者是扩张的 Galen 静脉所致。Gold 等在 1964 年[5]对于这类疾病的表现形式进行了精确的描述，并将其定义为 Galen 静脉畸形，根据临床表现分为三类：表现为充血性心力衰竭的新生儿；表现为脑积水与癫痫的婴儿；表现为进行性头痛和自发性颅内出血的大龄儿童和成人。Amacher 和 Shilitto[6]补充了第四种类型，表现为头围增大和轻度充血性心力衰竭的婴幼儿。

1988 年，根据动静脉分流至 Galen 静脉的不同血管造影表现，Yasargil[7]提出了另一种分类方法，包括四种类型。

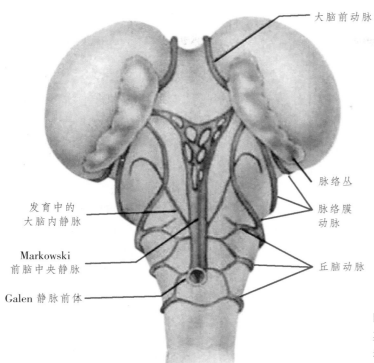

大脑前动脉

脉络丛

脉络膜
动脉

丘脑动脉

发育中的
大脑内静脉

Markowski
前脑中央静脉

Galen 静脉前体

图 12.1　Markowski 前脑中央静脉，其传入动脉为脉络膜动脉和大脑前动脉。(Reproduced from Raybaud et al. [1] with permission)

Ⅰ型：直接由扩张的动脉分流至 Galen 静脉的动静脉瘘，瘘口均位于 Galen 静脉壶腹部。整个病变呈轴外朝向。

Ⅱ型：动静脉畸形由经中脑和间脑的丘脑穿支动脉构成，其分支供应正常脑组织。这类病变呈轴内或轴外朝向。

Ⅲ型：Ⅰ型和Ⅱ型的混合型。

Ⅳ型：相关引流静脉邻近或汇入 Galen 静脉的脑动静脉畸形。

1989 年，Raybaud 等[1]通过对 23 名患者进行总结分析，其中仅有 12 例具备完整的血管造影资料，提出 Galen 静脉的动脉瘤样扩张是永存 MPV 喙所致。而新生儿和婴幼儿发病可能归结于胚胎发育第 6~11 周时出现的胚胎学变异。他们认为，瘘起源于蛛网膜下隙的脉络膜和四叠体(丘脑)动脉，同时由于发育中的大脑内静脉和永存 MPV 间缺乏正常的交通支，脑组织正常的深静脉引流被扩张的 Galen 静脉取代。Raybaud 等同时也发现了 MPV 静脉引流的几种变异：直窦缺如(占 50%)、乙状窦狭窄或缺如、镰状窦退化不全以及镰状环变异。然而，他们提出动脉瘤样 Galen 静脉这一概念应当予以保留(如图 12.2)。

12.1.4 Galen 静脉畸形的当前描述

Berenstein 和 Lasjaunias[8]对 Galen 静脉动脉瘤样扩张的分类方法进行简化，对于引流至永存 MPV 的一类血管畸形，将其分为壁型和脉络膜型，只有在动静脉分流至 MPV 时，才使用 Galen 静脉畸形的概念。

两种类型的 Galen 静脉畸形定义如下。

脉络膜型：该型由帆间池中多发的瘘形成，连接 MPV 前支。该类病变位于蛛网膜下隙，呈轴外朝向。畸形血流汇入到 MPV 前支，是胚胎期脉络膜血管的永存部分。合并心力衰竭的新生儿中常见此型。

壁型：此种类型中，瘘发生在 MPV 血管壁，仅有少量供血动脉。这些供血动脉主要来自脉络膜动脉和四叠体动脉（丘脑动脉）。此型可见于儿童，在婴幼儿患者中常表现为巨颅和发育迟滞。

两种分型的共同点在于这两类畸形均汇入 MPV，畸形团与正常深静脉引流系统间无交通支，血供均来源于脉络膜后动脉（Raybaud 等认为很难区分脉络膜动脉后内侧支和后外侧支，如图 12.2）。

12.1.5 脉络膜型与壁型 Galen 静脉畸形的鉴别要点

脉络膜型 Galen 静脉畸形相关的特征性表现早在新生儿期（即出生后 28 天内）就已出现。该型通常伴发心力衰竭、镰状窦（合并直窦缺如）以及乙状窦未闭。表现为充血性心力衰竭的婴儿常合并有脑脊液吸收异常和发育迟滞。壁型 Galen 静脉畸形的特征性表现往往在婴儿期（即 6 个月~3 岁）才出现，其症状包括头围增大、心力衰竭（程度轻于脉络膜型 Galen 静脉畸形的新生儿）、发育迟滞和脑积水。镰状窦不一定存在，但乙状窦阻塞则十分常见。这类畸形的引流静脉经基

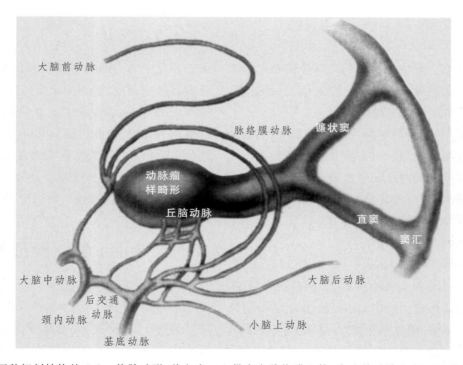

图 12.2　两种解剖结构的 Galen 静脉畸形：前方瘘口血供来自脉络膜血管（大脑前动脉和大脑后动脉的脉络膜支），下方瘘口血供来自丘脑动脉系统（小脑上动脉的分支、大脑后动脉和脉络膜后内侧动脉）。（Reproduced from Raybaud et al.[1] with permission）

底静脉向前转向,汇入海绵窦、眶静脉或穿颅骨的头皮静脉。出生时海绵窦通常尚未发育,出生后 18 个月才逐渐发育成熟。这段时间里,Galen 静脉畸形常经旁路引流。

Brunelle[10]对 Galen 静脉畸形的供血动脉进行总结,脉络膜后动脉(内侧支和外侧支)占 100%,大脑前动脉(胼周动脉三角支)占 69%,直接由基底动脉发出的"中脑穿支动脉"供血的占 30%。Berenstein 和 Lasjaunias[8]对两类 Galen 静脉畸形的常见的供血动脉进行了归纳,见表 12.1。脉络膜前动脉或豆纹动脉供血相对少见,而大脑中动脉供血更为罕见。

Galen 静脉动脉瘤样扩张所致的其他类型的瘘不涉及永存 MPV,这些瘘在胚胎期后才出现,其出现晚于 Galen 静脉的深静脉引流系统。在本章中,这些瘘将与起源于颅内其他部位并同样常见于儿童和青年的非 Galen 静脉脑动静脉瘘一并讨论。

表 12.1　Galen 静脉畸形的供血动脉

脉络膜型	壁型
脉络膜后动脉	脉络膜后动脉
胼周动脉	四叠体(丘脑)动脉
丘脑穿支(室管膜下支)动脉	

12.2 Galen 静脉畸形

在回顾以上基础知识后,我们开始就临床病例中的问题展开讨论。

12.2.1 症状

Johnston 等[11]对 232 名患者(主要是儿童)的临床表现进行回顾总结,见表 12.2。成

表 12.2　Galen 静脉畸形的临床表现

症状体征[a]	n=
充血性心力衰竭	110(47%)
脑积水	44(19%)
杂音	57(25%)
局灶性神经功能障碍	37(16%)
癫痫	26(11%)
出血	25(11%)
总计	232

[a] 症状体征系文献报道病例的临床表现[11]。

人患者仅占 9%, 约 50%的患者表现为充血性心力衰竭。Galen 静脉畸形男性发病率较高(1.7:1)。

高流量动静脉分流所致的症状包括:

1.充血性心力衰竭(CHF)

继发于动静脉分流的高排出量心力衰竭往往在出生后不久即可出现(低阻力胎盘循环消失),脉络膜型较壁型 VOGM 新生儿更易出现心力衰竭。心力衰竭的严重程度与分流区域大小、供血动脉及引流静脉类型或流出道受阻与否无关,可能与心脏持续的右向左分流有关,需要及时的内科干预。内科干预无效是血管内治疗的适应证。心力衰竭常伴有房间隔缺损或动脉导管未闭,需要进行干预以减少右心负荷。年龄较大的患儿病情往往较轻,但在出生时或出生 2 周内出现心力衰竭的患儿预后较差。

2.生长发育迟滞

充血性心力衰竭合并脑积水可导致脑灌注降低,进而出现神经功能障碍。神经功能障碍的表现在婴幼儿患者中很难发现,常表现为生长发育迟滞。静脉高压可对下丘脑和垂体造成影响,也会导致脑积水,从而使脑组织灌注降低。

3.进行性头围增大和脑积水

脑积水出现往往伴有脑室、脑池扩张，常继发于颅内静脉压升高和脑脊液吸收障碍，即交通性脑积水。扩张的 Galen 静脉压迫导水管是脑积水形成的次要原因（脑室分流对其无效）。静脉窦（直窦或乙状窦）闭锁或缺如导致一定程度的静脉流出道梗阻，可进一步升高静脉压。如果海绵窦发育不全，经海绵窦汇入翼丛的引流通路将丧失作用，则眶静脉和穿颅骨的头皮静脉会出现扩张。如果海绵窦发育成熟，则头皮静脉充盈不明显。新生儿静脉窦阻塞不常见，头部静脉扩张、巨颅畸形的症状更常见于婴幼儿。引流静脉自发性血栓形成可见于任何年龄，可加重静脉高压和脑积水。

4.颅内钙化和脑软化

钙化可在引流静脉血管壁出现或继发于颅内出血。皮层下钙化出现在皮髓质交界区（即分水岭区）的引流静脉，主要为脑灌注降低所致。常表现为脑萎缩（或发育迟缓），其病程可描述为脑软化。这些病变预后不佳，在临床症状出现以前可作为诊断依据。及时的脑脊液分流手术可有效缓解这种症状。

5.癫痫

癫痫通常由静脉高压、脑软化及钙化和脑萎缩所致。对于大龄儿童，静脉扩张直接压迫皮层具有诱发癫痫的潜在风险。

6.出血

由 Galen 静脉畸形导致的自发性颅内出血较为少见。脑实质出血多见于大龄儿童和青年，其病因为静脉流出道梗阻、引流静脉自发性血栓形成或外科分流术后并发症。出血可能引起梗阻性脑积水。

12.2.2 Galen 静脉畸形的病理

通过对新生儿和婴幼儿 Galen 静脉畸形患者进行尸检，归纳其病理学改变，具体表现为脑出血、脑室周围白质软化和皮层坏死[12,13]。Galen 静脉本身发生扩张，管壁增厚。显微镜下可观察到血管内膜增生等动脉样转化[12]。

12.2.3 发病率，流行病学和自然病史

Galen 静脉畸形和脑动静脉瘘属罕见疾病，根据现有文献难以统计其发病率。总体发病率低于 1%，但在引起充血性心力衰竭的脑血管畸形中，这两类畸形占 60%～100%。Berenstein 和 Lasjaunias 认为，瘘占所有脑血管畸形的 15%，其中 Galen 静脉畸形占 12%，其他瘘占 3%[8]。加利福尼亚大学报道的 41 例 Galen 静脉畸形患者中，其血管造影亚型分析显示，混合型占 32%，壁型占 29%，脉络膜型占 26%[14]。

Yan 等[15]对未治疗的 Galen 静脉畸形进行回顾和 Meta 分析，进而研究其自然病史。他们估算这类疾病在外科手术或介入栓塞治疗前猝死率为 6%（95%可信区间：3%～9%），绝大多数（94%）发生在婴幼儿患者，归因于充血性心力衰竭（68%）、脑积水（19%）、脑软化（9%）、脑缺血（7%）、癫痫发作（5%）和脑出血（3%）[15]。因此，Galen 静脉畸形是高危疾病，及时的外科干预或可挽救生命。但不同于年龄稍大的儿童，新生儿患者难以耐受栓塞（或其他干预手段）。因此，现在广泛推荐对于这类疾病的干预应尽可能延后进行。但即便如此，一些患者仍然难以获得良好的预后。因此，目前诞生了相应的用于指

导治疗这类疾病的标准。巴黎 Bicêtre 医院[16]整合了一套评估体系,用于筛选适合介入栓塞治疗的新生儿患者,如表 12.3 所示。这套筛选标准用于指导管理患有颅内动静脉疾病的儿科患者,它强调血管造影结果并不是确定提前干预的唯一因素。近期 Mortazavi 等[17]提出了一种更为详细的筛选方法,依据上述综合评判标准进行筛选的同时,需综合考虑显著影响患者预后的临床表现及畸形团血管的结构特征。

若评分低于 8 分,禁忌行栓塞治疗;若评分为 8~12 分,推荐行急诊栓塞;若评分高于 12 分,推荐择期栓塞。若影像资料提示有脑软化灶,评分则低于 8 分,禁忌行栓塞治疗。

12.2.4 影像评估

12.2.4.1 产前评估

CT:宫内超声[18]能够探测到中线区透声或低回声结构,从而清晰地显示扩张的 MPV 及其他扩张的血管。彩色多普勒超声可用来分辨畸形团的血管性质及高血流,并且可弄清病变的动脉血供[19]。心功能评估能够发现心动过速(心率>200 次/分)、频发性期前收缩和三尖瓣反流,协助诊断心功能不全。

MRI(图 12.3):对于图像质量要求较高,有助于在四叠体池定位 Galen 静脉畸形,同时能够清晰地显示扩张血管[18]。可用于协助超声诊断 Galen 静脉畸形[20]。

12.2.4.2 产后评估

经囟门超声:通常作为产后脑部影像检查的首选方法,适用于出生后伴有发绀等充血性心力衰竭表现的新生儿,能够显示扩张的 MPV 和脑室大小。这种方法尤其适用于 Galen 静脉畸形患者的快速评估和介入治疗后的随访。

CT:相比于正常脑组织,扩张的回流系统 CT 平扫呈等密度或稍高密度,注射显影

表 12.3　Bicêtre 医院新生儿评分量表[16]

得分	心功能	脑功能	肝功能	肺功能	肾功能
5	正常	正常	—	正常	—
4	无须治疗的心脏超负荷	颅内孤立性脑电异常	—	轻度气促	—
3	可控性心力衰竭	非惊厥性间歇性神经症状	无肝大,肝功能正常	重度气促	正常
2	不可控性心力衰竭	孤立性惊厥发作	肝大,肝功能正常	机械通气且正常饱和度吸入气中氧浓度分数<25%	短暂性无尿
1	须机械通气	癫痫,永久性神经功能障碍	轻度或短暂性肝功能不全	机械通气且正常饱和度的吸入气中氧浓度分数<25%	治疗期间不稳定性多尿
0	治疗无效	—	凝血障碍,肝酶升高	机械通气,氧饱和度不足	无尿

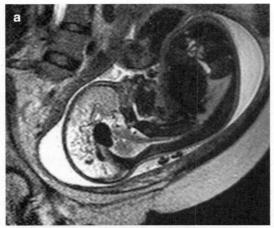

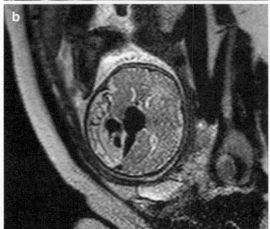

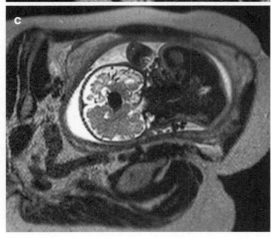

图 12.3　Galen 静脉畸形的宫内诊断：妊娠晚期矢状位（a）、轴位（b）和冠状位（c）。MRI 提示中线处有扩张的血管结构。（Courtesy of Dr. G. Quaghebeur）

剂后可见明显强化。Galen 静脉畸形扩张的血管内出现充盈缺损提示血栓形成。CT 平扫有助于显示皮层下钙化和脑软化，而后者是介入或外科治疗的禁忌证。同样，脑萎缩和脑积水是确定治疗方案时须重点考虑的因素。

CTA（图 12.4）：CTA 能够快速分辨病灶的血管结构，前提是患者（特别是新生儿）能够耐受快速注射显影剂。

MRI：MRI 能够明确 Galen 静脉畸形及其对脑组织的影响，但在新生儿患者中的应用有其局限性。MRI 成像无须使用显影剂，

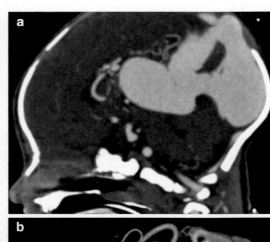

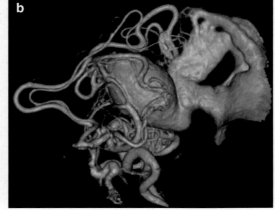

图 12.4　CTA 重建矢状位（a,b）显示新生儿的脉络膜型 Galen 静脉畸形。由于双侧乙状窦狭窄，镰状窦明显扩张。

有助于定位瘘的位置，显示相关畸形团。MRI同样能够清晰地显示出 MPV 或引流静脉中的血栓。

　　血管造影：由于血管造影能够清晰地显示微小供血动脉、畸形团和瘘口血流速度，因此可作为诊断的金标准。对于新生儿或婴幼儿患者，造影剂用量受限，通常须在血管内治疗开始前快速进行血管造影评估。

12.2.5 Galen 静脉畸形的血管内治疗

　　对于表现为充血性心力衰竭的新生儿，药物治疗是首选方法，只有在心力衰竭进展难以控制时，才考虑直接对畸形团进行治疗。最新的研究结果显示，血管内治疗疗效优于显微神经外科治疗，故血管内治疗已取代显微神经外科治疗成为一线的治疗方案[21]。

12.2.5.1 治疗目标

　　新生儿：闭合分流，减少脑血流量，从而缓解心力衰竭。栓塞的目标是联合内科治疗控制心力衰竭。由于可能需要分次栓塞（特别是脉络膜型 Galen 静脉畸形），急诊治疗因此受限。

　　新生儿和婴幼儿：预防因颅内静脉高压和中脑导水管受压所致的脑积水加重以及脑软化。最好的方法是闭合所有的动静脉分流，但若临床检查和影像评估允许，治疗最好推迟到婴幼儿期（最佳年龄为 6 个月）[22]。

　　新生儿、婴幼儿和儿童：若因引流静脉占位效应出现脑积水（导水管阻塞所致）或癫痫发作，则应缩小引流静脉。

　　所有年龄：降低自发性出血或再出血风险。

12.2.5.2 血管内治疗技术

　　经动脉和经静脉途径治疗 Galen 静脉畸形均有尝试，后者现在多已弃用[14]。

　　动脉入路技术：动脉入路常在全麻下进行，经股动脉置入 4F 导管系统进行造影明确诊断。4F 导管可作为导引导管辅助微导管进行超选和栓塞。对于年龄较大(>5 岁)的儿童，可使用 5F 同轴系统。术中肝素化(50IU/kg)，并首选椎动脉入路，超选脉络膜后动脉后予以混合碘油或钽粉的 α-氰基丙烯酸正丁酯(n-butylcyanoacrylate，NBCA)进行栓塞，也可用乙烯-醋酸乙烯醇共聚物液体剂(Onyx)替代。对于高流量病变，预先行弹簧圈填塞有助于降低血流速度，从而减缓 NBCA 的弥散。推荐使用高浓度 NBCA，可快速凝固，防止其随血流进入 Galen 静脉或 MPV 远端主要的静脉窦中，甚至进入肺内[23]。

　　静脉入路：这项技术最初设计为经皮穿刺后，经窦汇入路超选直窦和 MPV（或 Galen 静脉）[24]。现在如果条件适宜，一般都以经股静脉入路，然后经颈内静脉超选MPV 或 Galen 静脉[14,25]。无论哪种入路方式，都应在瘘口的静脉端置入多个弹簧圈，并经动脉造影评估其闭合效果。现在也有采用动-静脉联合入路的案例报道。

12.2.6 Galen 静脉畸形的其他治疗方式

　　1.立体定向放射治疗

　　适用于介入栓塞后残余的小型(<3cm)病灶[10]。动静脉畸形在立体定向放射治疗后24~36 个月，畸形团血管方可有效闭塞，在此期间，Galen 静脉畸形可产生不可逆的脑损伤。因此，立体定向放射治疗只适用于病情稳定的年龄稍大的儿童。尽管有上述缺陷，但放射治疗在特定的病例中仍有疗效[26]。

　　2.脑脊液分流术

　　分流手术尚存争议，其原因在于静脉高

压所致的交通性脑积水,闭合瘘口是其唯一有效方法。在一些病例中,当 MRI 明确显示导水管受压,应行脑室腹腔分流术。但闭合瘘口可使扩张的静脉收缩、静脉压力降低,仍是更为合理的治疗方法。分流手术后出现认知功能降低的风险增高[27]。

12.2.7 临床预后

短期预后:血管内治疗的并发症包括脑出血、脑梗死,介入操作导致的血管损伤和脑积水加重。一项对 667 例患者进行栓塞治疗的系统性回顾研究显示[28],手术死亡率为 10%(95%可信区间:8%~12%),并发症发生率为 37%(95%可信区间:29%~45%),栓塞病例中 40%为新生儿,而未经治疗的新生儿患者中死亡率高达 90%(见下文)。

长期预后:由于治疗技术发展迅速,对比新老患者的预后没有意义,因此难以评估患者的长期预后。一系列研究发现,病程中出现智力障碍的比例高达 62%,因此神经功能预后的随访应包括认知功能改善情况。

手术结果:Johnston 等[11]回顾了在血管内治疗前接受手术治疗的患者,并与近期手术疗效进行对比,所得数据被广泛认可。研究共纳入 245 名患者,统计其总体死亡率为 56%(经内科和外科治疗后),其中新生儿的死亡率高达 91%,无论其接受治疗与否。随着年龄增长,直接手术的疗效有所改善,其中婴幼儿死亡率为 32%,而儿童(1~5 岁)死亡率降至 26%。外科手术的死亡率和致残率分别为 37%和 46%,因此,仅有 17%的患者接受外科治疗后无功能障碍。

血管内治疗结果:相比外科手术治疗,血管内治疗后死亡率为 10%~15%,即使将合并其他情况的患者纳入考虑,结果仍有显著差异[28,29]。在一项最新的回顾分析[29]中,对 2000 年以前治疗的 200 名患者与 2000—2010 年间的 337 例患者的预后进行比较,所有接受血管内治疗的患者的死亡率为 15%。这段时间里,患者获得良好临床预后的比例不断提高,在 1983—2000 年为 72%,而 2000—2010 年为 84%。Lasjaunias 等[30]报道了 1984—1994 年连续的 120 名儿科患者的治疗情况,其中 90%为新生儿或婴幼儿。由于合并脑软化和预后不良等治疗禁忌,17%的患者未行血管内治疗。结果显示,53%的患者达到解剖学治愈,80%的患者临床症状改善,其中 8.5%的患者伴有永久性神经功能缺失和认知障碍,死亡率为 9%。Yan 等[28]进行的 Meta 分析也得到了相似结果,介入栓塞的解剖学治愈比例为 57%,良好获益率达 68%(95%可信区间:61%~76%)。目前血管内治疗已成为一线治疗方案,但也应该承认,患者预后改善是对患者进行筛选、心力衰竭的内科治疗以及专科医院技术等综合改进的结果。

12.3 非 Galen 静脉的脑动静脉瘘

脑动静脉瘘是一种动脉、静脉直接交通的疾病,表现为最简单形式的动静脉分流。发生于颅脑外伤后,通常累及硬脑膜血管;一些高流量分流的影响在第 11 章中有相应介绍。脑(软膜或软膜下)动静脉分流可见于脑动静脉畸形的畸形团中,但偶尔也有独立的自发性分流发生。非 Galen 静脉的脑动静脉瘘由 Walter Dandy[31]首次发现并进行了外科治疗。其特点包括扩张的静脉回流系统血管曲张,并由 1 支或 2~3 支扩张的动脉供血。根据瘘的位置不同,扩张的静脉汇入深部或表浅静脉。

12.3.1 流行病学

非 Galen 静脉脑的动静脉瘘可发生于儿童和成人,但主要见于儿童。Lownie 等[32]回顾了 41 例病例报道,其中新生儿占 12%,<2 岁的婴幼儿占 27%,<16 岁的儿童占 37%,成人占 24%。一些学者[16]认为,非 Galen 静脉脑动静脉的瘘应该被归类为儿科脑动静脉畸形的一部分。

12.3.2 临床表现

在新生儿中几乎都表现为急性心力衰竭。而儿童和成人症状多样,包括头痛、癫痫和局灶性神经功能障碍。婴儿可表现为进行性头围增大,由于静脉曲张的占位效应,常出现轻度慢性心力衰竭、癫痫等其他症状。根据 Lownie 等[32]的研究结果,自发性出血较为罕见,仅占 7%,可发生在除新生儿期以外的各年龄段。

12.3.3 影像学

根据血管造影,动静脉瘘可至少累及一支动脉。在成人中,单支动脉通常供给一个瘘口,但儿童中可见多发瘘口,尤其是累及多支动脉时(图 12.5)。

12.3.4 治疗

多学科小组应根据不同的干预方式,对患者进行筛选和分类,从而进行相应的治疗和管理。由于缺乏指南,应对患者进行个体化治疗[33]。这类疾病较为罕见,难以对外科手术闭塞和介入栓塞的效果进行比较。两种治疗方式的目标都是切断供血动脉和引流静脉间的交通。

外科手术:如果开颅能够到达瘘口位置,瘘口可经手术结扎治愈。瘘口手术结扎可联合曲张静脉切除,但也可能没有必要,因为一旦瘘口闭合,曲张的静脉将逐渐消失。

血管内治疗:可使用弹簧圈和(或)液体栓塞剂,经动脉途径进行栓塞。过去曾使用过可解脱球囊,但弹簧圈的可控性更佳,先准确放置几枚弹簧圈,从而减慢液体栓塞剂的弥散速度,使之充分凝固。和其他高流量分流一样,这种方法存在注射的栓塞剂通过瘘口进入静脉循环和肺部血管的风险。氰基

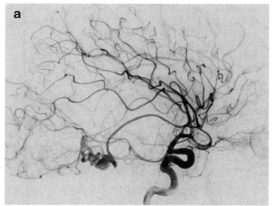

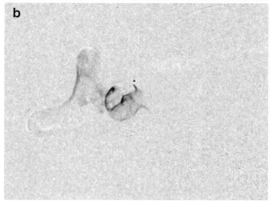

图 12.5　侧位造影(a)显示由大脑中动脉的一支分支(颞中动脉)供血的动静脉瘘破裂导致颞叶出血,造成动脉移位。颞中动脉进行超选造影(b)显示直接动静脉分流。

丙烯酸正丁酯（NBCA）具有快速聚合的特点，因此通常作为介入疗法的首选栓塞材料。最近双腔球囊的出现，可有效减少病变血流从而控制液体栓塞剂的弥散，也许未来可用于提升栓塞技术的安全性。

参考文献

1. Raybaud CA, Strother CM, Hald JK. Aneurysms of the vein of Galen: embryonic considerations and anatomical features relating to the pathogenesis of the malformation. Neuroradiology. 1989;31(2):109–28.
2. Hochstetter F. Æœber eine VarietÄ¤t der Vena cerebralis basialis des Menschen nebst Bemerkungen Ä¼ber die Entwicklung bestimmter Hirnvenen. Z Anat Entwickl Gesch. 1938;108(2):311–36.
3. Ciricillo SF, Schmidt KG, Silverman NH, Hieshima GB, Higashida RT, Halbach VV, et al. Serial ultrasonographic evaluation of neonatal vein of Galen malformations to assess the efficacy of interventional neuroradiological procedures. Neurosurgery. 1990;27(4):544–8.
4. Litvak J, Yahr MD, Ransohoff J. Aneurysms of the great vein of Galen and midline cerebral arteriovenous anomalies. J Neurosurg. 1960;17:945–54.
5. Gold A, Ransohoff J, Carter S. Vein of Galen malformation. Acta Neurol Scand. 1964;40(Suppl 11):1–31.
6. Amacher AL, Shillito Jr J. The syndromes and surgical treatment of aneurysms of the great vein of Galen. J Neurosurg. 1973;39(1):89–98.
7. Yasargil M. AVM of the brain. In: Microsurgery, vol. III, part B. Struttgart: Thieme; 1987.
8. Berenstein A, Lasjaunias P. Surgical neuroangiography, vol. 4. Berlin/Heidelberg: Springer; 1992. p. 270–307.
9. Bichat X. Traite' d' Anatonie descriptive, vol. 3. Paris: Rueff; 1802. p. 71–3.
10. Brunelle F. Arteriovenous malformation of the vein of Galen in children. Pediatr Radiol. 1997;27(6):501–13.
11. Johnston IH, Whittle IR, Besser M, Morgan MK. Vein of Galen malformation: diagnosis and management. Neurosurgery. 1987;20(5):747–58.
12. Reichman A, ViÃ±uela F, Duckwiler GR, Peacock WJ, Vinters HV. Pathologic findings in a patient with a vein of Galen aneurysm treated by staged endovascular embolization. Childs Nerv Syst. 1993;9(1):33–8.
13. Norman MG, Becker LE. Cerebral damage in neonates resulting from arteriovenous malformation of the vein of Galen. J Neurol Neurosurg Psychiatry. 1974;37(3):252–8.
14. Chow ML, Cooke DL, Fullerton HJ, Amans MR, Narvid J, Dowd CF, Higashida RT, Halbach VV, Hetts SW. Radiological and clinical features of vein of Galen malformations. J Neurointerv Surg. 2015;7:443–8.
15. Yan J, Gopaul R, Wen J, Li XS, Tang JF. The natural progression of VGAMs and the need for urgent medical attention: a systematic review and meta-analysis. J Neurointerv Surg. 2016; doi:10.1136/neurintsurg-2015-012212.
16. Lasjuanias P. Introduction and General Comments on Intracranial Arteriovenous Diseases. In Vascular diseases in neonates, infants and children. Berlin/Heidelberg: Springer-Verlag; 1997. pp 1–53.
17. Mortazavi MM, Griessenauer CJ, Foreman P, Bavarsad Shahripour R, Shoja MM, Rozzelle CJ, Tubbs RS, Fisher III WS, Fukushima T. Vein of Galen aneurysmal malformations: critical analysis of the literature with proposal of a new classification system: a review. J Neurosurg Pediatr. 2013 Sep;12(3):293–306.
18. Campi A, Scotti G, Filippi M, Gerevini S, Strigimi F, Lasjaunias P. Antenatal diagnosis of vein of Galen aneurysmal malformation: MR study of fetal brain and postnatal follow-up. Neuroradiology. 1996;38(1):87–90.
19. Lindegaard KF, Grolimund P, Aaslid R, Nornes H. Evaluation of cerebral AVM's using transcranial Doppler ultrasound. J Neurosurg. 1986;65(3):335–44.
20. Wagner MW, Vaught AJ, Poretti A, Blakemore KJ, Huisman TA. Vein of galen aneurysmal malformation: prognostic markers depicted on fetal MRI. Neuroradiol J. 2015 Feb 1;28(1):72–5.
21. Lasjaunias PL, Alvarez H, Rodesch G, Garcia-Monaco R, te Brugge K, Burrows P, et al. Aneurysmal malformations of the vein of Galen. Follow-up of 120 children treated between 1984 and 1994. Interv Neuroradiol. 1996;2(1):15–26.
22. Alvarez H, Garcia Monaco R, Rodesch G, Sachet M, Krings T, Lasjaunias P. Vein of Galen aneurysmal malformations. Neuroimaging Clin N Am. 2007;17(2):189–206.
23. Friedman DM, Verma R, Madrid M, Wisoff JH, Berenstein A. Recent improvement in outcome using transcatheter embolization techniques for neonatal aneurysmal malformations of the vein of Galen. Pediatrics. 1993;91(3):583–6.
24. Mickle JP, Quisling RG. The transtorcular embolization of vein of Galen aneurysms. J Neurosurg. 1986;64(5):731–5.
25. Dowd CF, Halbach VV, Barnwell SL, Higashida RT, Edwards MS, Hieshima GB. Transfemoral venous embolization of vein of Galen malformations. AJNR Am J Neuroradiol. 1990;11(4):643–8.
26. Payne BR, Prasad D, Steiner M, Bunge H, Steiner L. Gamma surgery for vein of Galen malformations. J Neurosurg. 2000;93(2):229–36.
27. Zerah M, Garcia-Monaco R, Rodesch G, Terbrugge K, Tardieu M, de Victor D, Lasjaunias P. Hydrodynamics in vein of Galen malformations. Childs Nerv Syst. 1992;8(3):111–7.
28. Yan J, Wen J, Gopaul R, Zhang CY, Xiao SW. Outcome and complications of endovascular embolization for vein of Galen malformations: a systematic review and

meta-analysis. J Neurosurg. 2015 Oct;123(4):872–90.

29. Khullar D, Andeejani AMI, Bulsara KR. Evolution of treatment options for vein of Galen malformations. J Neurosurg Pediatr. 2010;6(5):444–51.

30. Lasjaunias PL, Alvarez H, Rodesch G, Garcia-Monaco R, terBrugge K, Burrows P, Taylor W. Aneurysmal malformations of the vein of Galen. Follow-up of 120 children treated between 1984 and 1994. Interv Neuroradiol. 1996;2(1):15–26.

31. Dandy WE. Arteriovenous aneurysms of the brain. Arch Surg. 1928;17(2):190–243.

32. Lownie SP, Duckwiler GR, Fox AJ, Drake CG. Endovascular therapy of nongalenic cerebral arteriovenous fistulas. In: Vinuel F, Halbach VV, Dion JE, editors. Interventional neuroradiology. New York: Raven Press; 1992. p. 87–106.

33. Hoh BL, Putman CM, Budzik RF, Ogilvy CS. Surgical and endovascular flow disconnection of intracranial pial single-channel arteriovenous fistulae. Neurosurgery. 2001 Dec 1;49(6):1351–64.

第 **13** 章

脊髓血管畸形

引言

当我们回顾既往关于脊髓血管畸形分类的文献时往往感到这些文献过于复杂。同时,脊髓血管畸形种类繁多的亚型也将毫无疑问地成为最常见的学习障碍。因此,为避免使读者产生更多的困惑,本书将尽可能地使用解剖描述,而不是依赖数字分类。

此外,值得注意的是,脊髓血管畸形的血管构筑与颅内血管畸形相似。脊髓中的动静脉畸形与脑动静脉畸形基本相同;而硬脊膜动静脉瘘也类似于硬脑膜动静脉瘘,虽然两者的预后截然不同。因此,应用脊柱脊髓血管解剖学知识,我们可以预测并干预不同部位病变的进展过程。

13.1 历史

最早的脊髓血管病变报道见于 Hebold[1] 于 1885 年以及 Gaupp[2] 于 1888 发表的尸检报道。1915 年 Cobb 描述了该类疾病的多种临床特征并发现脊髓血管畸形可合并皮肤病变[3]。1921 年 Michon 发现了由脊髓 AVM 引起的蛛网膜下隙出血。同年,Perthes 成功地进行了首例脊髓 AVM 切除手术[4]。1943 年 Wyburn-Mason[5]对 122 例病例(包括 96 例既

往文献报道的病例及他本人参与治疗的 16 例病例)进行了详细的描述。他将此类疾病分为两大类:动静脉血管瘤(32%)以及静脉血管瘤(68%)。后来他又将其分成 5 组。

(1)蔓状血管瘤。

(2)动静脉畸形。

(3)动脉畸形。

(4)梅毒性畸形。

(5)毛细血管扩张。

Hook 和 Lidvall 于 1958 年首次报道了通过椎动脉血管造影诊断的脊髓血管畸形。Doppman 及其同事[6]以及 Newton 与 Adams[7] 首先完成了脊髓血管畸形的栓塞治疗。Kendall 与 Logue 在 1977 年[8]以及 Merland 等在 1980 年[9]认识到,曾经被称为髓外血管瘤的病变其本质为动静脉瘘。随着脊柱脊髓血管造影术的广泛应用,人们提出了一系列的脊髓血管畸形的分类方法,主要包括 Yasargil[10]、Rosenblum[11]、鲍遇海、凌锋[12]以及 Spetzler 等[13](详见下文)。

13.2 脊髓血管畸形

脊髓血管畸形(SVM)是罕见的病变,占中枢神经系统血管畸形的 5%~10%。本书只涵盖血管性病变,对于肿瘤病变将不做讨论。这类疾病中最常见的亚型是硬脊膜动静

脉瘘(SDAVF)，占 SVM 的 50%~85%；其次是脊髓动静脉畸形(SCAVM)，占 20%~30%；之后为髓周动静脉瘘(PMAVF)，这是一类罕见的 AVF，最后为硬脊膜外动静脉瘘(瘘口位于硬脊膜内或硬脊膜外)，这类亚型更加罕见[14]。

13.2.1 症状及其表现方式

早期文献报道的脊髓血管畸形患者的临床表现是互相矛盾的，Aminoff 和 Logue[15]描述了渐进性进展型脊髓病变，而 Djindjian 等[16]报道了急性发病并瘫痪的脊髓病。这些报道说明了这类疾病存在两种常见的临床表现形式，即由脊髓血肿导致的急性症状以及由脊髓功能障碍而出现的缓慢进展的症状。不同亚型病变的出血率不尽相同，髓内动静脉畸形的出血率高于髓周动静脉瘘。而目前暂无可靠的 SDAVF 出血率统计数据。

以下为脊髓血管畸形的临床表现形式。

1.自发性出血

患者表现为急性的脊髓病（轻瘫或截瘫，感觉丧失及大小便失禁）。出血部位可以是蛛网膜下隙、脊髓髓内或两者兼有。出血常由 SCAVM 或脊髓动脉瘤引起，少数情况下由小的 AVF 引起。

2.脊髓静脉高压

常见于 SDAVF。动静脉瘘的分流将根静脉及髓周静脉的血压升高至动脉水平，导致脊髓正常静脉引流的停滞。这使得脊髓动脉至静脉的压力梯度减少，进而导致脊髓动脉灌注压降低以及脊髓水肿。值得注意的是，由于椎管内的静脉系统没有瓣膜结构，其血流动力学极易受到重力的影响，因此低节段的脊髓更易受累。

3.盗血

由局灶性脊髓缺血引起的症状相对少见。它们通常见于高血流量的病变，尤其是那些脊髓前动脉参与供血的病变[17]。它可以引起一系列的神经系统症状及体征。MRI 显示 T2 加权像高信号；DSA 可见造影剂通过脊髓的时间有所延长(可能大于 12 秒)。

4.占位效应

由扩大的引流静脉或体积较大的动脉瘤样结构压迫神经组织而产生的症状和体征。

目前为止，我们对脊髓血管畸形的自然病史知之甚少。Aminoff 等报道了样本量最大的脊髓血管畸形自然病史研究，研究纳入 60 例未接受外科治疗的患者，随访平均时间为 8 年。该组病例出血率为 10%，运动功能障碍迅速进展率(6 个月内)及缓慢进展率分别为 19% 与 71%，后者中有一半的患者在 3 年后进展为严重残疾，另一半的患者则进展缓慢或者症状完全保持稳定。在随访期间内，9 例患者因慢性截瘫的并发症而死亡，1 例因蛛网膜下隙出血死亡[15]。脊髓血管畸形各个亚型的临床表现将在下文进行阐述。

13.2.2 分类

对于读者而言，有关脊髓血管畸形分类的文献显得过于混乱，以至于每当有学者在报道脊髓血管病变的治疗经验时都需要将这些病变重新分类。笔者认为，在本教材中避免使用那些以数字编码作为类型名称的分型方法(至少在开始的时候)而使用基于解剖基础的分类，可以有效避免上述问题。

首先，脊柱血管病变可分为三组。

(1)血管畸形可分为动静脉瘘(AVF)以

及动静脉畸形(AVM)。

(2)血管肿瘤性病变,可以分为原发性或继发性以及良性或恶性。

(3)动脉瘤

所有的脊髓血管畸形分类方法都将动静脉畸形(AVM)与动静脉瘘(AVF)分开,并且通常包括脊髓其他血管病变,如海绵状血管畸形、脊髓动脉瘤(动脉瘤可与 SCAVM 相关或不相关)和体节性血管病变。

在 AVM 和 AVF 之间,我们应该根据病变的位置和是否存在畸形血管团将其分为三种类型。病变的位置可以位于硬膜内、硬膜外或两者兼有。脊髓髓内的病变通常伴有畸形血管团,因此这类病变被称为髓内脊髓动静脉畸形 (SCAVM)。位于脊髓表面的病变,根据是否存在畸形血管团,被称为髓周 AVM 或 AVF,位于硬脊膜内的病变无论畸形血管团存在与否均被称为硬脊膜动静脉瘘(SDAVF)。

以此为基础,下面的内容将基于 Spetzler 的分类方法进行讨论[13]。这是对 Anson 和 Spetzler 在 1992 年首先提出的一种脊髓血管畸形分类方法的改良[18]。他们将血管性肿瘤和动脉瘤从血管畸形中分离出来,并将海绵状血管瘤归为前者。Kim 和 Spetzler[19]最近提出了进一步的改进分类方法,他们将累及圆锥部位的血管畸形单独归为一类。

现将脊髓血管畸形分类总结如下。

(1)硬脊膜 AVF,即 SDAVF(Ⅰ型,动静脉瘘位于神经根鞘,硬膜内或硬膜外)。

(2)髓内 AVM,即 SCAVM(Ⅱ型,伴有畸形血管团的脊髓或血管球样 AVM)。

(3)硬脊膜内髓周 AVF(Ⅳ型,动静脉之间直接相通,不伴有畸形血管团)。

(4)硬脊膜内和硬脊膜外 AVM(Ⅲ型,复杂,体节性或青少年型 AVM,Cobb 综合征)。

此外,以下病变可以增加到脊髓血管畸形分类中。

(1)海绵状血管畸形。

(2)脊柱脊髓动脉瘤。

(3)脊柱脊髓血管肿瘤。

(4)圆锥及终丝部位的血管畸形。

虽然我似乎将脊髓血管畸形进行了重新分类,但是这些内容是以现有的几个作者的分类方法为基础的,目的是把他们的术语及方法统一整合,以此帮助读者阅读并理解这些原始的文献[10,11,13,16,18,20,21]。Black[22]在其撰写的回顾中对这些问题进行了详细的描述。

13.3 硬脊膜动静脉瘘

这是最常见的脊柱脊髓血管畸形,占所有确诊患者的 80%。其瘘口发生于硬脊膜,通常位于椎间孔内。通常发生在下胸及上腰段,并将一小部分硬脊膜动脉的血流引流至一支硬膜内静脉。病变由根动脉的分支(节段动脉硬脊膜支)供血,这些供血动脉可与相邻节段的动脉相吻合。其血流由根髓静脉引流,逆流至脊髓髓周静脉。

13.3.1 病因学和病理生理学

Kendall 和 Logue 于 1977 年首次报道了这类病变,目前还没有学者提出硬脊膜动静脉瘘形成的明确原因[8]。这类病变被认为是获得性病变,但原因不明。该病症状主要由脊髓髓周静脉压力增加所导致的脊髓静脉高压引起。

13.3.2 临床表现及自然病史

该病男性患者比例较高(男性与女性比

例为 9:1），大多数患者的发病年龄超过 50 岁，多表现为进行性的下肢运动功能障碍[11]。常见的神经功能异常包括肌力下降，伴有中度的感觉障碍及大小便失禁。患者还可表现为背部或根性疼痛。运动可明显加剧疼痛及无力等症状。由于该病通常起病隐匿，症状进展缓慢，因而常常延误诊断[23]。该病偶有突然发病的报道，但这是由于静脉血栓形成而非出血。出血不是这类病变的典型表现[11]。硬脊膜动静脉瘘患者可进展至完全截瘫[24,25]。因为该病通常累及胸腰段，因此上肢无力相对少见。由于其起病隐匿可延误诊断，患者的神经功能障碍可进展至非常严重的程度（表 13.1）。

13.3.3 影像学表现

MRI：MRI 为常用的诊断工具，椎管造影已经过时。MRI 可见脊髓轻度肿胀并因水肿在 T2 加权序列上表现为高信号（图 13.1）。蛛网膜下隙通常可见明显扩张的静脉。T2 高信号通常可延伸到脊髓圆锥，但其范围并不能预测患者预后[26]。钆剂增强扫描可见脊髓水肿部位及扩张的髓周静脉信号增高。

MRA：MRA 扫描可以显示扩张的根动脉，并可用于在脊髓血管造影术实施之前预判瘘口所在的节段。瘘口的定位需要对 MRA 与快速采集序列的图像进行三维重建

（例如，FIESTA、CISS 等）[26]。最近，时间分辨成像技术（TRICKS）的使用提高了 MRA 和 DSA 诊断的检出率，而且可以作为栓塞术前的定位检查[27]。此外，CTA 也可以显示扩张的血管，可作为备选检查之一。

DSA：为了提高图像质量，选择性肋间动脉及腰动脉脊柱脊髓血管造影术最好在全身麻醉下进行。病变的瘘口通常位于椎间孔水平，通常由单支动脉供血，但术中需要寻找相邻节段的其他血供来源。由于脊髓髓周静脉丛的充盈相对缓慢，因此应延长曝光时间。行脊柱脊髓 DSA 时需要识别 Adamkiewicz 动脉，并且至少包括 SDAVF 瘘口上方及下方各 3 个节段（图 13.1）。

有时在通过选择性脊柱脊髓血管造影术不能找到瘘口的病例中，偶尔会出现 MRI 阳性结果。在这种情况下，必须进行颈段和骶段脊髓血管造影，因为实际上 SDAVF 可以发生在脊柱的任何节段[28,29]，如果 MRI 显示颈髓的信号改变，我们需要进行脑血管造影以排除硬脑膜动静脉瘘。病变也可能发生在尾骨到圆锥处，属于 SVM 的一种异变亚型，有时会伴发椎管闭合不全[30]。

13.3.4 血管内介入治疗

手术或栓塞治疗的选择往往需要全面权衡两者的优点及缺点。开放手术的难点在于瘘口的正确定位以及有结扎 SDAVF 引流静脉远端的硬膜内静脉的风险。栓塞则对最佳的影像资料和在相对较小的血管内插管的技术要求较高。首先在肋间动脉中放置 4F 或 5F 导引导管，随后使用微导管超选供应 SDAVF 的根动脉分支。栓塞材料可选择用稀释的 2-氰基丙烯酸正丁酯（NBCA）（与碘油的 1:4 或 1:5 混合物）或是 Onyx（美国加利福

表 13.1　SDAVF 症状出现的相对频率

肢体无力	>90%
感觉丧失	80%~90%
膀胱功能障碍	80%
肠道功能障碍	60%
性功能障碍	5%~40%
背痛和根性疼痛	30%~50%

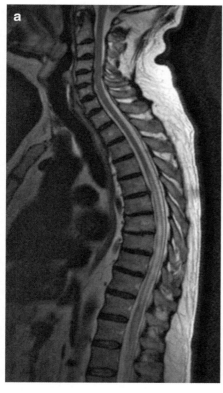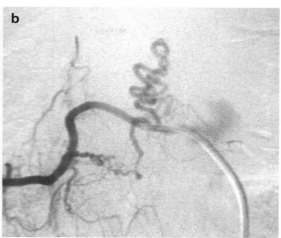

图 13.1　硬脊膜动静脉瘘。MRI(T2 加权像)显示由右侧 D8 处的 SDAVF 导致的脊髓背侧(a)高信号。右侧 D8 肋间动脉血管造影(b)显示微小的位于硬脊膜的畸形血管团以及迂曲的髓周引流静脉。

尼亚州尔弯 ev3 血管内器械公司生产)。为了获得长期的治疗效果,必须将 NBCA 渗透到引流静脉的起始处。过去曾经使用颗粒进行 SDAVF 栓塞,但是由于较高的复发率,现已弃用。

目前,对 SDAVF 患者应首先尝试血管内栓塞治疗,对于不能栓塞或栓塞不完全的患者才考虑外科手术治疗。如果 Adamkiewicz 动脉自同一节段的肋间动脉上升成为瘘口,那么手术治疗相对来讲更加安全,因为它可以更好地保护动脉血管。

13.3.5　治疗结果和并发症

治疗结果取决于病史的长短和患者诊断时的严重程度。Aminoff 和 Logue[31]建立了一个用来量化 SVM 患者的步态障碍程度和大小便控制情况的评分系统,以评估患者的残疾程度和治疗结果。Aminoff-Logue 量表(ALS)将步态分为 6 个水平(0~5,5 为完全瘫痪);将排尿分为 4 个水平(0~3,3 为完全失禁)。这是一个实用的客观评价指标。

无论是开放手术或是介入栓塞都可以达到病变的解剖治愈,但是这样是否可以逆转术前已有的功能障碍是难以确定的。Symon 等[32]报道的病例组中 80%中度残疾、65%重度残疾的患者术后步态得以改善。然而,在长期随访中(1.5~24 年),所有的患者均表现出延迟恶化[33]。

单纯的血管内栓塞治疗可以达到约 30%的解剖治愈率。在一组纳入 44 例患者的报道中,无并发症的栓塞治愈率只有 25%[24]。该研究中没有远期恶化的病例,但其他文献报道了栓塞后复发的病例,尤其是用颗粒进行栓塞[34]或是液体栓塞剂无法达到引流静脉近端时。使用 NBCA 进行栓塞的远期复发率与手术治疗相当[35]。使用 Onyx 进行 SDAVF 的栓塞是有争议的,因为它比 NBCA 更不容易进入引流静脉[36]。在一篇对比 SDAVF 开放手术与介入栓塞的治疗结果的 Meta 分析中,Steinhall 等[37]报道手术与栓塞的瘘口闭塞率分别为 95% 和 46%,两者并发症发生率相似。因此,随着液体栓塞剂的广泛使用,介入栓塞的治疗结果似乎正在稳定地改善。

2001 年,美国介入和治疗神经放射学协会发表了脊髓血管畸形栓塞治疗的指南[38]。其规定了相应并发症发生率的指标,超过这个指标,则建议对目前的临床操作进行回顾评估。对于 SDAVF 栓塞,其规定的并发症发生率为 7%(0% 的死亡率,2% 的严重神经功能障碍和 5% 的轻微神经功能障碍)。

13.4 髓周动静脉瘘

Djindjian 等于 1997 年首先描述了这类病变为位于硬膜下、髓外的并由脊髓前动脉供血的动静脉畸形[16],这类病变为动静脉之间的直接沟通,不伴有畸形血管团结构。目前,这个定义已经扩展到包括位于腹侧或背侧脊髓表面的病变,其供血可来源于脊髓前和(或)脊髓后外侧动脉以及根髓动脉[39]。这类病变通常发生于胸腰段、脊髓圆锥以及高颈段,很少发现在低颈段或上胸段[9]。

Merland 根据病变体积大小、血流量水平和静脉引流将其分为 3 种类型(1~3 型)[40],Spetzler[13]等随后将其分别称为 A、B 和 C 型。Merland 分类将 1 型定义为单一供血动脉供血的低流量 AVF,2 型为中等大小的低流量

AVF,伴有扩张的供血动脉,而 3 型定义为高流量且引流静脉显著扩张的大型 AVF。Spetzler 分类的 A 型与上述 1 型非常相似,仅由脊髓前动脉供血,而脊髓前与脊髓后外侧动脉均参与 B 型及 C 型 AVF 的血供。3 型或 C 型是最常见的类型而 1 型或 A 型最少见,通常位于脊髓圆锥。所有类型的 AVF 均由髓周静脉进行引流,并且相对于瘘口的位置,这些静脉可以延伸相当长的距离。

13.4.1 病因学和病理生理学

虽然文献报道有的髓周 AVF 病变出现在脊柱手术后,有的病例合并脊柱裂,但其病因尚不清楚[40]。患者通常在青壮年发病并且没有性别差异。由于病变可导致出血、脊髓静脉高压、盗血以及因扩张的静脉占位效应等多种病理生理改变,其引起的症状也是多种多样的。在一项 SVM 大样本量单中心回顾研究中,髓周 AVF 约占整体病例数的 38%[12]。

13.4.2 临床表现和自然病史

患者发病时可表现为逐渐进展的脊髓病或是突发出血起病。约 30% 的患者以脊髓蛛网膜下隙出血发病。如果不针对 AVF 进行干预,则 SAH 经常反复发作。神经功能障碍在发病后可能会迅速进展,其表现为不对称的感觉或运动障碍(如下肢轻瘫),可伴有括约肌功能障碍(如果累及脊髓圆锥)[41,42]。目前有关髓周 AVF 自然病史的资料很少,但神经功能障碍的进展可在 5~10 年后导致患者截瘫,并且这一过程可因重复出血而加速进展[16]。

13.4.3 影像学

与 SDAVF 类似,其影像诊断依赖于

MRI。T2 加权序列可发现脊髓肿胀及髓内高信号。T2 加权的变化可以提示脊髓出血,但相对髓内出血而言,SAH 则难以检测,尤其是影像学检查往往滞后于出血事件的发生。出血的信号特点随着时间的推移而变化,但由于含铁血黄素引起的低信号可持续数月或数年,它可被畸形血管内的高流量所掩盖。由于血流量较高,其扩张血管的流空信号可扩展至全椎管,这使得髓周 AVF 的瘘口定位变得相对困难。具有增强和快速序列的 MRA 或 CTA 可有助于显示扩张的血管,但是瘘口的精确定位仍依赖于脊髓 DSA。对于高流量的、血管极度扩张的病变,有些中心更喜欢使用 CTA 来代替 MRA。

选择性脊髓血管造影是诊断和治疗前瘘口定位的"金标准"。3D 血管成像有助于区分髓周及髓内病变[36](图 13.2)。

13.4.4 血管内治疗

其进行性加重的自然病史确立了对这类病变进行临床干预的合理性。手术或栓塞的选择取决于病变的类型与累及部位。干预目的是辨识瘘口并通过结扎或栓塞使其闭塞。开放手术与介入栓塞相结合的方法可能更加合理,恰当的术前栓塞可以降低手术的难度。根据 Merland 的分类方式,介入及开放手术的相对适应证如下。

- Ⅰ型:在脊柱前动脉内进行导管操作不仅困难而且具有较高风险。手术相对栓塞而言更加安全可靠。因此,如果开放手术可行,则没有必要进行栓塞。对于位于脊髓腹侧的病变可以考虑进行栓塞术,既往曾有文献报道使用 NBCA[40]或颗粒(术前操作)[43]进行栓塞。

- Ⅱ型:如果瘘管位于脊髓背侧,则开放手术和栓塞均可考虑。如果病变位于脊髓腹侧,手术则难以找到合适的入路进行操作。但若病变由多支血管供血,介入栓塞也难以完全将病变闭塞[42,44]。

- Ⅲ型:这种类型的高流量和扩张血管使开放手术的难度加大,目前通常使用弹簧圈以及液体栓塞剂进行栓塞治疗或术前辅助治疗[12,45]。目前已有在栓塞之前通过选择性注射阿米妥和利多卡因来进行功能测试的文献发表。该实验可以在镇静状态下进行,通过神经系统检查以进行评估。若在全身麻醉状态下,则需要使用神经电生理检测,即 SEP 与 MEP 评估栓塞风险[46]。

13.4.5 治疗结果和并发症

总体上,髓周 AVF 的治疗结果良好,但各个研究的病例数量较少,且病变类型的多样性与较大的血管构筑的变化使得现有治疗结果无法进行有效对照。在临床实践中,治疗策略的制订应取决于多学科讨论的结果[47]。在加利福尼亚大学最新发表的一项回顾中,Antonietti 等[43]报道 32 例患者中有 30 例(栓塞 4 例,手术 11 例,联合治疗 15 例)接受治疗。在Ⅲ型病变中,62%的患者 ALS 评分在治疗后得以改善,但是Ⅰ型与Ⅱ型患者的改善率分别仅有 26% 与 27%。Merland 等[48]报道栓塞失败率为 10%,栓塞后 70% 有临床改善以及 10% 的患者出现恶化,与其他研究中的结果相似[12,45,49]。美国介入和治疗神经放射学协会制订的可接受的髓周 AVF 栓塞治疗后恶化率为 10%[38]。治疗实施前进行合理、耐心的多学科讨论至关重要。

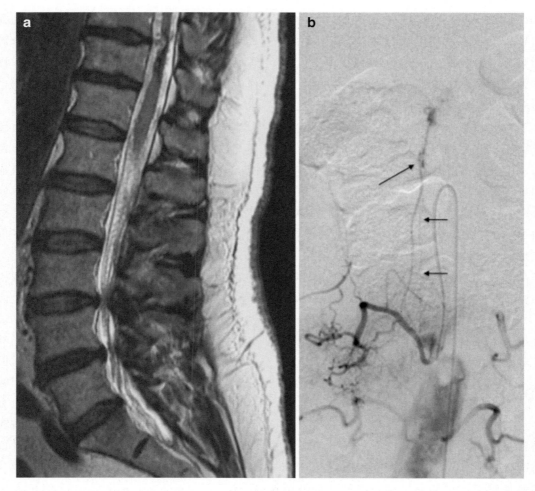

图 13.2 髓周动静脉瘘。磁共振显示 D10/11 节段因先前出血而沉积的含铁血黄素以及扩张的髓周及硬膜下静脉(a)。L1 腰动脉 DSA 显示了由根软膜动脉供血的髓周 AVF(长箭头所示)、髓周静脉以及右侧的脊髓后外侧动脉(短箭头所示)。

13.5 髓内脊髓动静脉畸形 (SCAVM)

这类病变与脑 AVM 类似。SCAVM 与脑 AVM 的比例为 1:6。这类病变通常累及一个以上的脊髓节段，是由根髓前与后外侧动脉供血的高血流量(低阻力)血管畸形。其结构包括畸形血管团，并且内部常包含 AVF 与动脉瘤样结构。病变通过髓周静脉引流。SCAVM 在脊柱脊髓血管畸形中是发病率第二位的亚型(占 SVM 的 35%~50%)，通常被认为是先天性疾病[12,41]。

13.5.1 病因学和病理生理学

该亚型包括两种血管构筑不同的畸形团，它们具有不同的临床特征。

● 血管球型 AVM 由脊髓髓内结构紧凑

的血管畸形团组成。患者通常为 20~40 岁的成年人[11]。1/3 的病变累及颈段和 2/3 累及胸腰段。其为高压力及高血流量的病变,通常由脊髓前动脉供血,约 40% 的病例伴有动脉瘤结构。大多数病例(60%)急性发病(通常伴有脊髓蛛网膜下隙出血),其余则表现为慢性脊髓病症状。

• 青少年型 AVM 包括几乎占据整个椎管,由疏松杂乱的畸形血管团组成,伴有大量的髓外或椎旁扩张的血管。通常在青少年或青年中发病。病变流量高,由多支血管供血,通常累及颈段,比血管球型更罕见。

它们通常被认为是先天性的病变,并与其他疾病相关,如 Klippel-Trenaunay-Weber 综合征[50]及遗传性出血性毛细血管扩张症[30]。在 20%~40% 的病变中可发现血流相关的动脉瘤结构[51,52]。

13.5.2 临床表现和自然病史

该类病变常于青年甚至青少年中发病。Berenstein 和 Lasjaunias 发现,超过 50% 的患者在 16 岁以前出现初始症状[53],10%~20% 的患者由于出血而出现突然发作的剧烈疼痛,其中半数的患者以此作为初始症状。一些学者强调该类病变有反复出血的风险,特别是在儿童患者中[53-55]。若未经干预,大多数患者可因反复的少量出血出现逐渐加重的功能障碍以及阶梯式的肢体功能下降[11]。一项 Meta 分析指出,治疗前的年出血风险为 4%(95% CI 3%~6%)并且如果之前有过出血史则年再出血率将达到 10%(95% CI 7%~16%)[56]。

神经系统症状可能是由于出血(蛛网膜下隙或脊髓内)、盗血或因扩张血管引起的神经压力增高。脊髓病症状包括肌力下降、感觉障碍(典型的疼痛和温度觉丧失)以及

括约肌功能障碍。查体时可发现感觉障碍平面以明确病变所在的水平,同样也决定了肌力下降所能累及的范围。圆锥的病变可伴有根性疼痛[13]。

13.5.3 影像学

如上所述,MRI 是诊断 SCAVM 的最佳手段,并可以显示出脊髓的远端改变。MRI 已经取代了传统的椎管造影术,CT 椎管造影可作为 MRI 禁忌患者的备选方案。对含铁血黄素敏感的信号出现变化可提示有出血史,并在 T2 加权序列的高信号合并脊髓肿胀则提示脊髓水肿。

CTA、MRA 及 DSA 图像的三维重建技术改善了血管造影的图像质量。选择性脊髓血管造影与超选造影是栓塞治疗前的必要检查。SCAVM 通常需要区分位于髓周与髓内的病变,DSA 通常建议在全身麻醉下进行[53,57](图 13.3)。

13.5.4 血管内治疗和其他治疗

所有有症状的患者都应该考虑进行血管内治疗。其目标应明确界定为:①尝试治愈;②辅助治疗(如开放手术或放疗)的准备,或③缓解症状的姑息治疗。姑息性治疗是指无法彻底闭塞病变血管,但存在进行性加重的症状,或者影像学检查显示存在出血风险较高的(如动脉瘤或既往出血史)血管结构。对局部血管进行治疗可防止再出血的证据早已存在。

13.5.4.1 血管内治疗

据报道,血管内治疗的技术和治疗结果取决于接受治疗的病例。一些学者主张使用颗粒进行栓塞,因为他们认为颗粒比液体栓塞剂更加安全[55]。其他学者主张使用 NBCA,

因为其血管闭塞的效果更可能是永久的[49,53]。弹簧圈和球囊则用于减小较大 AVF 的流量，而 Onyx 虽然更难以控制，却被一些临床医师所青睐[58]。

Merland 等[48]报道了行颗粒栓塞后的患者有良好的临床结果，栓塞稳定了所有患者的临床症状并防止再出血。但再通或血管重建相对常见，患者经常需要再治疗。在长期随访（1~15 年；平均 6 年）中，临床改善率维持在 63%，但有 20% 的患者出现恶化，并且没有一例病例达到永久的解剖治愈。Berenstein 和 Lasjaunias[53]使用 NBCA（或其前体 IBCA）治

疗了 47 例患者中的 38 例，其中 53% 的患者达到解剖治愈。总体上，永久性与一过性并发症的发生率均为 11%。解剖治愈的患者未出现再出血事件，但行局部栓塞治疗的 2 例患者有再出血（随访 1~14 年；平均 7.5 年）。在使用 Onyx 栓塞的一小部分病例中，Corkill 等[58] 报道这些病例的解剖治愈率达 38%，另外 31% 的患者有轻微残留，16 例患者中有 14 例患者功能改善。43% 的患者在栓塞治疗后发生一过性神经功能恶化。Gross 和 Du 回顾了 16 项仅纳入栓塞治疗的研究（含颗粒，NBCA 或 Onyx），计算得出解剖治愈率为

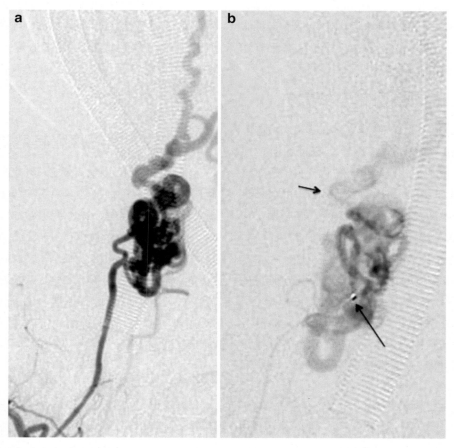

图 13.3　髓内脊髓动静脉畸形。选择性脊髓 DSA 显示位于髓内的紧凑型畸形血管团(a)，超选 DSA 可见畸形团内的 AVF 结构，有一支扩张的髓周静脉引流(b)。长箭头处示微导管尖端，短箭头处示引流静脉。

33%(95% CI 24%~43%)。长期的临床结果提示 66%的患者得到改善(95% CI 56%~75%),21%与术前持平(95% CI 14%~30%),13%较治疗前更差(95% CI 7%~21%)[56]。

治疗应尽早进行,因为治疗后恢复的程度与先前症状的持续时间以及诊断时神经系统异常表现的严重程度有关[59]。美国介入和治疗神经放射学协会制订的实践标准设定了血管内治疗结果的可接受阈值,即失败率 10%,改善率 50%。对并发症发生率的建议,即一过性 10%,永久性 10%,死亡率 0%[38]。同样,对患者进行选择是取得良好治疗结果的重要影响因素,并可能是诸多报道中对研究结果影响较大的因素。

13.5.4.2 手术治疗

由于畸形血管团位于脊髓髓内,因此显微手术治疗在技术上困难较大。一般来说,紧凑型病灶较容易切除,青少年型 AVM 的手术并发症发生率最高。在一项单中心研究中,Connolly 等[60]报道了 15 例接受显微手术治疗的血管球型 SCAVM 病例,其中 94%获得了解剖学治愈(40%改善,53%稳定,7%恶化)。慢性疼痛是手术前后 1/3 患者的显著症状。Gross 与 Du 在一篇 Meta 分析中回顾了对 244 例患者的治疗。完全切除率为 78%

(95% CI 72%~83%),长期改善率为 57%(95% CI 51%~63%),31%与术前持平(95% CI 26%~38%)以及 12%较治疗前更差(95% CI 8%~16%)[56]。

13.5.4.3 联合疗法和放射疗法

仅有少数文献报道了介入栓塞与显微手术联合治疗 SCAVM,但是这些患者是否从中获益难以评估[42,61]。关于放射治疗的报道则更少。Hida 等对少数不能手术治疗的 SCAVM 患者进行了分次放疗,在平均 49 个月的随访中没有一例病变得以完全闭塞,但有一半病例较前缩小。随访期间未出现出血或治疗不良反应[62]。Sinclair 等对 15 例患者进行立体定向放射外科手术治疗[63],1 例患者达到解剖治愈,随访超过 3 年后 7 例患者中有 6 例病变发生显著缩小。在随访期间没有患者发生出血事件。

显而易见的是,这类患者应该在专科医疗中心进行治疗,患者将从多学科治疗中获益。现将干预选项列于表 13.2。

13.6 脊髓动脉瘤

目前仅有少数几个关于孤立的脊髓动脉瘤的报道。并且,由于术语的使用不规范使

表 13.2 脊柱脊髓血管畸形治疗选择汇总

SVM 亚型	干预措施	干预目的
髓内 SCAVM	外科手术	解剖治愈(若可行)
	介入栓塞	解剖治愈或姑息治疗
	立体定向放射治疗	姑息治疗
Ⅰ型髓周 AVF	外科手术(或介入栓塞)	解剖治愈
Ⅱ型髓周 AVF	介入栓塞(若不完全栓塞可选择外科手术)	解剖治愈或姑息治疗
Ⅲ型髓周 AVF	介入栓塞(若不完全栓塞可选择外科手术)	解剖治愈或姑息治疗
SDAVF	外科手术或介入栓塞	解剖治愈

得文献变得非常混乱。Biondi 等[51,52]报道 20%
的 SCAVM 患者伴有动脉瘤并且这些患者均
有出血史，他们认为这两者是显著相关的。其
中 4 例患者的动脉瘤在接受 SCAVM 的治疗
后消失，但随后再次随着 SCAVM 的复发而
出现[52]。孤立的动脉瘤是非常罕见的，在 1993
年的文献回顾中少于 17 例[64]。大部分动脉瘤
为梭形动脉瘤，并伴有合并症，如动脉炎、梅
毒和纤维肌性发育不良等。

13.7 体节性综合征

　　体节性血管畸形指的是累及位于同一体
节的脊髓、硬脊膜、椎体以及皮肤的血管畸
形，也称为 Cobb 综合征。Cobb 于 1915 年首
次描述了这种表现形式单一的罕见病变[65]。
伴有皮肤血管病变的脊柱脊髓血管畸形更
加常见，没有必要将这些皮肤病变纳入脊柱
脊髓血管病中[11]。在一个更大的病例队列中，
特别是累及范围更广泛的髓内 SCAVM，发
现 10%的患者为体节性血管畸形[53]。其治疗
原则如前文所述，应依据不同的血管构筑而
定。杜建新等报道了 72 例儿童 SVM 病例，
其中 10 例诊断为 Cobb 综合征，须通过栓塞
或手术的方式进行治疗[66]。

　　脊髓 AVM 也可与椎体血管瘤和远离脊
柱的包含非神经组织的血管发育异常伴发，
如 Rendu-Osler-Weber 综合征、Klippel-Tre-
naunay-Weber 综合征、其他部位的 AVM、神
经纤维瘤病、Parkes Weber 综合征以及 von
Willebrand 病等[11,50]。

13.8 海绵状血管畸形

　　海绵状血管畸形在脑和脊髓中的病理
及治疗方式相同。它们由扩张的、有血管内皮

附着的血窦样结构组成，并且患者通常表现
为突然发作或逐渐进展的脊髓病。尽管在
CT 上可见出血灶及增强，但该疾病的诊断
主要通过 MRI 进行。脊髓海绵状血管畸形
多见于女性患者，通常于青年时期发病，患
者的神经功能症状既可能是快速进展的，也
可能是逐步恶化的。约有一半的患者会出现
再出血[67]。海绵状血管畸形大约占脊髓血管
性病变的 10%，并且可发生于脊髓的任意
节段[68,69]。大约 40%的患者可能会伴有脑海
绵状血管畸形[70]。其自然病史的研究并不完
善，但其反复出血的特点早已为人所知[71]。
Cohen-Gadol 等统计出每位患者每年的症状
性出血率为 1.6%[70]。这类疾病可以进行血管
内治疗，而外科手术切除通常只针对症状性
病变[72-74]。

参考文献

1. Hebold O. Aneurysmen der kleinsten Rücken-marksgefässe. Arch Psychiat Nervkrankh. 1885; 16:813–23.
2. Gaupp J. Hamorrhoiden der pia mater spinalis im gebiet des lendenmarks. Beitr Pathol. 1888;2:516–8.
3. Cobb S. Haemangioma of the spinal cord associated with skin naevi of the same metamere. Ann Surg. 1915;62:641–9.
4. Akopov SE, Schievink WI. History of spinal cord vascular malformations and their treatment. Semin Cerebrovasc Dis Stroke. 2002;2:178.
5. Wyburn-Mason R. Arteriovenous aneurysm of midbrain and retina, facial naevi and mental changes. Brain. 1943;66:163–203.
6. Doppman JL, Di Chiro G, Ommaya A. Obliteration of spinal-cord arteriovenous malformation by percutaneous embolisation. Lancet. 1968;1(7540):477.
7. Newton TH, Adams JE. Angiographic demonstration and non-surgical embolization of spinal cord angioma. Radiology. 1968;91:873–7.
8. Kendall BE, Logue V. Spinal epidural angiomatous malformations draining into intrathecal veins. Neuroradiology. 1977;13:181–9.
9. Merland JJ, Riche MC, Chiras J. Intraspinal extramedullary arteriovenous fistulae draining into the medullary veins. J Neuroradiol. 1980;7(4):271–320.
10. Yasargil MG, Symon L, Teddy PJ. Arteriovenous malformations of the spinal cord. In: Symon L,

Brihaye J, Guidetti B, et al., editors. Advances and technical standards in neurosurgery, vol. II. Wien: Springer; 1984. p. 61–102.

11. Rosenblum B, Oldfield EH, Doppman JL, DiChiro G. Spinal arteriovenous malformations: a comparison of dural arteriovenous fistulas and intradural AVMs in 81 patients. J Neurosurg. 1987;67:795–802.

12. Boa HY, Ling F. Classification and therapeutic modalities of spinal vascular malformations in 80 patients. Neurosurgery. 1997;40(1):75–81.

13. Spetzler RF, Detwiler PW, Riina HA, Porter R. Modified classification of spinal cord vascular lesions. J Neurosurg. 2002;96(2 Suppl):145–56.

14. Flores BC, Klinger DR, White JA, Batjer HH. Spinal vascular malformations: treatment strategies and outcome. Neurosurg Rev. 2016 Apr;13:1–4.

15. Aminoff MJ, Logue V. Clinical features of spinal vascular malformations. Brain. 1974;97(1):197–210.

16. Djindjian M, Djindjian R, Rey A, Hurth M, Houdart R. Intradural extramedullary spinal arterio-venous malformations fed by the anterior spinal artery. Surg Neurol. 1977;8(2):85–93.

17. Djindjian M, Djindjian R, Rey A, Hurth M, Houdart R, Rey A. Steal phenomena in spinal arteriovenous malformations. J Neuroradiol. 1978;5:187–201.

18. Anson JA, Spetzler RF. Classification of spinal arteriovenous malformations and implications for treatment. BNI Quarterly. 1992;8:2–8.

19. Kim LJ, Spetzler RF. Classification and surgical management of spinal arteriovenous lesions: arteriovenous fistulas and arteriovenous malformations. Neurosurgery. 2006;59(5 Suppl 3):S195–201.

20. Niimi Y, Berenstein A. Endovascular treatment of spinal vascular malformations. Neurosurg Clin N Am. 1999;10(1):47–71.

21. Rodesch G, Hurth M, Alvarez H, Tadie M, Lasjaunias P. Classification of spinal cord arteriovenous shunts: proposal for a reappraisal—the Bicêtre experience with 155 consecutive patients treated between 1981 and 1999. Neurosurgery. 2002;51:374–80.

22. Black P. Spinal vascular malformations: an historical perspective. Neurosurg Focus. 2006 Dec;21(6):1–7.

23. Fugate JE, Lanzino G, Rabinstein AA. Clinical presentation and prognostic factors of spinal dural arteriovenous fistulas: an overview. Neurosurg Focus. 2012 May;32(5):E17.

24. Van Dijk JM, TerBrugge KG, Willinsky RA, Farb RI, Wallace MC. Multidisciplinary management of spinal dural arteriovenous fistulas: clinical presentation and long-term follow-up in 49 patients. Stroke. 2002;33(6):1578–83.

25. Jellema K, Canta LR, Tijssen CC, van Rooij WJ, Koudstaal PJ, van Gijn J. Spinal dural arteriovenous fistulas: clinical features in 80 patients. J Neurol Neurosurg Psychiatry. 2003;74(10):1438–40.

26. Morris JM. Imaging of dural arteriovenous fistula. Radiol Clin N Am. 2012 Jul 31;50(4):823–39.

27. Mull M, Nijenhuis RJ, Backes WH, Krings T, Wilmink JT, Thron A. Value and limitations of contrast-enhanced MR angiography in spinal arteriovenous malformations and dural arteriovenous fistulas. AJNR Am J Neuroradiol. 2007;28:1249–58.

28. Partington MD, Rufenacht DA, Marsh WR, Piepgras DG. Cranial and sacral dural arteriovenous fistulas as a cause of myelopathy. J Neurosurg. 1992;76(4):615–22.

29. Kim DJ, Willinsky R, Geibprasert S, Krings T, Wallace C, Gentili F, Terbrugge K. Angiographic characteristics and treatment of cervical spinal dural arteriovenous shunts. AJNR Am J Neuroradiol. 2010;31(8):1512–5.

30. Hong T, Park JE, Ling F, Tymianski M, Zhang HQ, Krings T. Comparison of 3 different types of spinal arteriovenous shunts below the conus in clinical presentation, radiologic findings, and outcomes. AJNR Am J Neuroradiol. 2017;38(2):403–9.

31. Aminoff MJ, Logue V. The prognosis of patients with spinal vascular malformations. Brain. 1974;97(1):211–8.

32. Symon L, Kuyama H, Kendall B. Dural arteriovenous malformations of the spine. Clinical features and surgical results in 55 cases. J Neurosurg. 1984;60(2):238–47.

33. Tacconi L, Lopez Izquierdo BC, Symon L. Outcome and prognostic factors in the surgical treatment of spinal dural arteriovenous fistulas. A long term study. Br J Neurosurg. 1997;11(4):298–305.

34. Hall WA, Oldfield EH, Doppman JL. Recanalization of spinal arteriovenous malformations following embolization. J Neurosurg. 1989;70:714–20.

35. Song JK, Gobin YP, Duckwiler GR, et al. N-butyl 2-cyanoacrylate embolization of spinal dural arteriovenous fistulae. Am J Neuroradiol. 2001;22(1):40–7.

36. Prestigiacomo CJ, Niimi Y, Setton A, Berenstein A. Three-dimensional rotational spinal angiography in the evaluation and treatment of vascular malformations. Am J Neuroradiol. 2003 Aug 1;24(7):1429–35.

37. Steinmetz MP, Chow MM, Krishnaney AA, Andrews-Hinders D, Benzel EC, Masaryk TJ, Mayberg MR, Rasmussen PA. Outcome after the treatment of spinal dural arteriovenous fistulae: a contemporary single-institution series and meta-analysis. Neurosurgery. 2004 Jul 1;55(1):77–88.

38. Dawson RC, Barr JD, Connors JJ, Duckwiler G, Eckard DA, Hendrix LE, Higashida RT, Horton JA, Hurst RW, Jensen ME, Kerber CW. Standards of practice: the American Society of Interventional and Therapeutic Neuroradiology. Am J Neuroradiol. 2001;22(8):S28–30.

39. Oran I, Parildar M, Derbent A. Treatment of slow-flow (type I) perimedullary spinal arteriovenous fistulas with special reference to embolization. AJNR Am J Neuroradiol. 2005;26(10):2582–6.

40. Gueguen B, Merland JJ, Riche MC, Rey A. Vascular malformations of the spinal cord: intrathecal perimedullary arteriovenous fistulas fed by medullary arteries. Neurology. 1987;37(6):969–79.

41. Mourier KL, Gobin YP, George B, Lot G, Merland JJ. Intradural perimedullary arteriovenous fistulae: results of surgical and endovascular treatment in a

series of 35 cases. Neurosurgery. 1993;32(6):885–91. Discussion 891

42. Martin NA, Khanna RK, Batzdorf U. Posterolateral cervical or thoracic approach with spinal cord rotation for vascular malformations or tumors of the ventrolateral spinal cord. J Neurosurg. 1995;83(2):254–61.

43. Antonietti L, Sheth SA, Halbach VV, Higashida RT, Dowd CF, Lawton MT, English JD, Hetts SW. Long-term outcome in the repair of spinal cord perimedullary arteriovenous fistulas. AJNR Am J Neuroradiol. 2010;31(10):1824–30.

44. Barrow DL, Colohan AR, Dawson R. Intradural perimedullary arteriovenous fistulas (type IV spinal cord arteriovenous malformations). J Neurosurg. 1994;81:221–9.

45. Rodesch G, Hurth M, Alvarez H, Lasjaunias P. Embolisation of spinal cord arteriovenous malformations with glue through the anterior spinal axis: review of 20 cases. Interv Neuroradiol. 1997;3:131–43.

46. Halbach VV, Higashida RT, Dowd CF, Fraser KW, Edwards MS, Barnwell SL. Treatment of giant intradural (perimedullary) arteriovenous fistulas. Neurosurgery. 1993;33(6):972–9. Discussion 979–80

47. Hida K, Iwasaki Y, Goto K, et al. Results of the surgical treatment of perimedullary arteriovenous fistulas with special reference to embolization. J Neurosurg. 1999;90(4 Suppl):198–205.

48. Merland JJ, Reizine D. Treatment of arteriovenous spinal cord malformations. Semin Interv Radiol. 1987;4:281–90.

49. Rodesch G, Hurth M, Alvarez H, Tadie M, Lasjaunias P. Spinal cord intradural arteriovenous fistulae: anatomic, clinical, and therapeutic considerations in a series of 32 consecutive patients seen between 1981 and 2000 with emphasis on endovascular therapy. Neurosurgery. 2005;57(5):973–83. Discussion 973–83

50. Djindjian M, Djindjian R, Hurth M, Rey A, Houdart R. Spinal cord arteriovenous malformations and the Klippel-Trenaunay-Weber syndrome. Surg Neurol. 1977;8:229.

51. Biondi A, Merland JJ, Hodes JE, Pruvo JP, Reizine D. Aneurysms of spinal arteries associated with intramedullary arteriovenous malformations: I. Angiographic and clinical aspects. AJNR Am J Neuroradiol. 1992;13(3):913–22.

52. Biondi A, Merland JJ, Hodes JE, Aymard A, Reizine D. Aneurysms of spinal arteries associated with intramedullary arteriovenous malformations. II. Results of AVM endovascular treatment and hemodynamic considerations. AJNR Am J Neuroradiol. 1992;13(3):923–31.

53. Berenstein AL, Lasjaunias P. Spine and spinal cord vascular malformations. In: Surgical angiography, vol. 5. Berlin: Springer; 1992. p. 1–109.

54. Riché MC, Modenesi-Freitas J, Djindjian M, Merland JJ. Arteriovenous malformations (AVM) of the spinal cord in children. Arteriovenous malformations (AVM) of the spinal cord in children. A review of 38 cases. Neuroradiology. 1982;22(4):171–80.

55. Biondi A, Merland JJ, Reizine D, Aymard A, Hodes JE, Lecoz P, Rey A. Embolization with particles in thoracic intramedullary arteriovenous malformations: long-term angiographic and clinical results. Radiology. 1990;177(3):651–8.

56. Gross BA, Du R. Spinal glomus (type II) arteriovenous malformations: a pooled analysis of hemorrhage risk and results of intervention. Neurosurgery. 2013 Jan 1;72(1):25–32.

57. Veznedaroglu E, Nelson PK, Jabbour PM, Rosenwasser RH. Endovascular treatment of spinal cord arteriovenous malformations. Neurosurgery. 2006;59((5 Suppl 3)):S202–9. Discussion S3–13

58. Corkill RA, Mitsos AP, Molyneux AJ. Embolization of spinal intramedullary arteriovenous malformations using the liquid embolic agent, Onyx: a single-center experience in a series of 17 patients. Journal of Neurosurgery: Spine, 2007; 7(5):478–85.

59. Lundqvist C, Andersen O, Blomstrand C, Svendsen P, Sullivan M. Spinal arteriovenous malformations. Health-related quality of life after embolization. Acta Neurol Scand. 1994;90(5):337–44.

60. Connolly Jr ES, Zubay GP, McCormick PC, Stein BM. The posterior approach to a series of glomus (Type II) intramedullary spinal cord arteriovenous malformations. Neurosurgery. 1998;42:774–85.

61. Spetzler RF, Zabramski JM, Flom RA. Management of juvenile spinal AVMs by embolization and operative excision: case report. J Neurosurg. 1989;70:628–32.

62. Hida K, Shirato H, Isu T, Seki T, Onimaru R, Aoyama H, Ushikoshi S, Miyasaka K, Iwasaki Y. Focal fractionated radiotherapy for intramedullary spinal arteriovenous malformations: 10-year experience. J Neurosurg Spine. 2003 Jul;99(1):34–8.

63. Sinclair L, Chang SD, Gibbs IC, Adler Jr JR. Multisession CyberKnife radiosurgery for intramedullary spinal cord arteriovenous malformations. Neurosurgery. 2006;58(6):1081–108.

64. Rengachary SS, Duke DA, Tsai FY, Kragel PJ. Spinal arterial aneurysm: case report. Neurosurgery. 1993;33(1):125–9. Discussion 129–30

65. Cobb S. Hemangioma of the spinal cord associated with skin naevi of the same metamere. Ann Surg. 1915;65:641–9.

66. Du J, Ling F, Chen M, Zhang H. Clinical characteristic of spinal vascular malformation in pediatric patients. Childs Nerv Syst. 2009 Apr 1;25(4):473–8.

67. Zevgaridis D, Medele RJ, Hamburger C, Steiger HJ, Reulen HJ. Cavernous haemangiomas of the spinal cord. A review of 117 cases. Acta Neurochir. 1999;141:237–45.

68. Deutsch H, Jallo GI, Faktorovich A, Epstein F. Spinal intramedullary cavernoma: clinical presentation and surgical outcome. J Neurosurg. 2000;93(1 Suppl):65–70.

69. Harrison MJ, Eisenberg MB, Ullman JS, Oppenheim JS, Camins MB, Post KD. Symptomatic cavernous malformations affecting the spine and spinal cord.

Neurosurgery. 1995;37(2):195–204. Discussion 204–5

70. Cohen-Gadol AA, Jacob JT, Edwards DA, Krauss WE. Coexistence of intracranial and spinal cavernous malformations: a study of prevalence and natural history. J Neurosurg. 2006;104(3):376–81.

71. Kharkar S, Shuck J, Conway J, Rigamonti D. The natural history of conservatively managed symptomatic intramedullary spinal cord cavernomas. Neurosurgery. 2007;60(5):865–72. Discussion 865–72

72. Anson JA, Spetzler RF. Surgical resection of intra-medullary spinal cord malformations. J Neurosurg. 1993;78:446–51.

73. Kivelev J, Niemelä M, Hernesniemi J. Outcome after microsurgery in 14 patients with spinal cavernomas and literature review. J Neurosurg Spine. 2010;13(4):524–34.

74. Jallo GI, Freed D, Zareck M, Epstein F, Kothbauer KF. Clinical presentation and optimal management for intramedullary cavernous malformations. Neurosurg Focus. 2006;21(1):e10.

第 14 章
头颈部血管病

引言

本章展示了一组有趣但不常见的病变，临床血管介入医师必定会遇到其中的一些。该病多发于儿童和青年，患者就诊于多个专科，如儿科、耳鼻喉科、皮肤科和整形外科。经过多学科会诊往往能得到最佳诊疗方案，但与脑动静脉畸形（AVM）不同的是，在众多专家中可能有人对某一种特有的病理改变所知甚少。由于这种多学科诊疗模式和相对较低的疾病发病率，血管介入医师凭借在该领域丰富的经验有望成为复杂疾病诊疗过程中的关键一环。

为了适应一个特殊的疾病来接受分类法的确是一个挑战，但我常用混合型来描述。这是因为相对血管成分来说，疾病特征并不罕见。所以，建议读者注意以下章节一系列尝试描述的定义。为其他章节中未提及的需要介入栓塞的少见病变而单列一章。

14.1 头颈部胎记和血管病

头颈部血管病变好发于儿童，且常与皮肤病损或胎记有关，其中的大多数不适合或没必要进行血管内介入治疗。血管介入医师面临的挑战是何时以及采取何种措施来干预。

14.1.1 儿童头颈部血管病的分类

对于这种复杂病变现有最好的分类方法来自 Mulliken 和 Glowacki 于 1982 年发表的有关婴幼儿疾病的生物学描述[1]，它列举的临床病理分类适用于所有的头颈部血管病患者。基于与临床表现和自然史相关的细胞学特点，将疾病分为两个主要的生物学类型：血管瘤和血管畸形（表 14.1）。

Mulliken 和 Glowacki 的分类方法[1]经受住了时间的考验，并于 1996 年被国际血管病研究学会所认可，其通常以"胎记"为特征被广泛地应用于临床诊疗。1988 年 Jackson

表 14.1　Mulliken 和 Glowacki 的儿童血管瘤和血管畸形分类[1]

血管瘤	血管畸形
血管瘤 a	血管畸形
增生期	毛细血管型
消退期	毛细血管静脉型
	静脉型
	淋巴管型
	动静脉型（AVM 或 AVF）
	血管发育不良

a 血管肿瘤如血管外皮细胞瘤和卡波西肉瘤可归入此类。

等以此分类方法为基础将血管畸形进一步分为低流量型和高流量型[2](表14.2)。

14.1.2 血管瘤和血管畸形的治疗前评估

病史和体格检查是诊断的关键。该病很少有明确的家族史[4],但是否为先天性至关重要。不同病变类型的特征表现详见下文,但一般来说,检查应该包括按压、组织硬度和组织弹性的评估。皮温、搏动、颤音和杂音可证实富血管性病变。影像学检查对于动态观察和研究疾病是有用的,包括凝血情况。没有影像学的情况下,可以区别血肿和血管畸形,但比较困难,影像学检查对于显示疾病范围,与毗邻结构的关系和制订手术或血管内治疗方案都很重要[5,6]。

MRI和CT检查可以明确肿物是否存在,CT对于骨性结构显示更佳。超声有助于显示血流量的变化,区分高流量型和低流量型的血管畸形。血管造影通常作为介入治疗前的评估,包括病变的位置、结构、血流速度、侧支循环、动脉扩张和占位效应。

血管瘤和血管畸形的占位效应均可导致视力下降、气道狭窄和口腔功能障碍。并发症包括出血(常由缺血性溃疡导致)、心力衰竭、消耗性凝血病(Kasabach-Merritt综合征)以及眼窝血管畸形引起的感染或青光眼。由于大部分血管病变呈自限性,除对

进展的并发症进行干预外,一般采取支持治疗。血管畸形在儿童期往往体积很小,而青少年常因为美容原因寻求治疗。临床医师需要重视丑陋的外观对于年轻患者的心理影响和对于他们父母的影响是截然不同的。

14.2 血管瘤

血管瘤多在生命诞生的第一年被诊断出来,通常称为婴幼儿血管瘤。肿瘤在出生后不久便出现并迅速长大,6个月时达到最大体积的80%,9个月时长到最大,然后在儿童期逐渐消退[7]。相比之下,90%的儿童动静脉畸形出生时即存在,性别分布无明显差异,随孩子一起生长,不会自行消退[8]。

14.2.1 婴幼儿血管瘤

血管瘤是婴幼儿头颈部最常见的良性肿瘤,占所有婴幼儿肿瘤的5%。可发生于身体的任何部位,约1/3分布于躯干(特别是生殖器部位),约1/3分布于四肢,40%~50%在头颈部,通常涉及面部、眼睑、嘴唇、口腔或声门区域[9]。

14.2.2 病理学和病因学

在早期,婴幼儿血管瘤的特点是血管内皮细胞增生并出现大量的肥大细胞,其内皮细胞含有与胎盘血管相同的组织化学标志物,即GLUT1+,LeY+,FcyRII+,Merosin+[10]。这一发现得出了血管瘤细胞起源于胎盘的结论。其他有关假说包括控制内皮细胞增生的体细胞基因突变,或起源于特殊的内皮祖细胞[9],胎盘不能充分地刺激血管导致缺氧,造成一种抑制新血管生成的抑制剂的表达[11]。

表 14.2　Jackson 等改良的临床分类[3]

I	血管瘤
II	血管畸形
IIa	低流量型(静脉畸形)
IIb	高流量型(动静脉畸形)
III	淋巴管畸形(淋巴静脉畸形)

14.2.3 演变和自然史

通常情况下，血管瘤出现在婴儿时期。尽管少数人天生就有，大多数病例在 3 月龄时才被发现。危险因素包括性早熟、女性（女男比为 3:1）和高加索人种。血管瘤在前 6 个月生长迅速，随后脂肪化和退化，退化在 1 岁以后开始，并在青春期结束，80%~95%的病例退化完全。在一项大样本研究中，23%的患者是多发血管瘤[12]。

最初，病变是一个有白点的皮肤红斑，或被苍白晕圈包围的局部扩张的毛细血管，曾被描述为草莓痣或草莓瘤。深部病变可导致局部表皮颜色变蓝，也可能表皮无异常。随着体积的增长，血管瘤表现为一种非特异性的软组织肿块。与血管畸形不同，血管瘤很少侵袭骨质。约 10%的病变引起并发症，最常见的是出血（10%），其次是溃疡（5%），由于影响进食、视力或气道而出现功能障碍（4%）[12]。

14.2.4 影像学

影像学检查在诊断中作用有限，MRI 能够显示皮肤病变的深层关系和重要组织结构的位移，是常用的检查手段。

CT：能够显示薄壁组织和扩张血管。由于血管瘤和动静脉畸形都是高血流量型，彩色多普勒超声无法鉴别，但随着血管瘤的退化这种诊断难度降低。

MRI：MRI 显示为分叶状病灶，T1 加权序列不均匀信号，T2 加权序列为伴有流空效应的高信号。伴随着肿瘤的退化，病灶逐渐被脂肪组织取代，T1 信号增强，T2 信号减弱。深部病变可见卫星灶。

DSA：显示由局部动脉供血并引流入扩大的表浅静脉的毗邻血管的移位。显示出强烈的毛细血管潮红，毛细血管期血管腔充盈和动静脉瘘（图 14.1）。

14.2.5 管理和治疗

一般情况下，血管瘤的管理是保守的，只有当病灶生长到一定程度并产生症状时才进行医疗干预。全身或局部使用糖皮质激素，给予泼尼松 2mg/(kg·d)，疗程 4~6 周，以诱导肿瘤退化。在之后的 3~4 个月逐渐减量。以每日最小剂量经皮注射糖皮质激素已被证实可加速血管瘤消退，对 50%~80%的患者有效。其他的选择有干扰素-α 和长春新碱。每日皮下注射干扰素-α，疗程 6~12 个月，对于大多数对类固醇敏感的病变效果理想[13]。然而，这种治疗潜在的副作用严重，疗程缓慢且价格昂贵。和长春新碱一样，主要用于其他治疗方法无效的巨大血管瘤。

最近有报道称，普萘洛尔抑制血管瘤生长并诱导其退化[14]，实验的初步结果表明它将取代糖皮质激素作为一线用药。在一项系统性回顾中，平均口服剂量为 2.1mg/(kg·d)，平均疗程 6.4 个月，有效率为 98%。其他治疗更复杂病灶的办法为博莱霉素（报道对 50%的血管瘤有效[15]）和激光治疗（结果有争议）[16]。

外科干预[包括手术和（或）介入栓塞]的适应证是心力衰竭、凝血障碍、眼眶畸形、口腔占位、下颌骨生长障碍、类固醇抵抗和患者对肿瘤不耐受（图 14.2）。

14.2.6 不同部位血管瘤的具体治疗

声门下血管瘤：该位置的肿瘤在婴儿期（即前 6 个月）可导致呼吸困难，表现为喉喘鸣（85%），可引起发绀（15%）。声门下血管瘤由甲状腺下动脉供血，若用类固醇药物不能

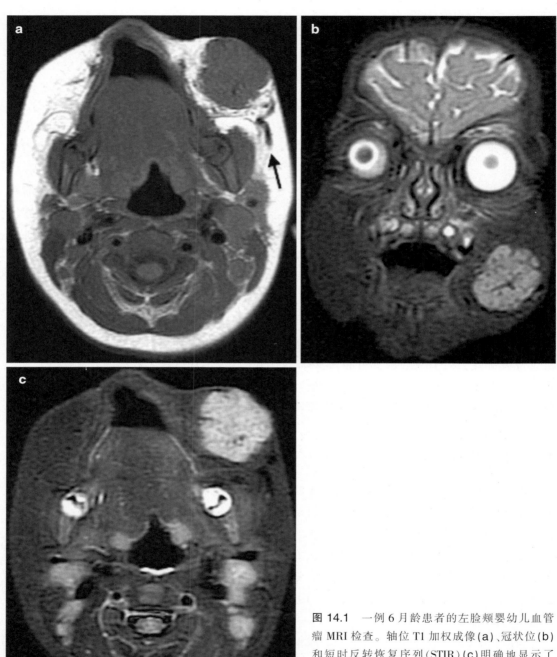

图 14.1　一例 6 月龄患者的左脸颊婴幼儿血管瘤 MRI 检查。轴位 T1 加权成像(a)、冠状位(b)和短时反转恢复序列(STIR)(c)明确地显示了病灶,包括脸颊的皮肤和皮下脂肪,面部动脉的扩张分支清晰可见(箭头所示)。因疾病的自愈性,未进行血管内介入治疗。

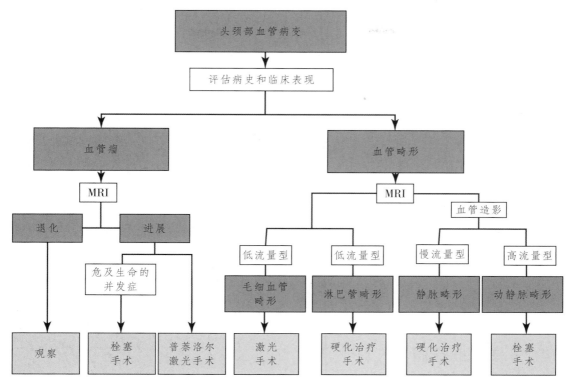

图 14.2 头颈部血管畸形的影像学检查和管理路径。MRI 为磁共振成像,用于定位病灶和随访。血管造影包括动脉造影和静脉造影。

控制症状,则应进行血管内介入栓塞治疗。由于大多数血管瘤可自行消退,所以治疗的目标是"争取时间"。

眼睑血管瘤:眼睑肿胀引起的眼睑完全闭合可能导致新生儿视力下降(弱视),如果眼睑闭合持续,婴幼儿的视力将在 1 周后受到永久性影响。介入栓塞的治疗效果及时确切,特别是在上睑位置的血管瘤。类固醇或普萘洛尔疗效缓慢,难以让眼睛重新睁开。介入栓塞后有可能复发,所以严格的随访是必要的。

口腔血管瘤:涉及口腔的血管瘤表现为出血,很少涉及下颌。颊部的病变可以耐受。栓塞是导致退化和避免牙齿生长发育紊乱的治疗指征。舌头的血管瘤是海绵窦型的,

而且缺乏血管,其会造成疼痛和肿块的形成。颗粒栓塞或硬化治疗可以用来减小体积,缓解疼痛。

唾液腺血管瘤:最常发生于腮腺,占位效应可能导致面部不对称,但通常不会造成面神经损伤。由于肿瘤可以自行消退,往往不需要介入栓塞。

骨血管瘤:罕见的类型,通常发生在颅骨上(颞骨常见),女多于男(2:1),影像学和临床表现无特异性。极少自发出血,但如果肿瘤侵犯颌骨,拔牙时可能引起严重出血。多为毛细血管型或高流量型。

14.2.7 相关综合征

PHACE 综合征:这是一个缩写词,指后

颅窝畸形、血管瘤、主动脉缩窄和其他心脏缺陷以及眼部畸形[17]。虽然以前曾描述过颅内外血管畸形与皮肤血管瘤的关系[18]，但对于本病的诊断率仍然偏低，有胎记的儿童应该引起关注[19]。

Kasabach-Merritt 综合征：该综合征是与血管瘤有关的一种消耗性凝血障碍，通常儿童期起病，症状从轻微到严重不等，如果没有得到有效的治疗，可致命。消耗性凝血病的特点是血小板和纤维蛋白原减少与纤溶亢进，和弥散性血管内凝血病（DIC）类似。但不同的是，其消耗过程局限于血管瘤内。治疗包括，使用高剂量类固醇、氨基甲酸和冷沉淀，介入栓塞很少进行。血管造影前应考虑给予血小板或冷沉淀治疗。

14.2.8 成人血管瘤

成年后出现的血管瘤不会自行消退，它们通过细胞增生生长，瘤腔内可见血栓形成。通常是无血管结构的，但在血管造影的静脉晚期可见一些微弱的显影。病理描述复杂，使用各种术语，就像国际疾病分类-ICD-O 9120-9179 血管肿瘤中的海绵状血管瘤。因为其血管不丰富，经动脉栓塞是无效的，经皮注射博来霉素有效。

14.3 血管畸形

在胚胎发育过程中，毛细血管、动脉、静脉或淋巴管的任何异常结合，都可能造成血管畸形。血管畸形是先天性的，出生即有，因此相应的皮肤病变常被描述为"胎记"。其占位效应会导致面部畸形和功能障碍，特别是对牙齿的影响，可能有皮肤颜色的改变。组织学上，其血管内皮细胞正常，无细胞增生，无肥大细胞增多。

尽管是先天性的，但可能并不影响以后的生活，除非有外部刺激，如外伤、感染、萌牙、受压、阳光暴晒、妊娠或青春期的激素变化，以及静脉或动脉高压。35%的患者可有骨的累积。

通常情况下它们不会生长或退化，除非与正常组织一起。然而混合性血管畸形的少见亚型兼具高流量和低流量畸形，具有很高的侵袭性并能长到很大。通常对治疗耐受，所有的血管畸形都可能转化为侵袭性混合型血管畸形。

14.3.1 临床特点

血管畸形是变色的皮肤或黏膜下的软组织肿块，可压缩，边界清楚或弥散，并有血流增加的证据，即明显的搏动或血管杂音（根据类型不同）。通常，影像学检查（平扫）有助于诊断其类型（图 14.2）。

MRI/CT：静脉畸形在信号和密度上呈均匀分布，偶尔的线性流空影与扩张的静脉一致，可见卫星灶。静脉湖在 T2 加权序列呈高信号。CT 可以显示静脉结石形成的钙化灶。

淋巴管畸形：多表现为囊性的不均匀信号，走行迂曲，有出血倾向。

低流量型：病灶（可能是毛细血管、静脉或淋巴管）呈等 T1 信号，不均匀 T2 信号，并显著强化。

高流量型：病灶（主要是动脉）特征是，在 T1 加权序列和 T2 加权序列上的流空信号与高流量血管一致，通常与紧邻组织的轻微变形有关。

混合型血管畸形：结构致密，强侵袭性肿物，呈等 T1、长 T2 信号，骨侵袭常见。

DSA：血管造影的特征因病变类型而异。

动脉型中有异常的不透明血管和边界不清的强显影，在小血管（毛细血管）畸形中则不同。动静脉瘘的特征是多变的。静脉畸形在动脉血管造影中表现为不显影或轻微显影。

14.3.2 毛细血管畸形

该病也被称为"葡萄酒色斑"或鲜红痣，是一种皮内毛细血管或微静脉畸形。葡萄酒色斑常见，人群中约有 0.3% 的发病率，先天性，通常随着年龄的增长而保持稳定。最初呈粉红色，成年后皮肤可增厚，颜色加深至紫色。病变处皮温较低，可出现在身体的任何部位，但面部和颈部最常见。

血管畸形通常是一个孤立的病灶，可能与 Sturge-Weber 综合征有关（见下文）。相同的体细胞遗传异常出现在非综合征性毛细血管畸形和 Sturge-Weber 综合征，特别是染色体 9q21 上 GNAQ 的一个基因 c.548G a'A 发生突变[21]。据推测，与 Sturge-Weber 综合征相比，毛细血管畸形的血管内皮细胞体细胞突变发生较晚。

影像学：影像学检查对于该病的诊断不是必需的。若行血管造影检查，将显示明显的毛细血管充盈，静脉早期无明显的动静脉瘘。

治疗：由于存在造成皮肤坏死的风险，不推荐介入栓塞治疗，也很少手术切除。通常，激光是唯一的治疗方法[14]。

14.3.3 淋巴管畸形

单纯的淋巴管畸形既无动脉供血亦无静脉回流，有两个主要的病理结构：微囊和大囊（即囊状水瘤）。可形成混合型病变，有时被称为血淋巴管瘤。先天性，65% 的病变出生后立即出现，80%~90% 持续到 2 岁，发

病没有性别或种族差异。

淋巴管畸形是质地柔软的肿块，可有部分质硬。其大小与位置无关。由于局部感染或炎症，病灶经常发生周期性的肿胀。

影像学：MRI 有助于确定其病变范围，尤其是深部病灶的边缘。囊性区信号为短 T1 长 T2。大囊型病变可有因先前出血而引起的液平改变。微囊型病变呈现更均匀的 T2 加权序列高信号。无流空影和静脉石，囊肿边缘中度强化（见图 14.3）。

治疗：适应证包括功能障碍、美容需要和囊内出血。微囊型病变用抗生素、皮质类固醇或激光治疗。对于大囊型，经皮硬化治疗可采用无水乙醇、1% 14 烷基硫酸钠、OK432 或博莱霉素[22]。对于博莱霉素病灶内注射的担忧是多余的，最近的一项 Meta 分析显示，它有效减小了 84% 的患者的淋巴管畸形[23]。经动脉介入治疗可能对混合病变有帮助（如血淋巴瘤），栓塞的材料可以缩小肿瘤的毛细血管部分并稳定病情。

14.3.4 静脉畸形

病变发生在动脉树的静脉侧，与动脉没有直接联系。因此，它们在经皮动脉血管造影中不显影。女性发病率更高（2:1）。

通常，静脉畸形是发生在儿童晚期或成年早期的深层软组织肿块。如果是浅表的，会导致局部皮肤或黏膜颜色变蓝，无杂音的无搏动性肿块，随着静脉压升高而体积增大（通过瓦氏试验或将头置于依靠位置），并可以手动压平（清空）。这是典型特征，年轻患者经常尝试将肿块放大和缩小作为"派对游戏"。可形成血栓，数周之内发生肿胀伴随着疼痛，并与 Klippel-Trénaunay 综合征的发生有关。

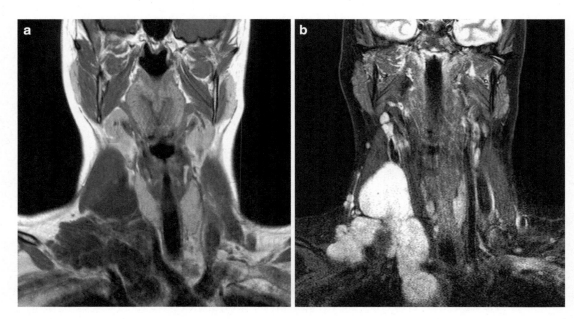

图 14.3　MRI 显示右侧颈前三角区大囊型淋巴管畸形。冠状位 T1 加权成像(a)与 T2 加权成像的脂肪抑制序列(反转恢复序列)(b),很好地显示了畸形的程度以及肿物如何延伸到上纵隔。

影像学:MRI/CT,病变表现为边界清楚的含有液体(血液)的肿块。CT 显示 30%的病变有静脉石。超声检查显示低回声占位,可能包含间隔。超声对介导经皮穿刺有指导作用。经皮动脉血管造影仅在排除动脉供血时有用,但在毛细血管后期可使微血管缓慢显影。直接穿刺血管造影(静脉造影)是显示病变范围和引流模式的最佳方法。一般来说,显影为一种充满血液的分叶状囊腔。(图 14.4)在硬化治疗之前,确定其静脉引流模式至关重要。Puig 等对 4 种引流模式进行了描述[24]。

治疗:用无水乙醇、14 烷基硫酸钠或其他硬化剂直接穿刺的硬化治疗被认为是最佳治疗方法。可在超声介导下进行穿刺注射,保持硬化剂停留在病灶内,并避免太快进入引流静脉非常重要。压迫静脉或再植入一根穿刺针作为通气管有助于控制注射过程。硬化治疗的并发症包括:皮肤坏死、脑神经麻痹和注射无水乙醇的罕见毒副作用[25]。常用的栓塞剂包括 Ethibloc(玉米蛋白、泛影酸钠、韦莱油、罂粟油、水和丙二醇的混合物)、NBCA 和 Onyx(ev3)[26]。

14.3.5 动静脉畸形(AVM)

这是一组多样化的高流量病灶,本节将根据发病位置进行探讨。动静脉畸形血流动力学活跃,可以从休眠期向活跃期转化。诱因包括妊娠、青春期和外伤。

该病的血管结构变化多端,包括直接动静脉瘘、动静脉畸形伴有微瘘和动静脉瘘引流向扩张迂曲的静脉。引起功能损伤或有明显的症状是治疗的指征,尤其是出血。介入栓塞利用液态材料,如 Onyx 或 NBCA 或颗粒(图 14.5~图 14.7)。AVM 的治疗和管理需要一个多学科团队[27]。

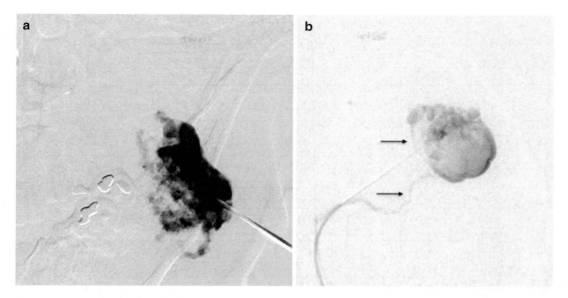

图 14.4　经皮直接穿刺注射造影剂显示颊部两处静脉畸形。(a)病灶的管腔分叶没有明显的引流静脉(Puig 1 型)。(b)病灶引流入正常大小的静脉(箭头所示)(Puig 2 型)。经皮穿刺后多普勒超声可显示鲜红的血液是典型表现。

根据不同的发病部位。

牙弓 AVM:高血流量的动脉型 AVM,导致大出血时,需要急救。常见的临床表现为疼痛、血管杂音、表面溃疡或感染。介入栓塞用于控制症状或辅助手术。根治手术推荐在成年后进行,那时病灶已停止生长。

唾液腺 AVM:罕见,与动脉型 AVM 类似。若需要治疗,通常利用颗粒介入栓塞。

面部和头皮 AVM:易与硬脑膜动静脉畸形相混淆。因为该病的供血动脉可能来自硬脑膜动脉(如脑膜中动脉或枕动脉的分支)。回流静脉是鉴别的关键点,皮肤的病灶引流入皮下静脉,而硬脑膜病灶则引流入颅内静脉窦。乳突区病变的鉴别尤其困难,因为咽升动脉的分支在这个部位同时供应皮肤和硬脑膜的病灶。因此,寻找与颅内血管的联系至关重要。

耳 AVM:高血流量的动静脉畸形。耳朵可过度生长,可有局部破损的病史。介入栓塞用于治疗或辅助手术切除。栓塞后有皮肤坏死的风险,精准注射液态栓塞剂是首选治疗。

眼睑 AVM:栓塞可能是危险的,因为邻近有眼睛的供血动脉,对于症状性病变应保守治疗。须行影像学检查以排除颅内病变。

肌肉 AVM:通常是动脉或毛细血管型动静脉畸形,但也可以是静脉或毛细血管——静脉型病变。多发于年轻人,主要侵犯咀嚼肌,特别是咬肌,吃饭时常伴随疼痛和周期性肿胀。介入栓塞治疗往往用于缓解症状。

14.3.6 相关综合征

Sturge-Weber 综合征(三叉神经血管瘤病):只有 2%~6%的葡萄酒色斑与 Sturge-Weber 综合征有关,但如果其发生在三叉神经分布区域,则该比例上升到 26%。在

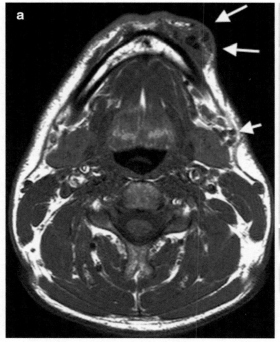

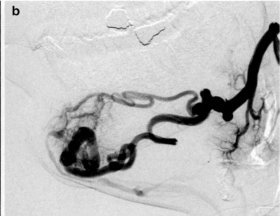

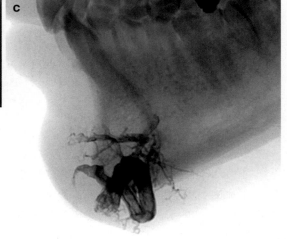

图 14.5 下颌部高流量动静脉畸形。MRI 检查 T1 加权序列（a）显示皮下肿块内扩大的血管（双箭头所示）和扩张的面部动脉（单箭头所示）。显示肥厚面动脉注射后的数字血管造影图（b）。经动脉注射 Onyx 治疗畸形（c）。

Sturge-Weber 综合征的病变主要累及三叉神经分布区域的皮肤，2 岁时最明显。其他临床表现有癫痫、青光眼、散光、脉络膜血管畸形，以及伴有皮层萎缩和钙化的大脑半球静脉畸形。皮肤病变在组织学和遗传学上类似于之前介绍的毛细血管畸形。

毛细血管扩张和 Rendu-Osler-Weber 病：这是一种罕见的常染色体显性遗传病，常因鼻出血就医。皮肤毛细血管扩张可通过激光或电凝治疗。鼻出血的介入栓塞治疗将在第 16 章中介绍，采用颗粒栓塞，本质上来说是一种姑息性治疗。

14.4 其他血管病变

14.4.1 颅骨膜血窦

由迂曲扩张的头皮静脉与脑静脉或窦通过广泛的异常联系构成，前者为可压缩的头皮肿物，在重力作用或运动时扩大。由于潜在的颅骨缺损，肿物的初步评估往往比实际上要大，有一种"沼泽"的感觉，通过扩张的头皮静脉与静脉窦相沟通（通常是上矢状窦）。不伴有血管杂音和皮

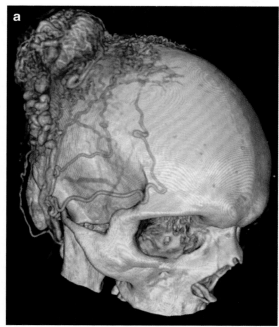

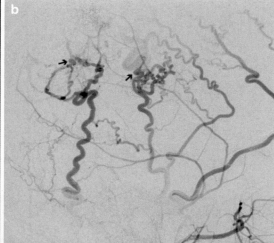

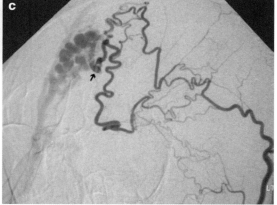

图 14.6　通过三维重建的 CT 血管造影 (a) 和数字减影血管造影 (b) 显示头皮动静脉畸形。该病灶为大面积的皮下肿物，由迂曲扩张的头皮动脉和动静脉瘘构成。后者可以在经右侧颞浅动脉穿刺血管造影的动脉期看到 (箭头所示)。另一个患者 (c) 是额部动静脉瘘 (注意多根动脉供血)。

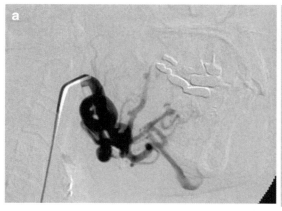

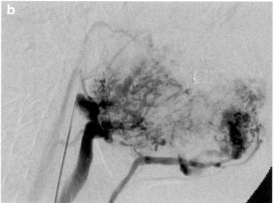

图 14.7　经面部动脉穿刺数字减影血管造影显示脸颊动静脉畸形 (侧位)。在动脉期 (a)，可见扩张的动脉；在静脉期 (b)，可见大量的不规则的畸形血管和一系列引流静脉。该病例采用介入栓塞辅助手术切除的治疗。

肤颜色的改变。该病发现于 19 世纪，并于 1850 年由 Stromeyer 命名[28]。

　　病因不明，可能与创伤、先天或自发的原因有关。Akram 等对大量文献进行回顾性研究，搜集了自 1850 年以来的 115 例报告，并总结了可能的病因：先天形成（由血管瘤和血管畸形发展而来），继发于局部创伤，或自发形成作为旁静脉通道[29]。发病无性别差异。

　　影像学：CT 可以很好地显示单发或多发颅骨缺损。MRI 显示脑发育正常。CTA 可显示颅骨缺损部位的血管通道。DSA 可排除异常的动静脉连接和动脉瘤。直接穿刺静脉造影可显示颅内的静脉关系（图 14.8）。

　　治疗：自然史未知，出于美观考虑的治疗须慎重。令人担忧的是若头皮受损，则有

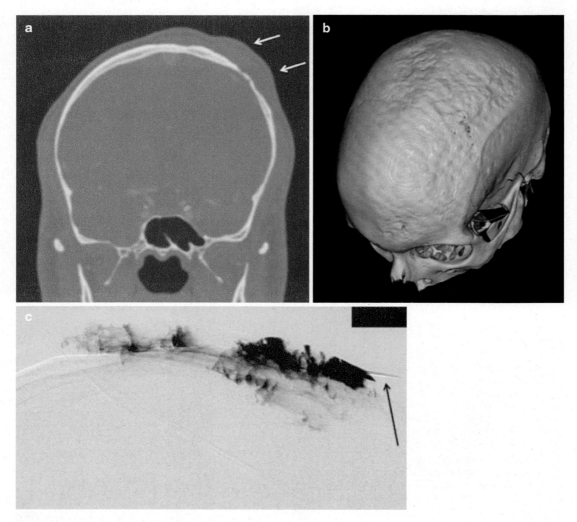

图 14.8　颅骨膜血窦。增强 CT 冠状位（a）显示在软组织肿胀区（白色箭头所示）下，颅骨左侧变薄。三维重建 CT 成像（b）显示颅骨呈扇形缺损。穿刺针（黑色箭头所示）置入扩张的头皮静脉（c），造影剂通过静脉通道填充颅内和颅外静脉。

大出血或空气栓塞的风险。只有血管造影证实病变为颅内旁静脉通道时才对扩张的头皮静脉进行介入栓塞治疗。注入液态栓塞材料较困难,可行手术治疗。

14.4.2 甲状腺肿瘤

恶性甲状腺肿瘤血管密集,然而介入栓塞辅助手术却很少被提及。充分评估患者的甲状腺功能后,从甲状腺上动脉和甲状腺下动脉中寻找供血动脉进行介入栓塞,可缓解症状和辅助手术。有效的栓塞可引起腺体梗死和血清甲状腺球蛋白(Tg)升高。因此,应在栓塞后尽快(24~36 小时内)进行手术切除。

参考文献

1. Mulliken JB, Glowacki J. Hemangiomas and vascular malformations in infants and children: a classification based on endothelial characteristics. Plast Reconstr Surg. 1982;69:412–20.
2. Jackson IT, Forbes G, May GR. Vascular anomalies. In: Mustarde JC, Jackson IT, editors. Plastic surgery in infancy and childhood. London: Churchill-Livingston; 1988.
3. Jackson IT, CarreÃ±o R, Potparic Z, Hussain K. Hemangiomas, vascular malformations, and lymphovenous malformations: classification and methods of treatment. Plast Reconstr Surg. 1993;91(7):1216–30.
4. Boon LM, Ballieux F, Vikkula M. Pathogenesis of vascular anomalies. Clin Plast Surg. 2011;38(1):7–19.
5. Burns AJ, Navarro JA, Cooner RD. Classification of vascular anomalies and the comprehensive treatment of haemangiomas. Plast Reconstr Surg. 2009;124(1 Suppl):69e–81e.
6. Puttgen KB, Pearl M, Tekes A, Mitchell SE. Update on pediatric extracranial vascular anomalies of the head and neck. Childs Nerv Syst. 2010;26(10):1417–33. Epub 10 Aug 2010
7. Chang LC, Haggstrom AN, Drolet BA, et al. Growth characteristics of infantile hemangiomas: implications for management. Pediatrics. 2008;122:360–7.
8. Finn MC, Glowacki J, Mulliken JB. Congenital vascular lesions: clinical application of a new classification. J Pediatr Surg. 1983;18:894–900.
9. Chen TS, Eichenfield LF, Friedlander SF. Infantile hemangiomas: an update on pathogenesis and therapy. Pediatrics. 2013;131(1):99–108.
10. North PE, Waner M, Mizeracki A, Mihm MC. GLUT1: a newly discovered immunohistochemical marker for juvenile hemangiomas. Hum Pathol. 2000;31(1):11–22.
11. Hoege PH. Infantile haemangioma: new aspects on the pathogenesis of the most common skin tumour in children. Br J Dermatol. 2011;164(2):234–5.
12. Anderson KR, Schoch JJ, Lohse CM, Hand JL, Davis DM, Tollefson MM. Increasing incidence of infantile hemangiomas (IH) over the past 35 years: correlation with decreasing gestational age at birth and birth weight. J Am Acad Dermatol. 2016;74(1):120–6.
13. Ezekowitz RAB, Mulliken JB, Folkman J. Interferon alfa-2a therapy for life-threatening hemangiomas of infancy. N Engl J Med. 1992;326:1456–63.
14. Léauté-Labrèze C, DumasdelaRoque E, Hubiche T, Boralevi F, Thambo JB, Taïeb A. Propranolol for severe hemangiomas of infancy. N Engl J Med. 2008;358(24):2649–51.
15. Muir T, Kirsten M, Fourie P, Dippenaar N, Ionescu GO. Intralesional bleomycin injection (IBI) treatment for haemangiomas and congenital vascular malformations. Pediatr Surg Int. 2004;19(12):766–73.
16. Stier MF, Glick SA, Hirsch RJ. Laser treatment of pediatric vascular lesions: port wine stains and hemangiomas. J Am Acad Dermatol. 2008;58(2):261–85.
17. Frieden IJ, Reese V, Cohen D. PHACE syndrome. The association of posterior fossa brain malformations, hemangiomas, arterial anomalies, coarctation of the aorta and cardiac defects, and eye abnormalities. Arch Dermatol. 1996;132(3):307–11.
18. Pascual-Castroviejo I. Vascular and nonvascular intracranial malformations associated. Neuroradiology. 1978;16(1):82–4.
19. Metry DW, et al. A prospective study of PHACE syndrome in infantile hemangiomas: demographic features, clinical findings, and complications. Am J Med Genet A. 2006;140A(9):975–86.
20. Hassan Y, Osman AK, Altyeb A. Noninvasive management of hemangioma and vascular malformation using intralesional bleomycin injection. Ann Plast Surg. 2013;70(1):70–3.
21. Shirley MD, Tang H, Gallione CJ, Baugher JD, Frelin LP, Cohen B, North PE, Marchuk DA, Comi AM, Pevsner J. Sturge–weber syndrome and port-wine stains caused by somatic mutation in GNAQ. N Engl J Med. 2013;368(21):1971–9.
22. Rozman Z, Thambidorai RR, Zaleha AM, Zakaria Z, Zulfiqar MA. Lymphangioma: is intralesional bleomycin sclerotherapy effective? Biomed Imaging Interv J. 2011;7(3):e182011.
23. Horbach SE, Rigter IM, Smitt J, Reekers JA, Spuls PI, van der Horst CM. Intralesional bleomycin injections for vascular malformations: a systematic review and meta-analysis. Plast Reconstr Surg. 2016;137(1):244–56.
24. Puig S, Aref H, Chigot V, Bonin B, Brunelle F. Classification of venous malformations in children and implications for sclerotherapy. Pediatr Radiol.

2003;33(2):99–103.

25. Berenguer B, Burrows P, Zurakowski D, Mulliken J. Sclerotherapy of craniofacial venous malformations: complications and results. Plast Reconstr Surg. 1999;104(1):1–11.

26. Yamaki T, Nozaki M, Fujiwara O, Yoshida E. Duplex-guided foam sclerotherapy for the treatment of the symptomatic venous malformations of the face. Dermatol Surg. 2002;28(7):619–22.

27. Thiex R, Wu I, Mulliken JB, Greene AK, Rahbar R, Orbach DB. Safety and clinical efficacy of onyx for embolization of extracranial head and neck vascular anomalies. AJNR Am J Neuroradiol. 2011;32:1082–6.

28. Mastin WM. IV. Venous blood tumors of the vault of the cranium communicating with the superior longitudinal sinus. Continued. Ann Surg . 1885;1(5):439.

29. Akram H, Prezerakos G, Haliasos N, O'Donovan D, Low H. Sinus pericranii: an overview and literature review of a rare cranial venous anomaly (a review of the existing literature with case examples). Neurosurg Rev. 2012;35(1):15–26.

30. Dedecjus M, Tazbir J, Kaurzel Z, Lewinski A, Strozyk G, Brzezinski J. Selective embolization of thyroid arteries as a preresective and palliative treatment of thyroid cancer. Endocr Relat Cancer. 2007;14(3):847–52.

第 **15** 章
肿瘤的栓塞

引言

1974 年 Hekster 等[1]首次报道肿瘤栓塞，他们使用明胶海绵栓塞一个较大的脑凸面脑膜瘤。后被广泛用于颅内肿瘤外科手术前栓塞。作为一种辅助方法，它的价值需要从主观和客观的标准来量化。前者主要取决于特定的外科医生的观点，所以栓塞术在某一特定医院的使用取决于他们的观点，即在外科手术中的价值。客观的标准依赖于诸如此类的好处，手术失血减少(可通过纱布数量、输血量和血浆血红蛋白下降水平测量)，手术时间的缩短和治愈率[2,3]。

在本章中，呈现给大家的是一个用于术前肿瘤栓塞的草案和它在特定病理中的应用。肿瘤栓塞与肿瘤学的各个分支均有关，但我们将只会详细讨论病理，这个读者很可能感兴趣的部分。本章概述了通用模板，在描述特定情况下肿瘤栓塞时可以应用，意在鼓励学生以一种标准的方式描述及思考手术操作和管理患者。

并希望他们能够创造出一套个人方法，做好所有的防范措施，尽可能安全地完成此过程。像其他那些看似简单的程序一样，肿瘤的栓塞操作起来并不困难，但想要做得好却也不容易。

15.1 肿瘤栓塞医疗方案

肿瘤的血管内治疗涉及化疗药或栓塞材料的选择性输送，虽然有些原则和方法两者相似，但在这里我们只描述后者，即栓塞。栓塞的过程可分为下列几步，适用于任何肿瘤及某一特定的或局部的肿瘤。栓塞的一般原则将在本小节描述，总结见表 15.1。

15.1.1 栓塞适应证

选择合适的患者进行肿瘤栓塞是一个多学科团队讨论的结果。栓塞针对富血供肿瘤。头颅富血供肿瘤包括脑膜瘤、血管外皮细胞瘤、神经节细胞瘤、男性青春期出血性鼻咽血管纤维瘤。脑脊髓血管母细胞瘤及一些脊柱肿瘤也可以考虑栓塞。这些脊柱肿瘤包括动脉瘤、动脉瘤样骨囊肿和巨细胞瘤。偶尔可用于神经鞘瘤、嗅神经母细胞瘤及转移瘤的治疗。很少用于脊索瘤、软骨肉瘤和其他原发性骨肿瘤。

栓塞指征：

• 术前栓塞优于单纯外科切除。

• 协助其他辅助治疗，即对于外科手术不能切除的肿瘤进行术前栓塞以稳定肿瘤的发展或减瘤为放疗或化疗争取机会。

• 缓解症状，即外科无法切除肿瘤的姑

表 15.1 肿瘤栓塞治疗步骤

血管内治疗一般草案

1.血管内治疗指征

2.治疗目的(外科术前,辅助手段,姑息治疗)

3.治疗利弊

4.术前评估

 (1)影像学评估

 (2)术前小结及讨论

 (3)查体

 (4)麻醉评估

 (5)术前用药

 (6)知情同意书

5.操作技术

 (1)血管造影评价

 (2)治疗药物及策略的选择

 (3)血管内输送技术

 (4)术后治疗

6.随访

息治疗;常见的有出现合并症无法行根治手术,或一些不可接受的重要部位的破坏。

 • 对于外科不适合或不可能治疗的肿瘤复发。

15.1.2 栓塞目的

栓塞目的应做到个性化,如果栓塞目的是为了外科手术,那么它应该包括以下目标。

 • 通过阻断肿瘤组织内的小血管达到切断肿瘤血供的目的。

 • 阻断外科手术无法探及的血供。

 • 阻断外科手术需要结扎的非肿瘤血管。

血管内结扎(栓塞)更安全,因为可以通过闭塞测试进行侧支血供的功能测试和评估。如靠近颞骨岩部的乙状窦。

15.1.3 利弊

签署知情同意时须向患者说明栓塞的风险和受益。如果是术前栓塞,那么栓塞的目的就是为了实施下一步治疗。因为栓塞也有其可能的并发症,因此必须综合考虑栓塞风险。综合风险应该比单纯外科手术风险小,或者如果风险更高但是可能对患者更有利,比如能降低术后复发率。实际操作中需综合评价外科手术和栓塞术的利弊。

对于经动脉栓塞,一些并发症是所有过程都会出现的,而有些则是根据肿瘤类型及位置而定。一般潜在的风险包括不慎将栓塞剂输送到敏感的正常组织。这就会导致因脑梗死或脑神经损伤产生新的神经功能缺失。而肿瘤的位置决定哪个功能障碍,如视觉障碍可能是通过脑膜中动脉栓塞前颅窝病灶导致栓塞颗粒反流入视网膜所致。其他并发症虽属一般,但也多由肿瘤的类型导致,如富血供肿瘤在有效的栓塞后出现肿胀,从而加剧压迫症状。此外,还有2%的概率出现栓塞后出血、全麻(如果需要全麻)、造影剂、脑导管造影的风险及大量可能出现的并发症。

最后,为了准确量化栓塞的风险,术者应清楚他们自己操作的成功率及出现并发症的概率。因此,决定一个患者是否可行术前栓塞需详细评估两组的概率。所以对于平衡栓塞所带来的利益与风险完全依赖于多学科的讨论。

15.1.4 术前评估

以下是针对所有栓塞术的部分准备工作。

1.影像学评估（CT/MRI）

定位肿瘤位置及范围,明确肿瘤的血供并找到肿瘤侵犯周围重要血管(如颈内动脉、硬脑膜窦)的证据;CT 可以清楚地显示骨侵犯和骨质破坏;肿瘤的强化程度通常与其血供成正比,但增强需要注入对比剂后立即采集图像;而延迟期则显示相对乏血供肿瘤的强化。

2.外科术前小结与讨论

原则上术前栓塞为辅,并尽可能减少外科手术的整体风险,详阅影像学图片并确保这一联合方案最佳。

3.查体

栓塞术前发现患者异常的体格检查是必不可少的。

4.麻醉评估

全麻后更利于操作,但临时阻断血管及神经功能测试必须在局麻下进行,并由麻醉师监测患者,而栓塞术需在全麻下操作。

5.栓塞术前用药

建议对较大的肿瘤及产生压迫症状的肿瘤术前给予皮质醇激素预防性用药;导致全身症状的肿瘤需要在栓塞前行内科治疗,如副神经节瘤需使用 β 阻滞剂。

6.知情同意书

向患者介绍手术过程及解答患者对此存在的疑惑。

15.1.5 操作技术

本教材不是血管内治疗手册,但是下面我们将详细描述栓塞操作规程。

1.血管造影评估

目的在于确定肿瘤的血供,评估肿瘤内血管分布情况, 并排除伴随的血管疾病;集中明确肿瘤血管与周围正常血管存在的沟通及吻合情况;明确颅内外及其他可能栓塞材料可能误栓的预期风险;此外,还包括所有可能存在的血供及脑神经。

一旦确定存在吻合支,必须谨慎选择短效栓塞或永久栓塞防止误栓正常组织;对于多支血管供血的肿瘤, 栓塞顺序也尤为重要,例如对颈内动脉栓塞前应先栓塞颌内动脉末梢,这样可以减少栓塞颗粒误入眼眶的机会。

2.栓塞材料的选择(见 18 章)

栓塞的目标是使血管床闭塞,如果栓塞的血管靠近肿瘤床(如在小动脉和细小动脉水平), 则肿瘤很快通过产生新的侧支血管恢复血供;这一原则决定了栓塞材料。因为栓塞的目的是服务于外科切除,所以血管重建影响并不大,栓塞材料选择颗粒。

(1)栓塞颗粒可分为可吸收性和不可吸收性颗粒。可吸收颗粒有微纤维胶原、自体血栓块,用于临时栓塞;不可吸收颗粒有聚乙烯醇颗粒、三丙烯微球和硅球,其直径决定栓塞效果,越小的血管(即末梢血管),栓塞效果越好,这便意味着越小的栓塞颗粒更容易导致肿瘤坏死,但同时也加大了误栓正常的吻合支的风险。因此,栓塞颗粒直径的选择须格外慎重,因为:①$50\mu m$ 的小颗粒可以进入直径 $40\sim60\mu m$ 的血管, 但是这种小的栓塞颗粒加大了进入低流量动静脉瘘的风险, 这种动静脉瘘在肿瘤组织中很常见;②大于 $140\mu m$ 的较大的栓塞颗粒则会增大进入邻近正常组织血管的风险,从而引起正常组织的缺血;③大于 $400\mu m$ 的大的栓塞颗粒容易堵塞靠近肿瘤的血管床,从而导致侧支循环的建立,营养脑神经的血管直径小于 $150\mu m$,假定使用大的栓塞颗粒可以减少脑神经的损伤,这样的代价则是降低了肿瘤栓塞的效果。

（2）液态栓塞剂也可以栓塞血管，如二氰基丙烯酸异丁酯、聚乙烯醇、PHIL（MicroVention）SQUID（Emboflu）或组织硬化剂如无水乙醇、14烷基硫酸钠，它们注射入体内会凝固，组织硬化剂的使用须保证不存在动静脉瘘且能接受肿瘤坏死，NBCA 或 Onyx 则比栓塞颗粒更有穿透力，且栓塞效果更佳，并达到永久栓塞，这些液态栓塞剂可以经皮穿刺注入肿瘤内部血管或经导管注入肿瘤血管。

（3）用于临时栓塞的可脱球囊和永久栓塞的金属弹簧圈。

3.经血管注入栓塞物质的方法

最安全的方法是在确认肿瘤血管后经微导管尽可能超选择性向血管内注入栓塞剂，尽可能谨慎地使用导丝和导管或术前给予血管舒张剂避免血管痉挛（血管痉挛阻碍栓塞颗粒渗透到血管床，而且增加了反流的风险）。如果导管靠近危险的吻合口，应随时做好闭塞吻合口或球囊保护的准备，一旦进入吻合口，应造影评估血流情况。

这种情况有两个选择。

（1）第一种方法是透视下向肿瘤的血管内注射栓塞剂，栓塞颗粒通常与造影剂完全混匀，多次搅拌避免混合不均，NBCA 与碘油（1:5）混悬液，Onyx 常与钽粉混合，液态栓塞剂，如二甲基亚砜（DMSO）与葡萄糖以合适的比例预混后装入微导管，缓慢地注入肿瘤内，注射速度应与周围的血流速度一致，当流速明显降低，未完全停滞前应当结束栓塞，以防误栓。

（2）第二种方法是在阻断血流的前提下注射栓塞剂。注射栓塞剂期间使用微导管端部嵌入靶血管或球囊导管阻断其血流，这样

可以防止误栓，但同时也可能导致血管痉挛，随着注射压力的增加，会开通一些远端的侧支循环或造影未被证实的沟通，因为血流量的减少导致进入肿瘤血管床的栓塞颗粒减少。应用 Onyx 的另一种选择是允许栓塞材料附在微导管尖端周围，避免在持续注射期间发生反流。可拆卸尖端的微导管和双腔球囊在这项技术中也开始使用。

15.1.6 栓塞后治疗

术前栓塞完成后，外科手术时机的选择决定患者栓塞术后需要哪些治疗。栓塞起作用的时间通常在 24 小时后，但有些团队倾向于在栓塞后立即行外科手术因为他们认为肿瘤仍存在血供。有些则更愿意观察 8~10 天后手术，他们认为此时肿瘤组织的肿胀程度降低外科手术更容易进行，同时血管重构也开始发生。一个妥协的办法就是栓塞 1~8 天后行外科手术[4]。考虑到以上这些因素，针对每位患者的栓塞术后治疗见以下几步。

（1）抗凝的反转：通常肿瘤的栓塞过程不需要全身抗凝，仅用标准剂量的肝素冲洗导管即可。使用球囊阻断血流和功能测试时则需要全身抗凝，并且在术毕前逆转抗凝，防止缺血坏死的肿瘤出血。

（2）皮质醇激素的使用：可减轻肿瘤组织的水肿及脑组织周围的血管源性水肿，一旦 CT 或 MRI 证实存在脑组织周边水肿，应当术前给予皮质醇激素。如果无癫痫发作病史，术前可不用常规给予镇静药。

（3）止痛：栓塞后应常规给予合适剂量的止疼药，口服非甾体类止痛药常效果不佳，止吐药也有一定的帮助。

（4）卧床休息：栓塞完成后患者需卧床并观察 48 小时，如果是大的动脉的栓塞则

应更久。2~6 周的影像学图像通常会显示肿瘤的缩小,但是最初的 24~48 小时会因为肿瘤肿胀或瘤内出血导致症状加重。

(5)随访:患者出院后的随访包括来院就诊和后续的影像学检查,出院后的观察在诊断患者的后遗症方面也很重要,并能帮助解决患者的疑惑及规划他们的未来,保证他们能够安全出行并能直接反馈疾病的治疗效果。

15.2 脑膜瘤

1614 年,Felix Plater 首次报道了脑膜瘤[5],它起源于蛛网膜粒帽细胞,好发部位与蛛网膜粒的分布一致。肿瘤常发生与颅内,也可见于脊柱和眼眶,全身其他部位偶尔可见。

15.2.1 流行病学

脑膜瘤占颅内原发肿瘤的 13%~18%,占脊柱内肿瘤的 20%~35%,可发生在任何年龄,通常为 20~60 岁的成年人,高峰年龄为 45 岁。男女发病比例为 2:1,单发或多发。多发脑膜瘤常见于 2 型神经纤维瘤病(22 号染色体异常)。此病多为放疗后遗症所致。

15.2.2 病理学

脑膜瘤常为边界清楚的髓外肿瘤,易与脑组织区分,常造成周边组织受压,但不侵及神经组织(恶性除外),虽然它们可能侵犯双重鼻窦,破坏骨质及骨髓,从颅骨外板向颅内组织侵犯,脑膜瘤的生长常沿硬脑膜斑块状生长,周边伴有水肿,也可导致其他占位症状。

典型的部位按发病频率依次是:矢状窦旁脑凸面、大脑镰、蝶骨嵴、小脑脑桥角、斜坡和枕骨大孔。位于鞍结节和嗅沟的肿瘤则有特异性的症状。不依附于硬脑膜生长的脑膜瘤则罕见,多为纵裂或脑室内。

15.2.3 组织学分级

脑膜瘤 WHO 分级:1 级,良性;2 级,非典型性;3 级,间变型。其分型依赖于传统的组织学类型:上皮型、血管母细胞型(或血管外皮细胞型)、成纤维细胞型、过渡肉瘤型、砂粒体型。血管母细胞型恶性程度最高,男女发病比率为 4:1,平均发病年龄为 35 岁,约占所有脑膜瘤的 2%,并由特殊的螺旋状的肿瘤血管模型,即跨皮层动脉供血。血管母细胞型和过渡型比其他类型的脑膜瘤血供更丰富,砂粒体型则为典型的少血供型,密集钙化。

15.2.4 临床表现

神经症状常与肿瘤的位置有关,如位于嗅沟的肿瘤会出现嗅觉缺失,颅内压增高则会导致与肿瘤定位无关的症状,如头痛、视觉障碍、痴呆和局灶性癫痫发作。

15.2.5 血管内治疗适应证

治疗指征并没有统一的标准,但通常有颈外动脉大的血管(尤其那些涉及颅骨且外科手术无法靠近的供血动脉)供应时可行术前栓塞。

15.2.6 治疗目的

(1)作为外科手术的辅助手段,提高手术效果并降低死亡率。

(2)通过栓塞减少肿瘤向硬脑膜蔓延。

(3)针对无法行外科手术切除的一种保

守治疗方法。

（4）有效的栓塞有时可作为稳定肿瘤及减瘤的唯一治疗方法。

15.2.7 利弊

受益：最佳的栓塞是达到外科性切除，大脑凸面脑膜瘤的术前栓塞价值是有争议的，因为硬脑膜动脉在外科手术中是可以探及的。但是当肿瘤有两套血供时，术前栓塞可减少外科手术术野的暴露，并能缩小肿瘤帮助外科切除，同时也能减少术中输血量和缩短手术时间。

并发症：栓塞的危害是邻近组织的缺血或坏死以及栓塞物质的误栓，如进入视网膜引起失明，误入肺动脉引起咯血和肺损伤。

这些并发症可分为：

（1）轻度不良事件：主要为肿瘤肿胀引起局部疼痛，此外，栓塞剂误入颅外血管可引起皮肤或黏膜的坏死、脱发、伤口愈合延迟或肌肉缺血引起的疼痛。误栓颌内动脉可引起咀嚼肌的缺血导致牙关紧闭，发生率为20%~30%。术后使用类固醇激素可缓解组织肿胀引起的不适。

（2）重度不良事件：包括失明和脑神经损伤，尤其是面神经和舌下神经的麻痹，已报道的发生率为1.6%~9%[9]。使用小的栓塞颗粒栓塞脑膜垂体干、脑膜中动脉、脑膜副动脉和咽升动脉时常出现并发症[9]，大多由栓塞导致的神经缺失症状多在3~6个月后恢复，栓塞后肿瘤缺血后出血的发生率为3%~5%[10,11]，198例患者有5%出现出血，2例死于急诊外科手术[11]，因此，栓塞术后的最初几天需密切监测患者生命体征。

15.2.8 术前评估

影像学检查：CT上脑膜瘤可为高密度

（55%）或钙化（15%），增强扫描可显示出富血供病灶，骨质破坏或膨胀可以在CT上很好地显示，而MRI在显示颅底病变的软组织成分更有优势；通常影像学检查不能分辨出病变组织学成分，但钙化常见于成纤维细胞型和过渡亚型，致密钙化则提示沙砾体型。影像学图像上显著的富血供类型则提示血管外皮细胞型，即血管母细胞亚型。

栓塞前需要血管造影，肿瘤常由硬脑膜动脉供应，其形状可为辐射状到杂乱迂曲不等，造影特点为早期的肿瘤染色，并持续到静脉后期，注入造影剂后可显示较大的供血动脉，早显的静脉（即动静脉分流）常提示肿瘤有较强的侵袭性[13]，静脉窦的开放则需要在静脉期评估（图15.1）。

临床评估：严格的栓塞前常规检查及评估。

术前药物：有症状的患者应在栓塞前几日给予类固醇激素，以减少血管源性水肿引起的邻近脑组织肿胀导致的疼痛。无症状的患者，如果影像学检查提示水肿则也应给予类固醇激素。如果患者有癫痫病史，则术前应给予镇静药。

15.2.9 栓塞技术

（1）血管造影需要超选至脑膜动脉去寻找危险的吻合血管、评估肿瘤的血供范围。表15.2显示不同部位的脑膜瘤可能的供血动脉。需要特别注意的是，在经脑膜中动脉栓塞时应防止误栓颞浅动脉、蝶腭动脉、颈外动脉与颈内动脉及颈外动脉与眼动脉的吻合支。脑神经的供血动脉详见表7.1。在以上这些动脉及吻合支栓塞时，建议使用较大的颗粒（>150μm）。

（2）栓塞材料的选择：聚乙烯醇和丙烯酸颗粒最常用，如果导管位置合适，也可以使用稀释的NBCA和Onyx。

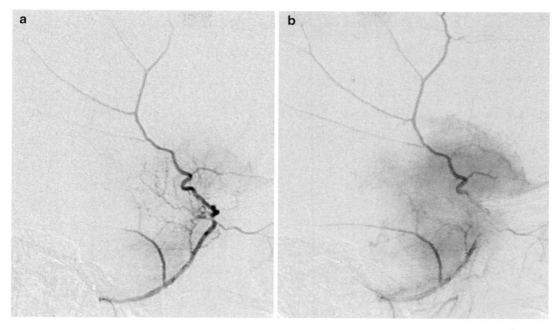

图 15.1　蝶骨脑膜瘤。选择性造影脑膜中动脉显示减小的肿瘤内动脉(a)和之后静脉期对比剂潴留(b)。脑膜瘤血管结构从规律的平行动脉到不规律的扭曲。这显示了两种类型的动脉。

（3）注射方法：透视下向肿瘤血管内持续注入栓塞颗粒，并用明胶海绵栓塞脑膜中动脉近端，可降低外科手术过程中棘孔的出血量；栓塞头皮血管分支时，如颞浅动脉，应避免集中栓塞小分支，以免使正常的头皮血管闭塞和影响治愈效果；液态栓塞剂的使用技术要求更高，必须有客观的证据证明栓塞剂进入肿瘤血管内。

（4）术后 24~48 小时内，卧床休息、观察神经系统症状，并给予止痛药，栓塞圆孔动脉后应注意观察患者视力情况。

（5）外科手术时机：对于栓塞术后何时行外科手术切除，之前的研究并没有明确指出；12~24 小时后行外科手术切除不失为明智之举，因为 24 小时后可能会有更多的血栓形成，整体效果也会降低，超过 10 天后则有侧支循环建立的风险。

15.3 青少年鼻咽部血管纤维瘤

青少年鼻咽部血管纤维瘤(JNA)是一种具有局部浸润性生长的良性肿瘤，它是一种少见的肿瘤，仅占头颈部肿瘤的 0.5%，最常见的好发部位是蝶腭窝。

15.3.1 人口统计学，流行病学和病因学

青少年鼻咽部血管纤维瘤(JNA)主要发生于青春期男性，但约 20% 的肿瘤发生于 20 岁以后，曾有女性病例报道，基因检测证实极其罕见。JNA 发病无显著种族差异，但在埃及、印度、肯尼亚和东南亚曾有较高的发病率[9,14]。

表 15.2 不同部位对脑膜瘤的血供

定位		主要供血	次要供血
矢状窦旁、大脑凸面和大脑镰		脑膜中动脉	大脑镰动脉(筛前动脉)
蝶鞍旁和中颅窝		脑膜中动脉	脑膜副动脉
		ILT	脑膜回返动脉(眼动脉)
额底(蝶骨翼、蝶骨体、嗅沟)		筛后动脉	筛前动脉
		ILT(额前内侧动脉分支)	圆孔动脉(IMA)
		脑膜中动脉	脑膜回返动脉
小脑幕	前 1/3	小脑幕边缘和基底动脉,脑膜中动脉的岩鳞支	ILT(后分支)
	后 2/3	OA(经乳突分支)	小脑镰动脉
		脑膜中动脉	脑膜后动脉(VA)
颅后窝	小脑脑桥角	颈动脉	斜坡后动脉
		OA(经乳突分支)	舌下动脉
			弓下动脉(AICA)
	斜坡/枕骨大孔	斜坡内、外侧动脉	舌下动脉
		脑膜前动脉(VA)	PICA(后脑膜分支)
		脑膜后动脉(VA)	

肿瘤的生长受性激素的影响,外源性雌激素疗法可减少肿瘤的体积,睾酮治疗可增加肿瘤的体积。激素水平通常作为肿瘤发展的敏感指标。患者激素水平检测常未见异常。JNA 的血管区域、生殖勃起组织和鼻咽黏膜细胞外观上有组织相似性。睾酮分泌和雌激素超敏反应作用下鼻咽黏膜细胞侵入血管肌层。

在 JNA 和腺瘤性结肠息肉病在腺瘤性结肠息肉病(APC)基因突变的发生上有相关性。APC 基因位于染色体 5q 上,控制着影响细胞间黏附的受调控的 Wnt 通路,APC 的基因突变亦可发现于 JNA 患者及其他间叶细胞起源的肿瘤,如硬纤维细胞瘤。

15.3.2 病因学和自然史

JNA 的起源和表现是恒定的,肉眼表现为位于鼻腔上外侧的蝶腭孔,为无包膜的肿瘤组织。肿瘤的起源部位常位于犁骨旁,来源于咽顶部和翼板。肿瘤基底附着于骨组织,不侵犯骨但可能会取代骨。JNA 是局部浸润和连续生长的,多病灶肿瘤从未有过报道。随着鼻腔内肿瘤的生长,也会累及对侧的鼻子。典型的生长方式是通过蝶腭孔向外生长,可能包含蝶骨、筛骨、颞下窝、眼眶(通过眶下裂)、口咽和口咽旁间隙。颅内常通过中颅窝底部扩散,侵犯蝶骨大翼和筛板。JNA 的生长需要额外的血供,这可能与血管生成因子的产生有关[17]。

微观表现是由肌成纤维细胞形成的纤维成分和血管构成的。内皮层位于无肌成分的血管腔内,也可出现在有肌肉成分的正常血管内。

15.3.3 临床表现

患者有鼻出血史和咽鼓管堵塞的症状,包括鼻塞、化脓性鼻窦炎、鼻漏和耳漏,患者常有同侧耳鸣、听力下降和鼻音等症状。肿瘤向上生长还可能会引起嗅觉的丧失,反复的鼻出血可能是造成贫血的原因。肿瘤侵及颜面部或颞骨的引起膨胀性生长是造成眼球突出的原因,肿瘤过度的生长可能会阻塞口咽,肿瘤生长和侵犯眼眶和海绵窦可能造成眼肌麻痹。

15.3.4 栓塞治疗适应证

肿瘤的生长通常是迅速的,治疗不应推迟,因为它可能已经到了手术切除不可能治愈的阶段。恶变少见,但放疗后曾有报道。单独放疗或放疗结合手术与栓塞结合手术的结果相似,但是后者有 5% 的风险诱导恶变（肉瘤）,因此栓塞通常是为了完整的手术切除。栓塞也可用于减少重复手术治疗肿瘤的体积的一种方法,尽管它只用来作为一种不可手术治疗患者缓解痛苦的一种方法[18]。

15.3.5 栓塞的目的

栓塞的目的是减少肿瘤的血供,减少肿瘤的体积为外科手术提供手术方便,便于完整切除。完整的手术切除是一种根治性疗法,但术中的出血和肿瘤的过度生长或扩散导致根治效果欠佳。栓塞的目的是促进肿瘤的完整切除[19]。

15.3.6 术前评估

诊断通常基于耳鼻喉科检查,但平扫是手术计划必不可少的。

影像学:MRI 增强扫描应当明确肿瘤的范围和与由于分泌物阻塞引起的鼻旁窦炎及肿瘤的侵犯范围的区分。弥漫性或斑片状强化伴鼻窦扩大,显示肿瘤侵犯鼻窦,硬脑膜强化显示颅内侵犯[20]。CT 可显示骨的破坏

但不作为必要检查。

血管造影术:DSA 是需要的,因为肿瘤血供来源于颈外动脉分支,如果肿瘤体积较大,则颈内动脉也参与供血。在血管造影上,供血动脉仅适度增粗,在毛细血管期有典型的明显不均匀强化,持续至静脉期。静脉充盈相对较晚,尽管动静脉分流部位通常存在[21,22]（图 15.2）。一些学者强调一个潜在的难点在侧位区分硬脑膜支,因为来源于颈内动脉的软脑膜支的分支血管可能与之混淆。后者的标志是在正位图中可见延伸至蛛网膜下隙。

按肿瘤的扩散程度分类的几种手术方法都有相同的目标,即区分肿瘤颅内的侵犯程度。Fisch 分期系统见表 15.3。它定义肿瘤的累及区域的四阶段系统（Ⅰ~Ⅳ型）与子类型（Ⅲa、Ⅲb 和Ⅳa、Ⅳb)[23]。对于 Fisch Ⅰ 型、Ⅱ 型和一些Ⅲ型肿瘤可进行内镜切除,而范围更大的肿瘤类型需要开放手术切除[24]。

15.3.7 栓塞技术

JNA 的栓塞首次是在 20 世纪 70 年代[18]。大多数肿瘤仅由颈外动脉的分支供血,这就使栓塞简化和使栓塞更安全。如果肿瘤已经进入颅骨,并存在颈内动脉硬脑膜支或大脑动脉跨软脑膜支的额外血供,栓塞就更加复杂和危险。因此限制了血管内治疗去实现完全阻断血流的潜力。

1.血管造影术

初步的血管造影术可显示颈内动脉的供血和侵犯筛骨、蝶骨和中颅窝的肿瘤。注射应在同侧颈内动脉和有交叉压迫的对侧颈内动脉,以及超选择至颈外动脉分支。持续的肿瘤血供分支造影可以显示栓塞前的影像。如果行分支血管动脉栓塞,宜在末梢

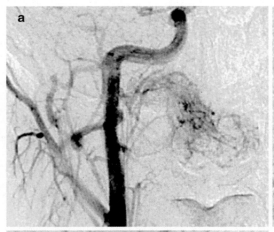

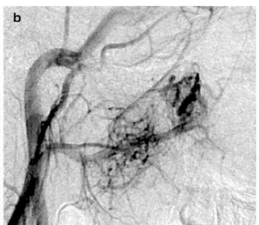

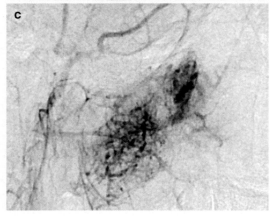

图 15.2 青少年型血管纤维瘤。该颈外动脉造影显示了一个富血管化的、不规则的小肿瘤,肿瘤动脉的早期动脉相,正位(a)和侧位(b)。在静脉期,肿瘤内对比剂显示了扩张的血管(c)。

表 15.3　青少年型鼻咽血管纤维瘤的 Fisch 分级[23]

分级	区域	动脉供应
I	鼻咽	蝶腭动脉(上颌内动脉)
II	鼻咽+翼腭窝或上颌,筛窦或蝶窦	副脑膜动脉(上颌内动脉)
		咽上动脉(咽升动脉)
		筛上,下动脉(眼动脉)
IIIa	鼻咽+翼腭窝或颞内侧窝或眶	眶下动脉(眼动脉)
		下外侧干(颈内动脉)
IIIb	鼻咽+翼腭窝或颞内侧窝或眶+颅内硬脑膜外延伸	脑膜返支(眼动脉)
		圆孔动脉(下内侧干/颈内动脉)
IVa	鼻咽+翼腭窝或颞内侧窝或眶+海绵窦	颈内动脉分支(下内侧干和脑膜垂体动脉)
IVb	鼻咽+翼腭窝或颞内侧窝或眶+硬脑膜内/垂体窝	颈内动脉分支(下内侧干和脑膜垂体动脉)
		大脑动脉分支

分支开始,随后栓塞可能的旁支供血。关于超选择行血管造影和栓塞微粒的草案如下。

(1)同侧远端颌内动脉,蝶腭骨和咽动脉。

(2)脑膜副动脉。

(3)咽上动脉。

(4)腭升动脉。

(5)然后以相同的顺序在对侧进行动脉造影及栓塞。

2.栓塞技术

多数 JNA 可以通过自由流动使微粒栓塞达到满意的效果。选择微粒大小为 150~350μm,术前或术中确定没有危险的颈外动脉–颈内动脉瘘可使用更小的微粒。经动脉的液体栓塞剂和硬化剂很少应用于不可手术或巨大的反复发作的肿瘤。液体栓塞剂在透视引导下可直接注入肿瘤血管[25]。

3.术后护理

规定口服止痛剂和 24~48 小时卧床休息。在多数病例中,栓塞术后立即行外科全切。

15.4 副神经节瘤

这是良性神经内分泌肿瘤由来源于副神经节和衍生自神经嵴嗜铬细胞阴性球囊细胞的嗜铬细胞组成。过去有很多名称,包括化学感受器瘤、球囊肿瘤、非嗜铬性副神经节瘤、神经性脊髓病变肿瘤。好发于躯干胚胎神经节发育通路的任何位置,头颈部相对少见。它们仅占副神经节瘤的 3%[26]。在头颈部,它们在颞骨中发现 50%(鼓膜或颈静脉)、颈部 45%(颈动脉体或迷走神经)和其他地方 5%。在鼓室,它们起源于耳蜗岬。

15.4.1 人口统计学,流行病学和病因学

副神经节瘤可发生在多个位置,大体分为两种模式。第一种女性常见(2.5:1),肿瘤发现于颞部、迷走神经、鼻和鼻咽部位。另一种没有性别差异,好发于颈动脉体、喉和眼眶。平均年龄 50~60 岁。在年轻患者中,肿瘤生长更快且更趋向于分泌性肿瘤。

大多数肿瘤是散发的,约 25%的患者有阳性家族史。多发性肿瘤约 30%有阳性家族史,约 10%则无。遗传基础是编码分别导致副神经节瘤综合征 1 和 3 的副神经节神经胶质琥珀酸脱氧氢酶亚基 D 和 C (即 SDHD 和 SDHC)的基因突变。它们可能发生在与多发性内分泌瘤相关(MEN)综合征类型 2A 和 2B、von Hippel-Lindau 综合征和 1 型神经纤维瘤病[27]。鼓室和颈静脉旁神经节瘤最不可能是多发的。

大约 3%的肿瘤是分泌性的,常造成明显的儿茶酚胺水平升高的临床症状。在年龄低于 25 岁时分泌性肿瘤发生率上升至 40%。儿茶酚胺水平升高(即肾上腺素和去甲肾上腺素)导致类似嗜铬细胞瘤的症状。恶变是罕见的,估计涉及约 10%迷走神经、喉和颈动脉体和仅 3%的颞骨肿瘤。

15.4.2 病理学

宏观表现为有着深红色高血管密度的包膜的多倍体。微观表现为由支持细胞环绕的纤维血管基质分隔的肿瘤细胞。该肿瘤生长模式的特征在于有单个动脉供血的分隔。肿瘤供血动脉不会增粗,但在向心性生长的肿瘤其血管增粗 3~5 倍。动静脉沟通在毛细

血管层面是常见的。

咽升动脉供应颈部自主神经系统和副神经发育部位。因此，其分支供应鼓膜、颈静脉、迷走神经、颈动脉和喉部肿瘤。

15.4.3 自然史

副神经节瘤自发性消退尚无报道，但有恶变可能。肿瘤的生长和局部浸润很可能引起致命的并发症。颞部肿瘤（鼓室血管球和颈静脉体）蔓延到临近乳突、颈静脉孔、舌下管、内耳和中耳，并可能侵入颈动脉和小脑脑桥角。颈部肿瘤（颈动脉球和迷走神经球）局部生长侵犯临近组织。颈动脉肿瘤起源于颈内动脉和颈外动脉起始处之间并随着动脉的形成分隔开其近端部分。迷走神经肿瘤出现在颈动脉鞘内，在颈动脉分叉与颈静脉孔之间，并向颈部及咽生长。位于颈内动脉和颈外动脉的前方。恶性的转换常见于迷走神经副神经节瘤。常见的转移部位是颈部淋巴结，其他部位少见。根据 Harrison 的数据（时间的定位），平均发病年龄是 45 岁，仅有10%的患者 20 年后仍然活着。

15.4.4 临床表现

颞骨肿瘤：鼓室或颈静脉肿瘤患者主诉耳鸣（80%）和听力损失（70%）。如果耳鸣停止，肿瘤可能已经损毁了耳蜗。鼓室肿瘤可能引发Ⅶ脑神经麻痹。颈静脉肿瘤症状有喉咙痛、舌下神经痛、间歇性耳鸣和耳后痛。因其不太明显，可能长期不被患者发现。较大的肿瘤引起Ⅸ、Ⅹ、Ⅺ的麻痹。耳的检查可能在鼓膜后面看到完整的微红色隆起物质。这个发现不能区别两个位置。

颈部肿瘤：颈动脉肿瘤表现为扩大的不随血管波动的局限于颈前三角的软组织肿块。杂音在颈动脉体肿瘤中非常常见，其特征为在侧向是移动的，在垂直方向上是固定的。迷走神经肿瘤也位于颈部，也表现为咽痛、软组织肿块和脑神经麻痹（30%）。迷走神经肿瘤侵犯喉上神经可造成声音嘶哑、局部压迫交感神经引起霍纳综合征。偶尔，肿瘤可以延伸到咽旁间隙（10%），包括口腔和喉腔。

儿茶酚胺可引起头疼、心悸和焦虑感。外科手术或栓塞及注射血管造影剂可引起高血压危象[29]。这些并发症者都是由循环中高水平的儿茶酚胺所致。

15.4.5 血管内治疗适应证

这些适应证是：

1.外科切除术前栓塞。

2.栓塞大的不能手术的肿瘤，缓解症状。

15.4.6 栓塞的目的

在手术前栓塞使肿瘤去血管化。它的目的是减少手术并发症的发病率。对于不能切除的肿瘤，其目的是减少肿瘤体积和控制生长。它可合并放疗（报道合并放疗的有效率达 90%）[30,32]。

15.4.7 治疗的利与弊

术前栓塞减少术中出血和手术时间的有效性已有报道[33-35]。要考虑的具体并发症是颅神经损伤（例如面神经麻痹）和由未被认知的儿茶酚胺过量引起的全身效应。

15.4.8 术前评估

术前栓塞评估应包括：

（1）患者检查：应包括神经系统检查和专家意见审查。过度焦虑和高血压、心动过速的迹象表明肿瘤分泌活动需要内分泌专科医生检查。如果患者有症状，需收集 24 小时尿评估儿茶酚胺水平,例如 VMA(香草扁桃酸)。

(2)影像:MRI 能最好地显示肿瘤的位置及其播散的位置。它可以显示大的肿瘤组织与颈动脉及软组织的关系。在 MRI 上,肿瘤在 T1 加权序列时低信号,T2 加权序列上是等信号或高信号。由于流空效应,小肿瘤血管中的高血流量会产生"胡椒盐"模式。高分辨率 CT 将显示骨质侵蚀和破坏,特别是颞骨。颈静脉肿瘤扩大至颈静脉孔,将导致颈静脉孔和相邻迷路呈不规则"蛀蚀"样改变。在 MRI 和 CT 两者中,肿瘤明显强化。颈肿瘤可通过超声多普勒显示。它可显示颈内动脉和颈外动脉,(颈外动脉在前)以及它们狭窄的严重程度。

(3)术前审查和讨论:外科医生和肿瘤科专家术前应行影像学检查评估,以决定栓塞在治疗计划中的作用以及如何影响其他疗法。Fisch 和 Mattox 根据所涉及的颞骨区域分类颞骨肿瘤(表 15.4)。颈动脉参与的证据(例如 C3、C4 和 D 类)是术前测试闭塞和颈内动脉血管内闭塞切除术前的指征。对于颈动脉肿瘤,手术切除的难度与颈内动脉的

表 15.4 颞旁神经节瘤的 Fisch 和 Mattox 分级[38]

分级	区域
A	只在鼓膜腔内的肿瘤
B	鼓膜腔内,扩展到有完整颈静脉球的横突骨
C1	颈动脉管垂直部的轻微侵袭
C2	颈动脉管垂直部的广泛侵袭
C3	颈动脉管垂直部的广泛侵袭+颈动脉管水平部的轻微侵袭
C4	肿瘤到达破裂孔和海绵窦
D	肿瘤颅内扩展

接触程度有关,可以使用三分尺度 Shamblin 分类报告[39],可以使用 MRI 分级[40]。

(4)麻醉评估:低位脑神经受累是全身麻醉的指征。无论如何,由于很难获得高质量的造影图像,栓塞最好在全麻下进行。

(5)术前药物治疗方案:大量证据表明,儿茶酚胺过量分泌的患者栓塞前需联合使用 α 与 β 受体阻滞药物。

(6)知情同意书:如果术前计划栓塞,最好在朋友或亲属的陪同下,在门诊面谈后签知情同意书。而匆忙地向一名只有护工陪同的患者获取知情同意是不可取的,因为患者没有足够的时间去做决定。

15.4.9 栓塞技术

1.血管造影评价

经典的区分血管结构描述是动脉供应单一肿瘤,以区分它的起源及范围。因此,局限于颈静脉孔的副神经节瘤由单一的神经性脑膜干供血。然而,大多数肿瘤由多个隔室组成(85%),CT、MRI 上其范围可指导血管造影。

典型的血管造影特征是供血动脉的缓慢扩张,早期肿瘤血管的急剧充盈和静脉的迅速充盈。血管结构是不寻常的,因为近端动脉小于更远端(肿瘤内)动脉。供血动脉的直径估计约 90μm,肿瘤内血管的直径为 300~600μm,这就对栓塞粒子的选择提供明显提示(图 15.3)。

血管造影方案是将造影剂注入双侧椎动脉、双侧颈内动脉、双侧颈外动脉,选择性注入同侧咽升动脉、后耳动脉和枕动脉。供应颞叶副神经节瘤的咽升动脉的分支:舌下、颈部、鼓室下动脉。还有一些作者会超选双侧咽升动脉。颞叶副神经节瘤扩散的 4 个

区域动脉血供由 Valavanis 做了描述。

下内侧	下鼓膜和静脉孔窝
	下鼓膜动脉
	静脉孔动脉
后外侧	后鼓膜腔和乳突
	茎突孔动脉
	枕动脉乳突支
前侧	颈动脉周和前鼓膜
	前鼓膜动脉
	颈鼓动脉
下侧	鼓膜上和迷路上腔
	上鼓膜动脉

硬脑膜动脉供血意味着颅内的转移而不一定是硬脑膜内肿瘤的传播。除了上述几种血供模式，与咽升动脉相邻的几个硬脑膜动脉可能会供应这些肿瘤。这些是：MMA 的岩支，副脑膜动脉，脑膜垂体干(MHT)的斜坡外侧支和(或)来自下外侧干的破裂孔分支，前脑膜动脉，和枕动脉的硬膜支。如果发现从小脑后下动脉(PICA)或小脑前下动脉(AICA)出现的经颅动脉供血，可能需要选择性注射 VA 分支，则与硬膜内扩散是一致的。建议仔细检查主导 VA 注射晚期，以评估晚期静脉血流模式，以确定颈静脉闭塞是否对肿瘤静脉引流有潜在影响[33]。

对于颈动脉体瘤来说，主要的动脉血供来自 APA 的肌肉脊髓分支，还可能来自舌动脉分支、喉上动脉、颈升动脉或颈深动脉。迷走神经肿瘤的主要血供来自 APA 的肌支、神经脑膜干的分支以及 OA 的肌支。

2.选择栓塞材料和输送技术

通常用颗粒(140~250µm)进行经动脉

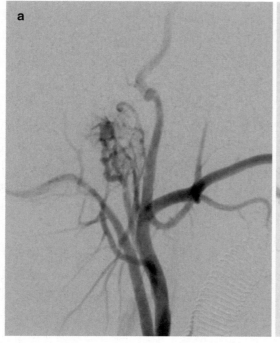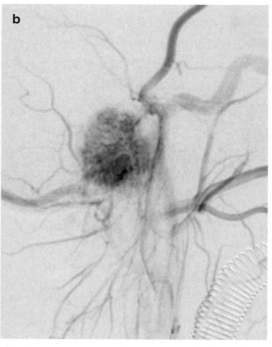

图 15.3 侧位 DSA 显示颈静脉孔内的旁神经节瘤。肿瘤是静脉孔动脉富血供的(a)。小肿瘤血管斑在血管造影期间产生强烈的面部潮红(b)。

栓塞。不应该使用小颗粒,因为可能造成脑神经损伤。栓塞可以经动脉进行,或液体药物[NBCA 或 Onyx(ev3)]可用于治疗不可手术的肿瘤,其中由于侧支组织损伤引起的发病风险较高是可接受的。

栓塞材料可以通过经动脉或直接注射。原则上即使最好的术者,APA 中使用液体栓塞剂的经动脉栓塞也可以造成并发症。目前,经皮穿刺注射 Onyx 或 NBCA 的肿瘤血管间隙经皮穿刺肿瘤血管是首选的途径(图15.4)。

经动脉内栓塞(来自 AICA 或 PICA)经硬脑膜内扩散肿瘤的经动脉栓塞通常用颗粒进行,但应保留用于恶性组织学病例或血管过度增生时。在这样的情况下,注射可以在远端 VA 中用膨胀的球囊进行以防止粒子反流。

3.术后护理

床旁止痛和 24 小时的神经系统观察是术后护理的最低要求。没有在手术前适当的时间间隔的指南,但最好从全身麻醉中恢复患者,以便在进行手术切除肿瘤之前评估任何神经改变。非甾体抗感染药,如双氯芬酸钠,可用于减轻肿胀和术后止痛。

15.4.10 随访

患者最好由多学科管理肿瘤团队。后续协议应当在当地商定,按照总体管理计划进行影像学检查。

15.5 其他颅内肿瘤

本章中描述的原则已经在三种常用血管内治疗的肿瘤类型中的应用进行了详细的说明。以下疾病可能不是一种病理学基础,但前文所述技术可能有用,且在疾病管理中可能考虑栓塞:脑神经鞘瘤、类癌、感觉神经母细胞瘤、成神经细胞瘤和多血管转移性癌和肉瘤。脊索瘤、软骨肉瘤和其他原发性骨肿瘤很少适合栓塞。

一般来说,这只与治疗高血管性脑外肿瘤有关。主要或唯一的肿瘤风险被认为是可接受的时候,应该考虑脑血管供血,如血管母细胞瘤和血管外皮细胞瘤的栓塞术(图15.5)。血管内治疗为化疗药的输送、基因治疗(配伍血脑屏障调节剂)和抗血管生成因子剂在未来提供很大潜能[42]。

15.6 脊柱肿瘤

栓塞通常不能治疗脊柱肿瘤,但可能减少其肿块并改善患者的症状。治疗涉及栓塞或硬化治疗,经动脉或经皮穿刺肿瘤血管。由于早期肿瘤切除时血管结构常不可及,导致术中止血困难,因此栓塞是有效的术前操作。对患有神经功能障碍的病变进行手术。与本教程中描述的其他程序一样,管理决策应在多学科讨论中进行,如果手术是最适当的主要治疗方法,则应始终考虑术前栓塞。

潜在可能从栓塞中获益的脊柱肿瘤的组织学诊断如下。

1.良性肿瘤

椎动脉血管瘤

动脉瘤骨囊肿

巨细胞瘤

血管母细胞瘤

脑膜瘤

神经鞘瘤

副神经节瘤

2.恶性肿瘤

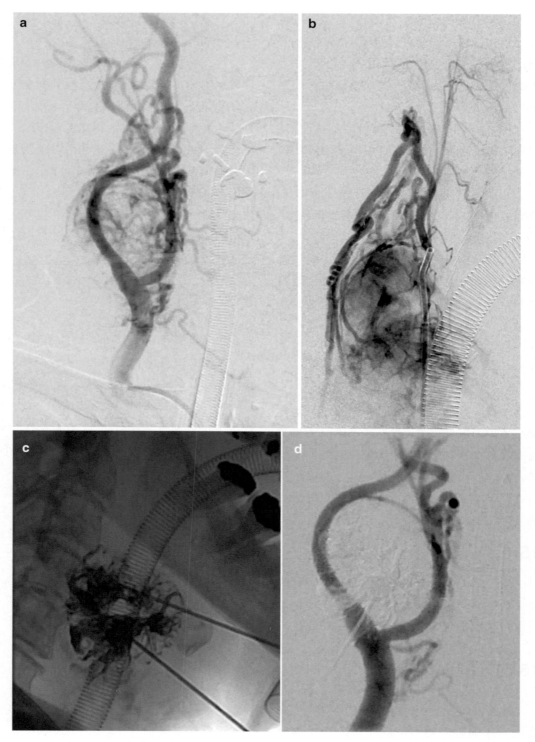

图 15.4 DSA 上显示颈动脉旁神经节瘤分隔近端颈内动脉和颈外动脉，栓塞前(a,b)和栓塞后(d)。经皮注射 Onyx(c)栓塞。

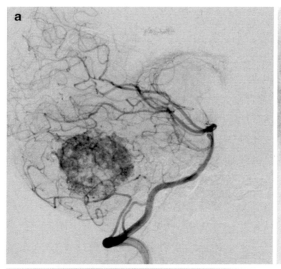
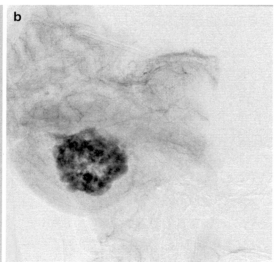
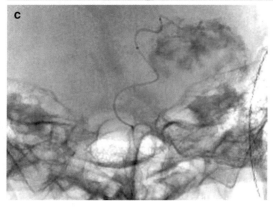

图 15.5　小脑成血管细胞瘤。该肿瘤富血管，由小脑皮层动脉供血，其侧位图（a）。血管造影静脉初期残留的对比剂造成强烈的面部潮红（b）。手术切除前的颗粒栓塞。注射充盈肿瘤上部的小脑上动脉分支的选择性血管造影正位图（c）。

浆细胞瘤

尤文肉瘤

软骨肉瘤

骨肉瘤

3.转移酶

肾细胞瘤

黑色素瘤

多发性骨髓瘤

15.6.1 椎动脉血管瘤

这些是脊柱的常见血管肿瘤。它们在25%的患者中是多发的，并且通常发生在椎体中，即前体元件。随着年龄增长发病率也增加，位置为胸（60%）、腰椎（30%）、颈椎（5%）和骶骨（5%）。女性患者稍多于男性。组织学上，与真正肿瘤相比，脊椎血管瘤更像血管畸形。常为偶然发现，尤其是脊柱疾病行 MRI 检查时被发现。实体解剖中发生率为10%~12%，但仅有 2% 表现出症状[43]。

15.6.1.1 病理学

在组织学检查中，它们包括由内皮衬里的薄壁血管窦。在血管间隙之间有纵向导向的骨小梁，整个肿瘤被黄骨髓包围。

15.6.1.2 临床表现

大多数病变无症状,无需治疗。少数导致局部疼痛和压痛,或由于神经根或神经干压迫引起的神经系统症状,通常继发于病理性骨折,椎体塌陷或神经根压迫,因为肿瘤延伸超过椎体[44]。Djindjian 将这一频谱分为三组[45]。

- A组:脊椎外扩张症状及脊髓压迫症状。该组包括 20% 的症状患者,并且最常见于 D3 和 D9 之间的年轻患者。在 CT/MRI 上呈明显不均匀强化,延伸到硬膜外腔。

- B组:无脊椎后伸,症状轻微,背部疼痛。更常见于腰椎,CT/MRI 显示它们位于椎体上,保留皮质边缘。几乎没有增强,血管造影显示正常供血动脉延迟染色。很少进展至出现神经症状(5%)。

- C组:无症状性病变,无椎体外延及正常血管造影。

15.6.1.3 成像

CT 显示出一个"波卡圆点"的外观,游于骨质隔膜。在 MRI 上,脂肪成分在 T1 和 T2 加权,常规和快速自旋回波序列扫描上均为高信号[46]。由于血管流空效应和骨小梁低信号,椎体呈花斑样特征性表现。信号在 T1 加权序列上的强度可能会有所不同,这取决于肿瘤血管的程度和脂肪基质。

DSA 血管造影显示少部分病变中有多血管循环。Djidjian 定义血管造影模式,与三个临床组相关[45]。

- A组:椎体具有扩张血管的密集染色,但无肋动脉分流或肥厚。这种类型与肿瘤的椎间外扩张有关。

- B组:脊柱血管造影显示大血管内的造影剂集中,无椎外扩张。

- C组:导管血管造影正常,患者无症状。

15.6.1.4 治疗

无症状患者保守治疗,有症状患者应积极治疗。应该首先进行内科治疗,只有在不能控制症状或神经症状发生后才进行介入干预,包括手术切除、血管内栓塞、直接穿刺酒精消融和椎体成形术。1972 年首次使用血管内栓塞[47],现在可作为手术切除或放射治疗的治疗手段或辅助手术。血管内栓塞仅在血管造影术显示明显的病变中使用。已经报道了 NBCA[48]或颗粒[49]的动脉栓塞。在实践中,经皮治疗更常见于酒精硬化[50]或椎体成形术[51]。椎体成形术通常建议用于有持续症状和有脊髓压迫症状的患者。可以进行术前颗粒栓塞。

15.6.1.5 治疗结果

用于症状缓解的动脉栓塞的结果各不相同。Jayakumar 等[49]报道在一系列 12 例患者栓塞后有良好的症状缓解,但其他人报道治疗无效或仅提供临时症状缓解[43,52]。硬化疗法有效减小肿瘤,改善症状。肿瘤收缩发生在数天之内,但可能发生延迟椎体塌陷[50,53]。可用椎体成形术治疗该并发症。另外,椎体成形术也越来越多地应用于术前[51,54]。60%~80% 的患者单独使用放射治疗可以治愈截瘫[55,56],尽管放射治疗对良性肿瘤的使用是有争议的。

15.6.2 动脉瘤样骨囊肿

这些是罕见的高度血管性良性骨肿瘤。它们约占所有原发性骨肿瘤的约 2%,脊柱中占 20%。发现主要在颈椎和胸椎的后部元素[57],它们可能累及相邻的椎骨。没有性别差异,它们影响年轻人(平均年龄 16 岁),很少在 30 岁以上的患者中发现[58]。

15.6.2.1 病理学

它们是薄壁，多分叶，膨胀和溶骨性病变。它们可能是先天的，并且被认为在创伤后被触发增长。30%~50%与其他骨质性病变有关，如纤维性结构发育不良和软骨肉瘤（可能发生在同一部位）。

15.6.2.2 临床表现

神经干或神经根受压引起疼痛是最常见的症状，其次是神经系统症状。肿瘤可以迅速扩张，患者出现进行性神经压迫症状。

15.6.2.3 成像诊断

X 线显示溶解性膨胀性病变，通常具有薄的完整皮质边缘。CT 更有效地显示皮质边缘，并且更好地确定这是否完整，以及是否存在相关的软组织成分。在 MRI 上，外观为具有隔膜的叶状病变，其可能具有血/液平面和血液降解产物的信号特征[59]。

在 DSA 上，血管造影外观不同，可能存在不规则扩张的供血动脉和肿瘤影，甚至是富血管网的肿瘤血管。根据血管造影表现决定是否进行术前栓塞。

15.6.2.4 治疗

标准治疗是手术刮除术，无论是否有继发性骨移植或内部固定；用颗粒进行术前动脉栓塞是有帮助的（取决于血管的程度）。

据报道，没有外科手术的动脉内或经皮栓塞是有效的。De Cristofaro 等[60]报道经动脉栓塞术后症状完全缓解，提示其应该作为脊柱和骶骨动脉瘤样骨囊肿的治疗选择。

经皮注射玉米蛋白[61]和降钙素[62]也有报道，Bush 和 Drane[63]注射放射性 32P 磷酸铬

胶体，以便消融囊内皮，并表明这引起了病变的进一步恶化。

15.6.3 其他良性脊柱肿瘤

可以通过栓塞治疗的其他脊椎肿瘤类型将略述，因为它们是不常见的类型。

15.6.3.1 巨细胞肿瘤

这种病变包括 5%的原发性骨肿瘤，约 5%发生在脊柱（最常见于骶骨）。它们涉及椎体的部位。患者发病年龄 20~50 岁，发病高峰为 30 岁，男性为主。

病理学：肿瘤包括由富血管基质内的窦状血管组成。组织学显示巨噬细胞和多层巨细胞。恶性转化发生在 10%的肿瘤中。

成像：CT 在椎骨的骶骨或后部显示溶解性破坏性损伤。MRI 显示来自通常含有血液降解产物的多分隔囊性肿块的混合信号。DSA 的发现是具有强烈染色的血管肿瘤和供血动脉的网络。可能有动脉分流。

治疗：手术切除与术前颗粒栓塞。由于放疗引起恶性转化的风险，故不推荐使用。

15.6.3.2 硬膜内肿瘤

硬膜内脊柱肿瘤的栓塞是罕见的，但是描述了脊膜瘤，神经鞘瘤和血管外皮细胞瘤。栓塞选择基于影像显示为富血管肿瘤，以及栓塞可以辅助外科切除。DSA 可以在经动脉栓塞术之前进行，或与动脉栓塞联合进行，因为在全身麻醉下患者可获得最佳成像（特别是在胸椎），尽管一些从业者更愿意为患者进行神经功能的周围测试。动脉栓塞的原理与头颅栓塞的原理相似。如果脊髓的脊髓髓质动脉起自肿瘤供血动脉近端，则不应进行栓塞[63]。

15.6.3.3 髓内肿瘤

髓内肿瘤仅占脊柱肿瘤的 5%。通常的组织学类型是星形细胞瘤,室管膜瘤和血管母细胞瘤。只有最后一个适合于栓塞,因为它是更加血管性的病变。

血管母细胞瘤:这些是单发或多发的(即 von Hippel-Lindau 病的一部分)的血管肿瘤。成像显示大的囊性区域和小的固体组分,其在 CT 和 MRI 上增强。可能有脊髓积水相关[64]。组织学与颅脑损伤相同,颗粒术前栓塞是有帮助的[65]。血管内治疗已被报道用于脊髓上部和脊髓下部的肿瘤[66]。在尾侧脊髓中,可能涉及前脊柱动脉的导管固定[67]。

15.6.4 恶性脊髓肿瘤

转移性肿瘤是最常见的硬膜外恶性肿瘤,大约 10% 的癌症患者将出现由乳腺癌、肺癌、前列腺癌、肾癌、甲状腺或血液系统原发肿瘤引起的脊柱转移瘤。这些患者出现疼痛和神经失能,成像将显示神经压迫和脊椎受累的部位。大多数患有脊柱转移瘤的患者现在通过放射治疗和(或)化学疗法进行治疗,其中部分患者进行额外的手术减压治疗,仅很少将患者转诊用于切除前动脉内颗粒栓塞。椎体成形术在这些病变的管理中起着重要的作用,经皮活检通常在神经放射学部门进行。

治疗富血管的原发恶性骨肿瘤如浆细胞瘤、尤文肉瘤、软骨肉瘤和骨肉瘤的治疗方案应考虑栓塞。不论是手术切除前,还是对症治疗,栓塞对于不能手术的复发性肿瘤是有用的。

15.6.4.1 栓塞技术

初步血管造影通常不能区分不同类型的肿瘤,其通常表现出不同程度的血管分布[68]。当可以进行动脉瘤蒂的导管插入术时,用颗粒(PVA 或丙烯酸球)、95% 乙醇或液体栓塞[NBCA 或 Onyx(ev3)]进行栓塞。栓塞剂的选择取决于治疗适应证(例如用于手术前治疗的颗粒或 NBCA 和用于缓解症状的乙醇)。或者,可以对来自原发性癌症如肾细胞或甲状腺癌的血管转移性病变进行经皮栓塞[69]。

栓塞后,患者应保持皮质类固醇至少 3~4 天,并安置 24 小时以避免压缩骨折。如果有手术计划,通常在 24~72 小时内进行。

参考文献

1. Hekster RE, Matricali B, Luyendijk W. Presurgical transfemoral catheter embolization to reduce operative blood loss. Technical note. J Neurosurg. 1974;41(3):396–8.
2. Teasdale E, Patterson J, McLellan D, Macpherson P. Subselective preoperative embolization for meningiomas. A radiological and pathological assessment. J Neurosurg. 1984;60(3):506–11.
3. Rutka J, Muller PJ, Chui M. Preoperative gelfoam embolization of supratentorial meningiomas. Can J Surg. 1985;28(5):441–3.
4. Duffis EJ, Gandhi CD, Prestigiacomo CJ, Abruzzo T, Albuquerque F, Bulsara KR, Derdeyn CP, Fraser JF, Hirsch JA, Hussain MS, Do HM. Head, neck, and brain tumor embolization guidelines. J Neurointerv Surg. 2012;4(4):251–5.
5. Rockhill J, Mrugala M, Chamberlain MC. Intracranial meningiomas: an overview of diagnosis and treatment. Neurosurg Focus. 2007;23(4):E1.
6. Dowd CF. Meningiomas: the role of preoperative angiography and embolization. Neurosurg Focus. 2003;15(1):E10.
7. Bendszus M. Is there a benefit of preoperative meningioma embolization? Neurosurgery. 2000;47(6):1306–1311. discussion 1311–2.
8. Wakhloo AK. Extended preoperative polyvinyl alcohol microembolization of intracranial meningiomas:

assessment of two embolization techniques. AJNR Am J Neuroradiol. 1993;14(3):571–82.

9. Valavanis A, Christoforidis G. Tumours of the head and neck. In: Byrne JV, editor. Interventional neuroradiology. Oxford: Oxford University Press; 2002. p. 217–8.

10. Bendszus M, Monoranu CM, Schütz A, Nölte I, Vince GH, Solymosi L. Neurologic complications after particle embolization of intracranial meningiomas. Am J Neuroradiol. 2005;26(6):1413–9.

11. Carli DF, Sluzewski M, Beute GN, Van Rooij WJ. Complications of particle embolization of meningiomas: frequency, risk factors, and outcome. Am J Neuroradiol. 2010;31(1):152–4.

12. Kallmes DF. Hemorrhagic complications in embolization of a meningioma: case report and review of the literature. Neuroradiology. 1997;39(12):877–80.

13. Wilson G, Weidner W, Hanafee W. The demonstration and diagnosis of meningiomas by selective carotid angiography. Am J Roentgenol Radium Therapy, Nucl Med. 1965;95(4):868–73.

14. Tang IP, Shashinder S, Gopala Krishnan G, Narayanan P. Juvenile nasopharyngeal angiofibroma in a tertiary centre: ten-year experience. Singap Med J. 2009;50(3):261–4.

15. Abraham SC, Montgomery EA, Giardiello FM, Wu TT. Frequent beta-catenin mutations in juvenile angiofibromas. Am J Pathol. 2001;158:1073–8.

16. Agaimy A, Haller F. CTNNB1 (β-Catenin)-altered Neoplasia: a review focusing on soft tissue neoplasms and parenchymal lesions of uncertain Histogenesis. Adv Anat Pathol. 2016;23(1):1–2.

17. Schuon R. Immunohistochemical analysis of growth mechanisms in juvenile nasopharyngeal angiofibroma. Eur Arch Otorhinolaryngol. 2007;264(4):389–394. Epub 20 Dec 2006.

18. Robertson GH, Price AC, Davis JM, Gulati A. Therapeutic embolization of juvenile angiofibroma. AJR Am J Roentgenol. 1979;133:657–63.

19. Moulin G. Juvenile nasopharyngeal angiofibroma: comparison of blood loss during removal in embolized group versus nonembolized group. Cardiovasc Intervent Radiol. 1995;18(3):158–61.

20. Lloyd G, Howard D, Phelps P, Cheesman A. Juvenile angiofibroma: the lessons of 20 years of modern imaging. J Laryngol Otol. 1999;113:127–34.

21. Valavanis A. Embolisation of intracranial and skull base tumours. In: Valavanis A, editor. Interventional neuroradiology. Berlin: Springer; 1993. p. 63–91.

22. Schroth G, Haldemann A, Mariani L, Remonda L, Raveh J. Preoperative embolisation of paragangliomas and angiofibromas. Arch Otolaryngol Head Neck Surg. 1996;122(12):1320–5.

23. Andrews JC, Fisch U, Valavanis A, Aeppli U, Makek MS. The surgical management of extensive nasopharyngeal angiofibromas with the infratemporal fossa approach. Laryngoscope. 1989;99:429–37.

24. Gleeson M. Head and neck tumours Scott-Brown's otolaryngology, head and neck surgery, vol 2. 7th ed.

Part 17 Juvenile angiofibroma 187. London: Hodder Education; 2008. p. 3437.

25. Tranbahuy P. Direct intratumoral embolization of juvenile angiofibroma. Am J Otolaryngol. 1994;15(6):429–35.

26. Woolen S, Gemmete JJ. Paragangliomas of the head and neck. Neuroimaging Clin N Am. 2016;26(2):259–78.

27. Petr EJ, Else T. Genetic predisposition to endocrine tumors: diagnosis, surveillance and challenges in care. Semin Oncol. 2016; 43(5):582–90. WB Saunders.

28. Harrison K. Glomus jugulare tumours: their clinical behaviour and management. Proc R Soc Med. 1974;67:264–7.

29. Erickson D, Kudva Y, Ebersold M, Thompson G, Grant C, van Heerden J, Young Jr W. Benign paragangliomas: clinical presentation and treatment outcomes in 236 patients. J Clin Endocrinol Metab. 2001;86(11):5210–6.

30. Hinerman RW, Amdur R, Morris C, Kirwan J, Mendenhall W. Definitive radiotherapy in the management of paragangliomas arising in the head and neck: a 35-year experience. Head Neck. 2008;30(11):1431–8.

31. Krych AJ, Foote RL, Brown PD, Garces YI, Link MJ. Long-term results of irradiation for paraganglioma. Int J Radiat Oncol Biol Phys. 2006;65(4):1063–1066. Epub 6 May 2006.

32. Lightowlers S, Benedict S, Jefferies SJ, Jena R, Harris F, Burton KE, Burnet NG. Excellent local control of paraganglioma in the head and neck with fractionated radiotherapy. Clin Oncol (R Coll Radiol). 2010;22(5):382–389. Epub 4 Mar 2010.

33. Murphy TP, Brackhann DE. Effects of preoperative embolization on glomus jugulare tumors. Laryngoscope. 1989;99(12):1244–7.

34. Tikkakoshi T, Luotonen J, Leinonen S, Siniluoto T, Heikkilä O, Päivänsälo M, Hyrynkangas K. Preoperative embolization in the management of neck paragangliomas. Laryngoscope. 1997;107(6):821–6.

35. White JB, Link M, Cloft H. Endovascular embolization of paragangliomas: a safe adjuvant to treatment. J Vasc Interv Neurol. 2008;1(2):37–43.

36. Marangos N, Schumacher M. Facial palsy after glomus jugulare tumour embolization. J Laryngol Otol. 1999;113:268–70.

37. Levit SA, Sheps SG, Espinosa RE, Remine WH, Harrison Jr EG. Catecholamine-secreting paraganglioma of glomus-jugulare region resembling pheochromocytoma. N Engl J Med. 1969;281(15):805–11.

38. Fisch U, Mattox D, editors. Microsurgery of the skull base. New York: Thieme; 1988. p. 436–57.

39. Shamblin WR, ReMine WH, Sheps SG, Harrison EG. Carotid body tumor (chemodectoma): clinicopathologic analysis of ninety cases. Am J Surg. 1971;122(6):732–9.

40. Arya S, Rao V, Juvekar S, Dcruz AK. Carotid body tumors: objective criteria to predict the Shamblin

group on MR imaging. Am J Neuroradiol. 2008;29(7):1349–54.

41. Valavanis A. Preoperative embolization of the head and neck: indications, patient selection, goals, and precautions. AJNR Am J Neuroradiol. 1986;7(5):943–52.

42. Omar AI. Bevacizumab for the treatment of surgically unresectable cervical cord hemangioblastoma: a case report. J Med Case Rep. 2012;6(1):1.

43. Nguyen JP, Djindjian M, Gaston A, Gherardi R, Benhaiem N, Caron JP, Poirier J. Vertebral hemangiomas presenting with neurologic symptoms. Surg Neurol. 1987;27(4):391–7.

44. Lee S, Hadlow AT. Extraosseous extension of vertebral hemangioma, a rare cause of spinal cord compression. Spine (Phila Pa 1976). 1999;24(20):2111–4.

45. Djindjian R, Merland JJ, Djindjian M, Steoter P. Angiography of spinal column and spinal cord tumours. Neuroradiology Atlas. New York: Thieme; 1981.

46. Ross JS, Masaryk TJ, Modic MT, Carter JR, Mapstone T, Dengel FH. Vertebral hemangiomas: MR imaging. Radiology. 1987;165(1):165–9.

47. Hekster RE, Luyendijk W, Tan TI. Spinal-cord compression caused by vertebral haemangioma relieved by percutaneous catheter embolisation. Neuroradiology. 1972;3(3):160–4.

48. Ng VW, Clifton A, Moore AJ. Preoperative endovascular embolisation of a vertebral haemangioma. J Bone Joint Surg Br. 1997;79-B:808–11.

49. Jayakumar PN, Vasudev MK, Srikanth SG. Symptomatic vertebral haemangioma: endovascular treatment of 12 patients. Spinal Cord. 1997;35(9):624–8.

50. Doppman JL, Oldfield EH, Heiss JD. Symptomatic vertebral hemangiomas: treatment by means of direct intralesional injection of ethanol. Radiology. 2000;214(2):341–8.

51. Ide C, Gangi A, Rimmelin A, Beaujeux R, Maitrot D, Buchheit F, Sellal F, Dietemann JL. Vertebral haemangiomas with spinal cord compression: the place of preoperative percutaneous vertebroplasty with methyl methacrylate. Neuroradiology. 1996;38(6):585–9.

52. Raco A, Ciappetta P, Artico M, Salvati M, Giulio Guidetti G, Guglielmi G. Vertebral hemangiomas with cord compression: the role of embolization in five cases. Surg Neurol. 1990;34(3):164–8.

53. Goyal M, Mishra NK, Sharma A, Gaikwad SB, Mohanty BK, Sharma S. Alcohol ablation of symptomatic vertebral hemangiomas. AJNR Am J Neuroradiol. 1999;20(6):1091–6.

54. Guelbenzu S, Gomez J, Garcia-Asensio S, Barrena R, Ferrandez D. Preoperative percutaneous++ vertebroplasty in hemangioma compression. Rev Neurol. 1999;28(4):397–400.

55. Asthana AK, Tandon SC, Pant GC, Srivastava A, Pradhan S. Radiation therapy for symptomatic vertebral hemangioma. Clin Oncol. 1990;2:159–62.

56. Sakata K, Hareyama M, Oouchi A, Sido M, Nagakura H, Tamakawa M, Akiba H, Morita K. Radiotherapy of vertebral hemangiomas. Acta Oncol. 1997;36(7):719–24.

57. Vergel De Dios AM, Bond JR, Shives TC, McLeod RA, Unni KK. Aneurysmal bone cyst. A clinicopathologic study of 238 cases. Cancer. 1992;69(12):2921–31.

58. Papagelopoulos PJ, Currier BL, Shaughnessy WJ, Sim FH, Ebersold MJ, Bond JR, Unni KK. Aneurysmal bone cyst of the spine. Manag Outcome Spine (Phila Pa 1976). 1998;23(5):621–8.

59. Munk PL, Helms CA, Holt RG, Johnston J, Steinbach L, Neumann C. MR imaging of aneurysmal bone cysts. AJR Am J Roentgenol. 1989;153(1):99–101.

60. De Cristofaro R, Biagini R, Boriani S, Ricci S, Ruggieri P, Rossi G, Fabbri N, Roversi R. Selective arterial embolization in the treatment of aneurysmal bone cyst and angioma of bone. Skelet Radiol. 1992;21(8):523–7.

61. Guibaud L, Herbreteau D, Dubois J, Stempfle N, Bérard J, Pracros JP, Merland JJ. Aneurysmal bone cysts: percutaneous embolization with an alcoholic solution of zein – series of 18 cases. Radiology. 1998;208(2):369–73.

62. Szendroi M, Antal I, Liska GY, Konya A. Calcitonin therapy of aneurysmal bone cysts. J Cancer Res Clin Oncol. 1992;119:61–5.

63. Shi HB, Suh DC, Lee HK, Lim SM, Kim DH, Choi CG, Lee CS, Rhim SC. Preoperative transarterial embolization of spinal tumor: embolization techniques and results. AJNR Am J Neuroradiol. 1999;20(10):2009–15.

64. Baker KB, Moran CJ, Wippold 2nd FJ, Smirniotopoulos JG, Rodriguez FJ, Meyers SP, Siegal TL. MR imaging of spinal hemangioblastomas. AJR Am J Roentgenol. 2000;174:377–82.

65. Vazquez-Anon V, Botella C, Beltran A, Solera M, Piquer J. Pre-operative embolization of solid cervicomedullary junction hemangioblastomas: report of two cases. Neuroradiology. 1997;39:86–9.

66. Tampieri D, Leblanc R, TerBrugge K. Preoperative embolization of brain and spinal hemangioblastomas. Neurosurgery. 1993;33(3):502–505; discussion 505.

67. Biondi A, Ricciardi GK, Faillot T, Capelle L, Van Effenterre R, Chiras J. Hemangioblastomas of the lower spinal region: report of four cases with preoperative embolization and review of the literature. AJNR Am J Neuroradiol. 2005;26(4):936–45.

68. Gellad FE, Sadato N, Numaguchi Y, Levine AM. Vascular metastatic lesions of the spine: preoperative embolization. Radiology. 1990;176(3):683–6.

69. Smit JW, Vielvoye GJ, Goslings BM. Embolization for vertebral metastases of follicular thyroid carcinoma. J Clin Endocrinol Metab. 2000;85(3):989–94.

第 16 章

鼻出血的栓塞

引言

本章是在特定(相对容易的定义)的医疗状况中栓塞应用的一个参考。颗粒栓塞鼻衄于 1972 年首先由索科洛夫等开展。自开创以来,一直是介入神经放射学程序的一部分[1]。涉及的一些原则可以扩展指导到几乎所有的血管内治疗当中。本章相对较短小,同时也基于已经完成大量解剖学学习的牛津大学理学课程在读硕士进行学习。因而,这是一个体会如何应用课本中理论知识解决实际问题的学习机会。

16.1 鼻衄

鼻衄是常见的。我们当中至少有 60% 会在某些时候出现鼻出血[2]。儿童(<10 岁)和老年人(>50 岁)为发病高峰人群。其中只有 6% 的出血事件需要医疗干预,而且这些通常在年龄较大的群体中。出血的可以来自静脉、动脉或动脉化的静脉(例如与血管畸形或动静脉分流有关)。而其中大多数情况是特发性的,尽管成人的鼻衄经常发生伴有全身性高血压等其他合并症。

两种临床情况用来鉴别区分特发性流鼻血。这些通常是称为前鼻鼻衄或后鼻鼻衄,而后者出血更可能来源于动脉。

16.1.1 前鼻鼻衄

鼻腔的前部是有丰富小血管吻合的黏膜动脉集中的区域。这种前部位置鼻出血通常占鼻衄的 90%~95%。它位于鼻中隔的前下表面,并称为 Kiesselbach 丛或 Little 区[3]。一般成年人出血来自这些区域,而儿童则来自鼻柱后静脉。由于这些地区相对易于操作,治疗是通过局部压缩、鼻腔填塞和烧灼。这些通常是阻止鼻出血发作的有效方案。

16.1.2 后鼻鼻衄

后鼻腔出血比前鼻鼻衄的发生率少得多(鼻衄的 5%~10%)[4]。它通常起源于侧面鼻腔,中鼻甲后面,在内部鼻甲后端下方(一个被称为 Woodruff 丛的区域)或鼻腔的顶部[5]。最后一个区域是最不容易被内镜检查探查到的,也是对于鼻腔填塞难度较大,不易止血成功的最常发生的部位。如果出血于上咽部,鼻腔填塞治疗难度也很大。

16.2 鼻衄的成因

1.特发性

这是鼻出血最常见的形式,影响了所有鼻衄患者的 70%~90%。没有潜在的结构性原因被发现,但是自发性鼻出血的诱因包括过敏、感染、寒冷的天气和过大的空气湿度。它对男性和女性影响无差别。在成年人中,与之相关的有全身性高血压、动脉粥样硬化、高胆固醇血症、吸烟、肝病和过量饮酒。

2.创伤

创伤后急性出血是由于直接的血管损伤,通常也与面部骨折相关。延迟出血则可能源于鼻内或鼻旁窦内假性动脉瘤出血。创伤后海绵状窦颈动脉瘤出血(这也可能导致瘘)应该在迟发性创伤后鼻中的鉴别诊断中进行考虑。手术创伤,例如活检肿瘤,也可能会引起鼻出血,放疗后可能出血[6]。

3.肿瘤

鼻和鼻窦肿瘤可能会表现为鼻衄。这里的原发性肿瘤包括癌(鳞状癌、腺癌、腺样囊性癌)、嗅觉神经母细胞瘤、淋巴瘤、乳头状血管瘤、血管瘤性息肉和幼年型鼻咽血管纤维瘤[7]。据报道,一位 Wyburn-Mason(Bonnet Dechaume Blanc)综合征的患者,其视网膜、鼻和颅内血管瘤或 AVM 在一种疾病中出现不正常阶段性进展。发生在鼻和鼻窦组织的继发性肿瘤包括有肾脏转移细胞癌和恶性黑色素瘤。需要指出,在处理侵袭性继发性肿瘤时,要注意栓塞诱导所产生的侧支供血的可能。因此,如果筛状动脉粗大,有人建议他们应该在栓塞内部的上颌动脉(I-MA)前结扎它,从而使筛状动脉成为从眼动脉供血到肿瘤的额外的侧支循环供血路径。

4.遗传性出血性毛细血管扩张症(Rendu-Osler-Weber 综合征)

这种常染色体显性疾病易在鼻、皮肤、胃肠道、肺、肝和脑引起毛细血管扩张和 AVM,而鼻出血是最常见的表现。鼻出血影响了 95% 的患者。而经常复发的病例在少数情况下可能是严重的[8]。

5.凝血病、血液恶液质和抗凝药物

应始终将凝血异常视为可能的原因。这可能是由于先天性疾病如血友病、血管性血友病和系统性疾病,如肝硬化或医源性患者使用抗凝剂或抗血小板药物。

16.2.1 血管解剖

供应鼻腔的血液来源于上颌内动脉的分支(IMA)、面动脉(FA)、颈内动脉(ICA)和咽升动脉(APA)(图 16.1)。

1.上颌内动脉

鼻黏膜的大部分的血液供应来自 IMA 两个终末分支:蝶腭动脉(SPA)和腭大动脉(GPA)。

较大的 SPA 供应了上鼻甲、中鼻甲和鼻中隔的黏膜的血供。它穿过蝶腭孔后不久分叉成外侧短支,其供应侧壁和鼻甲,而另一支内侧长支提供了鼻中隔的血供。

腭大动脉(GPA)或腭降动脉恰好在 IMA 进入蝶腭孔之前的远端发出,并移行为 SPA。它则向下走行在腭大管内进入硬腭。IMA 的小伴行分支,腭小动脉,在一个独立骨管中平行于前者走行。其都发出了供应腭及鼻外侧缘下部黏膜的动脉分支。GPA 是腭降动脉的较前的分支,它沿着硬腭上走行并通过鼻中隔前下部的尖孔进入鼻,并于 SPA 的隔支形成吻合(即,在 Kiesselbach 丛)。它同时发出小的后分支,这些分支提供了咽上部的血供,同时在鼻中隔的后下部及下鼻甲与 SPA 的终末支形成吻合。

2.面动脉

面动脉(FA)的终末分支提供鼻孔和外鼻的血供。鼻翼动脉(或鼻侧动脉)供应侧鼻

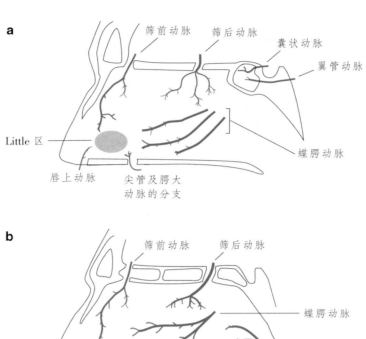

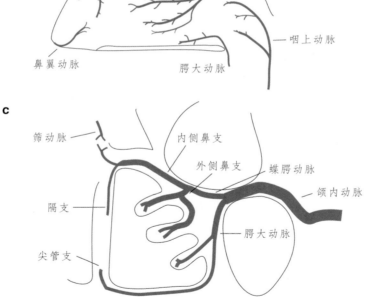

图 16.1 鼻动脉供应。(a)鼻中隔(侧视图);(b)鼻侧壁(侧视图);(c)左鼻腔(正视图)。(Published with kind permission of ⓒ Henry Byrne, 2017. All rights reserved)

孔,上唇动脉的小分支提供鼻前庭内侧壁及前间隔的血供。而这些分支很少在正常血管造影照片上看到。

3.颈内动脉分支

筛前和筛后动脉是眼动脉(OphA)的分支动脉,并通过筛板与 SPA 的吻合支吻合,同时供应鼻腔的顶部。这些血管在正常的血管造影中很少见到,并且看到显著的筛动脉通常意味着在 IMA 远端栓塞将无法控制鼻出血。ICA 的小分支也可能提供了鼻腔血液供应。这些是囊状分支动脉（McConnell 囊状动脉）、圆孔动脉（来自 ILT）和下颌动脉（来自下颌–翼管干）[1]。

4.咽升动脉

上中咽动脉提供了鼻咽的内侧及旁内侧部的血供。因此，他们供血范围与 SPA 和 GPA 分支供血区相邻。后鼻的主要供血来源 SPA，这是血管内治疗的第一目标。其次，选择 FA，很少用 APA。筛前和筛后动脉则是最好的手术结扎闭塞的选择。

16.2.2 栓塞的适应证

- 顽固性鼻出血。
- 基础鼻腔填塞或烧灼止血失败。这些技术一般在前鼻出血有相对高的成功率，但在后鼻出血中失败率较高（25%~50%）[9]。这并不令人惊讶，因为它很难从鼻腔前入路进行后鼻腔填塞。使用可膨胀气囊进行更积极的后部填塞可能会压迫住后鼻出血，但可能导致鼻中隔或鼻翼软骨坏死。内镜烧灼总体有较高成功率，只有少数患者（5%~10%）出血变得难治。
- 过度失血并导致血红蛋白水平下降。
- 手术结扎之前。显然，在手术结扎 SPA 或 IMA 之前最好进行栓塞处理。与外科小组的适宜的沟通和合作，以便患者转诊在

恰当的阶段进行栓塞。

16.2.3 栓塞前评估

实际上，大多数患者在接受治疗前已经历数小时（或数天）的出血了。通常，填塞最初的有效以及对结果乐观估计会推迟了考虑转诊栓塞。一个重要的初步评估为是否需要在全麻下进行治疗。

（1）关于鼻出血过程的详细病史采集。所需的细节是：出血来源，患者已经流血多久了，之前是否有过发作，如果有，是如何处理的。关于患者病史应包括询问关于任何出血倾向，以前的创伤或鼻腔疾病。影像学通常不是必要的（除非病史和查体提示有潜在的损伤造成了鼻衄），从而导管血管造影术将能作为血管内治疗的一部分实施。

（2）实验室检查应包括最近的常规生化和血常规。特别是目前的血浆血红蛋白和血小板水平应该是可用来估计凝血时间的。异常的低凝状态如低血小板计数或维生素 K 水平应在栓塞前纠正。

（3）鼻内镜检查是必要的，并且可获得准确报告。观察结果有助于明确出血部位，比如是否为偏向一侧鼻腔或主要位于后鼻。

（4）应该对患者的平躺能力进行评估。这通常使鼻腔填充后的栓塞过程变得更容易，但患者可能会发现这使得平躺变得不可能。偶尔也可以暂时去除填塞，但是这种情况最好在全麻下进行。

（5）获得知情同意。为此你将需要知道治疗过程的成功率和发生意外的概率，以及潜在并发症的类型，故请继续阅读。

---

[1] 如果下颌动脉发出一支与翼管动脉吻合的分支，并提供蝶窦供血。其下分支与脑膜副动脉咽下鼓管支和 APA 和咽动脉的咽鼓管分支吻合，即在咽鼓管周围的吻合处。

16.3 血管内技术

16.3.1 初步血管造影

基础血管造影评估应该被实施。如果填塞物被移除，可能会出现活动性出血，但通常很少出现，出血的部位是从患者的病史及内镜检查结果中推断出来的。关于如何进行基础血管造影，有两种主张。一种提出在超选造影前先进行双侧颈动脉造影，另一种主张应首先识别和栓塞出血的来源，因为患者可能无法耐受一个漫长的操作。前者意味着，在开始栓塞前，对侧向病理或鼻窦血供应已被排除，作者认为是可取的。

因此，应该对脑血管进行详细的血管造影检查同时还包括：

• ICA，排除潜在的病理性的或鼻腔血液供应异常。这通常可以用双平板 DSA 的颈总动脉造影来完成。

• ECA，通过选择性造影来评估除远端 IMA 以外的其他分支对鼻腔的供血，即面横动脉、腭升动脉、APA 的其他分支和 FA 分支。选择性注射 FA 可能是需要的，最好是侧位的投影。

• 然后对 IMA 进行检查，其远端部分最好使用正位（瓦氏位）投影进行摄像。操作者寻找 OphA，与颞前深动脉或圆孔动脉的吻合。出血点一般很难辨认。

16.3.2 颌内动脉的栓塞

栓塞过程在对 IMA 远端进行导管超选造影后进行。使用微导管（最好可用的最大直径，例如 0.018~0.27 英寸 ID，1 英寸 ≈ 2.54cm）事先通过 5 F 或 6 F 放置在 ECA 内的导引导管，其头端一直顶到 IMA 的咽动

脉。选择性血管造影，但可能不一定能显示活动性出血点，即造影剂外渗。它应该显示 SPA 和 GPA 正在充盈（一般不需要选择SPA 的长分支）。否则，头端将重新定位或采取对抗血管痉挛的措施。导管诱发血管痉挛可能是一个问题，一些从业者主张患者治疗中舌下含服硝酸甘油比动脉内注射血管扩张剂更好，因为担心后者可能打开连接到 ICA 分支的吻合口。

栓塞材料（PVA 或丙烯酸微球）最初选择 150~250μm 的栓塞颗粒，而更大的 300~600μm 范围的颗粒在首次黏膜充盈注射后使用。在荧光镜下进行控制颗粒可以缓慢顺畅的完成注射。

16.3.3 额外的供血栓塞

如果没有明确的单侧出血史，那么双侧的远端 IMA 都应该在进行同样的方式栓塞。问题是 FA 中额外的栓塞是困难的。在假定的出血侧进行选择性 FA 造影可能会有帮助，看看是否有明显的血供供应鼻中隔，但治疗可能增加并发症的风险并肯定会增加治疗时间。由于这些原因，很多人只有在首次治疗不能控制出血的情况下，才选择进行 FA 栓塞。FA 的额外栓塞在一组病例报道中将成功率由 87%提高至 97%[10]。栓塞方案与 IMA 相同。微导管尖端应按照远端方向走行以避免颗粒溢出到近端那些供应下颌下腺和咬肌血供的分支中（因为这是术后疼痛的一种原因）。

16.3.4 栓塞后处理

最后控制血管造影，以确认正常的 ICA 显影情况。它可以确定鼻腔的持续的供血是否来源于筛前和筛后动脉，如果存在这种情况，复发或持续性出血的可能性更大。这是

考虑进行手术结扎这些动脉的指征。鼻腔填塞可以被立即取出或在 2~6 小时之后取出。术后很少需要镇痛。应该继续监测血红蛋白水平，直到患者病情稳定。

16.4 替代栓塞技术

上述的标准技术将需要在下列情况下适用。

- 非典型出血：当肿瘤或外伤性动静脉瘘被确定为出血的来源。同时应将血管内治疗技术适当地调整。
- 使用大颗粒：在 300~800μm 范围内，推荐使用大颗粒，以减少黏膜溃疡的风险，同时降低其蔓延到 ICA 分支。对于这种方法，几乎没有支持的证据，大颗粒更有可能在微导管中聚集和堵塞。
- 使用明胶海绵栓子和弹簧圈栓塞：这些被用来阻挡近端的 IMA 和 FA。已有使用大栓子并成功栓塞治疗的报道。在 37 例患者的报告中，这种治疗成功地阻止了除 2 例患者之外的所有急性出血[11]。然而，近端闭塞可能产生的侧支血管供血，这是通常被认为其比远端栓塞效果差的原因。
- 使用液体栓塞剂：没有必要对自发性出血使用液体栓塞剂，因为它们更可能扩散到邻近血管并影响脑神经血液供应。
- Rendu-Osler-Weber 综合征的栓塞：在这些患者中，栓塞是不太可能治愈的，因为疾病牵扯范围太过广泛。在紧急情况下，可以使用颗粒栓塞进行处理严重的鼻衄发作。它也作为一种基础治疗的选择（即在活动出血间隔期间），用来减少出血再发的概率。它应该比上文中所述的状况更广泛，包括提供鼻咽黏膜的供血动脉，即上咽部、中咽部和

脑膜副动脉。手术动脉结扎应避免这种情况，因为长期看复发出血是很可能的，而诸如雌激素治疗、激光消融和烧灼的治疗手段可以作为代替方案[12]。博莱霉素注射液也有报道[13]。

16.5 栓塞并发症

这些通常被报道为主要或次要并发症。小并发症是常见的，文献中报道其发病率为 25%~59%[9]。患者通常会在颗粒栓塞 IMA 后经历肌肉疼痛，甚至张口困难，以及短暂的面部麻木、肿胀和轻微的黏膜溃疡[14]。肌肉疼痛可能在数日内进食困难。它一般在某种程度上报道和发生于 50% 的栓塞术以后[1]。更严重的不良事件包括短暂性面神经麻痹[15]和皮肤坏死[16]。

在早期文献报道中，主要并发症发生率在 3%~7%，但现在的报道为 0.1%~3% 的并发症发生率。最频繁报道的严重并发症包括卒中[15,17,18]、单眼失明[14]、实质性坏死的黏膜或皮肤和永久性部分面神经麻痹[15]。

16.6 血管内治疗结果

在最近阻止鼻出血的系列报道及成功率呈现在表 16.1。虽然止血成功率为 90%~100%，但大约 12% 的患者可能在 3 天内再次出血[15]。因此，应区分技术成功，如阻止出血和取得稳定的缓解，如长期缓解。由于各组病例混合，随访期不同，对治疗成功的定义也存在差异，在各种病例报道中比较长期的治疗成功率是困难的。在这个系列报道中，80%~90%的患者随访期间没有发生再出血（表 16.1）。

表 16.1　鼻衄的短期（血管内治疗后即刻）和长期（无须再次治疗）治疗成功率

文献报告	患者数	短期成功率（%）	长期成功率（%）
Siniluoto 等[19]	n=31	71	90
Elden 等[16]	n=97	88	82
Tseng 等[17]	n=107	93	88
Oguni 等[11]	n=37	95	95
Duncan 等[18]	n=51	86	97
Christensen 等[20]	n=70	86	NA
Sadri 等[21]	n=14	86	97
Fukutsuji 等[22]	n=20	77	95

　　1995 年, Strong 等对栓塞剂外科治疗鼻衄的有效性、并发症和费用进行了比较详细的评述[23]。他们的结论是外科结扎更容易引起小的并发症，而栓塞尽管并发症少见，但存在有主要并发症发生的可能。他们建议，如何做出选择取决于每个案例本身，但是不同的中心所采用的技术路线也不同。2005 年比利时皇家耳鼻咽喉学会的一项指南中针对后鼻衄栓塞提出建议："较糟糕的首选基础外科处理，如果效果不佳，那就选择栓塞"[24]。最后，值得记住的是，绝大多数的鼻衄患者通过简单的鼻腔填塞是可以成功止血的[25]。

参考文献

1. Sokoloff J, Wickbom I, McDonald D, Brahme F, Goergen T, Goldberge L. Therapeutic percutaneous embolization in intractable epistaxis. Radiology. 1974;111:285–7.
2. Small M, Murray J, Maran A. Study of patients with epistaxis requiring admission to hospital. Health Bull. 1982;40:20–9.
3. Little JL. A hitherto undescribed lesion as a cause of epistaxis, with 4 cases. Hosp Gaz. 1879;6(March):5–6.
4. Viducich RA, Blanda MP, Gerson LW. Posterior epistaxis: clinical features and acute complications. Ann Emerg Med. 1995;25:592–6.
5. Chiu TW, Shaw-Dunn J, McGarry GW. Woodruff's plexus. J Laryngol Otol. 2008;122:1074–7.
6. Wong GK, Chan KK, Yu SC, Tsang RK, Poon WS. Treatment of profuse epistaxis in patients irradiated for nasopharyngeal carcinoma. ANZ J Surg. 2007;77(4):270–4.
7. Willems PW, Farb RI, Agid R. Endovascular treatment of epistaxis. Am J Neuroradiol. 2009;30(9):1637–45.
8. Shah RK, Dhingra JK, Shapshay SM. Hereditary hemorrhagic telangiectasia: a review of 76 cases. Laryngoscope. 2002;112(5):767–73.
9. Soyka MB, Nikolaou G, Rufibach K, Holzmann D. On the effectiveness of treatment options in epistaxis: an analysis of 678 interventions. Rhinology. 2011;49(4):474–8.
10. Vitek J. Idiopathic intractable epistaxis: endovascular therapy. Radiology. 1991;181(1):113–6.
11. Oguni T, Korogi Y, Yasunaga T, Sadanaga T, Uozumi H, Kawanaka K, Sumi S, Takahashi M. Superselective embolisation for intractable idiopathic epistaxis. Br J Radiol. 2000;73(875):1148–53.
12. Guttmacher AE, Marchuk DA, White Jr RI. Hereditary hemorrhagic telangiectasia. N Engl J Med. 1995;333(14):918–24.
13. Duncan IC, Van Der Nest L. Intralesional bleomycin injections for the palliation of epistaxis in hereditary hemorrhagic telangiectasia. Am J Neuroradiol. 2004;25(7):1144–6.
14. Gurney TA, Dowd CF, Murr AH. Embolization for the treatment of idiopathic posterior epistaxis. Am J Rhinol. 2004;18(5):335–9.
15. Merland JJ, Melki JP, Chiras J, Riche MC, Hadjean E. Place of embolization in the treatment of severe epistaxis. Laryngoscope. 1980;90(10):1694–704.
16. Elden L, Montanera W, Terbrugge K, Willinsky R, Lasjaunias P, Charles D. Angiographic embolization for the treatment of epistaxis: a review of 108 cases. Otolaryngol Head Neck Surg. 1994;111(1):44–50.
17. Tseng E, Narducci C, Willing S, Sillers M. Angiographic embolization for epistaxis: a review of 114 cases. Laryngoscope. 1998;108(4):615–9.
18. Duncan IC, Fourie PA, Le Grange CE, Van der Walt HA. Endovascular treatment of intractable epistaxis—results of a 4-year local audit. S Afr J Radiol. 2004;1:8(3).
19. Siniluoto TM, Leinonen AS, Karttunen AI, Karjalainen HK, Jokinen KE. Embolization for the treatment of posterior epistaxis: an analysis of 31 cases. Arch Otolaryngol. Head Neck Surg. 1993 Aug 1;119(8):837–41.
20. Christensen NP, Smith DS, Barnwell SL, Wax MK. Arterial embolization in the management of posterior epistaxis. Otolaryngol Head Neck Surg. 2005;133(5):748–53.
21. Sadri M, Midwinter K, Ahmed A, Parker A. Assessment of safety and efficacy of arterial embolisation in the management of intractable epistaxis. Eur Arch Otorhinolaryngol. 2006;263(6):560–6.
22. Fukutsuji K, Nishiike S, Aihara T, Uno M, Harada T, Gyoten M, Imai S. Superselective angiographic embolization for intractable epistaxis. Acta

Otolaryngol. 2008;128(5):556–60.

23. Strong EB, Bell DA, Johnson LP, Jacobs JM. Intractable epistaxis: transantral ligation vs. embolization: efficacy review and cost analysis. Otolaryngol Head Neck Surg. 1995;113(6):674–8.

24. Bertrand B, Eloy P, Rombaux P, Lamarque C, Watelet JB, Collet S. Guidelines to the management of epistaxis. B-ENT. 2005;1(supplement 1):27–43.

25. Upile T, Jerjes W, Sipaul F, El Maaytah M, Nouraei S, Singh S, Hopper C, Wright A. The role of surgical audit in improving patient management; nasal haemorrhage: an audit study. BMC Surg. 2007;7:19.

第 17 章

血管内血栓形成后的血运重建

引言

正如题目所说,此章节核心是缺血性脑卒中管理中的血管内治疗方向,其可通过开通或者闭塞血管实现。"deoppilation"一词源自法国,收录于牛津英语词典中,意思是消除障碍,这是血管内治疗在卒中管理中的主要作用。

开通阻塞的动静脉的方法其中一种是通过药物手段(刺激纤维蛋白溶酶)分解血管内血凝块及纤维蛋白从而溶解血栓,另一种是机械取栓。本书第一版解决了急性脑卒中最佳干预措施的争论,证实了早期取栓的有效性。这对血管内介入医师的实际意义影响深远。

这会是一场取代其他所有治疗的变革吗?不会。

这是一次对医疗服务的重大挑战吗?当然是!

随着取栓技术的成熟,相关行业也会随之发展。作者认为,目前最大的危机是医生变成纯技术人员,缺乏临床责任感,不再与患者交流,从而得不到患者的回应。

17.1 血管内血栓形成机制

血管内形成血栓是血管对内皮细胞损伤、异物的生理性反应;是局限性疾病、凝血异常的病理性反应。了解血液中血栓形成的机制有助于我们决定血管内治疗方案,实现重建血管通路的目标。

17.1.1 血管内血栓基础知识

血栓形成是一系列事件和反应的结果。内皮损伤引发凝血级联反应、活化血小板聚集、激活凝血酶产生。凝血酶引起纤维蛋白原裂解,纤维蛋白单体相互聚合稳定凝块。凝血酶介导的纤维蛋白单体的形成与血小板活化也有直接关联。

早期血小板启动内源性凝血途径,凝血因子 XI 受体、高分子量激肽原,以及凝血因子 V、VIII 参与下,在活化的血小板提供的膜磷脂表面上进一步激活 FX 为 FXa,凝血酶原转化为凝血酶(见第 6 章)。

相反,纤维蛋白溶解是通过激活纤溶系统溶解凝块的过程。纤溶酶原激活形成纤溶酶,分解纤维蛋白。血栓的溶解主要由血栓内的纤维蛋白溶解介导。在固化过程中的血栓,纤溶酶原与纤维蛋白、血小板紧密集合,使得血栓内纤溶酶局部释放。除此以外,血液循环中存在的纤溶酶原激活物,如组织型纤溶酶原激活物(tPA)和单链尿激酶型纤溶酶原激活物(scuPA),可促进纤溶酶的形成,进一步降解纤维蛋白为纤维蛋白降解产物,最终血栓溶解[1]。

17.1.2 溶栓治疗

Fletcher 等在 20 世纪 70 年代尝试用溶栓药物治疗卒中患者[2],但症状发作 24 小时后给予尿激酶治疗导致出血率过高而停止使用。10 年后,在急性冠状动脉血栓患者应用溶栓治疗后获益此类事件报道后,又重新对卒中溶栓治疗产生兴趣。最初溶栓治疗只用于椎-基底动脉血栓导致的卒中患者[3]。

这一阶段,卒中病因大多为动脉栓塞。Solis 等[4]报道称,80%~90%的卒中患者症状发生 12 小时内,行血管造影可见血管闭塞,但由于血栓自溶现象,随血管造影时间推迟,血栓阻塞确诊率显著下降。因此,抛开神经元脆弱性的问题,早期溶栓治疗是有必要的。

溶栓治疗的目的是通过输注组织型纤溶酶原激活物(tPA)类似物,激活纤溶酶,加速降解纤维蛋白。理想的溶栓药物只激活纤维蛋白所结合的纤溶酶原(纤溶酶原对纤维蛋白具有高亲和力),而不包括血液循环中的纤溶酶原。这种特异性极其重要,一旦血浆中的纤溶酶被激活,纤维蛋白一直被降解,体内凝血机制因负反馈会产生更多纤维蛋白原以形成血凝块,将有纤维蛋白原耗竭和低凝状态的风险。这些药物在第 6 章中讨论过。

17.1.3 溶栓和取栓的指征

单独使用药物溶栓可以用于任何血管内血栓治疗。但因自发性血栓溶解、继发性症状性出血,以及对全身凝血系统的干扰等不必要性、危险性以及并发症,神经系统应用指征局限于:急性缺血性卒中、视网膜中央动脉闭塞、症状性颅内静脉窦血栓形成、身体其他部位栓子导致的急性心肌梗死、某些肺栓塞、大动脉栓塞以及肝静脉栓塞导致的布加综合征。

因药物溶栓的危险性,此类药物限制使用,严峻的医疗环境迫使血管外科医生、心内科专家以及血管内介入医生发明了血栓清除术(如支架取栓术、血栓抽吸术),机械碎栓术或其他技术(如血管成形术、支架置入术)。旨在不使用或减少溶栓药物使用剂量的情况下重新建立闭塞血管供应区的血流供应。

17.2 急性脑卒中溶栓及取栓术的证据

卒中为美国第三大死亡原因,每年新发卒中人数为 50 万。在英国,卒中发病率为 0.15%~0.2%。颈动脉受累所致卒中约占 75%,其中 30 天死亡率为 17%,5 年死亡率为 40%。近期报道显示,有效防治卒中的措施所形成的潜在获益已被广泛认可[5,6],主要干预措施见表 17.1。这段文字旨在阐述介入神经放射学领域,栓塞动脉开通的合理性。

17.2.1 急性脑卒中静脉溶栓

早期随机对照试验(RCT)使用链激酶,近期有关试验使用尿激酶或 tPA 类似物(即重组组织型纤溶酶原激活剂或 rtPA)进行静脉溶栓,卒中早期溶栓治疗被证实有效。

著名的溶栓随机试验为 ECASS I、ECASS II(欧洲急性卒中协作研究)[7,8]和 NINDS 试验[9]。ECASS 研究:症状性卒中 6 小时内行 tPA 静脉溶栓,治疗后获益无明显差异。NINDS,一项双盲对照试验,实验设计:症状性患者发病 3 小时内静脉注射 tPA 0.9mg/kg (10%静脉推注,余量持续 1 小时以上静脉泵注),结果表明,试验组在远期获益上有显著统计学差异。与对照组相比,试验组有 30% 的可能性为最小或无残疾,虽然 24 小时内神经功能改善比例相同,36 小时再出血风险轻微升高,但整体死亡率(3 个月内)仍处于较低水平,研究的结果支持对症状发生 3 小时内可以进行评估和治疗的患者的 tPA 的使用。另一项类似的双盲试验(ATLANTIS)的研究结果强调了这一结论的重要性,因为症状发生 3~6 小时静脉注射相同剂量 tPA 治疗效果不佳,且出血频率增加[10]。

NINDS 试验结果没有得到以前试验数据 Meta 分析的支持[1],是因为 NINDS 试验有着非常严密的标准(即在症状开始 3 小时之内进行治疗,只能有轻微的症状,血压的限制和之前没有卒中病史)[11]。因此,在临床实践中,对 IV-tPA 的摄取较为缓慢,因为只有少数卒中患者符合这些标准[12]。解决这个问题的办法是延长对治疗时间的限制和合理选择患者[13]。近期 ECASS III 表明,进行 IV-tPA 的治疗时间可以被延伸到 4.5~6 小时[8]。影像学手段是选择溶栓患者的关键因素,它已成为大量研究的重点,以制订更好的分类标准。下文将讨论其做出的贡献。

急性脑卒中治疗指南的发展中一个重要的经验就是不要依赖于小试验的数据。有一个例子是,评估阿昔单抗治疗效果和安全

表 17.1　急性或亚急性脑卒中的主要介入治疗方法

药物
　　静脉溶栓
　　抗血小板药
　　抗凝药
　　神经保护剂
　　血液稀释
　　静脉注射葡聚糖
　　类固醇
　　低温诱导
　　高血糖控制
血管内治疗
　　动脉溶栓
　　机械碎栓
　　血管成形术
　　支架
　　取栓
手术
　　颈动脉内膜剥脱术
　　颈外动脉-颈内动脉搭桥(不通用)

性的实验,初步试验显示了一些脑卒中患者出现二次出血低风险的有利方面[14],由于更高的二次出血率,这个更大的试验在 808 位受试者进行治疗之后被终止了[15]。

17.2.2 急性脑卒中的动脉内溶栓治疗

动脉内溶栓(IA-TLS)的基本原理是将药物靶向导入血栓形成部位。其目的与静脉治疗相同,即限制组织的梗死面积,提高周围缺血半暗带区内功能障碍组织的存活率。这显然只适用于经证实动脉血栓形成的患者,或者适用于颈内动脉和大脑中动脉或椎基底动脉血栓的实践中。相比于 IV-TLS 的优势是有较高的血管再通率,试验显示动脉闭塞的患者得到较好的治疗效果,并减少了

用药量,它也可以与机械碎栓治疗相结合。

两项 RCT 的 IA-TLS 试验证实了上述大部分优点,分别是 PROACT Ⅰ 试验[16]和 PROACTⅡ试验[17],并且在 IA-TLS 的 PROACT Ⅰ 试验中比较了尿激酶原和安慰剂的效果。在这两项研究中,症状发生到 AI-TLS 启动之间的治疗时间间隔仅限于 6 小时之内,患者的双臂均给予肝素注射。IA-TLS 是通过将导管放置在近端大脑中动脉来尽可能接近血栓,注射尿激酶原超过 2 小时到最大剂量 9mg, 且不允许出现机械性血栓破裂。尽管治疗组早期症状性出血的转化率有所增加(从 2%增加到 10.2%),但最终的死亡率是相似的,功能性结局(mRS≤2)相比之下更好(从 25%增加到 40%),这之间存在 15% 的绝对差异。治疗效果经观察研究证实已经超过了静脉溶栓[18]。

IA-TLS 的缺点是存在大量患者需要评估治疗的潜在可能性,最佳的治疗时间仍然是症状发作后的 3~6 小时内。这对医疗后勤是一个巨大的挑战,因为动脉成像选择和检查(连同转移到一个专科中心)必须在这一时期内完成。也需要考虑其他的因素,如脑导管相关的风险,如果在手术过程中给予肝素在发生出血性并发症时可能增加死亡风险。

17.2.3 静脉和动脉内溶栓治疗急性脑卒中的合并试验

由于上述原因,在调查和分诊可能的 IA-TLS 期间给予 IV-tPA 的联合治疗或"桥接"治疗被广泛实施[19]。资料已经表明,相当比例(70%)的患者 IV-tPA 治疗后动脉仍闭塞,而当两种方法联合治疗时血管再通率更高[20]。然而,尽管能够提高血管再通率,联合治疗的方法并没有在 3 个月内显示出显著的临床效益[21,22]。联合治疗主要的副作用是高出血率;在 RECANALISE[21]和 IMS Ⅱ 研究中显示,约 10% 的患者出现症状性颅内出血,而排除了大量动脉闭塞患者的 Ⅳ 试验,如 E-CASS Ⅲ[23]和安全实施脑卒中溶栓研究[24],结果显示症状性出血率为 2%~8%。随着血块提取设备的商业引进和允许为测试 IA-TLS 的效果而设计的试验进行,联合疗法的作用变得模糊。虽然在确定早期血管再通的有利方面是一致的,但对于长期的治疗效果来看是矛盾的。IMS 在(脑卒中的介入性管理)2013 年以试验无效为理由将此类大型试验终止。656 名受试者进行了随机对照试验,一组是血管内治疗与 IV-tPA(阿替普酶 0.9mg/kg)同时进行,另一组是 IV-tPA 单独治疗。在 90 天内达到 mRS≤2 作用的患者分别为 41% 和 39%[25]。在 76% 的患者中,IA-TLS 治疗组的不良结局与血管再通 (平均 325 分钟)的时间有关[26]。

17.2.4 急性脑卒中的机械取栓试验

机械取栓术的作用在 2015 年得到了显著的发展,之后发表的五项随机对照试验的阳性报告,将 IV-tPA 与血管内凝块提取(即机械取栓)进行了单独比较。这解决了关于其价值的诸多争议,并否定了 IMSⅢ试验得出的结论。第一个 RCT 报道的是在荷兰进行的 MR CLEAN 试验[27],其中随机抽取了 500 名急性脑卒中患者,共分为两组,介入组治疗手段为动脉内治疗(动脉内溶栓、支架回收取栓或者两者皆有)加 IV-tPA,另一组为 IV-tPA 标准治疗组。在其他试验 (见表 17.2)中这一拟定得到了重复,并对患者的选择标准和治疗时间的确定做了细微的修改。在 MR CLEAN 试验中,动脉内治疗必须在症状发生 6 小时之内进行。功能恢复的患者的数量(标准为 mRS≤2)可以用来衡量治疗效果。32% 的取栓术后患者和 19.1% 的标准护理患者恢复了功能,两个试验组的不良事件发生率相似。MR CLEAN 数据的在线发布导致数据监控委员会停止其他具有类似协议的招标试验,包括 EX-TEND-IA、ESCAPE 和 REVASCAT 试验。

自那时以来,已有数份数据审查出版文件(即 Meta 分析)证实了机械取栓术的功效。罗德里格斯等[32]计算出了在辅助性机械取栓术之后功能恢复良好的风险比率为 1.56(95% CI 1.38~1.75),而死亡比率为 0.86(95% CI 0.69~1.06)。Badhiwala 等[33]使用 8 个 RCT 试验(包括 2423 名患者)的合并数据,从中比较 IV-tPA 与机械取栓术和未与机械取栓术联合的差异,并且记录了辅助溶栓术后 24 小时内的血运重建率分别为 75.8% 与 34.1%,而两组出血率相似,分别为 5.7% 与 5.1%;两组的 90 天功能改善率分别

为 44.6% 与 31.8%。这些试验的一个共同的特点是都使用了机械取栓术后的支架回收装置。

17.3 急性脑卒中的血管内治疗

避免使用溶栓剂的潜在优势刺激了各种血管内取栓装置的设计和测试。其动力是需要通过取出大的血栓来使闭塞的动脉快速再通,而不是溶解血栓。这些装置是为颅内定向设计的,其主要目标是位于大脑中动脉的血栓。

17.3.1 血管内介入治疗患者的选择

急性脑卒中患者的最初神经状态很重要,而且与其恢复的可能性相关联。在试验中,一般使用美国国立卫生研究院卒中量表(NIHSS)评估患者[34]。评分大于 15 表示预后

表 17.2 比较急性脑卒中 IV-tPA 联合或不联合取栓术的 RCT 报道总结

试验	n=	选择标准	TBT 方法	治疗时间(TTT)		mRS 功能恢复(%)[a]	
				TBT	SMT	TBT	SMT
MR CLEAN[27]	500	LAO	STR IA-tPA	<6 h	<4.5 h	32	19.1
EXTEND-IA[28]	70	LAO 半暗带	STR	<6 h	<4.5 h	71	40
ESCAPE[29]	315	LAO ASPECTS 6~10	STR 血栓抽吸术	<12 h	<4.5 h	53	29.3
SWIFT-PRIME[30]	196	LAO	仅 STR	<6 h	<4.5 h	61	39
REVASCAT[31]	206	LAO ASPECTS<7[b]	STR 支架置入	<8 h	<4.5 h	43	28.2

注:TBT,取栓术;SMT,标准药物治疗;LAO,大动脉闭塞;STR,支架回收取栓。
[a] mRS 功能恢复=mRS ≤2 或 NHISS 提高 8%。
[b] ASPECTS 试验的第二部分的阈值增加到 8。

很差，死亡或严重残疾的概率很高，低于 6 则表示很可能恢复[35]。然而，低评分的患者可能已经形成了脑梗死，需要与短暂性缺血性发作(TIA)的患者区别开来。对于设计临床试验的研究人员来说，这是一个两难的问题，因为有部分患者出现急性脑卒中的临床症状会自行恢复(大概是因为自然溶栓)，因此对他们来说，介入手段是不必要的。而在临床实践中，可能是因为影像学的原因，这似乎不是一个问题。影像学手段是患者选择的关键，而且CT 检查比较常见，因为一般可在医院患者接收区进行，当患者神经受损或者过去的具体病史不完整的时候，在紧急情况下比 MRI 更容易操作。

CT 检查：在缺血性脑卒中患者中通常不会出现脑实质异常。超过 1/3 的大脑中动脉区的大面积低密度影像学变化是相对的溶栓禁忌证。ECASS 的学者们设置了这个临界值，而做更复杂的评估建议用艾伯塔省卒中计划早期 CT 评分(ASPECTS)[36]。这个评分标准将大脑中动脉的区域(在特定水平的轴向 CT 扫描中显示)划分为 10 段，每出现一个低信号影就减去 1 分，分数少于 7 分则提示不良预后[37]。CT 能提示梗死区的原发性出血和任何继发性的出血变化(也就是溶栓禁忌)。高信号血管影像则提示血管内血栓的存在。

CTA 检查：这是一种有效的动脉成像手段，可以与 CT 灌注成像结合以确定脑灌注减少和动脉血栓形成的区域。通过它可以快速识别可能获益于动脉溶栓或机械取栓术的患者。

MRI：急性脑卒中患者的核磁扫描检查存在一些操作问题，一般都比 CT 难实行。外界对其无法识别脑出血的缺点进行夸大，其实额外的敏感性加权扫描对排除原发性出血和除了细微的二次出血以外的出血具有足够的准确性。然而，增加影像检查的数量会导致更长的扫描时间和开始治疗的延迟，其主要优点是磁共振弥散加权成像(DWI)，对早期脑缺血具有高度敏感性，并能显示脑梗死几分钟之内的变化[38]，核磁灌注将显示缺血或灌注减少的部位，并可与 DWI 结合使用以评估动脉闭塞对大脑的影响。DWI 表现出的异常区域仍在核磁灌注扫描中显示出来，被称为半暗带区，如果在梗死形成之前重新建立血液循环，那这些区域可能是可以恢复的。这是一个对于选择溶栓患者具有潜在作用的有效客观参数，但脑缺血的发展迅速的病理变化，而影像学检查是这个过程必不可少的快速成像。试验证明这项技术的临床应用是困难的[39]，并且一份最近的 Meta 分析资料没有从其提供的另外的数据中显示出延迟溶栓的作用[40]。

DSA：它只用于指导介入和评估结果，即血管再通的程度。后者是从心脏病学借鉴的心梗溶栓治疗(TIMI)血流分级(见表 17.3)。

美国心脏协会最近发表了影像学指南，严格地审查了急性脑卒中患者选用的所有影像学检查[42]。在功能性影像学领域仍然存在很多不确定的问题，但对于大动脉闭塞的溶栓或取栓患者的分类是非常重要的，这些可以通过 CTA 或 MRA 的手段来完成。

17.3.2 急性脑卒中患者取栓过程中的血管成形术和支架置入术

许多血管内科医师都认识到动脉血栓后血流快速重建的优势，因为急性血管内血栓形成是众多危险因素之一,可能并发血管内闭塞。虽然取栓术是一种解决方案,但球囊血管成形术是以压缩血管壁上的血栓来达到血流重建和协助内源溶栓治疗的目的。已经有报道的关于单独[43,44]和支架置入术联合[45]的血管成形术的成功个案研究 。

关于急性脑卒中支架使用的小型临床研究报道显示[46,47],在 SARIS 研究中[46]接受治疗的患者在症状性脑卒中发作后 8 小时达到了 TIMI 2 级或 3 级血管再通(见表 17.3),所有患者的有症状性出血率为 5%。在 Brekenfeld 等的研究中附加支架置入术的价值是明显的[47],由于避免了重复的机械性破坏,血管再通率达到 90% 且没有继发性出血或血管穿孔[47]。由动物研究发现的血管成形术与支架置入术的潜力支持了这种创新研究[48]。

17.3.3 急性脑卒中的支架回收装置

一系列专门设计的血管内取栓设备已经进行了测试和销售,并在某些情况下撤回其使用。血栓回收装置包括 Merci Clot retriever (Concentric Medical),Catch Thromboembolectomy System (Balt Extrusion),Phenox Clot Retriever(Phenox GmbH),通过导管

置于血块内或血块远端,然后将附有血栓的装置撤回到更大的下部定位导管。导管近端包括一个充气球囊,可在取栓操作期间使近端动脉血流暂停。替代品是一种打碎栓子并主动将碎片吸入取栓导管的装置,例如 Penumbra 装置,或使用流体射流破坏栓子,例如物理血栓抽吸术,或超声[如 EKOS MicroLysuS 输液导管(EKOS 组)]与抽吸。这些设备在过去的几年中不断发展,设计上的变化提高了血管再通率为 40%~80%[49]。

最近的一项发展是使用支架式设备进行血块的提取。无对照报告,一个封闭细胞设计完全可回收的支架被称为 Solitaire (ev3)(在栓塞动脉瘤中设计作为一个辅助设备),其是一个有效的血块回收装置,刺激了一些新的支架回收装置的制造和销售,例如 Solitaire FR 血管装置(ev3/Covidien)和 Trevo(Stryker)[50]。在一项 RCT[30]中,支架回收装置已经被证明比 Merci 装置更有效。

将微导管(通过标准导丝)穿过血栓,然后经过血管闭塞段输送可回收支架。放置支架回收装置,凝块在 3~5 分钟内进入装置中。在近端动脉血流停止的情况下装置及包含的凝块被回收。膨胀的不可脱卸球囊起到阻滞血流的作用。回收凝块的同时,操作者通过大的导引导管(7F~8F)进行抽吸。该操作可在无抗凝药或无系统性抗凝的条件下反复进行。自 2015 年阳性 RCT 发表以来,机械取栓已经成为血管内治疗的首选,大大改变了目前的情况,即急性卒中患者转移、成像、IV 或 IA 使用溶栓药。已不再施行联合机械取栓和 IA-tPA 输注的方法,但 IV-tPA(桥接治疗)仍在使用。支架回收装置明显提高了血管再通率,但实际操作中血凝块提取往

表 17.3　TIMI 血流分级

TIMI 0	无顺行血流
TIMI 1	造影剂部分通过闭塞部位,但不能充盈远端血管
TIMI 2	造影剂可完全充盈冠状动脉远端,但充盈速度较正常冠状动脉延缓
TIMI 3	正常血流

该量表旨在评估静脉溶栓后心肌再灌注是否成功[41]。

往需要数次尝试才能成功(图 17.1)。

17.3.4 动脉血栓血管内介入治疗的并发症

并发症可能与溶栓药物、血管内导航和机械取栓有关。溶栓和取栓引起的最重要并发症是继发性出血。脑梗死后,可能由于梗死脑组织的血运重建和溶栓增加了自发性脑出血发生的风险。此外,使用溶栓剂和抗凝药物可能会导致全身出血,如胃肠道出血或血管出血和过敏反应,如舌和唇肿胀。最后一个并发症通常是轻度且自限的,但如果病情严重的话可能需要皮质类固醇治疗。

目前临床使用的溶栓剂没有特异性的拮抗剂或解毒剂。如果发生出血,则逆转溶栓作用的基本原则是:

- 停止溶栓剂的使用。
- 停止额外的抗凝血剂注射(如肝素)并使用硫酸鱼精蛋白或维生素 K 逆转其作用。
- 冷沉淀或新鲜冰冻血浆的使用。
- 纤溶活性抑制药物如氨甲环酸的使用。

与取栓和溶栓相关的其他并发症包括:

- 远端血栓栓塞。
- 血管穿孔与蛛网膜下隙出血。
- 动脉夹层与假性动脉瘤的形成。
- 治疗后动脉再栓塞。
- 再灌注综合征。
- 过敏反应和抗体形成（特别是链激酶,因为它是一种外来的蛋白质）。

17.3.5 溶栓禁忌证

为了防止出现与溶栓相关的医源性出血,以下是其使用的绝对或相对禁忌证。

- 活动性出血。
- 已存在的出血性疾病。
- 近期发生的脑梗死。
- 其他潜在的可能出血的部位,如已知

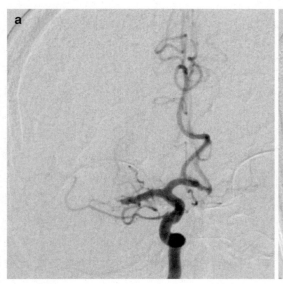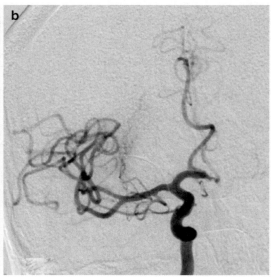

图 17.1　DSA(正位)示使用支架回收装置经右侧大脑中动脉取出急性血栓:(a)取出前;(b)取出后。

的消化性溃疡、恶性肿瘤和静脉曲张

- 近期手术,严重的外伤(头部损伤)和心肌梗死。
- 未控制的高血压。
- 增生性视网膜病变。
- 妊娠(见下面的硬脑膜窦血栓治疗)。

17.4 脑静脉窦血栓形成的血管内治疗

颅内静脉窦自发性血栓的形成有多种原因,在可能导致生命危险的情况下,需要急诊血管溶栓和取栓。

17.4.1 病理学和病因学

脑静脉窦血栓的形成(CVST)最常见于上矢状窦(70%~80%)、横窦和乙状窦(70%),少数发生在海绵窦和直窦。30%~40% 的情况下发生的多为鼻窦和脑静脉血栓。血栓的形成可能扩散到大脑(皮质和中央)静脉,静脉引流通路堵塞导致静脉高压、脑灌注不足、细胞毒性水肿和梗死。静脉窦阻塞也会阻碍脑脊液的吸收并引起颅内高压。

每 10 万成年人中,每年有 1.32 人患有 CVST(95% CI 1.06~1.61)以及所有卒中发生率为 1%~2%[51],它可能偶尔发病,但在 75%~80% 的患者中常有明确诱因。最常见的原因是妊娠和产褥期(12/100 000 孕产妇)、口服避孕药、颅内感染(特别是儿童乳突炎)和凝血障碍。由于这些原因,女性患者更常见。其他发病原因有恶性肿瘤;与高凝状态有关的系统性疾病,如肝硬化和糖尿病;肾病综合征;血液疾病和结缔组织病以及血管炎;颅脑损伤和手术创伤;还有如类固醇、环孢素和他莫昔芬等药物。

17.4.2 症状表现和自然史

始发症状是隐匿的,并且典型症状在数日甚至 2 周内缓慢进展。患者主诉为非特异性的头疼(90%)、恶心呕吐(30%)和视力障碍。上述表现可能出现在癫痫发作(30%)、局灶性神经损伤(20%)或意识损伤(包括 15%的昏迷)之后。检查发现,30%~40%的患者会出现视盘水肿,10%~15%的患者会出现视力丧失。患者可能出现突发性头痛[52],症状表现类似于特发性颅内高压症,这通常是最初的治疗诊断。而其预后是变化性的,有些只有轻微的症状,而一些患者可能会快速进展为昏迷和死亡。精神状态的恶化是普遍的,并且患者的意识水平可能发生波动。报道显示老年血管造影的死亡率在 30%~50%, 但在最近的报道中显示,死亡率大约只有 10%[53]。由于始发症状是隐匿的,因此往往难以追溯到血栓形成的发病时期。

17.4.3 影像学

早期影像学的异常通常是细微的,常被忽略[54]。

- CT: 会出现弥漫性脑水肿的证据,受累的静脉窦出现高密度增厚影。一个典型的特点是所谓的三角标志,即强化的上矢状窦厚壁围绕无强化的凝块形成。皮质静脉梗死会引起受累区域的脑肿胀和低密度,如果继发出血则为高密度。出血可能发生在脑实质和蛛网膜下隙。在早期阶段 CT 结果可能是正常的,但能够排除其他原因引起的出血。
- CTV: 螺旋 CT 扫描 3D 图像重建的准确性与 MRV 相似,灵敏度 95%,特异性 90%。注射对比剂后扫描的时间是很重要的,如果扫描顺利, 生成的图像是十分有意义的,它可用于监控病情发展。

• MRI:典型的在钆增强成像的 3 个平面的有 T1 和 T2 加权像,还有 SWI 成像。对于静脉血流减速期和停滞期,SWI 成像是最敏感的。脑水肿和脑肿胀在 MRI 中更易显像,因为正常流空效应的缺失可能比较明显。梯度回声显像能显示出皮层的出血变化,对亚急性出血的显示甚至比 CT 更敏感。

• MRV:通常执行时间飞跃法(TOF)或相位对比法(PC)。低血流相位成像能确定静脉或大硬脑膜窦血栓的形成[55]。MRV 显示静脉窦闭塞的准确性通常与 CTV 相同或优于CTV[56]。

• DSA:导管血管造影在诊断中仍然是最终确诊手段,但通常不需要用它诊断,因此只是作为血管内治疗的一部分进行。

• D-二聚体水平升高(>0.5mg/L)能确定大量静脉血栓的形成,当影像学无法获得或是不具有诊断意义的情况下[57],D-二聚体能起到一定作用。

17.4.4 血管内治疗

类固醇和抗凝药以及任何诱发条件的具体治疗是医疗管理的第一道防线[58]。肝素是每天 2 次由静脉注射或皮下注射 LMWH。如果没有进行更积极干预的随机试验,建议以对照研究为基础。这些研究认为少数患者将发生恶化,并且溶栓疗法或机械曲栓术成为最佳的选择[59]。即使在皮质静脉血栓形成并发继发性出血时,也应规定抗凝药的使用。国际脑静脉与硬脑膜窦血栓形成研究(ISCVT)中发现了一些不良预后因素,这可能有助于患者作出更积极的选择,即血管内治疗。影响因素包括男性性别、深部脑静脉系统的血栓形成、颅内出血、昏迷和恶性肿瘤。

下一步的治疗(通常在治疗失败后 12~24 小时内)是血管内溶栓。只有当血管内治疗失败或病情继续恶化时,才应考虑手术取栓。

17.4.4.1 溶栓和机械取栓术

一些学者所描述的大硬脑膜窦的直接溶栓是通过向静脉窦注射肝素或溶栓药物(如尿激酶或 rtPA)[60,61]来实现的。所使用的技术取决于操作者,即在这种情况下,也没有确定来进行溶栓的最佳方法。作者比较偏向于从股静脉进行穿刺(而不是颈静脉穿刺),因为如果需要进行取栓,这样会更容易。穿刺路径是经过血栓以达到导管尖端位置,尽可能靠近静脉窦近端,如上矢状窦的前部。溶栓需要超过 36 小时或更长时间的 tPA 输注(约 1.5mg/h)。输液速率应降低,但不能停止,如果穿刺点发生液体渗出,应进行重复 DSA 监测(通常是第二天),来决定是否继续溶栓[62]。可以放置两个或多个微型导管,并适当调整 tPA 的输液剂量。

机械破坏血栓或取栓术可以作为辅助手段,在输注溶栓药前进行,或作为溶栓的替代治疗(通常在溶解慢性血栓失败后)。包括球囊、圈套和导丝的使用。有牵拉装置的取栓系统也被用于广泛弥散的血栓[63,64],以及最近使用的支架回收装置[65]。支架置入对于维持重新开放的静脉窦的通畅可能是必要的[66],通过手部动脉脉冲注射溶栓剂可用于溶解皮质静脉的血栓。

17.4.5 治疗效果

在一个大型的患者登记处报告资料中显示,脑静脉窦血栓形成后的总死亡率为8%,急性死亡占 4.3%,在症状发生 30 天之内死亡的占 3.4%[67]。这个登记信息已确定当前治疗后患者的预后情况,但没有收集到血管内介入或任何血管内治疗并发症的特定数据,所以很难做出任何有意义的并发症报道[53]。在 ISCVT 研究中,79% 的患者完全恢复[54],也有的患者出现了长期的后遗症,并由于潜在的凝血异常的高发病率,会出现复发性血栓(2%)或血栓栓塞(13%)[68,69],而这些患者普遍出现慢性头痛[70]。

17.5 视网膜中央动脉血栓形成的溶栓治疗

视网膜中央动脉自发血栓的形成是一种少见但并非罕见的事件。其每年诊断发生率为 1.9/100 000(95% CI 1.33~2.47)[71]。视网膜动脉血流维持视力的重要性在于患者能立即意识到血管的闭塞,因此及早就诊,而不像其他许多的小脑动脉闭塞而错过最佳治疗时机。

17.5.1 病理学和病因学

视网膜中央动脉闭塞(CRAO)是由于血栓栓塞或原位血栓形成。栓子可能来自颈内动脉、主动脉或心脏的粥样斑块。组成成分通常包括胆固醇或纤维蛋白,虽然它们是不同的成分组合,包括心脏瓣膜上的赘生物。非栓塞性血栓形成原因尚不清楚;最常见的相关因素是系统性高血压,但也有动脉夹层、粥样硬化和内膜下出血等相关因素的报道[72]。

患者会出现无痛性失明和单眼视力持续丧失。60~70 岁是发病高峰期,只有 4% 的患者年龄小于 40 岁[73],男性发病比较常见,但性别差异不大。眼底检查可显示有中央视网膜水肿、红斑和视网膜动脉和静脉血流受损。

17.5.2 溶栓适应证

临床症状和体征评分如下。

- 第一阶段 (不完全 CRAO):视力减退,但视野被保留。预后良好,建议保守治疗,但需要持续观察,因为可能进一步出现视力下降。

- 第二阶段(绝大部分 CRAO):完全失明,或只保留一小部分视野和接近完全闭塞的评级。

- 第三阶段(完全 CRAO 与脉络膜灌注不足或梗死):失明、视网膜中央动脉闭塞、脉络膜斑片状灌注不足或梗死。

保守治疗包括进行眼部穿刺和局部使用人工降压剂。其他的治疗包括一系列的措施,包括甘露醇、类固醇、肝素和高压氧治疗。对于其他类型的血栓栓塞一般建议使用抗血小板药物。因此,阿司匹林(高或低剂量)、氯吡格雷或双嘧达莫可以单独或联合使用。研究表明,如果视力发生恶化,溶栓指征为第二、第三阶段,仅用于不完全性动脉闭塞[72]。禁忌证包括心内膜炎、近期发生的心肌梗死或卒中、心内动脉瘤、心房颤动、出血性素质、肝硬化、胃或十二指肠溃疡、无法治疗的高血压、近期进行手术和既往抗凝治疗。

17.5.3 视网膜中央动脉溶栓技术

通过尖端定位于眼动脉近端 1/3 的导管输注或脉冲注射溶栓剂[74]。患者使用肝素抗凝(3~5000 IU),应当注意避免眼动脉痉挛,因为这会使注入的溶栓剂回流到颈内动脉中。溶栓剂量包括 tPA(5 分钟输注 3mg,重复注射则不应超过 20mg),尿激酶 1 万 IU/mL(最大剂量为 120 万 IU)或 rtPA 1mg/mL(最大剂量为 50mg),并在 2 小时完成输注。在这个阶段,会有证据提示动脉重新开放,如果没有,那么进一步的治疗不可能成功。如果由于颈内动脉闭塞导管无法进入眼动脉,则在颌内动脉进行注射,不过这种情况很少发生[75]。

17.5.4 结果

案例研究报告了早期治疗成功的血管再通和视力恢复。症状发作6小时内开始治疗效果最好[74,75]。Noble等的Meta分析发现[76],平均93%的患者视力得到了改善,但Beatty和Au Eong[77]发现在眼部治疗之后完全恢复(6/6视力)的患者仅占14%,恢复良好的(6/12视力)占27%,恢复差的(3/60视力)占60%。这个问题由EAGLE(欧洲眼内溶栓评估小组)关于保守治疗与IA-TLS联合tPA(阿替普酶)的对照研究解决[78]。由于I-A-TLS组中的高并发症发生率,该研究被叫停。对84项治疗案例分析显示,57%的患者在溶栓治疗后视力有明显改善,60%的患者在保守疗法后视力改善,但各自的不良事件发生率分别为37.1%和4.3%。

在Meta分析报告中计算出的并发症发生率为4%,症状通常是一过性的[76,77]。在EAGLE研究中,两组都发生了严重的脑神经并发症;包括一例保守治疗发生缺血性卒中的案例和2例血栓保守治疗患者出现大脑内出血的案例。保守治疗出现1例轻度并发症案例,而溶栓治疗有12例。后者并发症包括头痛、眼睑水肿、角膜糜烂、眼压增高和眶外出血。所有患者都能恢复神经功能缺损,但由于治疗效果不佳,试验被终止,专家建议在安全溶栓技术发展之前进行保守治疗(血液稀释,眼部按摩,应用外用β受体阻滞剂和静脉注射乙酰唑胺)[78]。

参考文献

1. Del Zoppo GJ, Zeumer H, Harker LA. Thrombolytic therapy in stroke: possibilities and hazards. Stroke. 1986;17(4):595–607.
2. Fletcher AP, Alkjaersig N, Lewis M, Tulevski V, Davies A, Brooks JE, et al. A pilot study of urokinase therapy in cerebral infarction. Stroke. 1976;7(2):135–42.
3. Hacke W, Zeumer H, Ferbert A, Brückmann H, del Zoppo GJ. Intra-arterial thrombolytic therapy improves outcome in patients with acute vertebrobasilar occlusive disease. Stroke. 1988;19(10):1216–22.
4. Solis OJ, Roberson GR, Taveras JM, Mohr J, Pessin M. Cerebral angiography in acute cerebral infarction. Rev Interam Radiol. 1977;2(1):19–25.
5. Nogueira RG, et al. Endovascular approaches to acute stroke, part 1: drugs devices, and data. AJNR Am J Neuroradiol. 2009;30:649–61.
6. Pendlebury ST, Rothwell PM. Acute non-haemorrhagic stroke. In: Byrne JV, editor. Interventional neuroradiology. Oxford/New York: Oxford University Press; 2002. p. 266–76.
7. Hacke W, Kaste M, Fieschi C. Intravenous thrombolysis with recombinant tissue plasminogen activator for acute hemispheric stroke. The European Cooperative Acute Stroke Study (ECASS). JAMA. 1995;274:1017–25.
8. Hacke W, Kaste M, Fieschi C, von Kummer R, Davalos A, Meier D, et al. Randomised double-blind placebo-controlled trial of thrombolytic therapy with intravenous alteplase in acute ischaemic stroke (ECASS II). Lancet. 1998;352(9136):1245–51.
9. The National Institute of Neurological Disorders and Stroke rt-PA Stroke Study Group. Tissue plasminogen activator for acute ischemic stroke. N Engl J Med. 1995;333(24):1581–7.
10. Clark WM, Albers GW, Madden KP, Hamilton S. Thrombolytic therapy in acute ischemic stroke study investigators. The rtPA (alteplase) 0-to 6-hour acute stroke trial, part A (A0276g) results of a double-blind, placebo-controlled, multicenter study. Stroke. 2000;31(4):811–6.
11. Wardlaw JM, Warlow CP, Counsell C. Systematic review of evidence on thrombolytic therapy for acute ischaemic stroke. Lancet. 1997;350(9078):607–14.
12. Weimar C, Kraywinkel K, Maschke M, Diener H-C. Intravenous thrombolysis in German stroke units before and after regulatory approval of recombinant tissue plasminogen activator. Cerebrovasc Dis. 2006;22(5–6):429–31.
13. Donnan GA, Baron J-C, Ma H, Davis SM. Penumbral selection of patients for trials of acute stroke therapy. Lancet Neurol. 2009;8(3):261–9.

14. Abciximab Emergent Stroke Treatment Trial (AbESTT) Investigators. Emergency administration of abciximab for treatment of patients with acute ischemic stroke: results of a randomized phase 2 trial. Stroke. 2005;36(4):880–90.

15. Adams Jr HP, Effron MB, Torner J, Dávalos A, Frayne J, Teal P, et al. Emergency administration of abciximab for treatment of patients with acute ischemic stroke: results of an international phase III trial: abciximab in emergency treatment of stroke trial (AbESTT-II). Stroke. 2008;39(1):87–99.

16. del Zoppo GJ, Higashida RT, Furlan AJ, Pessin MS, Rowley HA, Gent M. PROACT: a phase II randomized trial of recombinant pro-urokinase by direct arterial delivery in acute middle cerebral artery stroke. PROACT investigators. Prolyse in acute cerebral thromboembolism. Stroke. 1998;29(1):4–11.

17. Furlan A, Higashida R, Wechsler L, Gent M, Rowley H, Kase C, et al. Intra-arterial prourokinase for acute ischemic stroke. The PROACT II study: a randomized controlled trial. Prolyse in acute cerebral thromboembolism. JAMA. 1999;282(21):2003–11.

18. Mattle HP, Arnold M, Georgiadis D, Baumann C, Nedeltchev K, Benninger D, et al. Comparison of intraarterial and intravenous thrombolysis for ischemic stroke with hyperdense middle cerebral artery sign. Stroke. 2008;39(2):379–83.

19. Mazighi M, Labreuche J. Bridging therapy in acute ischemic stroke: are we ready for a new standard of care? Stroke. 2011;42(4):880–1.

20. Lewandowski CA, Frankel M, Tomsick TA, Broderick J, Frey J, Clark W, et al. Combined intravenous and intra-arterial r-TPA versus intra-arterial therapy of acute ischemic stroke: emergency Management of Stroke (EMS) bridging trial. Stroke. 1999;30(12):2598–605.

21. Mazighi M, Serfaty J-M, Labreuche J, Laissy J-P, Meseguer E, Lavallée PC, et al. Comparison of intravenous alteplase with a combined intravenous-endovascular approach in patients with stroke and confirmed arterial occlusion (RECANALISE study): a prospective cohort study. Lancet Neurol. 2009;8(9):802–9.

22. The IMS II. Trial investigators. The interventional Management of Stroke (IMS) II study. Stroke. 2007;38(7):2127–35.

23. Hacke W, Kaste M, Bluhmki E, Brozman M, Dávalos A, Guidetti D, et al. Thrombolysis with alteplase 3 to 4.5 hours after acute ischemic stroke. N Engl J Med. 2008;359(13):1317–29.

24. Wahlgren N, Ahmed N, Dávalos A, Hacke W, Millán M, Muir K, et al. Thrombolysis with alteplase 3–4.5 h after acute ischaemic stroke (SITS-ISTR): an observational study. Lancet. 2008;372(9646):1303–9.

25. Broderick JP, Palesch YY, Demchuk AM, Yeatts SD, Khatri P, Hill MD, Jauch EC, Jovin TG, Yan B, Silver FL, Von Kummer R. Endovascular therapy after intravenous t-PA versus t-PA alone for stroke. N Engl J Med. 2013;368(10):893–903.

26. Khatri P, Yeatts SD, Mazighi M, Broderick JP, Liebeskind DS, Demchuk AM, Amarenco P, Carrozzella J, Spilker J, Foster LD, Goyal M. Time to angiographic reperfusion and clinical outcome after acute ischaemic stroke: an analysis of data from the interventional Management of Stroke (IMS III) phase 3 trial. Lancet Neurol. 2014;13(6):567–74.

27. Berkhemer OA, Fransen PS, Beumer D, van den Berg LA, Lingsma HF, Yoo AJ, Schonewille WJ, Vos JA, Nederkoorn PJ, Wermer MJ, van Walderveen MA. A randomized trial of intraarterial treatment for acute ischemic stroke. N Engl J Med. 2015;372(1):11–20.

28. Campbell BC, Mitchell PJ, Kleinig TJ, Dewey HM, Churilov L, Yassi N, Yan B, Dowling RJ, Parsons MW, Oxley TJ, Wu TY. Endovascular therapy for ischemic stroke with perfusion-imaging selection. N Engl J Med. 2015;372(11):1009–18.

29. Goyal M, Demchuk AM, Menon BK, Eesa M, Rempel JL, Thornton J, Roy D, Jovin TG, Willinsky RA, Sapkota BL, Dowlatshahi D. Randomized assessment of rapid endovascular treatment of ischemic stroke. N Engl J Med. 2015;372(11):1019–30.

30. Saver JL, Jahan R, Levy EI, Jovin TG, Baxter B, Nogueira RG, Clark W, Budzik R, Zaidat OO. Solitaire flow restoration device versus the Merci Retriever in patients with acute ischaemic stroke (SWIFT): a randomised, parallel-group, non-inferiority trial. The Lancet. 2012 Oct 12;380(9849):1241–9.

31. Jovin TG, Chamorro A, Cobo E, de Miquel MA, Molina CA, Rovira A, San Román L, Serena J, Abilleira S, Ribó M, Millán M. Thrombectomy within 8 hours after symptom onset in ischemic stroke. N Engl J Med. 2015;372(24):2296–306.

32. Rodrigues FB, Neves JB, Caldeira D, Ferro JM, Ferreira JJ, Costa J. Endovascular treatment versus medical care alone for ischaemic stroke: systematic review and meta-analysis. BMJ. 2016;353:i1754.

33. Badhiwala JH, Nassiri F, Alhazzani W, Selim MH, Farrokhyar F, Spears J, Kulkarni AV, Singh S, Alqahtani A, Rochwerg B, Alshahrani M. Endovascular thrombectomy for acute ischemic stroke: a meta-analysis. JAMA. 2015;314(17):1832–43.

34. http://www.ninds.nih.gov/doctors/NIH_Stroke_Scale.pdf

35. Adams Jr HP, Davis PH, Leira EC, Chang KC, Bendixen BH, Clarke WR, et al. Baseline NIH stroke scale score strongly predicts outcome after stroke: a report of the trial of org 10172 in acute stroke treatment (TOAST). Neurology. 1999;53(1):126–31.

36. Pexman JH, Barber PA, Hill MD, Sevick RJ, Demchuk AM, Hudon ME, et al. Use of the Alberta stroke program early CT score (ASPECTS) for assessing CT scans in patients with acute stroke. AJNR Am J Neuroradiol. 2001;22(8):1534–42.

37. Barber PA, Hill MD, Eliasziw M, Demchuk AM, Pexman JHW, Hudon ME, et al. Imaging of the brain in acute ischaemic stroke: comparison of computed tomography and magnetic resonance diffusion-

weighted imaging. J Neurol Neurosurg Psychiatr. 2005;76(11):1528–33.

38. Fiebach JB, Schellinger PD, Jansen O, Meyer M, Wilde P, Bender J, et al. CT and diffusion-weighted MR imaging in randomized order: diffusion-weighted imaging results in higher accuracy and lower interrater variability in the diagnosis of hyperacute ischemic stroke. Stroke. 2002;33(9):2206–10.

39. Davis SM, Donnan GA, Parsons MW, Levi C, Butcher KS, Peeters A, et al. Effects of alteplase beyond 3 h after stroke in the Echoplanar imaging thrombolytic evaluation trial (EPITHET): a placebo-controlled randomised trial. Lancet Neurol. 2008;7(4):299–309.

40. Mishra NK, Albers GW, Davis SM, Donnan GA, Furlan AJ, Hacke W, et al. Mismatch-based delayed thrombolysis: a meta-analysis. Stroke. 2010;41(1):e25–33.

41. Chesebro JH, Knatterud G, Roberts R, Borer J, Cohen LS, Dalen J, et al. Thrombolysis in myocardial infarction (TIMI) trial. Phase I: a comparison between intravenous tissue plasminogen activator and intravenous streptokinase. Clinical findings through hospital discharge. Circulation. 1987;76(1):142–54.

42. Latchaw RE, Alberts MJ, Lev MH, Connors JJ, Harbaugh RE, Higashida RT, et al. Recommendations for imaging of acute ischemic stroke: a scientific statement from the American Heart Association. Stroke. 2009;40(11):3646–78.

43. Nakano S, Iseda T, Yoneyama T, Kawano H, Wakisaka S. Direct percutaneous transluminal angioplasty for acute middle cerebral artery trunk occlusion: an alternative option to intra-arterial thrombolysis. Stroke. 2002;33(12):2872–6.

44. Yoneyama T, Nakano S, Kawano H, Iseda T, Ikeda T, Goya T, et al. Combined direct percutaneous transluminal angioplasty and low-dose native tissue plasminogen activator therapy for acute embolic middle cerebral artery trunk occlusion. AJNR Am J Neuroradiol. 2002;23(2):277–81.

45. Lin DDM, Gailloud P, Beauchamp NJ, Aldrich EM, Wityk RJ, Murphy KJ. Combined stent placement and thrombolysis in acute vertebrobasilar ischemic stroke. AJNR Am J Neuroradiol. 2003;24(9):1827–33.

46. Levy EI, Siddiqui AH, Crumlish A, Snyder KV, Hauck EF, Fiorella DJ, et al. First Food and Drug Administration-approved prospective trial of primary intracranial stenting for acute stroke: SARIS (stent-assisted recanalization in acute ischemic stroke). Stroke. 2009;40(11):3552–6.

47. Brekenfeld C, Schroth G, Mattle HP, Do D-D, Remonda L, Mordasini P, et al. Stent placement in acute cerebral artery occlusion: use of a self-expandable intracranial stent for acute stroke treatment. Stroke. 2009;40(3):847–52.

48. Brekenfeld C, Tinguely P, Schroth G, Arnold M, El-Koussy M, Nedeltchev K, et al. Percutaneous transluminal angioplasty and stent placement in acute vessel occlusion: evaluation of new methods for interventional stroke treatment. AJNR Am J Neuroradiol.

2009;30(6):1165–72.

49. Brekenfeld C, Schroth G, El-Koussy M, Nedeltchev K, Reinert M, Slotboom J, et al. Mechanical thromboembolectomy for acute ischemic stroke: comparison of the catch thrombectomy device and the merci retriever in vivo. Stroke. 2008;39(4):1213–9.

50. Papanagiotou P, Roth C, Walter S, Behnke S, Politi M, Fassbender K, et al. Treatment of acute cerebral artery occlusion with a fully recoverable intracranial stent: a new technique. Circulation. 2010;121(23):2605–6.

51. Coutinho JM, Zuurbier SM, Aramideh M, Stam J. The incidence of cerebral venous thrombosis: a cross sectional study. Stroke. 2012;43:3375–7.

52. Ferro JM, Canhão P. Cerebral venous sinus thrombosis: update on diagnosis and management. Curr Cardiol Rep. 2014;16(9):1.

53. Ferro JM, Canhão P, Stam J, Bousser M-G, Barinagarrementeria F. Prognosis of cerebral vein and dural sinus thrombosis: results of the international study on cerebral vein and Dural sinus thrombosis (ISCVT). Stroke. 2004;35(3):664–70.

54. Smith R, Hourihan MD. Investigating suspected cerebral venous thrombosis. BMJ. 2007;334(7597):794–5.

55. Connor SEJ. Magnetic resonance imaging of cerebral venous sinus thrombosis. Clin Radiol. 2002;57:449–61.

56. Agrawal K, Burger K, Rothrock JF. Cerebral sinus thrombosis. Headache J Head Face Pain. 2016;56(8):1380–9.

57. Kosinski CM, Mull M, Schwarz M, Koch B, Biniek R, Schläfer J, et al. Do normal D-dimer levels reliably exclude cerebral sinus thrombosis? Stroke. 2004;35(12):2820–5.

58. Einhäupl K, Bousser M-G, de Bruijn SFTM, Ferro JM, Martinelli I, Masuhr F, et al. EFNS guideline on the treatment of cerebral venous and sinus thrombosis. Eur J Neurol. 2006;13(6):553–9.

59. Wasay M, Bakshi R, Kojan S, Bobustuc G, Dubey N, Unwin DH. Nonrandomized comparison of local urokinase thrombolysis versus systemic heparin anticoagulation for superior sagittal sinus thrombosis. Stroke. 2001;32(10):2310–7.

60. Smith AG, Cornblath WT, Deveikis JP. Local thrombolytic therapy in deep cerebral venous thrombosis. Neurology. 1997;48(6):1613–9.

61. Barnwell SL, Higashida RT, Halbach VV, Dowd CF, Hieshima GB. Direct endovascular thrombolytic therapy for dural sinus thrombosis. Neurosurgery. 1991;28(1):135–42.

62. Coutinho JM, Stam J. How to treat cerebral venous and sinus thrombosis. J Thromb Haemost. 2010;8(5):877–83.

63. Chow K, Gobin YP, Saver J, Kidwell C, Dong P, Viñuela F. Endovascular treatment of dural sinus thrombosis with rheolytic thrombectomy and intra-arterial thrombolysis. Stroke. 2000;31(6):1420–5.

64. Dowd CF, Malek AM, Phatouros CC, Hemphill 3rd JC. Application of a rheolytic thrombectomy device

in the treatment of dural sinus thrombosis: a new technique. AJNR Am J Neuroradiol. 1999;20(4):568–70.

65. Mokin M, Lopes DK, Binning MJ, Veznedaroglu E, Liebman KM, Arthur AS, Doss VT, Levy EI, Siddiqui AH. Endovascular treatment of cerebral venous thrombosis: contemporary multicenter experience. Interv Neuroradiol. 2015;8 doi:10.1177/1591019915583015.

66. Marks MP, Dake MD, Steinberg GK, Norbash AM, Lane B. Stent placement for arterial and venous cerebrovascular disease: preliminary experience. Radiology. 1994;191(2):441–6.

67. Canhão P, Ferro JM, Lindgren AG, Bousser M-G, Stam J, Barinagarrementeria F. Causes and predictors of death in cerebral venous thrombosis. Stroke. 2005;36(8):1720–5.

68. Maqueda VM, Thijs V. Risk of thromboembolism after cerebral venous thrombosis. Eur J Neurol. 2006;13(3):302–5.

69. Miranda B, Ferro JM, Canhão P, Stam J, Bousser M-G, Barinagarrementeria F, et al. Venous thromboembolic events after cerebral vein thrombosis. Stroke. 2010;41(9):1901–6.

70. Koopman K, Uyttenboogaart M, Vroomen PC, van der Meer J, De Keyser J, Luijckx GJ. Long-term sequelae after cerebral venous thrombosis in functionally independent patients. J Stroke Cerebrovasc Dis. 2009;18(3):198–202.

71. Leavitt JA, Larson TA, Hodge DO, Gullerud RE. The incidence of central retinal artery occlusion in Olmsted County, Minnesota. Am J Ophthalmol. 2011;152(5):820–3.

72. Schumacher M, Schmidt D. Thrombolysis and angioplasty in special situations. In: Byrne JV, editor. Interventional neuroradiology. Oxford: Oxford University Press; 2002.

73. Karjalainen K. Occlusion of the central retinal artery and retinal branch arterioles. A clinical, tonographic and fluorescein angiographic study of 175 patients. Acta Ophthalmol Suppl. 1971;109:1–95.

74. Schmidt DP, Schulte-Mönting J, Schumacher M. Prognosis of central retinal artery occlusion: local intraarterial fibrinolysis versus conservative treatment. AJNR Am J Neuroradiol. 2002;23(8):1301–7.

75. Aldrich EM, Lee AW, Chen CS, Gottesman RF, Bahouth MN, Gailloud P, Murphy K, Wityk R, Miller NR. Local intraarterial fibrinolysis administered in aliquots for the treatment of central retinal artery occlusion the Johns Hopkins Hospital experience. Stroke. 2008;39(6):1746–50.

76. Noble J, Weizblit N, Baerlocher MO, Eng KT. Intraarterial thrombolysis for central retinal artery occlusion: a systematic review. Br J Ophthalmol. 2008;92(5):588–93.

77. Beatty S, Au Eong KG. Local intra-arterial fibrinolysis for acute occlusion of the central retinal artery: a meta-analysis of the published data. Br J Ophthalmol. 2000;84(8):914–6.

78. Schumacher M, Schmidt D, Jurklies B, Gall C, Wanke I, Schmoor C, et al. Central retinal artery occlusion: local intra-arterial fibrinolysis versus conservative treatment, a multicenter randomized trial. Ophthalmology. 2010;117(7):1367–75.

第 18 章

栓塞剂

引言

本章延续上一章中重点的变化,从考虑我们所治疗的病症到神经介入放射学和血管内神经外科技术。我们考虑了这本书的另一个题目《飞钓和神经介入放射学的艺术》,因为这两项活动有许多相似之处(包括两个个人爱好)。最明显的共同点就是两者都需要很大的耐心,而当完全投入飞钓却一无所获时,这种挫败感同导管未能进入靶血管的感觉是一样的,正如印在包装纸上一样清晰。当一切进展顺利时,两者为我们带来相同感受的成就感,我们的策略见效并且成功了。失败了我们通常把其归咎于设备差,而成功了我们会为自己的技术庆祝。

一个敏锐的飞钓者与飞钓用具供应商有着密切的合作关系。我们的工作也是一样的,依赖于我们的"飞钓用具",即介入材料,我们必须选择合适的介入工具,患者的安全很大程度上也依赖于器材。了解栓塞材料的制造,测试及其预期用途是我们工作的基本组成部分。我们的材料学是随技术快速发展的学科, 细节方面也不可避免的会改变,本章旨在让学生理解设计和使用一般栓塞剂的原理, 而不是如何使用特定栓塞剂的说明。

18.1 选择栓塞材料的一般原则

"Embolus"来源于希腊语"embolos",本意为楔子或塞子,Embolos 来源于"en"(in)和"ballein"的组合,所以栓子一定意义上是被扔进去的。1913 年,对栓塞物的医学定义为:通过血流能将血管堵塞的物质,它由最常见的纤维蛋白凝块组成,是一种病态生长的分离的碎片,即一个脂肪球或一个微观有机体的碎片。根据这个定义,我们现在必须添加一种作为治疗剂或无意中引入的外来物质。

根据 Picard 等的介绍,理想的栓塞剂是一种无菌的固化剂, 有可调整的凝固点,凝固时具有延展性,体内稳定,无毒无害,不透射线。他们显然是主要考虑液体剂。Standard 等认为它应该是无毒的,生物不可降解的并且容易传递。笔者欣赏对这两种理想栓塞剂的定义,但在某些情况下,可生物降解或局部毒性剂可能是有用的。从试图制订一个通用规范的实践中可以清楚地看到,在任何情况下都适用的某一栓塞剂是不存在的。

18.1.1 如何选择合适的栓塞剂

这个问题的答案取决于需要栓塞的血

管及我们最初的治疗目的(即永久栓塞还是临时栓塞)。对于靶血管的解剖及如何将栓塞剂传送到靶血管同样重要,以下几点则是我们需要考虑到的。

(1)栓塞的具体目的。

(2)靶血管的解剖及直径。

(3)输送栓塞剂的合适路径。

(4)入路。

(5)与其他血管相关的栓塞点(正常和异常)。

18.2 栓塞材料的分类

这是一个简要的过程,但在培训课程中是一个有用的练习。栓塞材料可分为:

(1)可吸收和不可吸收栓塞剂。

(2)液态和固态栓塞剂。

(3)植入式栓塞剂。

它们又可以细分为弹簧圈、球囊、微粒、支架聚合物、细胞毒素等。

18.2.1 可吸收材料

获得栓塞材料的最有效和最简单的方法是自体血凝块。闭塞的持续时间变化很大,只有15分钟后就能观察到自发裂解。通过将凝块与氨基己酸或氧化纤维素混合可以使凝块更加耐用。如果存在侧支血流,为了避免动脉区域颗粒的误栓,近端栓塞可能是有用的。然而,血凝块的自发性溶解是一个问题,并且可能难以通过小导管注射。在紧急情况下对致命性的出血达到止血目的也是一种选择。

从事血管内治疗的医师一直在调整其他特殊医用材料(外科手术中)用于栓塞。通常采用两种可吸收材料:明胶海绵和胶原蛋白。

(1)明胶海绵和粉末:1964年,Speakman首次使用明胶海绵(Pfizer)栓塞颈动脉海绵窦瘘[4]。由纯化的猪皮明胶制成,在手术中用作止血剂,并被作为片材供应,可以切成适当大小的片,并且通过导管注射以用于大动脉的近端栓塞。它们已经用于术前肿瘤栓塞,止血并且在用颗粒栓塞期间保护血管。明胶海绵粉(Pfizer)也可用(40~60μm),并且可以与碘化对比剂混合成乳剂进行肿瘤栓塞[5]。7~21天内发生血管再通,另外,因为颗粒太小,所以要注意避免血管周围坏死和脑神经麻痹。

(2)微纤维胶原:胶原海绵是血管内治疗中最常用的闭塞血管材料,例如Angio-Seal(St Jude Medical, St Paul, Minn)。对于手术止血,将纯化的牛胶原制备成粉末形式的微晶聚合物。因此,过敏反应的风险很小[6]。它可以溶解在放射造影剂中并用于栓塞。直径为75~150μm的微粒,诱导血小板凝集、血栓形成和肉芽肿性动脉炎,其可在3个月内清除。一种不太有效的替代形式的胶原蛋白粉是Angiostat (Regional Therapeutic Inc., Pacific Palisades, CA),通过将胶原暴露于戊二醛而产生的。这种药剂是直径为75μm的颗粒,很少造成动脉炎。它被用于血管内肿瘤学,以保留局部递送的化疗药物(化疗栓塞),据报道,这种作用比明胶海绵更有效[7]。目前正在使用新的可吸收止血剂,特别是内镜手术,可能适用于血管内输送[8]。

18.2.2 不可吸收材料

当在体内使用栓塞材料时,须认识到不可吸收性并不意味着与永久性相同。用不可吸收的栓塞剂封闭的血管仍可以再通,并且会失去初始血管闭塞的效果。再通的机制各不相同,从侧支血管的形成到栓塞剂被血管壁吸收,管腔重新开放。因此,在决定使用哪种栓塞剂时,应始终考虑到栓塞剂的长期有效性。

18.2.3 微粒

微粒的使用可以追溯到血管内治疗控制出血,到去血管化治疗富血供病变,再到动静脉分流的治疗。用微粒进行血管内栓塞是治疗子宫肌瘤的最常用方法,最近在肝脏的化疗栓塞中也有使用。它们在神经介入放射学中的应用主要用于肿瘤栓塞和低流量分流的治疗。目前使用的栓塞微粒包括:

(1)硅球:第一个用于血管内栓塞的药物,但已被淘汰,目前只有历史意义[9]。

(2)缝线材料:丝线缝合线(6-0)可以切成很短的长度并通过 2F 微导管注射。可在血管内引起强烈的炎症反应。在美国,在没有氰基丙烯酸酯胶(NBCA)的情况下使用。

(3)聚乙烯醇泡沫(PVA):这是"主力"材料,近年来经过了几次改进。它由聚乙烯醇泡沫与甲醛反应形成,并制成海绵。微粒最初是通过粉碎和分级这种材料制成的。它的尺寸范围为 50~1000μm。这些颗粒具有高摩擦系数,难以注入血管并易聚集在一起[10]。通过改进的制造工艺 (例如 Contour, Boston Scientific)已经降低摩擦系数,但并没有完全消失。因此,在自由流动注射过程中,在三通阀上外接两个注射器来搅动悬浮液。低浓度的较小的 PVA 颗粒与造影剂混合后注入血管,可以使进入远端小血管。增加微粒浓度以达到较大的血管闭塞。高浓度将引起更快的断流术,但渗透较少[11]。

血管栓塞 PVA 的组织学改变分两个阶段:动脉壁急性炎症反应和慢性巨细胞异物反应。血管的再通发生在不可吸收颗粒周围。因此,PVA 被认为是非永久性栓塞剂,并且最适用于术前断流术。

所谓的"鸡尾酒疗法",即 PVA 和其他栓塞剂的混合物,以提高每种药剂在组合中的有效性。这些包括 PVA 与胶原蛋白粉、丝线和乙醇。组合成分可以单独注射,例如,丝线降低流速后,使用 PVA(单独使用时易通过分流)或混合在一起[12]。

(4)明胶包被的微球体:这些由嵌入猪明胶的丙烯酸聚合物制成,并制成球体(Embosphere, Merit Medical)。它们是用明胶浸渍的交联丙烯酸珠 (三丙烯酸明胶微球) 表面涂覆不透射线物质(例如用金)。球体具有双凹轮廓以模拟红细胞的"游泳性质"和亲水性表面,防止在微管中聚集[13]。它比 PVA 效果更具有可预见性和永久性,但是证据仍相对欠缺。它们可以被制造成运载药物,例如盐酸多柔比星,用于治疗肝肿瘤(例如 DC Bead, Biocompatibles, UK),目前正在试验的阶段[14]。

(5)包衣颗粒:一个有趣的发展是注射后膨胀的颗粒。由共聚物材料,如 PVA-丙烯酸钠(例如 QuadraSphere microspheres, Merit Medical)制成。以干燥形式提供,它们在水合后膨胀约 40%,因此它们比 PVA 更好地填充管腔并阻止再通,但是并未得到证明[15]。

18.3 弹簧圈

线圈不可吸收,目前由生物惰性金属制成;一般使用贵金属是因为它们是非磁性的,并且在植入后没有 MRI 禁忌。它们相对不易形成血栓,这是一个优点。在通过血管时通常不会引起大量的血栓形成,这一特点便是优点,但在高流量情况下不易诱导形成栓塞,这一特点则为缺点。目前有两种设计,分别是可控式分离或不可控分离。

18.3.1 不可控式释放弹簧圈

用于介入放射学的第一个线圈是 Gianturco 线圈(Cook Medical)。其原本是导丝(不锈钢,MR 禁忌)抽除内芯,表面加以棉花或涤纶纤维,使其更易诱导血栓形成。它们在微导管中通过独立的推线来输送,并且简单地从导管尖端挤推入血管或空间达到栓塞目的。一旦被释放出去则不可回收。

铂金可压缩的微弹簧圈是相对较短的线圈,设计用于动脉瘤的栓塞以及不需要非常准确放置的情况。通过微导管(1.5F~3F)推送(或通过强力注射盐水)。可用于静脉系统的栓塞,如硬脑膜窦,或用可控式分离弹簧圈使大血管闭塞。绕在外周的棉花或者涤纶纤维被加工成多种形态,如椒盐脆饼和花状,有利于诱导血栓形成。并可被 MR 兼容的(除了涤纶纤维可能在图像上产生伪影),却不如不锈钢圈诱导血栓形成能力强,并且有时需要大量的投放。

Berenstein 液态弹簧圈(Boston Scientific)是一种混合设计的不可回收线圈,用于动静脉畸形的栓塞[16]。这种液态弹簧由高度柔韧的铂丝构成,长度相对较短,因此可以通过微导管推送。当某些国家 NBCA 不可用时,便可以引入这种液态弹簧圈用于动静脉畸形的治疗。液态栓塞剂很大程度上已经取代了这种液态弹簧圈,但在外科手术中注射液体栓塞之前,它们会被用来栓塞分流和降低血流量。

18.3.2 可脱卸控制弹簧圈

释放可以是机械式或非机械式。后者弹簧圈的释放干扰小,更适合动脉瘤的治疗;以最小的机械干扰进行精准释放尤为重要。Guglielmi 可脱卸弹簧圈(GDC)是第一个非机械式可回收弹簧圈,一旦定位准确后,可以从控制段将其释放[17]。GDC 的释放是通过从控制线上电解分离的,这是由于线圈的铂不受电解的影响。控制线与弹簧圈是通过一段非绝缘钢丝连接的[18]。在整个释放过程中,给予线圈微弱的正电荷,会更利于其诱导血栓形成(电血栓形成),但是这种效果在实际工作中常被忽视。一般来说,血管内释放弹簧圈治疗动脉瘤并给予抗凝药物,这种效果是不利的,也通常不易发现。目前已经使用各种技术来控制线圈的释放。包括静水压力、热分离、电血栓形成的变化和拉线系统。

控制式可脱卸弹簧圈通常由盘绕的铂丝制成,并具有记忆功能,当从微导管输送并释放时形成我们能预见的形状。这些形状由其记忆功能决定,当被释放后可展开与其所在空间(例如动脉瘤囊)相容并且增加空间的稳定性和堆积密度。这一功能已经进一步发展为附加编织网 (Medina embolic device, Medtronic)[19]。过去使用的是钨制成的机械式可脱卸弹簧圈,后来发现这种金属可在人体中溶解,并沉积于肝脏中[20]。但目前并没有相关的中毒报道。

18.3.3 大动脉栓塞物质

血管内闭塞术需要在血管中放置一个永久性的栓塞剂使血管闭塞。如上所述,可以用球囊或弹簧圈来完成。弹簧圈多用于颅内动脉,因为它们释放起来更稳定,但是栓塞大动脉时,则需要将大量的弹簧圈填充血管。单独的自膨式闭塞材料已经投入临床使用,如 Amplatzer Vascular Plug (St Jude's Medical)、MVP Plug (Medtronic) 和 Interlock IDC (Boston Scientific),可以在直径为 2~16mm 的血管中达到阻断血供目的,但多用于外周血管[21]。

18.3.4 涂层弹簧圈

为了降低动脉瘤栓塞术后的复发率,已经尝试了多种线圈包衣来提高弹簧圈-血栓复合物的稳定性[22]。实验性的弹簧圈涂层包括各种蛋白质、胶原蛋白、组织生长因子和放射性粒子(如 P32),离子以及细胞成分如成纤维细胞植入铂线圈。临床中常用的两种材料为:

(1)围绕铂金属芯的水凝胶聚合物(例如 Hydrocoil,MicroVention,Inc.);这种设计已在随机对照试验中证明可以降低动脉瘤栓塞术后的复发[23]。

(2)聚乙醇酸-聚乳酸(PGLA)涂层可以在血栓形成后增强初始炎症反应并加速瘢痕组织的形成。这种材料既可以作为铂线圈(例如 Matrix coils,Stryker Corp.)的外部涂层,也可以填充其内部(例如 Cerecyte coils,Codman Neurovascular),但是这种做法并没有带来很大的优势[24]。

18.4 球囊

球囊是神经介入放射学中使用的最久的栓塞材料之一。它们可以是可脱卸的,也可以是固定在导管上的,通过注射液体使其膨胀。可脱卸球囊用于大血管的阻断,球囊导管则用于临时阻塞血管或在球扩装置中使用。

18.4.1 可脱球囊

可脱球囊由乳胶或硅胶制成。它们最初是由 Serbinenko 开发的,由带有自动关闭阀门的乳胶制成[25]。乳胶是不可渗透的,但可生物降解,所以它们只能保持膨胀 2~4 周。为了克服这一缺点,用 HEMA(2-羟乙基甲基丙烯酸酯)(一种水溶性固化液体)填充球囊。这种材料大约 30 分钟内硬化,并且即使在胶乳壳被降解后,球囊仍然永久地保持膨胀。另一种硅胶球囊是半渗透性的。它具有较高的膨胀系数,较软且灵活,并且比乳胶球囊保持更长的膨胀时间,但必须用等渗溶液填充,以防止由于血浆渗透压引起其体积变化。球囊的使用通过弹性乳胶自动封闭及简单的牵拉分离。非牵拉系统不再赘述[26]。其释放的稳定性问题限制了它们的使用;稳定的电解控制系统可能会解决这个问题。

18.4.2 不可脱球囊

这种球囊通常由硅胶制成,硅胶对DMSO 具有抵抗性。球囊结合在微导管的末端,有或没有单独的通道使其膨胀(即同轴导管)。同轴导管有两个通道(双腔),一个用来注射造影剂使球囊膨胀,另一个通道(通常是较大的腔)用于远端血管造影或抽吸。双腔设计被用于很多方面,包括血管闭塞前的功能测试,在血栓切除术中的断流,血管成形术中支架的扩张,球囊辅助弹簧圈和使用液体栓塞剂中起到防反流作用[27]。

当进行远端颅内血管介入,尤其是球囊辅助弹簧圈栓塞术时,球囊被设计为单腔,并允许导引导丝通过。当导丝进入球囊腔内远端时，此时向球囊注入造影剂可使其充盈，如 HyperGlide 和 HyperForm 球囊（ev3）。这种设计使球囊结构更简单、更小、更灵活，但是当导丝撤回时，球囊便会回缩。过去使用的则是可漏式球囊。这种球囊在注入 NBCA 时用于断流。在固定在单腔微导管头端的球囊上制作一个小孔。当快速注入溶液时，球囊充盈，因为溶液不能很快地从孔中逸出。通过改变孔的大小和溶液的黏度，可以调节球囊的膨胀程度。但这一设计在实践中是非常困难的，并且由于血管破裂引起的并发症而不再使用[28]。

18.5 液态栓塞剂

由于需要对血管的小分支进行栓塞，液体栓塞剂的出现也就顺理成章了。在神经系统疾病中，供血动脉通常细小，只能通过细而高度灵活的导管进入靶血管。在这种情况下，液态栓塞剂便是唯一方案。接踵而来的问题则是确保液态栓塞剂只进入病变部位，不会扩散到正常的组织，也不会扩展进入引流的静脉系统或肺部。因此，注射液态栓塞剂后需要改变其黏度，即速凝剂。另一种方法是在注射过程中阻断血供，使栓塞剂能够在病灶中停留足够长的时间以引起血栓形成。

实际上，液体栓塞剂可以分成固化并阻断靶血管栓塞剂和诱导血管损伤及血栓形成的硬化剂。

18.5.1 速凝液

（1）硅油混合液：过去曾使用这种混合液，据说动静脉畸形可以很快铸型，并且很

少发生再通。但发生肺栓塞概率较大，所以目前很少使用[29]。

（2）氰基丙烯酸酯黏合剂：最初的组织胶是 2-氰基丙烯酸异丁酯（IBCA），据内部报道，由于在大鼠腹膜注射时可能具有致癌作用，因此于 1986 年被召回，并被具有相似性质的 N-丁基-2-氰基丙烯酸酯（NBCA）所代替（对大鼠无致癌性）。其聚合可由血液中的自由基、阴离子、造影剂、生理盐水和内皮细胞引发。它与乳浊剂（透视下可见）混合，可能会阻碍聚合反应。已经报道出来的物质包括钽或钨粉、碘苯酯、泛影葡胺和碘油。加入醋酸制成酸性溶液也会延迟聚合反应[31]。事先用非离子溶液冲洗导管可以确保 NBCA 不在导管中聚合（作者习惯用 20% 右旋糖）。可以连续注射 NBCA，也可以团注葡萄糖后进行 NBCA 的团注（即"三明治"技术），用不同比例的碘油与其混合，可以将聚合时间调整到 5 秒到几分钟不等[32]。高浓度的 NBCA 用于高流量分流（快速聚合），低浓度（慢聚合）则可以实现断流（即用微导管尖端阻塞蒂动脉）或低流量病灶中。使用黏合剂时最大的问题则是导管在注射结束时无法取出[33]。NBCA 不产生直接细胞毒性作用，所以广泛用作组织黏合剂。组织学上，注射 NBCA 后 5~7 天内发生异体巨细胞反应，随后发生纤维化。在 AVM 的血管部分内可能存在斑片状透壁坏死。这被血管壁纤维化所取代[34]。尽管碘油的沉积会在数月内消失，但这种栓塞效果通常被认为是永久性的。

氰基丙烯酸 2-己酯是另一种氰基丙烯酸酯配方，称为 neuracryl，目前正处于评估

中[35]。被制作成两小瓶供应：一个为装有氰基丙烯酸 2-己酯单体的液体，另一个是氰基丙烯酸 2-己酯聚合物，为细金粉和生物代谢脂肪酸酯的混合物。据报道，当使用混合物注射时，比 NBCA 的黏附性差，黏度高，并且能在回流静脉之前在动脉达到预期的硬化效果[36]。

（3）溶剂聚合物：一种有机物可以溶解在另一种溶剂中用于注射。当溶剂弥散后，该有机物则会变为固体。目前已投入使用的有机物是乙酸纤维素聚合物和乙烯-乙烯醇共聚物。当溶于二甲基亚砜（DMSO）溶剂中时，形成黏稠的液体，可通过微导管注射。注射后，DMSO 弥散在有机物周围包膜。这种方式比较低黏度的液体更方便，并且可以长时间注射（10~40 分钟）。理论上，导管头端不会黏在血管上（因为它们是非黏附性液体栓塞剂），但实际操作中，导管头端会嵌入其中并且难以撤出，所以便出现了头端可脱卸的微导管或双腔球囊导管（防反流）。

乙烯-乙烯醇共聚物作为第一配方溶解在 DMSO 和泛影葡胺（EVAL）中，通常占 6%~8%，溶于 DMSO 并与钽粉混合[37]。目前市场上销售的有通过加入钨粉制成不透射线的 Onyx（ev3）和 SQUID（Emboflu），及含碘的 PHIL（MicroVention）。Onyx 通常用于治疗动脉瘤，现在也用于治疗动静脉畸形，动静脉瘘和肿瘤[38]。另一种醋酸纤维素是通过纤维素与乙酸反应制成细丝，后者用于制作衣服和装饰品，亦可用于试验研究[39]。

18.5.2 组织硬化剂

硬化疗法广泛用于治疗静脉曲张，也可用于神经外科血管内治疗和神经介入治疗血管畸形。目的是破坏细胞并导致血管血栓形成和闭塞。原理是通过渗透性损伤（例如高渗盐水），破坏细胞膜（蛋白质变性）或化学刺激（破坏内皮细胞）。所有硬化剂都应注射入血管内，如果发生外渗，会引起不同程度的并发症。它们通常是在直视下或超声引导下经皮注入的，没有哪一种硬化剂是治疗头颈部血管畸形的最佳选择[40]。

（1）乙醇：这既是高渗溶液又有化学腐蚀作用。使用高浓度（96%）的乙醇，使血管壁局部缺血和缺氧达到栓塞效果。可经导管或经皮直接注入。理想情况下，乙醇应该精确注射，但实际操作中应与造影剂混合透视下注射。阻断血供的前提下缓慢注射可以延长与内皮的接触时间，从而更大程度地发挥细胞毒性损伤。它可以引起剧烈的血管痉挛，当剂量超过 1mL/kg 便会产生毒性。动脉注射时由于痉挛很难确定何时足量。由于注射时疼痛症状较明显，因此需要全身麻醉和严密的心电监测，防止心搏骤停和肺水肿的发生。目前已经测试了一种凝胶制剂（Sclero-Gel）用来增加与靶血管的接触时间。

（2）14 烷基硫酸钠：曾是一种清洁剂，广泛用于外周血管介入和血管外科手术。它可以使细胞膜变性，并且在实践中像乙醇一样引起血栓形成，但是很少引起疼痛。FDA 已批准可用于硬化治疗，并且可以与造影剂混合使用，但通常在超声监视下与空气混合形成泡沫使用。外渗可导致组织坏死，如果在皮肤周围使用，则会有色素沉着。过敏反应已有报道。

（3）聚桂醇（Asclera, Ethoxysclerol）：也是一种清洁剂，与前者性质相似。但如果发生外渗，则不会引起疼痛，同时也很少引起组织坏死。关于此方面笔者没有直接的经验，也未曾看到在头部和颈部使用报道。

（4）Ethibloc：由 60% 的乙醇和玉米蛋白（玉米醇溶蛋白）制成。它像 NBCA 一样需要预先注射葡萄糖和沉淀。其中活性成分是玉米蛋白，沉淀后可以在血液中铸型达到栓塞效果。通常注射量较大（高达 20mL）[41]。由于注射疼痛症状较明显，所以需缓慢注射。据报道因其具有较高的再通率，并容易进入瘘口或病灶，所以推荐在毛细血管层面栓塞和用于肾脏栓塞。

（5）高渗溶液：高渗盐水（23.4%）和 50% 右旋糖也可用硬化治疗，但注射过程很痛苦，溶液在不稀释的情况下难以浊化，因此效果也会降低。高渗溶液容易作为硬化剂使用，属于超说明书使用，作者未曾尝试。

18.5.3 化疗药和其他栓塞剂

本节中最常用的药物是博莱霉素，我们任务是除了选择性的栓塞外，还可以进行血管内注射化疗药。应用范围包括向肿瘤局部输送化疗药、纳米颗粒和用于基因治疗的载体[42]。目前正在使用的药物包括：

（1）雌激素：雌激素溶解在 25% 乙醇中可作为液体栓塞剂。注射雌激素——乙醇混合物导致局部球形红细胞增多和内皮细胞的严重变性，继而破坏肌细胞和成纤维细胞。它诱导小血管（<20μm）快速闭塞和使较大的血管（>300μm）数天内渐进性闭塞。这种混合物与无水乙醇作用相似，但不会破坏血管周围组织。

（2）博莱霉素：属于细胞毒素抗生素，在肿瘤学中作为化疗药物使用。最初作为硬化剂使用时用于治疗头颈部淋巴管畸形[43]。也用于低流量的血管畸形[44]。它通常直接注射到病变部位，而且相对无痛[45]。但可能有严重的副作用，如肺炎、色素沉着，虽然在作为硬化剂使用后并没有报道过肺损伤，但应警示患者治疗前行肺功能检查[45]。

（3）沙培林（OK 432）：此药最初用于治疗淋巴管畸形，通过刺激免疫系统来使肿瘤缩小。它是由化脓性链球菌制成，经青霉素G预处理并加热，可在超声引导下注射[46]。

18.6 颅内血管支架、血流导向装置和扰流装置

20 世纪 60 年代，Dotter 引入了血管内支架[47]。支架在冠状动脉狭窄中的应用使心脏病学发生了革命性的变化。作为内科和外科治疗的补充，支架在颈动脉和椎动脉狭窄中的使用将在 19 章中讨论。在此背景下，最近开发的支架和可在颅内灵活使用混合装置部署扩大了其应用范围。血流导向装置、颈桥装置和扰流装置正在挑战弹簧圈在动脉瘤治疗中的作用。

18.6.1 支架

血管内支架的置入通常需要导管或球囊的辅助。前者为自膨式支架，从导管中释放后自行膨胀起来。后者为球扩式支架，定位释放后需膨胀的球囊扩开，此类支架技术难度较大。

因此，自膨式支架在颅内血管使用较多，并可以完全或部分回收。完全可回收支架是在其释放后再与导丝分离（通常通过短接点的电解），而部分回收支架只有在部分

展开的情况下可以回收。支架的长度可以做成不同的型号,但其扩展直径范围却相对较窄。自膨式支架的有效直径取决于金属的构造（即设计参数和所使用的金属的类型）以及靶血管的直径。支架通常被设计成可以扩张至最佳直径,从而可以给予血管壁最佳的径向力。

支架连接的一个重要的设计为是否使用开环或闭环结构。前者使支架更加柔韧,但支撑力较小。支架的支撑力是其用于治疗动脉狭窄或夹层的重要因素。准确定位也是重要的。支架释放后决定其稳定性的因素为其尺寸和设计特征,例如喇叭形末端。使用完全可回收的支架拉栓引领着其他具有相似特征的拉栓辅助装置的发展。颅内支架常用于治疗狭窄病变,辅助动脉瘤栓塞和拉栓。

18.6.2 血流导向装置

1996 年,编织合金丝首次出现在 Magic Wallstent(Schneider)。该技术后被用于多种支架的制作,最著名的血流导向装置(FD)。它能够改变动脉瘤内血流方向同时减缓流速来诱导瘤内血栓形成。覆膜支架完全隔离血管的腔与壁,100%无孔,可以完美地覆盖动脉瘤的颈部,但可能会阻塞其他正常的分支。这种支架在颅内操作并不灵活。系统性血流动力学研究表明,FD 达 70%的孔隙率（定义为开放面积占支架总面积的比例）时,为诱导血栓形成的最佳指标[48]。孔隙率的降低是通过增加支架的金属含量和减小孔径来实现的。目前投入临床使用 FD 有 Pipeline (ev3,Covidien) 和 Silk (Balt International),被用于治疗颅内动脉瘤,伴有和不伴腔内弹簧圈的填充[49]。另一种降低孔隙率的方法是使用双重或多重的传统支架[50]。

18.6.3 颈桥装置

这种支架的设计是用来放在动脉主干并阻塞动脉瘤的颈部。它与 FD 机制不同,主要用于辅助动脉瘤的栓塞。并以颈桥装置与支架相区别,且在血管腔内的覆盖面积更大[51]。该支架常投放于动脉瘤颈部的责任动脉中。目前有几种用于宽颈动脉瘤的设计正在临床试验中,如 PulseRider (Pulsar Vascular) 和 pCONus(Phenox)（参见第 8 章）。

18.6.4 扰流装置

扰流装置是通过将其放入动脉瘤内来阻断动脉瘤的血流。Serbinenko 最初是将可脱球囊放入动脉瘤内[25],但这一做法后来被证明并不可靠,因为很难将其放入瘤腔内。后来又通过电解离原理将连接在微导管上的涤纶编织袋放入弹簧圈栓塞后的动脉瘤内[52]。这次达到了很好的断流效果,但涤纶在弹簧圈中太脆弱了。镍钛诺合金线织成的编织片则解决了这个问题,拥有这种结构的 WEB (Sequent Medical / MicroVention) 正在临床试验阶段[53]（表 18.1）。

表 18.1 介入神经放射学中应用的材料

类型	材料	栓塞血管直径	适应证
液态栓塞剂	氰基丙烯酸盐黏合剂	>80μm	AVM/AVF
	乙烯–乙烯醇共聚物	>80μm	AVM/AVF
	乙醇	<100μm	血管畸形/肿瘤
	雌激素	<100μm	血管畸形/肿瘤
	十四烷基硫酸钠	<100μm	血管畸形
	博莱霉素	<100μm	血管畸形/肿瘤
微粒	聚乙烯醇	<100μm	肿瘤
	明胶海绵	>800μm	肿瘤
	丝线	3~10mm	AVM
	三丙烯微球	50~500μm	肿瘤
球囊	乳胶, 硅胶	>4mm	大血管的栓塞
弹簧圈	铂	>1mm	动脉瘤, AVF
栓子	镍钛合金	2~16mm	大血管的栓塞
支架	不锈钢, 镍钛	2~5mm	血管狭窄, 动脉瘤
血流导向装置	镍钛合金	3~6mm	动脉瘤
扰流装置	镍钛合金	3~18mm	动脉瘤

参考文献

1. Picard L, Even J, Bertrand A, Floquet J, Yvroud E, Folcher J, Sigiel M, Marchal AL, L'Espérance G, Roland J. Fluid plastic embols. Experimental study. J Neuroradiol. 1977;4(4):385–98.

2. Standard SC, Standard SC, Guterman LR, Chavis TD, Hopkins LN. Delayed recanalization of a cerebral arteriovenous malformation following angiographic obliteration with polyvinyl alcohol embolisation. Surg Neurol. 1995;44(2):109–12. discussion 112–3.

3. Barth KH, Strandberg JD, White Jr RI. Long term follow-up of transcatheter embolization with autologous clot, oxycel and gelfoam in domestic swine. Investig Radiol. 1977;12(3):273–80.

4. Speakman TJ. Internal occlusion of a carotid-cavernous fistula. J Neurosurg. 1964;21:303–5.

5. Berenstein A, Russell E. Gelatin sponge in therapeutic neuroradiology: a subject review. Radiology. 1981;141(1):105–12.

6. Tomizawa Y. Clinical benefits and risk analysis of topical hemostats: a review. J Artif Organs. 2005; 8(3):137–42.

7. Struk D, Rankin RN, Karlik SJ. Stability studies on chemoembolization mixtures. Dialysis studies of doxorubicin and lipiodol with Avitene, Gelfoam, and Angiostat. Investig Radiol. 1993;28(11):1024–7.

8. Valentine R, Wormald PJ, Sindwani R. Advances in absorbable biomaterials and nasal packing. Otolaryngol Clin N Am. 2009;42(5):813–28.

9. Hilal SK, Michelsen JW. Therapeutic percutaneous embolization for extra-axial vascular lesions of the head, neck, and spine. J Neurosurg. 1975;43:275–87.

10. Barr JD, Lemley TJ, Petrochko CN. Polyvinyl alcohol foam particle sizes and concentrations injectable through microcatheters. J Vasc Interv Radiol. 1998;9(1 Pt 1):113–8.

11. Jack Jr CR, Forbes G, Dewanjee MK, Brown ML, Earnest 4th F. Polyvinyl alcohol sponge for embolotherapy: particle size and morphology. AJNR Am J Neuroradiol. 1985;6(4):595–7.

12. Lylyk P, Vinuela F, Vinters HV, Dion J, Bentson J, Duckwiler G, Lin T. Use of a new mixture for embolization of intracranial vascular malformations. Preliminary experimental experience. Neuroradiology. 1990;32(4):304–10.

13. Beaujeux R, Lauren A, Wassef M, Casasco A, Gobin YP, Aymard A, Rüfenacht D, Merland JJ. Trisacryl gelatin microspheres for therapeutic embolization, II: preliminary clinical evaluation in tumors and arteriovenous malformations. AJNR Am J Neuroradiol. 1996;17(3):541–8.

14. Kloeckner R, Weinmann A, Prinz F, dos Santos DP, Ruckes C, Dueber C, Pitton MB. Conventional transarterial chemoembolization versus drug-eluting bead transarterial chemoembolization for the treatment of hepatocellular carcinoma. BMC Cancer. 2015;15(1):1.

15. Senturk C, Cakir V, Yorukoglu K, Yilmaz O, Goktay AY. Looking for the ideal particle: an experimental embolization study. Cardiovasc Intervent Radiol. 2010;33(2):336–45.

16. Kurata A, Suzuki S, Ozawa H, Yuzawa I, Yamda M, Fujii K, Kan S, Kitahara T, Ohmomo T, Miyasaka Y. Application of the liquid coil as an embolic material for arteriovenous malformations. Interv Neuroradiol. 2005;11(3):287–95.

17. Guglielmi G, Viñuela F, Dion J, Duckwiler G. Electrothrombosis of saccular aneurysms via endovascular approach. Part 2: preliminary clinical experience. J Neurosurg. 1991;75(1):8–14.

18. Gugliemi G, Vinuela F, Sepetka A, Macellari V. Electrothrombosis of saccular aneurysm via endovascular approach. Part I: electrochemical basis and experimental results. J Neurosurgery. 1991;75:1–7.

19. Perez MA, Bhogal P, Moreno RM, Bäzner H, Ganslandt O, Henkes H. The Medina embolic device: early clinical experience from a single center. J Neurointerv Surg. 2017;9(1):77–87.

20. Ducros V, Weill A, Cognard C, Piotin M, Moret J. To the editor. Corrosion of tungsten spirals. Interv Neuroradiol. 1999;5(1):81–2.

21. Ratnam LA, Walkden RM, Munneke GJ, Morgan RA, Belli AM. The Amplatzer vascular plug for large vessel occlusion in the endovascular management of aneurysms. Eur Radiol. 2008;18(9):2006–12.

22. Murayama Y, Vinuela F, Tateshima S, et al. Cellular response of bioabsorbable polymeric material and Guglielmi detachable coil in experimental aneurysms. Stroke. 2002;33:1120–8.

23. White PM, Lewis SC, Gholkar A, et al. Hydrogel-coated coils versus bare platinum coils for the endovascular treatment of intracranial aneurysms (HELPS): a randomised controlled trial. Lancet. 2011;377:1655–62.

24. McDougall CG, Johnston SC, Gholkar A, Barnwell SL, Suarez JV, Romero JM, Chaloupka JC, Bonafe A, Wakhloo AK, Tampieri D, Dowd CF. Bioactive versus bare platinum coils in the treatment of intracranial aneurysms: the MAPS (matrix and platinum science) trial. Am J Neuroradiol. 2014;35(5):935–42.

25. Serbinenko FA. Balloon catheterization and occlusion of major cerebral vessels. J Neurosurg. 1974;41(2):125–45.

26. Taki W, Handa H, Miyake H, Kobayashi A, Yonekawa Y, Yamamura K, Suzuki M, Ikada Y. New detachable balloon technique for traumatic carotid-cavernous sinus fistulae. AJNR Am J Neuroradiol. 1985;6:961–4.

27. Ladner TR, He L, Davis BJ, Yang GL, Wanna GB, Mocco J. Initial experience with dual-lumen balloon catheter injection for preoperative onyx embolization of skull base paragangliomas. J Neurosurg. 2016;124(6):1813–9.

28. Kerber C. Balloon catheter with a calibrated leak: a new system for Superselective angiography and occlusive catheter therapy 1. Radiology. 1976;120(3):547–50.

29. Dion JE, Vinuela F, Halbach VV, Dion JE, editors. Principle and methodology. Interventional neuroradiology. Endovascular therapy of the central nervous system. New York: Raven Press; 1992.

30. Samson D, Marshall D. Carcinogenic potential of isobutyl-2-cyanoacrylate. J Neurosurg. 1986;65(4):571–2.

31. Spiegel SM, Viñuela F, Goldwasser JM, Fox AJ, Pelz DM. Adjusting the polymerization time of isobutyl-2 cyanoacrylate. AJNR Am J Neuroradiol. 1986;7(1):109–12.

32. Debrun GM, Aletich V, Ausman JI, Charbel F, Dujovny M. Embolization of the nidus of brain arteriovenous malformations with n-butyl cyanoacrylate. Neurosurgery. 1997;40(1):112–20.

33. Debrun GM, Aletich VA, Shownkeen H, Ausman J. Glued catheters during embolisation of brain AVMs with acrylic glue. Interv Neuroradiol. 1997;3(1):13–9.

34. Zanetti PH, Sherman FE. Experimental evaluation of a tissue adhesive as an agent for the treatment of aneurysms and arteriovenous anomalies. J Neurosurg. 1972;36(1):72–9.

35. Komotar RJ, Ransom ER, Wilson DA, Connolly Jr ES, Lavine SD, Meyers PM. 2-hexyl cyanoacrylate (neuracryl M) embolization of cerebral arteriovenous malformations. Neurosurgery. 2006;59(4):ONS464–9.

36. Barr JD, Hoffman EJ, Davis BR, Edgar KA, Jacobs CR. Microcatheter adhesion of cyanoacrylates: comparison of normal butyl cyanoacrylate to 2-hexyl cyanoacrylate. J Vasc Interv Radiol. 1999;10(2 Pt 1):165–8.

37. Taki W, Yonekawa Y, Iwata H, Uno A, Yamashita K, Amemiya H. A new liquid material for embolization of arteriovenous malformations. AJNR Am J Neuroradiol. 1990;11:163–8.

38. van Rooi WJ, Sluzewski M, Beute GN. Brain AVM embolization with onyx. AJNR Am J Neuroradiol. 2007;28:172–7.

39. Higgins JNP, Byrne JV, Krulle TM, Fleet GWJ. Capping the coil. Neuroradiology. 1996;39:146.

40. Horbach SE, Lokhorst MM, Saeed P, Rothová A, van der Horst CM. Sclerotherapy for low-flow vascular malformations of the head and neck: a systematic review of sclerosing agents. J Plast Reconstr Aesthet Surg. 2016;69(3):295–304.

41. Grzyska U, Westphal M, Zanella F, Freckmann N, Herrmann HD, Zeumer H. A joint protocol for the neurosurgical and neuroradiological treatment of cerebral arteriovenous malformations: indications, technique, and results in 76 cases. Surg Neurol. 1993;40(6):476–84.

42. Damascelli B, Patelli GL, Lanocita R, Tolla GD, Frigerio LF, Marchianò A, Garbagnati F, Spreafico C, Tichà V, Gladin CR, Palazzi M. A novel intraarterial chemotherapy using paclitaxel in albumin nanoparticles to treat advanced squamous cell carcinoma of the tongue: preliminary findings. Am J Roentgenol.

2003;181(1):253–60.

43. Orford J, Barker A, Thonell S, King P, Murphy J. Bleomycin therapy for cystic hygroma. J Pediatr Surg. 1995;30(9):1282–7.

44. Pienaar C, Graham R, Geldenhuys S, et al. Intralesional bleomycin for the treatment of hemangiomas. Plast Reconstr Surg. 2006;117:221.

45. Sainsbury DC, Kessell G, Fall AJ, Hampton FJ, Guhan A, Muir T. Intralesional bleomycin injection treatment for vascular birthmarks: a 5-year experience at a single United Kingdom unit. Plast Reconstr Surg. 2011;127(5):2031–44.

46. Ghaffarpour N, Petrini B, Svensson LA, Boman K, Wester T, Claesson G. Patients with lymphatic malformations who receive the immunostimulant OK-432 experience excellent long-term outcomes. Acta Paediatr. 2015;104(11):1169–73.

47. Dotter CT. Transluminally – placed coilspring endarterial tube grafts long-term patency in canine popliteal artery. Invest Radiol. 1969;4:329–32.

48. Liou TM, Li YC, Juan WC. Numerical and experimental studies on pulsatile flow in aneurysms arising laterally from a curved parent vessel at various angles. J Biomech. 2007;40(6):1268–75.

49. Byrne JV, Szikora I. Flow diverters in the management of intracranial aneurysms: a review. EJMINT Orig Artic. 2012;22:1225000057:29.

50. Doerfler A, Wanke I, Egelhof T, Stolke D, Forsting M. Double-stent method: therapeutic alternative for small wide-necked aneurysms. Technical note. J Neurosurg. 2004;100(1):150–4.

51. Raymond J, Guilbert F, Roy D. Neck-bridge device for endovascular treatment of wide-neck bifurcation aneurysms: initial experience 1. Radiology. 2001; 221(2):318–26.

52. Jeffree MA, Byrne JV, Royston DD, Deasy NP, Morris JH. The porous, guidewire-directed, detachable aneurysm liner: a new concept in the endovascular treatment of intracranial aneurysms. Am J Neuroradiol. 1999;20:774–9.

53. Pierot L, Spelle L, Molyneux A, Byrne J. WEBCAST and French observatory investigators. Clinical and anatomical follow-up in patients with aneurysms treated with the WEB device: 1-year follow-up report in the cumulated population of 2 prospective, multicenter series (WEBCAST and French observatory). Neurosurgery. 2016;78(1): 133–41.

第 19 章
颅血管狭窄的血管成形术和支架置入术

引言

在本章中,动脉狭窄治疗过程中的血管成形术和血管内支架的应用被放在一起共同讨论。它们所涉及的血管内治疗技术是相似的,但是治疗的适应证和治疗条件各不相同。将脑血管粥样斑块的血管内治疗分为颅外和颅内动脉疾病,以及血管成形术和支架置入术两种治疗条件。与之前的章节不同,近年来,腔内治疗技术在治疗脑动脉粥样硬化方面的作用有所减弱,对于其应用的初始热情也由于临床试验证据的原因相应减弱。血管内治疗的患者人数往往反映了当地的技术水平,我们处于一个技术不断发展的领域,即使环境条件缺乏,你也不能确定会取得什么样的新发现。

19.1 颈动脉狭窄和卒中预防

尽管进行了几项大型试验,血管成形术和支架治疗脑血管缺血症状和预防脑卒中的血管内治疗的价值尚未被证实优于颈动脉内膜剥脱术(CEA)。

对于动脉粥样硬化性颈动脉狭窄和血管内治疗的支架手术现在仅在选定的患者中行支架置入。本部分概述了这种情况的背景。

19.1.1 病理学和自然病史

缺血性脑卒中最常见的原因是大动脉粥样硬化,心脏血栓栓塞或小血管脑血管疾病。大动脉粥样硬化发生在颈动脉,小部分发生在椎动脉。这是导致动脉狭窄的内膜疾病。通常认为局部疾病是在引发内皮损伤,出现平滑肌增生,脂质积聚和炎性细胞反应之后出现的。导致在脂质和坏死组织的核心上形成包含纤维帽的组织斑块。斑块可能会裂开,溃疡或破裂,使血栓形成物质暴露于循环系统血小板之下。血小板活化和黏附导致进一步变窄和或者远端栓塞。大约15%的缺血性脑卒中是由颈动脉粥样硬化性狭窄引起的[1]。

卒中的危险因素是高龄、男性和既往卒中病史以及高血压、吸烟、糖尿病、过量饮酒和高脂血症等。颈动脉粥样硬化患者发生缺血性脑卒中的风险取决于几个因素,但主要取决于疾病的严重程度,看其是否有症状和动脉狭窄的程度。大约15%的卒中患者先前有短暂性脑缺血发作(TIA)病史,这常常是即将发生卒中的警告。第 1 个月内发生卒中的风险是 5%,而在接下来的 12 个月中,卒中发生率则为 12%。

19.1.1.1 无症状颈动脉狭窄

对无症状颈动脉狭窄患者进行的观察显示,2%的患者每年会发生短暂性脑缺血发作(TIA)或卒中,如果有严重狭窄的证据,发病率将升至 5%[2]。在欧洲颈动脉手术试验(ECST)中的无症状重度颈动脉狭窄(即颈动脉管腔狭窄 70%~99%)发生率为每年 1.2%[3],而在北美症状性颈动脉内膜切除术试验(NASCET)[4]中则为每年 4.2%。ECST 与无症状颈动脉手术试验(ACST)患者发生率是相似的,5 年卒中风险为 11%,并且在试验中严重狭窄,随机接受药物治疗[5]。

19.1.1.2 有症状的颈动脉狭窄

有症状的患者未来发生卒中的风险更高,至少在每年 10%左右[6]。在 NASCET[4]和 ECST[3]中发现,严重狭窄的有症状患者中发现卒中的风险较高(尽管在狭窄程度非常严重的亚组中,仅在血管造影上有一小部分对比)。在这些试验中,中度狭窄(狭窄 50%~69%)患者的年卒中发生率为 6%~7%,重度狭窄(70%~99%)为 7%~13%[3,4]。在 Wilterdink 等的 Meta 分析中年卒中发生率与症状类型有关[7],其数据汇总在表 19.1 中。这项研究表明,计算出的年卒中率(以及风险)与症状的严重程度以及动脉粥样硬化的严重程度有关。

19.1.2 药物治疗

抗血小板药物可以有效预防卒中并且抗高脂血症药物可以治疗动脉粥样硬化。这

表 19.1 根据动脉粥样硬化性脑血管病的症状估计卒中年发生率

症状	年卒中风险
无症状颈动脉狭窄	1.3%(95% CI 1.0~1.6)
TIA	3.7%(95% CI 3.1~4.3)
单眼一过性失明	2.2%(95% CI 1.3~3.0)
轻度卒中	6.1%(95% CI 5.7~6.6)
重度卒中	9.0%(95% CI 8.0~9.9)

Data from Wilterdink and Easton[7]

些规定可以与关于生活方式风险的建议归在一起,例如限制吸烟和并存的糖尿病和高血压的治疗。在有颈动脉狭窄证据的患者中,三联疗法在诊断时就应开始进行。这包括抗血小板药物、他汀类药物和抗高血压药物。最常用的抗血小板药物是阿司匹林、氯吡格雷和双嘧达莫。英国国家健康与保健卓越研究院关于其用于预防闭塞性血管事件的方面,建议氯吡格雷应单独使用,双嘧达莫与阿司匹林联合使用或单独使用(https://www.nice.org.uk/guidance/ta210/chapter/1-guidance)。他汀类药物被推荐用于高胆固醇血症和高风险卒中患者的治疗。而华法林一般不用于预防由于颈动脉疾病引起的有卒中风险的患者,但是可以用于预防心源性卒中。

19.1.3 血管内治疗

Charles Dotter 和 Melvin Judkins 于 1964 年首先描述了用经皮腔内血管成形术(PTA)治疗下肢动脉粥样硬化狭窄[8]的技术。他们顺着股动脉插入导管,使导丝通过狭窄部位,然后用更大型号的导丝扩张狭窄部位。令人惊讶的是,这项技术没有被立即采用,直到 1977 年 Andreas Gruntzig 介绍了球囊血管成形术后,血管成形术才首先在冠状动脉和外

周动脉治疗中蓬勃发展[9]。到目前为止,早期的颈动脉手术几乎是由血管内治疗的两位领域先导者 Sean Mullan[10]和 Charles Kerber[11]在 1980 年同时报道的,读者对他们都很熟悉了。该技术在脑动脉中的使用可以说是相当谨慎。Zubkov 等[12]在 1982 年引进了钢丝同轴球囊后,于 1984 年描述了使用血管成形术治疗蛛网膜下隙出血后血管痉挛的治疗过程。所有远离 Willis 环上方的第二分支的脑动脉,现在球囊都能够到达。

动脉粥样硬化性狭窄的血管成形术会对血管造成可控的伤害。它会使粥样斑块破裂和内皮剥脱。显微镜检查显示了浅表斑块的剥脱和血管中层、内膜的破损。宏观上来看,是斑块和内膜与中膜的分离,以及介质和外膜发生的破裂。在治疗后的最初几天,血小板会在创伤的血管区域沉积,然后形成新的内皮细胞层。发生生理愈合反应后,能够产生新生光滑的内膜。尸检显示,在治疗之后的一个月内,内膜会被血栓覆盖。随后会是一段时间的平滑肌增生期,大约在 2 年后会完全被纤维组织取代。然而,过度的细胞增殖(增生)会导致血管形成再狭窄。由于这个原因和其他原因(见下文)的存在,支架治疗颈动脉狭窄技术已经基本上取代了 PTA 用来预防卒中。

19.1.4 手术治疗

通过手术使用动脉内膜切除术来切除动脉粥样硬化斑块。这两项大型随机对照试验可以用来证明颈动脉内膜剥脱术(CEA)能有效预防因为动脉粥样硬化导致的颈动脉狭窄症状患者的未来可能发生的卒中。NASCET 和 ECST 将颈动脉内膜剥脱术(CEA)与最好的药物治疗进行比较,并显示了腔内狭窄> 70%的严重狭窄患者改善的结

果(即减少卒中的风险和症状)[3,4]。NASCET(ESCT 结果相似)显示,终身累积的卒中风险在药物治疗中为 26%,在手术治疗的患者中为 9%,绝对风险降低率为 17%±3.5%。

如 CASANOVA 研究小组[13]进行的无症状患者的小型手术试验没有显示 CEA 的益处,但这种益处在更大的无症状颈动脉粥样硬化研究(ACAS)[14]中显现了出来。该试验招募了 1662 例的患者,狭窄均超过 60%。接受药物治疗的患者年发生率为 2.2%,CEA 将其降低到 1%。但这些患者是基于合理的预期寿命而选择出来的,并且没有手术的禁忌证。在一篇综述中,Rothwell 等计算了对 50 例患者进行手术的必要性,预防了 1 例卒中,围术期的并发症发生率仅为 2%[15]。在这种情况下,显示血管内治疗的价值并确定其重要作用是一项缓慢而艰巨的任务。

美国心脏协会发布的指南推荐 CEA 可以用于有既往卒中病史或 TIA,以及≥70%颈动脉狭窄病史的有症状患者。对于不同的适应证,手术风险水平可以根据手术发病率和死亡率来进行规定。对于卒中最高风险的适应证来说,其发病率<6%,并且对于低风险患者来说 3%的发病率是可以接受的[16]。在 NASCET 和 ECST 中围术期卒中、死亡率分别为 5.8%和 7.5%。之后的术前三联药物疗法的引进也改善了手术效果。

19.2 颅外颈动脉狭窄的血管内治疗

手术治疗颅外颈动脉和椎管狭窄的主要作用是首先由血管成形术(PTA)进行血管内治疗,然后是由于其植入支架而避免手术创伤所带来的潜在益处。然而这两者都不能被称为微创技术。

19.2.1 颈动脉血管成形术

在一项颈动脉和椎动脉腔内血管成形术研究(CAVATAS)[17]的随机试验中,这种治疗方法仅对 CEA 进行了部分测试。它将 253 例患者随机分入 CEA 组,将 251 例患者随机分入 PTA 组。大多数都是有症状的患者,但也有一些无症状的患者被随机分配到了两组中。试验一开始只进行了球囊血管成形术,但是在过程中允许操作者使用支架,并且在 26% 的 PTA 组中进行了另外的支架植入术。CEA 和 PTA 术后 30 天内的主要不良事件致残性卒中发生率和死亡率分别为 5.9% 和 6.4%;所有卒中发生率分别为 9.9% 和 10.0%[17]。CEA 和 PTA 1 年后再狭窄率分别为 4% 和 14%,5 年后狭窄率分别为 10.5% 和 30.7%。然而,随机分组的患者 3 年后同侧卒中的发生率没有差异,而接受支架治疗的血管内手术组的患者发生再狭窄的风险显著低于单独使用球囊血管成形术的患者 (n=145;HR:0.43,0.19~0.97;P=0.04)[18]。

根据 CAVATAS 的报道,支架已经用于颅动脉(颈内动脉和椎动脉)狭窄的血管内治疗。PTA 是支架置入前动脉预先扩张的方法。因为高的再狭窄率和由 PTA 造成的夹层率,大多数介入医师倾向于选择 CAS。血管成形术的创伤后一定程度的夹层是不可避免的。如果夹层比较明显,并且威胁到血流,放置支架可以作为补救措施。理论上,支架可以减少血管成形术中产生的动脉粥样硬化碎片,减少再梗死的风险。

19.2.2 颈动脉支架术(CAS)

CAS 和 CEA 试验最近有几项重要的试验,包括血管内支架成形术和高血压患者保护治疗(SAPPHIRE),经皮支架成形术与颈动脉内膜切除术的对比研究(SPACE),有症状重度颈动脉狭窄患者行内膜切除术与血管成形术的比较(EVA-3 S),和颈动脉血运重建术与支架置入术试验(CREST)和国际颈动脉支架术研究(ICSS)。结果是:

(1)SAPPHIRE:该试验将高危手术患者随机分为> 50%的有症状性狭窄组和> 80%的无症状性狭窄组。CAS 显示了使用远端保护装置可以产生适当的积极作用,并且在 30 天内主要的心脏不良反应发生率显著降低[19]。

(2)SPACE:在早期同侧缺血性卒中或死亡率(即<30 天)方面,CAS 与 CEA 分别为 6.84% 6.34%。因此试验没有证明 CAS 比 CEA 效果好[20]。

(3)EVA-3 S:由于对安全性和无用性的考虑,在对 527 名患者进行试验之后,该试验被提前终止。CEA 后 30 天卒中或死亡率为 3.9%,CAS 后为 9.6%,而在 6 个月时的发病率分别为 6.1% 和 11.7%[21]。

(4)CREST:中位随访 2.5 年后的总体卒中率或死亡率没有差异。4 年卒中或死亡率 CAS 为 6.4%,CEA 为 4.7%。在 CAS 和 CEA 中症状患者的卒中发生率分别为 8.0% 和 6.4%,无症状患者发生率分别为 4.5% 和 2.7%[22]。

(5)ICSS:在这项关于有症状患者的研究报道中,CAS 的围术期发病率为 8.5%,CEA 为 5.2%[23]。

Brott 等[22]总结了颈动脉支架置入术与颈动脉内膜切除术同样能有效预防中期同侧卒中,但颈动脉支架置入术在取代 CEA 之前需要进行改善。Ederle 等的 Cochrane Meta 分析[24]研究比较了截至 2007 年 3 月的 PTA 和支架置入 CEA 的数据,并回顾了 12

项试验内容(包括 3227 例患者)。任何 30 天内的卒中或死亡的主要结果指标均无显著差异,但分析结果对 CEA 有利[优势比(OR)为 1.39,$P=0.02$]。也对 PTA /支架术的 CEA 患者为脑神经病变(OR:0.07,$P<0.01$)有利,而对于术后 30 天的神经系统并发症或死亡(OR:0.62,$P=0.004$,NS)没有什么差异。在长期随访期间,30 天卒中率(OR:0.57)和心肌梗死或死亡率(OR:1.00)有显著差异性。使用或不使用保护装置进行的 PTA /支架术在 30 天卒中或死亡率方面也没有显著差异。于是作者的结论是,数据不支持选择临床实践改变作为治疗方法,并且补充说明了由于不同的试验方法难以解释当前的数据和 5 项试验的提前终止,致使高估了血管内治疗风险的可能性。

自 2007 年以来,尽管包括 ACT 1[25]随机无症状患者在内做了进一步的试验,结果是情况保持不变。最近的一项含有长期随访研究资料的 Meta 分析也得出了相同的结论,即 CAS 效果稍差于 CEA[26],但改进的涉及支架置入和使用的混合手术的覆膜支架的保护装置,可能会降低围术期的卒中发生率,并且改变 CEA 和 CAS 之间未来的风险平衡。

19.2.2.1 支架置入手术

支架置入的患者通常要服用抗血小板药物,但是在手术前需要使用双重抗血小板药物(阿司匹林和氯吡格雷)5~7 天,然后进行支架置入和抗凝治疗。通常在患者产生镇静作用时进行支架置入手术,并且越来越多地采用保护装置(以捕获手术期间产生的栓子)。治疗可能引起心动过缓和低血压,需要的阿托品和血管加压药应该随时可用。在进行选择性导管置入术和 DSA 之前,应当进行主动脉弓造影以确定进入动脉的解剖情况,以显示病变严重程度,特别是是否存在着相连病变,可能需要利用血管成形术来辅助支架定位(预扩张)。而根据直径(通常比被覆盖动脉的最大部分的口径大 1~2mm)和长度(以覆盖整个病变)选择支架,可能需要将扩张后的气囊充盈以确保支架与动脉壁的贴壁良好。

19.2.2.2 支架置入术的并发症

支架置入术特有的并发症包括:进入血管引起的损伤、血管痉挛、颈动脉破裂和穿孔,以及偶发性心血管疾病(例如心肌梗死)引起的卒中和全身并发症。这些手术中所需的大导管和坚硬的导丝可能使血管破裂和穿孔。由于需要抗凝和抗血小板药物来预防栓塞性卒中,会使出血的后果进一步恶化。在 19.2.2[19-23]部分列出的 5 个试验中,手术相关性卒中的发生率为 3.6%~9.1%,而 CAVITAS 为 7.2%[17],在最近的 Meta 分析报道中,轻度卒中的发生率为 6.1%[26]。

19.2.3 椎动脉支架置入术(VAS)

由于椎动脉狭窄会引起的卒中的风险,所以很难将颅内动脉和基底动脉狭窄中发生的疾病鉴别开来。通常认为后脑循环疾病比前循环的更差。华法林–阿司匹林治疗有症状颅内动脉瘤疾病(WASID)的研究显示,存在椎动脉狭窄或基底动脉狭窄时的每年卒中发生率为 7.4%~10.7%[27]。因为椎动脉狭窄的手术实施起来十分困难,所以很少进行该手术,而血管内治疗被认为是目前更合适的介入措施。

PTA 或 VAS 易于接近椎动脉近端狭窄部位,这同样适用于罕见的锁骨下动脉近端狭窄。有几例报道中提到了用 PTA 治疗椎动脉狭窄[28]的案例。然而，椎动脉再狭窄的频率限制了血管成形术的治疗价值，所以支架置入术则是另一种选择。椎动脉源性症状性高度狭窄的支架置入术成功率高，而且神经系统并发症发生率低[29]。

Eberhardt 等报道和回顾了 2006 年的关于近端（颅外）和远端循环的 VAS 文献[30]。他们发现近端椎动脉支架置入术后神经系统并发症的发病率为 5.5%，患者死亡率为 0.3%，且存在 0.7% 的迟发性卒中发生率。在远端椎基底动脉支架置入术中，神经系统并发症发生率为 17.3%，死亡率为 3.2%，迟发性卒中发生率为 2%。

为评估远端椎动脉血管内治疗（支架置入术）的作用进行了 RCT 椎动脉支架置入试验（VAST），该试验将有症状的椎动脉狭窄患者和 > 50% 动脉狭窄的患者随机分为 VAS 组和最好的药物治疗组，在开始治疗之后 30 天内进行随访[31]，分别测量两组的卒中发生率，血管性死亡或非致死性心肌梗死情况。在招募 115 名参与者后，试验终止了，并且显示 VAS 技术并不比药物治疗好。在平均时间长达 3 年的随访中，有 7 例（12%）支架置入患者和 4 例（7%）非支架置入患者发生卒中[32]。

19.3 颅内动脉狭窄的血管内治疗

使用 PTA 治疗颅内动脉狭窄的案例在 30 多年前首次被报道[33]。虽然颅内动脉狭窄在西方人群中相对不常见，但约占缺血性卒中的 8%~10%。首次应用颅外手术治疗颅内疾病的手术是由 Yasargil 于 1967 年首先完成的[30]，并流行于 20 世纪 70 年代，但是在一项具有里程碑意义的随机对照试验中显示其治疗效果并不比药物治疗更好[35]。在这项试验中，颈内动脉或大脑中动脉狭窄的患者被随机分配到 EC-IC 搭桥组或药物治疗组，尽管手术顺畅良好，但围术期卒中发生率为 4.5%，而且随后的卒中或死亡率没有得到改善。在颅内疾病没有手术选择的情况下，通过 PTA 或支架进行的血管内治疗技术发展起来。

19.3.1 颅内动脉狭窄的自然病史

值得一提的是，在介绍颅内动脉狭窄（ICAS）的自然病史之前，我们难以鉴别脑卒中的栓塞和血流动力学原因。单纯增加动脉腔的尺寸并不是预防栓塞性卒中的解决方案。根据 WASID 研究的前瞻性数据显示，ICAS 患者在药物治疗动脉狭窄 > 50% 的卒中发生率为 8%~10%[73]，在有症状的动脉狭窄区域的卒中发生率为 73%[36]。WASID 成为了另一个重要的试验。它比较了两种药物治疗效果，并显示阿司匹林比华法林治疗效果更好[37]，它为评估新介入措施提供了标准。WASID 数据中出现的另一个影响因素是在患者出现症状后很早发生卒中。此后 Mazighi 等在一项对 ICAS 自然病史的前瞻性研究中报道了 2 年内疾病发生率为 38.2%（包括卒中率 13.7%，TIA 率 24.5%）[38]。如果血流动力学出现显著狭窄，这个比值将会增加到 60.7%。

19.3.2 颅内动脉狭窄血管内治疗的技术分类

以上几位作者已经很好地回顾了血管内治疗前后循环颅内大脑动脉疾病的作用，

他们中的许多人主张在对随机试验中需要一致性的分类和数据[39]。由于 ICAS 在东方人群中较为常见,关于 PTA 和支架临床实践的文献很多都来自东方国家[40]。

颅内动脉中的 PTA 技术通常包括使用尺寸较小的球囊（例如比待治疗的血管小 0.2mm）,并缓慢地给球囊充气以降低内膜损伤,以及急性血小板/血栓沉积和急性动脉闭合的风险。大多数治疗师都会给出常规抗血小板药物[41]。

虽然只是简单地将测量血管腔的大小而不是病变直径的预估百分比用于病变严重程度的定义,这会是一个非常实用的解决方案[42],但并没有被普遍采用。Mori 等显示狭窄的长度与解剖结果相关联,通常被称为 Mori 分类[43,44]。病变按其长度,斑块偏心率和闭塞程度进行分类。

A 型:病灶<5mm,同心或中度偏心,无闭塞。

B 型:病灶 5~10mm,管状,偏心或中度成角。

C 型:病灶>10mm,具有曲折的构型和>90°的角度。

A 型病变比 B 型和 C 型病变具有更好的血管内治疗效果。

19.3.3 颅内血管狭窄的血管内治疗转归

目前还没有关于 PTA 治疗颅内动脉狭窄的前瞻性试验,只有来自观察研究公布的数据。而且这些回顾性报告的结果差异很大,30 天卒中发生率为 4%~40%[45],再狭窄率为 24%~50%[46,47]。多中心研究的回顾发现,1 年后迟发性卒中的发生率为 4.4%[48]。

这种情况在支架置入方面稍好一些,这些数据来源于椎动脉或颅内动脉粥样硬化

的支架置入(SSYLVIA)研究[49]和记录[50]。在 SSYLVIA 研究中,30 天卒中发生率为 7.2%,延迟性卒中发生率为 10.9%,而再狭窄率为 35%。与此同时,在 Wingspan 研究中显示,30 天卒中发生率为 6%,再狭窄率为 30%[50,51]。

一项对比 PTA 和支架置入与药物治疗的随机试验——支架置入和使用药物预防颅内动脉狭窄反复卒中试验(SAMMPRIS)被叫停[52]。共有 451 名患者参加试验,PTA 和支架置入术后 30 天卒中或死亡率为 14.7%,药物治疗组为 5.8%,这一结果至少在目前的技术水平下有效地减少了 ICAS 的支架的使用。新的设备,如药物洗脱支架的出现和改变,使其成为一个快速变化的情况,并且在未来可能越来越多地涉及血管内治疗医师。WASID 发表的产生了意外效应,增加了 ICAS 患者在一个医疗中心进行血管内治疗的转诊率[53]。

19.4 血管痉挛的血管成形术

尽管在介入放射学中 PTA 最常见的适用指征是动脉粥样硬化性狭窄,但在其他条件下,球囊血管成形术也可用于狭窄血管的扩张。蛛网膜下隙出血后的血管痉挛就是如此,但 PTA 已用于经颅面照射[54]、神经纤维瘤病[55]和纤维肌性发育不良[56]之后的管腔狭窄患者。蛛网膜下隙出血(SAH)后球囊血管成形术用于扩张血管痉挛动脉首先由 Zubkov 等提出[12],已被证明比动脉内注射血管舒张药(化学血管成形术)更有效,但其代价就是增加了并发症的风险。

19.4.1 蛛网膜下隙出血后的血管痉挛

动脉瘤性蛛网膜下隙出血(SAH)的这

种并发症是蛛网膜下动脉与作用于其外膜（血管外表面）的血液发生的延迟反应。目前还没有统一的假说来解释其原因，也没有有效的预防性治疗措施。SAH 的病因可能是多因素的，涉及痉挛素原从红细胞中的释放过程和在动脉壁中的炎症反应。很明显的是，发病率与 SAH 的出血量成正比，即负荷量和 Willis 环的动脉出血在蛛网膜下隙的储积量成正比。正如第 8 章所讨论的，血管狭窄的血管造影证据最常见于 SAH 发生后 8~12 天。它影响超过 60% 的患者，但只有大概 20% 的患者会发生症状性血管痉挛症状，这部分患者需要进行血管成形术，一般在侵入性较小的治疗失败后使用血管成形术。这些包括钙通道阻滞剂（例如尼莫地平）的药物，用于维持高于平均水平的全身平均动脉压的治疗和维持机体最佳的平衡状态。

19.4.2 血管痉挛行血管成形术的时机

选择合适的介入时间十分困难。对于 SAH 后出现迟发性缺血症状的患者而言，自然倾向于采取药物治疗而不是早期干预，但在缺血发展至脑梗死之前必须进行血管成形术[57]，这对患者有利。早期治疗也具有技术优势，因为炎症过程会降低痉挛动脉的可塑性，这一过程发生在 SAH 后的前 10~14 天，意味着晚期实施血管成形术将需要更大的气囊压力，这也将增加血管破裂的风险[58]。已经有研究确定了血管成形术之前的药物治疗的最佳时间长度，这些建议试用期从 2~24 小时不等[59]，而且早期治疗效果会更好。

19.4.3 血管内治疗血管痉挛的适应证

包括以下内容。

- 最大限度的药物治疗后出现的血管痉挛引起的持续的脑缺血症状。
- 无 CT 影像学依据的梗死。
- 经颅多普勒超声（TCD）和（或）血管狭窄的血管造影诊断后实际位置比临床症状相关的位置更高

19.4.4 血管痉挛成像

CT 扫描是进行介入前所需的最基本的影像学手段，需要排除引起患者症状的其他原因（例如脑积水或再出血），并排除无法恢复的主要梗死区域。

功能研究有助于在适当的区域显示脑缺血的证据。目前，最简单的方法是连续 TCD 估计大脑中动脉和大脑前动脉的血流速度。灌注 CT 或 MRI 估测脑血流量（CBF），脑血容量和平均通过时间可能有助于将 CTA 或 MRA 上鉴定的血管痉挛区域相关联，并显示血管成形术的潜在有利因素[60]。能与 DSA 结合的 C 形臂平面探测器 CT，是一种将脑灌注数据与血管造影血管痉挛相关联（和监测）的有用技术[61]。

19.4.5 血管痉挛的血管内治疗技术

用于治疗 SAH 血管痉挛的血管成形术可以通过选择性动脉内注射血管扩张剂药物，即化学血管成形术或通过在痉挛的中动脉进行机械扩张的球囊血管成形术来进行。

19.4.5.1 血管痉挛的血管内药物治疗

上文已经提到了用于几种动脉内注射的血管扩张剂，治疗的目的是使痉挛性动脉的药物浓度高于全身给药时可能达到的浓度，可以通过相关颈动脉或椎动脉的 4F 或更小的导管进行输送，或者使用同轴系统通

过微导管进行注射,以便尽可能地靠近狭窄区域。进行缓慢输注并通过血管造影术监测狭窄区域。使用的药物包括:

(1)罂粟碱:一种具有非特异性平滑肌松弛活性的苄基异喹啉阿片生物碱。它的半衰期是 45~60 分钟,但实际上其效果可能持续 24 小时。典型的剂量是 300mg 罂粟碱与 100mL 生理盐水(即 3mg/mL),用法是 1 小时或更长的时间内将其注入目标区域。其优点是使用简单,也能影响远端小动脉。它的缺点是效果短暂且不一致[62]。特殊的并发症对眼睛有害,特别是长时间注射进入眼动脉后。它可使颅内压升高,全身血压降低,心率升高并引起癫痫发作[63]。据报道,大脑后循环中的药物会抑制脑干功能[64]。醒来的患者会抱怨在注射期间会出现恶心和疼痛。

(2)尼莫地平:这种钙通道阻断药常规用于预防血管痉挛(静脉注射或口服),现在已经基本上取代了罂粟碱用于动脉内注射。通常剂量为 0.1mg/min 输注 30 分钟,最大剂量为每管 3mg[65]或 2 小时内每小时缓慢输注 4mg[66]。

(3)米力农:一种磷酸二酯酶抑制剂,作为血管舒张剂和心脏正性肌力药。有报道称,米力农在 SAH 血管痉挛中是一种有效的血管扩张剂[67]。

19.4.5.2 血管痉挛球囊血管成形术

理想情况下,这个手术应该在局部麻醉下进行,以便进行持续的神经监测,但实际上是非常困难的,因为患者通常会产生不安,难以配合。血管内操作时患者会很痛苦,因此需要进行全身麻醉。无论如何,需要强制性地进行非常谨慎的程序监控。使用符合全身抗凝标准的经股动脉技术(5000 IU 肝素推注)和经椎动脉或颈内动脉的 6F 引导

管。通过对照血管造影术对狭窄的动脉节段进行定位,并且引入不大于假定正常直径的不可逆且不可拆卸的球囊。操作人员使用合适的球囊,但是任何一种类型的球囊直径都不能超过原始管腔的直径[68]。球囊充气压力应保持在较低水平,球囊膨胀时间要尽可能短。手动注射时只需 3~5 秒的通气量,并且在每次通气之后,需要控制血管造影以确定是否需要进一步充气或者是否应该重新放置气囊。使用单腔气囊比双腔系统更安全,因为双腔气囊的导丝会增加血管穿孔的风险。

19.4.5.3 血管痉挛的血管成形术结果

很难比较这两种方法的疗效,因为在大多数实践中,需要根据狭窄的位置选择治疗方法。如果在颈内动脉或大脑中动脉近端中存在血管痉挛的集中区域,则球囊血管成形术相对容易且快得多。如果远端血管受到血管痉挛的影响或难以进入,通常优选化学血管成形术。

在罂粟碱和血管成形术[69]之间的一项小型比较研究显示,后者在一小部分患者中优于前者(基于治疗后 24 小时的 CBF 研究)。化学血管成形术后,大约 70% 的患者可有血管直径改善,尽管血管造影证实有残余的痉挛血管[65],但一些患者显示临床症状得到改善。在大约 90% 的病例中,血管造影下的球囊血管成形术对于改善血管痉挛动脉是有效的。临床症状的改善效果不太确定,但有报道称,65%~70% 的患者有改善[70]。因为较少的患者需要再次接受治疗,所以球囊血管成形术的效果比动脉内输注血管扩张剂更为持久[71]。最近支架回收装置也作为一种选择[72]。球囊血管成形术的成功进行之后,需要继续使用多普勒超声进行监测,血管造影结

果显示痉挛复发不常见(与化学血管成形术不同)。但是特别是对于选择镇静机械通气的患者应该继续监测。

19.4.5.4 血管痉挛行血管成形术的并发症

除了以上所描述的短期并发症之外,还有一些特定的并发症,包括血管破裂,再灌注引起的继发性脑出血和远端血栓栓塞。球囊血管成形术中血管穿孔的发生率为2%~5%,小血管的穿孔率会更高[73],目前建议只处理直径在1.5~3.5mm之间的血管,更小的动脉只能通过化学血管成形术来治疗。

19.5 静脉成形术和支架置入治疗静脉疾病

在17章中讨论了机械取栓术后支架的使用,包括它们在脑静脉窦血栓形成中的应用。慢性静脉窦狭窄和特发性颅内压增高(IIH或良性颅内压增高)的症状可能是晚期并发症。血管成形术和支架置入术已被应用于具有静脉窦狭窄和特发性颅高压的血管造影证据的患者[74]。

IIH的机制尚不清楚,但可归因于结节病[75]、高凝血状态[76]和先前的窦性血栓形成[77]等因素引起的窦性狭窄。然而支架置入后患者症状的缓解程度并不一致,因此一个可被证实的压力梯度通常被认为是支架置入前的先决条件[74,77]。尽管有一些令人鼓舞的报道支持这种情况,但这项技术的使用仍然存在争议。

最后,关于血管成形术和支架的使用更有争议的是改善多发性硬化症静脉通路手术中的引流过程。据报道,2009年一种被称为慢性脑脊髓静脉功能不全的病症是引起多发性硬化的原因[78]。因此,头颈部各种静脉中的血管成形术和支架术被报道了出来[79,80]。大家对于病情的存在或血管内治疗是否有效都没有一致的意见。目前有一项治疗试验(加拿大介入性CCSVI试验)正在进行中,这些研究有望解决目前的争议。

参考文献

1. Calvet D, Mas JL. Recent advances in carotid angio-plasty and stenting. Int J Stroke. 2016;11(1):19–27.
2. Meissner I, Wiebers DO, Whisnant JP, O'Fallon WM. The natural history of asymptomatic carotid artery occlusive lesions. JAMA. 1987;258(19):2704–7.
3. The European Carotid Surgery Trialists Collaborative Group. Endarterectomy for moderate symptomatic carotid stenosis: interim results from the MRC European Carotid Surgery Trial. Lancet. 1996;347:1591–3.
4. North American Symptomatic Carotid Endar-terectomy Trial Collaborators. Beneficial effect of carotid endarterectomy in symptomatic patients with high grade stenosis. N Engl J Med. 1991;325(7):445–53.
5. MRC Asymptomatic Carotid Surgery Trial (ACST) Collaborative Group. Prevention of disabling and fatal strokes by successful carotid endarterectomy in patients without recent neurological symptoms: ran-domised controlled trial. Lancet. 2004;363(9420):1491–502.
6. Dennis M, Bamford J, Sandercock P, Warlow C. Prognosis of transient ischaemic attacks in the Oxfordshire Stroke Project. Stroke. 1990;21:848–51.
7. Wilterdink JL, Easton JD. Vascular event rates in patients with atherosclerotic cerebrovascular disease. Arch Neurol. 1992;49(8):857–63.
8. Dotter CT, Judkins MP. Transluminal treatment of arteriosclerotic obstruction. Circulation. 1964;30:654–70.
9. Grüntzig A, Kumpe DA. Technique of percutaneous transluminal angioplasty with a Gruntzig balloon catheter. Am J Roentgenol. 1979;132:547–52.
10. Mullan S, Duda EE, Partonas NJ. Some examples of balloon technology in neurosurgery. J Neurosurg. 1980;52:321–9.
11. Kerber CW, Cromwell LD, Loehden OL. Catheter dilatation of proximal carotid stenosis during distal bifurcation endarterectomy. Am J Neuroradiol. 1980;1:348–9.
12. Zubkov YN, Nikiforov BM, Shustin VA. Balloon catheter technique for dilatation of constricted cere-bral arteries after aneurysmal SAH. Acta Neurochir. 1984;70(1–2):65–79.
13. The CASANOVA Study Group. Carotid surgery ver-sus medical therapy in asymptomatic carotid stenosis.

Stroke. 1991;22(10):1229–35.

14. Towne JB, Weiss DG, Hobson 2nd RW. First phase report of cooperative Veterans Administration asymptomatic carotid stenosis study – operative morbidity and mortality. J Vasc Surg. 1990;11(2):252–8. discussion 258–9.

15. Rothwell P, Slattery J, Warlow C. A systematic comparison of the risks of stroke and death due to carotid endarterectomy for symptomatic and asymptomatic stenosis. Stroke. 1996;27:266–9.

16. Moore WS, Barnett HJ, Beebe HG, Bernstein EF, Brener BJ, Brott T, Caplan LR, Day A, Goldstone J, Hobson 2nd RW. Guidelines for carotid endarterectomy. A multidisciplinary consensus statement from the ad hoc Committee, American Heart Association. Stroke. 1995;26(1):188–201.

17. Endovascular versus surgical treatment in patients with carotid stenosis in the Carotid and Vertebral Artery Transluminal Angioplasty Study (CAVATAS): a randomised trial. Lancet. 2001;357(9270):1729–37.

18. Bonati LH, Ederle J, McCabe DJ, Dobson J, Featherstone RL, Gaines PA, Beard JD, Venables GS, Markus HS, Clifton A, Sandercock P, Brown MM, CAVATAS Investigators. Long term risk of carotid restenosis in patients randomly assigned to endovascular treatment or endarterectomy in the carotid and vertebral artery transluminal angioplasty study (CAVATAS): long-term follow-up of any randomised trial. Lancet Neurol. 2009;8(10):908–17.

19. Yadav JS, Wholey MH, Kuntz RE, Fayad P, Katzen BT, Mishkel GJ, Bajwa TK, Whitlow P, Strickman NE, Jaff MR, Popma JJ, Snead DB, Cutlip DE, Firth BG, Ouriel K. Stenting and angioplasty with protection in patients at high risk for endarterectomy investigators. Protected carotid-artery stenting versus endarterectomy in high-risk patients. N Engl J Med. 2004;351(15):1493–501.

20. The SPACE Collaborative Group. 30-day results from the SPACE trial of stent-protected angioplasty versus carotid endarterectomy in symptomatic patients: a randomized non-inferiority trial. Lancet. 2006;368: 1239–47.

21. Mas JL, Trinquart L, Leys D, Albucher JF, Rousseau H, Viguier A, Bossavy JP, Denis B, Piquet P, Garnier P, Viader F, Touzé E, Julia P, Giroud M, Krause D, Hosseini H, Becquemin JP, Hinzelin G, Houdart E, Hénon H, Neau JP, Bracard S, Onnient Y, Padovani R, Chatellier G, EVA-3 S investigators. Endarterectomy versus angioplasty in patients with symptomatic severe carotid stenosis (EVA-3 S) trial: results up to 4 years from a randomised, multicentre trial. Lancet Neurol. 2008;7(10):885–92.

22. Brott TG, Hobson 2nd RW, Howard G, Roubin GS, Clark WM, Brooks W, Mackey A, Hill MD, Leimgruber PP, Sheffet AJ, Howard VJ, Moore WS, Voeks JH, Hopkins LN, Cutlip DE, Cohen DJ, Popma JJ, Ferguson RD, Cohen SN, Blackshear JL, Silver FL, Mohr JP, Lal BK, Meschia JF, CREST Investigators. Stenting versus endarterectomy for treatment of carotid-artery stenosis. N Engl J Med. 2010;363: 11–23.

23. International Carotid Stenting Study investigators. Carotid artery stenting compared with endarterectomy in patients with symptomatic carotid stenosis (International Carotid Stenting Study): an interim analysis of a randomised controlled trial. Lancet. 2010;375(9719):985–97.

24. Ederle J, Featherstone R, Brown MM. Percutaneous transluminal angioplasty and stenting for carotid artery stenosis. Cochrane Database Syst Rev. 2007;4:CD000515.

25. Rosenfield K, Matsumura JS, Chaturvedi S, Riles T, Ansel GM, Metzger DC, Wechsler L, Jaff MR, Gray W. Randomized trial of stent versus surgery for asymptomatic carotid stenosis. N Engl J Med. 2016;374(11):1011–20.

26. Vincent S, Eberg M, Eisenberg MJ, Filion KB. Meta-analysis of randomized controlled trials comparing the long-term outcomes of carotid artery stenting versus endarterectomy. Circ Cardiovasc Qual Outcomes. 2015;8(6 suppl 3):S99–108.

27. Chimowitz MI, Kokkinos J, Strong J, Brown MB, Levine SR, Silliman S, Pessin MS, Weichel E, Sila CA, Furlan AJ, Kargman DE, Sacco RL, Wityk RJ, Ford G, Fayad PB for the Warfarin-Aspirin Symptomatic Intracranial Disease Study Group. The warfarin-aspirin symptomatic intracranial disease study. Neurology. 1995;45:1488–93.

28. Terada T, Higashida RT, Halbach VV, Dowd CF, Nakai E, Yokote H, Itakura T, Hieshima GB. Transluminal angioplasty for arteriosclerotic disease of the distal vertebral and basilar arteries. J Neurol Neurosurg Psychiatry. 1996;60:377–81.

29. Radak D, Babic S, Sagic D, Tanaskovic S, Kovacevic V, Otasevic P, Rancic Z. Endovascular treatment of symptomatic high-grade vertebral artery stenosis. J Vasc Surg. 2014;60(1):92–7.

30. Eberhardt O, Naegele T, Raygrotzki S, Weller M, Ernemann U. Stenting of vertebrobasilar arteries in symptomatic atherosclerotic disease and acute occlusion: case series and review of the literature. J Vasc Surg. 2006;43(6):1145–54.

31. Compter A, van der Worp HB, Schonewille WJ, Vos JA, Algra A, Lo TH, Mali WP, Moll FL, Kappelle LJ. VAST: Vertebral Artery Stenting Trial. Protocol for a randomised safety and feasibility trial. Trials. 2008;9:65.

32. Compter A, van der Worp HB, Schonewille WJ, Vos JA, Boiten J, Nederkoorn PJ, Uyttenboogaart M, Lo RT, Algra A, Kappelle LJ. Stenting versus medical treatment in patients with symptomatic vertebral artery stenosis: a randomised open-label phase 2 trial. Lancet Neurol. 2015;14(6):606–14.

33. Sundt Jr TM, Smith HC, Campbell JK, Vlietstra RE, Cucchiara RF, Stanson AW. Transluminal angioplasty for basilar artery stenosis. Mayo Clin Proc. 1980;55(11):673–80.

34. Yasargil MG. Anastomosis between the superficial

temporal artery and a branch of the middle cerebral artery. In: Microsurgery applied to neuro-surgery. Stuttgart: Georg Thieme; 1969. p. 105–15.

35. The EC/IC Bypass Study Group. Failure of extracranial – intracranial arterial bypass to reduce the risk of ischemic stroke. Results of an international randomized trial. N Engl J Med. 1985;313:1191–200.

36. Famakin BM, Chimowitz MI, Lynn MJ, Stern BJ, George MG, WASID Trial Investigators. Causes and severity of ischemic stroke in patients with symptomatic intracranial arterial stenosis. Stroke. 2009;40(6): 1999–2003.

37. Chimowitz MI, Lynn MJ, Howlett-Smith H, Stern BJ, Hertzberg VS, Frankel MR, Levine SR, Chaturvedi S, Kasner SE, Benesch CG, Sila CA, Jovin TG, Romano JG. Warfarin-aspirin symptomatic intracranial disease trial I. Comparison of warfarin and aspirin for symptomatic intracranial arterial stenosis. N Engl J Med. 2005;352:1305–16.

38. Mazighi M, Tanasescu R, Ducrocq X, Vicaut E, Bracard S, Houdart E, Woimant F. Prospective study of symptomatic atherothrombotic intracranial stenoses: the GESICA study. Neurology. 2006;66(8):1187–91.

39. Fiorella D, Turan TN, Derdeyn CP, Chimowitz MI. Current status of the management of symptomatic intracranial atherosclerotic disease: the rationale for a randomized trial of medical therapy and intracranial stenting. J Neurointerv Surg. 2009;1:35–9.

40. Jiang WJ, Wang YJ, Du B, Wang SX, Wang GH, Jin M, Dai JP. Stenting of symptomatic M1 stenosis of middle cerebral artery: an initial experience of 40 patients. Stroke. 2004;35:1375–80.

41. Connors III JJ, Wojak JC. Tools of the trade. In: Connors JJ, Wojak JC, editors. Interventional neuroradiology, strategies and practical techniques. Philadelphia/London/Toronto/Montreal/Sydney/Tokyo: WB Saunders & Co; 1999. p. 13–26.

42. Schumacher HC, Meyers PM, Higashida RT, Derdeyn CP, Lavine SD, Nesbit GM, Sacks D, Rasmussen P, Wechsler LR. Reporting standards for angioplasty and stent-assisted angioplasty for intracranial atherosclerosis. Stroke. 2009;40(5):e348–65.

43. Mori T, Fukuoka M, Kazita K, Mori K. Follow-up study after intracranial percutaneous transluminal cerebral balloon angioplasty. AJNR Am J Neuroradiol. 1998;19:1525–33.

44. Mori T, Mori K, Fukuoka M, Arisawa M, Honda S. Percutaneous transluminal cerebral angioplasty: serial angiographic follow-up after successful dilatation. Neuroradiology. 1997;39:111–6.

45. Derdeyn CP, Chimowitz MI. Angioplasty and stenting for atherosclerotic intracranial stenosis: rationale for a randomized clinical trial. Neuroimaging Clin N Am. 2007;17:355–63.

46. Qureshi AI, Hussein HM, El-Gengaihy A, Abdelmoula M, Suri MF. Concurrent comparison of outcomes of primary angioplasty and of stent placement in high-risk patients with symptomatic intracranial stenosis. Neurosurgery. 2008;62: 1053–62.

47. Mazighi M, Yadav JS, Abou-Chebl A. Durability of endovascular therapy for symptomatic intracranial atherosclerosis. Stroke. 2008;39:1766–9.

48. Marks MP, Wojak JC, Al-Ali F, Jayaraman M, Marcellus ML, Connors JJ, Do HM. Angioplasty for symptomatic intracranial stenosis: clinical outcome. Stroke. 2006;37:1016–20.

49. SSYLVIA Study Investigators. Stenting of symptomatic atherosclerotic lesions in the vertebral or intracranial arteries (SSYLVIA): study results. Stroke. 2004;35:1388–92.

50. Fiorella D, Levy EI, Turk AS, Albuquerque FC, Niemann DB, Aagaard-Kienitz B, Hanel RA, Woo H, Rasmussen PA, Hopkins LN, Masaryk TJ, McDougall CG. US multicenter experience with the wingspan stent system for the treatment of intracranial atheromatous disease: periprocedural results. Stroke. 2007;38:881–7.

51. Albuquerque FC, Levy EI, Turk AS, Niemann DB, Aagaard-Kienitz B, Pride Jr GL, Purdy PD, Welch BG, Woo HH, Rasmussen PA, Hopkins LN, Masaryk TJ, McDougall CG, Fiorella DJ. Angiographic patterns of wingspan in-stent restenosis. Neurosurgery. 2008;63:23–7.

52. Chimowitz MI, Lynn MJ, Derdeyn CP, Turan TN, Fiorella D, et al. Stenting versus aggressive medical management for intracranial arterial stenosis. N Engl J Med. 2011;365:993–1003.

53. Moskowitz SI, Kelly ME, Obuchowski N, Fiorella D. Impact of WASID and wingspan on the frequency of intracranial angioplasty and stenting at a high volume tertiary care hospital. J Neurointerv Surg. 2009;1:165–7.

54. Ahuja A, Blatt GL, Guterman LR, Hopkins LN. Angioplasty for symptomatic radiation-induced extracranial carotid artery stenosis: case report. Neurosurgery. 1995;36(2):399–403.

55. Smith TP, Halbach VV, Fraser KW, Teitelbaum GP, Dowd CF, Higashida RT. Percutaneous transluminal angioplasty of subclavian stenosis from neurofibromatosis. AJNR Am J Neuroradiol. 1995;16:872–4.

56. Hasso AN, Bird CR, Zinke DE, Thompson JR. Fibromuscular dysplasia of the internal carotid artery: percutaneous transluminal angioplasty. AJR Am J Roentgenol. 1981;136(5):955–60.

57. Rosenwasser RH, Armonda RA, Thomas JE, Benitez RP, Gannon PM, Harrop J. Therapeutic modalities for the management of cerebral vasospasm: timing of endovascular options. Neurosurgery. 1999;44(5): 975–9.

58. Eskridge JM, Newell DW, Mayberg MR, Winn HR. Update on transluminal angioplasty of vasospasm. Perspect Neurol Surg. 1990;1:120–6.

59. Weir B. Protection of the brain after aneurysmal rupture. Can J Neurol Sci. 1995;22(3):177–86.

60. Nogueira RG, Lev MH, Roccatagliata L, Hirsch JA, Gonzalez RG, Ogilvy CS, Halpern EF, Rordorf GA, Rabinov JD, Pryor JC. Intra-arterial nicardipine infu-

sion improves CT perfusion – measured cerebral blood flow in patients with subarachnoid hemorrhage–induced vasospasm. AJNR Am J Neuroradiol. 2009;30(1):160–4.

61. Kamran M, Byrne JV. C-arm flat detector computed tomography parenchymal blood volume imaging: The nature of parenchymal blood volume parameter and the feasibility of parenchymal blood volume imaging in aneurysmal subarachnoid haemorrhage patients. Neuroradiology. 2015;57(9):937–49.

62. Kallmes DF, Jensen ME, Dion JE. Infusing doubt into the efficacy of papaverine. AJNR. 1997;18(2): 263–4.

63. McAuliffe W, Townsend M, Eskridge JM, Newell DW, Grady S, Winn HR. Intracranial pressure changes induced during papaverine infusion for treatment of vasospasm. J Neurosurg. 1995;83:430–4.

64. Mathis JM, DeNardo A, Jensen ME, Scott J, Dion JE. Transient neurologic events associated with intra-arterial papaverine infusion for subarachnoid hemorrhage-induced vasospasm. Am J Neuroradiol. 1994;15(9):1671–4.

65. Biondi A, Ricciardi GK, Puybasset L, Abdennour L, Longo M, Chiras J, Van Effenterre R. Intra-arterial nimodipine for the treatment of symptomatic cerebral vasospasm after aneurysmal subarachnoid hemorrhage: preliminary results. AJNR Am J Neuroradiol. 2004;25(6):1067–76.

66. Hänggi D, Turowski B, Beseoglu K, Yong M, Steiger HJ. Intra-arterial nimodipine for severe cerebral vasospasm after aneurysmal subarachnoid hemorrhage: influence on clinical course and cerebral perfusion. AJNR Am J Neuroradiol. 2008;29(6):1053–60.

67. Fraticelli AT, Cholley BP, Losser MR, Saint Maurice JP, Payen D. Milrinone for the treatment of cerebral vasospasm after aneurysmal subarachnoid hemorrhage. Stroke. 2008;39(3):893–8.

68. Zubkov YN, Alexander LF, Smith RR, Benashvili GM, Semenyutin V, Bernanke D. Angioplasty of vasospasm: is it reasonable? Neurol Res. 1994;16(1):9–11.

69. Elliott JP, Newell DW, Lam DJ, Eskridge JM, Douville CM, Le Roux PD, Lewis DH, Mayberg MR, Grady MS, Winn HR. Comparison of balloon angioplasty and papaverine infusion for the treatment of vasospasm following aneurysmal subarachnoid hemorrhage. J Neurosurg. 1998;88(2):277–84.

70. Higashida RT, Halbach VV, Dowd CF, Dormandy B, Bell J, Hieshima GB. Intravascular balloon dilatation therapy for intracranial arterial vasospasm: patient selection, technique and clinical results. Neurosurg Rev. 1992;15:89–95.

71. Eskridge JM, Newell DW, Winn HR. Endovascular treatment of vasospasm. Neurosurg Clin N Am. 1994;5:437–47.

72. Bhogal P, Loh Y, Brouwer P, Andersson T, Söderman M. Treatment of cerebral vasospasm with self-expandable retrievable stents: proof of concept. Journal of neuroInterventional surgery. J NeuroIntervent Surg 2017;9:52–9.

73. Eskidge JM, Song JK. A practical approach to the treatment of vasospasm. AJNR Am J Neuroradiol. 1997;18(9):1653–60.

74. Higgins JN, Owler BK, Cousins C, Pickard JD. Venous sinus stenting for refractory benign intracranial hypertension. Lancet. 2002;359(9302):228–30.

75. Byrne JV, Lawton CA. Meningeal sarcoidosis causing intracranial hypertension secondary to dural sinus thrombosis. Br J Radiol. 1983;56(670):755–7.

76. Sussman J, Leach M, Greaves M, Malia R, Davies-Jones GA. Potentially prothrombotic abnormalities of coagulation in benign intracranial hypertension. J Neurol Neurosurg Psychiatry. 1997;62:229–33.

77. Ogungbo B, Roy D, Gholkar A, Mendelow AD. Endovascular stenting of the transverse sinus in a patient presenting with benign intracranial hypertension. Br J Neurosurg. 2003;17(6):565–8.

78. Zamboni P, Galeotti R, Menegatti E, Malagoni AM, Gianesini S, Bartolomei I, Mascoli F, Salvi F. A prospective open-label study of endovascular treatment of chronic cerebrospinal venous insufficiency. J Vasc Surg. 2009;50(6):1348–58.

79. Hubbard D, Ponec D, Gooding J, Saxon R, Sauder H, Haacke M. Clinical improvement after extracranial venoplasty in multiple sclerosis. J Vasc Interv Radiol. 2012;23(10):1302–8.

80. Scalise F, Farina M, Manfredi M, Auguadro C, Novelli E. Assessment of jugular endovascular malformations in chronic cerebrospinal venous insufficiency: colour-Doppler scanning and catheter venography compared with intravascular ultrasound. Phlebology. 2013;28(8):409–17.

第 20 章

并发症

引言

"天有不测风云,人有旦夕祸福"。我们所有人都不得不接受这样一个事实,即并发症是工作中不可避免的一个环节。但我们并不能就此置身事外,而是应承担起相应的责任,采取所有可能的预防性措施以及建立任何不良事件的客观分析流程。对于包括患者与医务人员在内的各有关方面,理解医疗意外的发生机制很重要,应围绕一个并发症进行讨论,与同行评审来纠正任何可能的制度缺陷,制订在实际工作中任何恰当的改进措施,以及对其他存在危险的方面进行预警。

并发症往往困扰着初学者,上级医生应确保他们在自己的能力范围内工作,并通过恰当的监督与指导来尽可能保护他们。在我的科室,执业医师、实习生、护士以及放射影像医生会在每周的例会中回顾所有的手术,这保证了科室的每个成员都知道,一旦出现了问题,任何设备和制度的不足都尽可能快的引起警觉,并且立刻决定补救措施,以及确定什么情况下需要通过医院的其他部门、网络专家小组,或范围更大的合法代理机构和(或)出版物等医学社区来提升我们所学到的知识。年轻医生有这样一个机会来倾听没有直接涉及在特殊并发症中的同事的观

点,被证明是有巨大益处的。当并发症引起患者严重致残时,作者的做法是在条件许可时尽快与所有相关人员会面讨论所发生的情况,这能让年轻医生不会带着苛责感下班。这种苛责感常常来源于一起意外,或者某些无法预测后果的因素。

过去几年中,其中的一个客观现实已经显现,即医生们希望通过所做治疗的有效性和安全性来评价他们的工作。这是一个相对简单的流程,特别是成为常规以后,并且基准数据的发布让医生能据此比较其个人的数据结果。评估与重新认证流程能确保我们工作在一个尽可能安全的标准下,而且我们需要这些知识来面对并发症引起的后果。

20.1 一般并发症与特殊并发症

并发症可分为常规血管内操作中多见的一般并发症,以及特定疾病治疗中的特殊并发症。此外,由于部分患者接受药物治疗或者存在术前状况,某些并发症的发生与此相关,或更可能出现在这样的特殊患者中,例如夹层容易发生在 Ehlers-Danolos 综合征中。某些并发症特发于一些特殊技术应用中。例如,微粒栓塞可引起脱发、失明或脑神经损伤,血管成形可引起血管夹层,硬化治

疗可引起全身毒性,黏附性液态栓塞剂可引起导管堵塞。

构建一个可能出现的并发症的列表,有助于划分常规血管内操作以及特定疾病治疗相关的并发症,如表 20.1 所列。目的是提供一个思考框架,以便在手术前就想清楚可能会出现的不良事件,据此形成一个预防措施的清单,让手术者及其助手在开始手术前能有所准备。该流程对于大多数介入医生来说已了然于心,但他们的关注点更集中于治疗特定病例时所计划采用的特殊技能的并

发症上,而与血管造影和血管内操作相关的一般并发症往往被忽视。

询问患者自身的特异性体质以及合并症是标准术前检查的一部分,例如过敏史、抗凝治疗等。该流程的目的是确认所给予的治疗是合适的,主要就是为了防止医源性因素引起的问题。最后,因为颅内感染非常罕见(除了穿刺部位),所以并不会列入常规清单中。尽管经常在脑血管内放置已消毒的外源性物体,并且手术间往往不固定,但血管内介入操作导致的严重感染发生率很低[1]。因而在计划与实施时,罕见性不是可以置之不理的理由,感染控制仍是所有医务人员的责任。

20.1.1 并发症的严重性

根据患者的不良反应及其后果的暂时性或永久性,可对并发症进行分类。介入放射学会的临床操作指南中明确了并发症预后的 2 个级别、6 种类型[2],分别如下。

1.轻度并发症

(1)无须治疗,无后果。

(2)稍加治疗,无后果;包括仅需要住院观察过夜。

2.严重并发症

(1)需要治疗,短期住院(<48 小时)。

(2)需要积极治疗,增加护理级别,延长住院(>48 小时)。

(3)永久性不良后遗症。

(4)死亡。

这套速记法对于审查评估非常实用,强调了并发症的临床后果具有一系列不可预测的严重性,因此很难呈现在手术前与患者的讨论中。

表 20.1 一般并发症与特殊并发症的举例

一般并发症	特殊并发症
血管入路引起的并发症	动脉瘤
• 血肿/出血	• 血栓栓塞事件
• 神经损伤	• 破裂
• 假性动脉瘤	• 植入物错位或移位
• 急性动脉血栓	• 血管痉挛
• 动静脉瘘	• 脑积水
• 感染	• 动脉瘤再生长
导管与导丝操作	动静脉畸形和动静脉瘘
• 夹层	• 侧支栓塞
• 栓塞	• 术中出血
• 穿孔	• 迟发性出血
药物引起的并发症	• 咯血
• 肾病	血管成形与支架成形
• 变态反应	• 缺血事件
• 过敏反应	• 夹层
• 血小板减少症	• 早期血栓形成
电离辐射引起的并发症	• 支架内狭窄
• 红斑	肿瘤栓塞
• 脱发	• 水肿
• 致畸效应	• 皮肤坏死
	• 神经损伤
	• 继发性出血

20.2 导管造影引起的并发症

20.2.1 穿刺处并发症

　　股动脉是最常见的血管内入路部位,以下的章节就关注该部位的并发症,但类似的并发症也发生于其他动脉穿刺部位。静脉穿刺引起局部出血更少见,范围通常不大,但穿刺和注射也能导致包括神经损伤在内的局部问题。

20.2.1.1 腹股沟血肿

　　这是经股动脉穿刺的导管造影中最常见的并发症。表现为青紫的轻度血肿以及中重度不适,在文献中的发生率虽为 5%,但动脉周围 100% 均有血肿,仅程度不同而已。大血肿须输血,外科手术清除血肿,或导致出院延迟。该并发症罕见于诊断性血管造影后,仅 0.5%,但在介入手术后约达 3%[3]。

　　原因与预防:危险因素包括抗凝、使用粗大导管或血管鞘(>6F)、患者超重。粗大导管与小血肿相关,而患者超重与大血肿相关,推测后者的原因是穿刺与压迫更困难[4]。

　　股动脉穿刺点应在腹股沟韧带下方。穿刺点过高,控制出血点困难,更可能引起腹膜后出血。若穿刺点过低,更可能导致动静脉瘘(因该处动静脉位置毗邻)。充足的压迫时间可预防这些并发症。

　　血管闭合装置的使用可增加穿刺处并发症的发生率。尽管如此,由于使用方便,特别是在抗凝治疗后手术的,其应用仍然十分广泛[5]。当前的使用情况下,轻度并发症的发生率为 2%~8%,严重并发症为 1%~5%[6]。

　　临床表现:血肿引起的症状轻则腹股沟区轻微不适,重则疼痛剧烈、水肿及皮肤坏死。出血严重时可导致血浆血红蛋白降低。若怀疑出血在腹膜后蔓延,应行 CT 扫描。

　　治疗:尽可能准确地手工压迫穿刺点是早期最有效的措施。一旦明显的出血停止,应标记血肿边界,前 2 小时每 15 分钟检查一次,2 小时后每小时检查一次以鉴别任何持续的深部出血。若血肿非常大,应考虑手术显露并清除血肿;减轻水肿程度非常重要,可降低再次感染风险,预防皮肤坏死、溃疡。

20.2.1.2 腹膜后血肿

　　这是一个罕见但潜在致命的并发症(发生率 0.15%),死亡率高。危险因素与腹股沟血肿相同,即应用抗凝或抗血小板药物、高位双壁股动脉穿刺。

　　血肿蔓延有两种方式,可沿髂腰肌蔓延(可引起神经压迫性症状),或真正的腹膜后扩散(可引起血流动力学不稳及同侧肾脏受压)。

　　临床发现:患者主诉下腹部或大腿疼痛。腹股沟及下腹部压痛,可出现四头肌力弱及大腿表面麻木。心动过速、系统性高血压及活动性出血的其他征象可进展引起心脏功能紊乱。

　　治疗:怀疑该并发症时应引起高度重视,尽快行急诊 CT 扫描。停止一切预防性抗凝、抗血小板治疗,给予适当的拮抗剂来逆转其效应。评估血细胞比容、血红蛋白、出血时间及血小板功能。考虑给予止血药物如氨甲环酸,以及输注新鲜血小板或全血。若患者出现神经功能症状或血流动力学不稳,则有指征进行手术减压与动脉修补。

20.2.1.3 假性动脉瘤与动静脉瘘

　　股动脉穿刺后的发生率分别为 1% 与

0.3%。原因是穿刺点压迫封闭失败,股动脉腔与血肿腔、股静脉之间沟通。假性动脉瘤通常形成较早(24~48 小时),动静脉瘘罕见,出现较晚(1~2 周)[7]。

临床表现:不消散的皮下血肿、搏动性肿块以及持续性局部水肿。震颤和杂音可提示诊断,应通过超声成像来确诊。假性动脉瘤腔内血流引起的特征性表现为"阴阳征"。

治疗:

(1)假性动脉瘤:常需介入干预。因为一旦形成,瘤腔不可能自行血栓形成。有效的措施是超声引导下的压迫或注射凝血酶[8],前者是首选治疗。采用超声探头压迫动脉瘤颈部可能需要进行 20~120 分钟的牢固压迫,且不如经皮穿刺向瘤腔内注射凝血酶(500~1000U)可靠(超声影像监控下)[9]。

(2)动静脉瘘:常需要外科修补,但覆膜支架也是一种血管内治疗的选择。

20.2.1.4 股动脉血栓

这是罕见且严重的并发症,可引起下肢急性动脉性缺血。常见的原因是股动脉已经存在的动脉粥样硬化、使用血管封堵装置、动脉夹层或高凝状态。

临床表现:症状可以很轻,但下肢发冷、无脉搏。早期诊断很重要。评估远端动脉搏动应成为脑血管造影术后患者常规监护的一部分。

治疗:急诊溶栓和(或)机械取栓、血管成形。若这些措施均不能恢复循环,应考虑外科手术转流。

20.2.1.5 穿刺处皮下感染

穿刺处感染不多见,与糖尿病、肥胖及免疫缺陷等合并症有关。其他危险因素是早期重复动脉穿刺与使用血管闭合装置,也包括植入物残留。

治疗:首先使用抗生素。若形成脓肿,可能需要外科手术引流或清创。

20.2.1.6 血管闭合装置内陷

该并发症由血管闭合装置操作不当、内陷引起。常需外科手术显露、动脉切开及取除。

20.2.1.7 其他入路部位的并发症

颈动脉或颈静脉穿刺后的颈部血肿可阻塞上呼吸道,是一个潜在的威胁生命的并发症。颈动脉穿刺后,应特别监护以确保止血充分,特别是手术涉及抗凝治疗者。发生后须急诊气管内插管或气管切开。

20.2.2 导管与导丝引起的并发症

20.2.2.1 动脉夹层

由造影剂注射入血管壁内或导丝、导管头端穿破血管内膜引起。更易发生于既往已有动脉病变的患者,如动脉粥样硬化、Ehlers-Donlos 综合征(特别是 IV 型)及 Marfan 综合征。虽然轻微动脉壁损伤很常见,但夹层导致动脉闭塞者罕见(动脉造影中为 0.1%~0.4%),出现症状的更罕见[10]。试验性注射造影剂而不能从注射部位廓清时应怀疑夹层。

预防:该并发症由手术者操作引起,仔细、轻柔地操作导管与导丝可降低减少发生率。手术者在注射造影剂前须确认导管内回血良好;导管到位后,在快速注射造影剂前应进行一次小剂量的试验性注射。

治疗:一旦发现夹层应撤除导管或导丝,评估血流的降低程度;若有血流量减少或延伸的内膜瓣,应放置支架[11]。

20.2.2.2 血栓栓塞

这是导管造影后出现新发神经功能缺失的最常见原因。在脑血管造影中的发生率为 1.0%~2.6%，导致永久性神经功能缺失的为0.1%~0.5%[12]。在超过 60 岁的患者中发生率更高，他们常有脑血管病史(有 TIA 或既往卒中史者在造影中的发生率约 4.5%)或镰状细胞性贫血，并且手术时间长、操作复杂[13]。栓塞物包括血凝块、粥样斑块、胆固醇、空气，或外源性物质。

预防：谨慎地操作可预防该并发症。最常见的可控因素是导管及释放装置内的血凝块(奇怪的是，脑组织可耐受注射空气)。因此，灌注盐水溶液中应包含肝素 (500~2500U/L)，所有液体均应连接闭合系统来注射。高风险手术中，应考虑术前应用抗血小板药物及更高的围术期抗凝水平，并进行血液检查确认有效的抗凝状态(即活化凝血时间)及抗血小板活力。

治疗：当确认血栓栓塞(例如新发的脑动脉闭塞)后，第一步就是通过造影确认侧支代偿程度；若没有禁忌，则给予溶栓或抗血小板药物。首先要想方设法使任何可确定的栓塞物对在脑灌注的不良反应最小化，这可能需要额外的影像检查(参考动脉瘤治疗中的并发症章节)。进一步治疗方式的决定需要依赖于这些措施的效果。

20.2.2.3 血管穿孔或破裂

由导丝或导管引起，但在诊断性造影时极其罕见。但通常与介入治疗相关，如血管成型、球囊辅助弹簧圈栓塞及动静脉畸形治疗时的远端插管。这将在特定治疗章节中讨论。

20.2.3 放射显像造影剂与围术期药物的反应

20.2.3.1 过敏反应

造影剂是以往血管造影期间发生过敏反应的很常见原因，动脉注射期间的发生率比静脉注射更少见。使用非离子型造影剂可显著降低其发生率。静脉注射的轻度反应(心动过速、高血压、恶心或呕吐)发生率为 3%，静脉内注射造影剂的严重反应(皮疹、水肿、支气管痉挛、低血压)为 1/2500，死亡率约为 1/170 000。

目前，其他术中用药导致的不良反应更常见，几乎所有的常用药物都有报道，包括利多卡因、肝素、阿司匹林、阿托品、罂粟碱、尼莫地平、阿替单抗、硫酸鱼精蛋白及木瓜凝乳蛋白酶。需要及时诊断出的一个重要不良反应是注射肝素后可能发生的血小板减少症。在应用肝素的患者中，一过性血小板计数降低发生在首次治疗后 1~4 天，但在更严重的自身免疫介导反应中发生率为 3%~5%。肝素诱发的血小板减少症(HIT)由抗肝素血小板因子 4 复合体抗体引起，出现在开始使用肝素的 5~10 天[14]。

预防：有过敏史者在治疗前可使用泼尼松龙 (例如手术前 12 小时、2 小时分别给予40~50mg)。

治疗：轻度反应给予抗组胺药物及静脉输液，更严重的反应给予肾上腺素、吸氧、高剂量皮质醇及通气支持。

20.2.3.2 毒性反应

毒性反应与剂量相关，但都是对不同药物的个体化反应。在导管造影时，两类药物被认为具有潜在毒性。

（1）局麻药：与其他酰胺类局麻药（丙胺卡因、甲哌卡因、丁哌卡因）一样，利多卡因可发生剂量相关性反应，还有超敏反应或特异质反应，涉及中枢神经系统（激惹、烦躁、视物模糊或复视、抽搐及呼吸衰竭）与心血管系统（心动过缓、低血压及心脏停搏）。

不联用肾上腺素时，利多卡因局麻的安全上限是 3mg/kg [15]；这意味着 20mg/mL 的 2% 利多卡因溶液对于一个 70kg 成人的安全剂量是 10.5mL。过敏反应罕见。

（2）造影剂：对术前已有肾功能不全的患者注射造影剂可诱发急性肾小管坏死导致肾衰竭，特别是患者合并脱水状态、糖尿病肾病或多发性骨髓瘤。接受二甲双胍治疗的糖尿病患者可发生威胁生命的乳酸性酸中毒；该不良反应是造影剂与二甲双胍之间的相互作用的结果，可在注射造影剂后停用二甲双胍 48 小时来预防，重新开始给药前应使肾功能检查正常。

脑血管造影中其他与造影剂相关的不良事件是皮质盲[16]及一过性全面性遗忘症[17]。

20.2.4 射线引起的皮肤损伤

透视时 X 线暴露区的红斑与脱发是一种剂量依赖性不良反应。单台手术的电离辐射剂量容易计算，皮肤的剂量正常情况下不应超过 2Gy。Mooney 等测量了患者接受脑动静脉畸形栓塞术的皮肤吸收剂量，高达 4Gy[18]。引起一过性红斑的放射暴露阈值水平是 2Gy，暂时性脱发是 3Gy，永久性脱发是 7Gy，皮肤坏死是 18Gy。

预防和治疗：应构建 2Gy 的阈值，到达时即停止手术来预防该并发症。若手术需要过量的透视时间，应警示患者有一过性脱发

的可能，建议出现红斑时寻求医疗帮助。

20.2.5 造影相关性并发症的基准水平

介入放射学会已对可接受的特殊并发症发生率制订了相同基准水平的概念。其实践标准委员会已发布了诊断性造影指南，对特殊并发症的发生率设置了阈值；若超出阈值应敦促手术操作者回顾其手术，考虑进行机构外部审查与额外训练[19]。专家小组共识也同意这些阈值，这些跨专业相关的指南在考虑一般并发症时非常有用。诊断性血管造影时的并发症阈值列表如表 20.2。

20.3 特定病种血管内治疗的特殊并发症

20.3.1 动脉瘤

本节所述均为标准或常规方式进行的治疗。但目前的弹簧圈栓塞术经常采用辅助装置，如球囊、瘤颈保护装置与支架。由于操作更复杂，使用这些技术增加了并发症的风险。

20.3.1.1 围术期血栓栓塞或载瘤动脉意外闭塞

这些并发症的发生率分别为 2%~5% 与 1%~3%，可能的诱因是患者的凝血状态、弹簧圈对毗邻血管的机械压迫，以及其疝入载瘤动脉腔内。球囊辅助弹簧圈栓塞被认为并不增加动脉血栓的风险，但释放支架却可以，因而需要特殊的预防性措施（见后）。

预防：使用肝素化生理盐水灌洗及手术中全身抗凝（由于对肝素的反应存在个体差异，所以应监测抗凝水平，调整剂量维持活化凝血时间为基线值的 2~3 倍）。

表 20.2 诊断性血管造影并发症的指标和阈值

	报道的概率(%)	主要不良事件阈值(%)
穿刺处并发症		
血肿(需要输血、外科干预或延迟出院)	0.5~1.7	>3
闭塞	0.14~0.76	>1
假性动脉瘤/动静脉瘘	0.04~0.1	>0.2
导管引起的并发症(非穿刺处)		
远端栓塞	0.0~0.10	>0.5
动脉夹层	0.43	>1
造影剂注射入血管内膜下	0.0~0.44	>1
全身并发症		
主要造影剂不良反应	0.0~3.13	>5
造影剂引起的肾病	0.6~0.23	>5

Adapted from Dariushnia et.al[19]

注:所有值均由文献证据与小组共识的权重支持。

治疗:处理医源性动脉内血栓或分支堵塞应从单一措施开始逐渐增加,如诱导性全身高血压及局部灌注。如果无效,则应用血小板拮抗剂(如阿司匹林或糖蛋白Ⅱb/Ⅲa受体抑制剂)或纤溶蛋白剂(如 tPA)进行溶栓。但在对近期破裂动脉瘤的治疗时不应使用纤溶蛋白剂。一种方式是初始剂量团注 10mg 阿昔单抗(动脉内或静脉内给药),10分钟后重新造影评估。也可经微导管给予更小剂量(2mg 起量)。若没有效果,可重复治疗直至最大剂量 20mg。术后也可输注,参考下面"迟发性血栓栓塞"。确认血栓时,静脉内给予阿司匹林也是一种选择。血管再通失败时可能需要取栓或放置支架。

20.3.1.2 动脉瘤破裂或血管穿孔

当前治疗破裂动脉瘤时,该并发症的发生率为 2%,治疗未破裂动脉瘤时,该并发症的发生率是 0.2%~0.5%,可由弹簧圈、导丝或微导管穿破动脉或动脉瘤壁引起。球囊辅助治疗时过度扩张球囊或支撑导丝头端穿破远端动脉均可引起动脉破裂。手术者通常可察觉到出血,但心率与血压的突然变化可警示麻醉师有疼痛或颅内压增高。若有脑室外引流装置,引流管可有新鲜出血。

预防:使用软头导丝、准确地控制导管头端、选择正确的弹簧圈尺寸与柔软度、防止球囊过度扩张,以及在导丝头端位置进行谨慎地透视监控。

治疗:立即注射鱼精蛋白逆转抗凝状态、心血管支持以及调查可能的原因。若球囊在位,应扩张球囊封堵出血点。in-room CT 将确认颅内出血(若可用的话)。出血时注射造影剂(如血管造影)应保持一个最小剂量,若造影剂渗入蛛网膜下隙,可刺激脑膜并引起血管痉挛。

若穿破动脉瘤壁,最好通过另一根微导管释放更多的弹簧圈来闭塞所有残余的动脉瘤腔,而不是立即撤除穿出的弹簧圈或微导管,从而对瘤壁造成更大损伤。一旦活动性出血停止,应尽快完成手术确保动脉瘤安全,然后行 CT 扫描评估出血程度及可能出现的急性脑积水。根据影像、颅内压与心血管参数来决定下一步处理措施。

20.3.1.3 弹簧圈、支架或瘤颈保护装置错位或移位

该并发症的发生率为 3%，可能是在填塞弹簧圈或释放支架时或血流引起的脱位的弹簧圈的异位引起。弹簧圈的一部分可意外突入载瘤动脉内并在解脱前无法识别。异位弹簧圈的长度可仅为其远端一小段，也可因为移动一个位置不当的弹簧圈时发生意外解脱而造成弹簧圈大部分脱出。

预防：瘤腔内单个弹簧圈的位置可被另外的弹簧圈稳定，所以哪怕是非常小的动脉瘤，用单个弹簧圈治疗也是不明智的。双导管技术对提高解脱后弹簧圈的稳定性非常有用。此时，通过第二根导管输送第二个弹簧圈意味着在解脱任何一个之前都能使第一个弹簧圈稳定。治疗宽颈动脉瘤时，可采用球囊辅助或放置支架来防止弹簧圈疝入载瘤动脉。解脱最后一个弹簧圈后，重新插入导丝或弹簧圈控制杆以确认弹簧圈尾部已从微导管头端推出，这是撤除微导管时防止弹簧圈移位的一个简单措施。

治疗：可以选择一种回收装置（每个科室貌似都有各自的偏好）取出异位的弹簧圈。通常没必要取出突出一小段的弹簧圈，因为似乎不容易引起血栓栓塞。这种情况下，术后给予小剂量阿司匹林（3 个月）是一种合理的预防措施。

20.3.1.4 迟发性血栓栓塞

动脉血栓形成的发生率为 3%~5%，可出现在动脉瘤腔内弹簧圈栓塞后的即刻数小时内。此外，少数患者（5%~7%）所经历的一次或多次 TIA 可持续至手术后 6 周。推测这些事件均因动脉瘤颈部有大面积弹簧圈暴露于血流中，因此更常发生于宽颈动脉瘤治疗后。支架置入术后可出现相同的事件，将在后面章节讨论。

临床表现：术后出现新发神经功能缺失或意识水平恶化可能是血栓栓塞、未识别的术中出血或动脉瘤破裂、血管痉挛或脑积水所致。应行急诊 CT 扫描。若怀疑血管痉挛应行血管造影。

预防：是否在单纯弹簧圈栓塞术后抗凝，目前尚未统一。简单的方法是在血管内弹簧圈栓塞宽颈动脉瘤后，或在手术过程中有动脉内血栓证据时，静脉内给予肝素 24 小时。抗血小板治疗作为迟发性 TIA 的预防措施，在宽颈动脉瘤治疗后同样合适，应给予患者阿司匹林（75mg/d），疗程为 6 周。

治疗：一旦 CT 扫描排除病情恶化的原因是新的出血或脑积水，而考虑弹簧圈栓塞后动脉内血栓，应静脉内给予阿司匹林或血小板糖蛋白 Ⅱ b/Ⅲ a 受体抑制剂进行溶栓。作者的方案是首剂团注 10mg 阿替单抗（静脉给药），15~20 分钟后重新评估患者症状是否改善；若还有缺失或恢复不全，重复治疗直到最大团注剂量 20mg，随后开始以 0.125μg/kg 的剂量输注 24 小时。考虑自发性出血的风险，应停用肝素。该方法在蛛网膜下隙出血后的患者中要谨慎使用，因为一旦需要急诊手术，应逆转抗血小板效应。迟发性 TIA 以小剂量阿司匹林治疗（如 75mg/d）。

20.3.1.5 其他迟发性并发症

弹簧圈压缩导致的动脉瘤复发、治疗后动脉瘤再出血、脑积水以及涂层弹簧圈的生物反应是血管内弹簧圈栓塞后可能出现的

不良事件。动脉瘤复发及由此引起的再出血通常被认为是首次治疗不成功。而已报道的涂层弹簧圈生物反应这一并发症还未被充分理解，例证了对一个异体植入物生物反应的预测难度。

小部分接受治疗的未破裂动脉瘤患者在 MRI 随访时发现无症状的动脉瘤周围增强及脑积水[20]。该现象被报道发生于裸金属或涂层弹簧圈治疗后，但更常见于涂层弹簧圈中，推测是涂层炎症反应的一种表现[21]。某些涂层弹簧圈被设计成在解脱后可膨胀的形式，这一机制可压迫毗邻结构而使症状恶化[22]。

20.3.2 动静脉畸形与动静脉瘘

在过去 30 年，血管内治疗脑和脊髓动静脉畸形的技术逐步发展，但主要风险仍是出血。

20.3.2.1 围术期出血

NBCA 的术中脑内出血发生率为 2%~5%[23]，而 Onyx（ev3）为 5%~7%[24]。出血的原因为血管穿孔、血流相关性动脉瘤破裂或来自引流静脉堵塞的畸形巢血管。还有一个原因是畸形巢内血流改道与压力改变，多数发生在畸形巢内瘘或引流静脉堵塞时。造影剂注射压力过高可导致血管破裂。术后 1~4 小时的迟发性出血可由引流静脉迟发性血栓形成引起自发性血流改道及血管内压改变导致[25]。

预防：应用三维血管造影完整呈现血管构筑，以便首先确认血流相关性动脉瘤、畸形巢内动静脉分流以及主要静脉引流途径。其他预防措施包括使用可脱性微导管、手术结束时逆转所有抗凝效应以及分次栓塞。

治疗：有效的治疗有赖于早期识别该并发症。造影剂外溢并不是手术中出血的唯一证据，路径图透视下任何血管的移位都应使手术者警觉到有一个血肿正在形成。一旦确认远端动脉出血，立即注射 NBCA 封闭出血点常可获得满意的止血效果。麻醉苏醒过程中应仔细评估患者的所有新发神经功能缺失；若神经功能状态恶化则应行头部 CT 扫描。处理方式包括急诊手术清除出血或严密监护观察。

20.3.2.2 缺血性并发症

缺血性并发症可由插管时的血栓栓塞引起，也可由栓塞剂意外闭塞正常动脉引起[26]，与神经功能缺失或恶化有关，更常见于脊髓动静脉畸形的治疗中，其中 11% 接近恶化，包括 4% 的严重恶化。

预防：栓塞动静脉畸形时应用抗凝药物尚有争议，存在诱发出血的风险。有观点认为，由于产生的任何血栓均可直接通过动静脉分流点，因此栓塞主要的动静脉分流点更少引起神经功能症状。其他预防措施包括避免栓塞远端有正常侧支的畸形巢血管或主干，以及避免栓塞"过路型"供血动脉。

治疗：支持治疗以维持脑灌注、促进侧支供血。溶栓指征罕见。

20.3.2.3 微导管操作失误

一系列并发症与柔软微导管进入远端末梢脑动脉有关。两个特殊情况需引起重视：导管破裂与导管黏管。

导管破裂通常由液体栓塞剂在导管中固化引起，持续注射抵抗这个阻塞造成压力显著升高，以至于导管壁破裂。一些情况下，导致这种并发症的导管损坏可发生在制造时，也可发生在使用前准备中。或者导管被电解质溶液污染引起 NBCA 过早聚合。手术者必须对透视下有悖于栓塞剂预想流动类型的任何改变高度敏感，并在发现前向血流消失时禁止任何增加注射压力的动作。

导管黏管与扭曲血管中的远端插管有关。多认为仅发生于黏性栓塞剂如 NBCA[27]，但也可发生于非黏性栓塞剂如 Onyx。NBCA 的黏性依赖于混合物的浓度，即与碘化油 1:1 稀释将在注射后几秒内凝固、硬化，手术者不应使任何程度的反流出现在导管头端周围；但使用 1:5 的比例稀释可使注射时间延长至 3~4 分钟而很少发生血管内黏管。注射 Onyx 后撤管的难易取决于导管头端周围的反流程度。反流至导管头端 2cm 以内，稳定与持续的牵拉力通常可撤除导管。

预防：现在已有头端可解脱的微导管，手术者可使液体栓塞剂在可解脱头端反流一段指定长度，然后撤除导管。

处理：手术者应确认何时无法撤管；一旦出现这种情况，在穿刺部位导管近端部分被切断，手术后 24 小时开始给予抗血小板治疗直至 3 个月。

20.3.3 血管成形与支架成形

20.3.3.1 缺血性事件

治疗动脉粥样硬化导致缺血性事件的发生率为 5%~7%，更常由血管成形术时斑块或碎片脱落引起。这一问题很快促进了各种远端保护装置的发展与使用。虽然设计不同，但对于防止活动的血栓栓子到达脑组织都是很有效的。通常认为，使用支架来稳定血管壁碎片可使大动脉血管成形术后的卒中更少见，这也是为什么在血管成形术中常使用自膨胀支架进行支架置入前、后扩张的

一个原因。

预防：一般性措施已在 20.2.2.2 节中所述，其他措施有抗凝、纠正球囊尺寸、放置支架前预先给予抗血小板药物（如阿司匹林 325mg/d+氯吡格雷 75mg/d，疗程为 3~5 天）、避免球囊过度扩张、应用远端保护装置[28]。

治疗：应用纤溶蛋白剂进行溶栓。

20.3.3.2 夹层

夹层在球囊血管成形中出现的概率很高，因为这是整个过程的一部分。从报道中很难统计其引起症状及需额外措施介入的概率。可引起急性或迟发性动脉闭塞、假性动脉瘤形成以及血流动力学或栓塞性卒中。

预防：许多手术者选择对狭窄进行最低程度的预扩后放置支架。

治疗：若没有血流阻塞，则观察及抗血小板治疗；若血流减少则行支架成形。对于医源性夹层，许多手术者同期放置支架[29]。

20.3.3.3 早期血栓形成

"早期"定义为出现在血管成形和（或）支架成形术后的 24 小时内。

预防：良好的病例选择以及手术前抗血小板药物治疗（至少 3 天）。预防性抗凝治疗应维持至手术后 3 天，抗血小板治疗至少 3 个月。

治疗：溶栓。

20.3.3.4 脑出血

颅内动脉狭窄治疗中发生血管破裂原因为球囊扩张过度、导丝或导管穿破血管壁以及支架释放失败。控制出血非常困难，因为预防性应用了抗血小板与抗凝药物。

脑过度灌注综合征导致的术后出血是自动调节功能受损的动脉供血区血流量突

然增加所致[30]，相关的危险因素是晚期颈动脉或椎基底动脉狭窄的治疗、严重而未控制的高血压、严重的对侧颈动脉狭窄以及侧支脑血流代偿不良，也常发生于近期发生卒中的患者。表现为头痛、呕吐、精神状态改变、癫痫或新发的局灶性神经功能缺失。

预防：根据理想的影像学资料谨慎选择球囊与支架的尺寸。预防脑过度灌注综合征的措施是控制全身血压，直至收缩压持续<140mmHg。

治疗：术中出血的处理是逆转抗凝状态、输注新鲜冰冻血浆以及 20.3.1.2 节中叙述的措施。脑过度灌注综合征的处理是控制血压、抗癫痫药物预防性抗癫痫以及皮质激素。

20.3.3.5 反射性心动过缓与低血压

由血管成形球囊扩张时刺激位于颈动脉分叉部的颈动脉窦引起，表现为急性心动过缓或心脏停搏。颈动脉窦受刺激后持续性低血压可延续数小时。

预防：治疗前给予阿托品（0.5mg 静脉给药，血管成形术前 5 分钟）。减少球囊扩张次数。

治疗：急性心动过缓通常呈自限性，数分钟内可缓解。让患者咳嗽有助于减少颈动脉刺激反应。系统性低血压采用静脉输液、体位调整；若程度严重，则使用血管收缩药物。持续性心律失常可能须除颤或体外心脏起搏。

20.3.3.6 迟发性支架内狭窄

该并发症在冠状动脉支架置入术中已众所周知，由新生血管内膜增生引起。在支架或血管成形术后可见到，颅内动脉粥样硬化的治疗比颅外更常见，发生率为 10%~50%[31]。典型者发生在支架植入后 3~9 个月的随访中，

可没有症状，而在造影随访中发现，或在症状复发或卒中后发现。

预防：在冠状动脉的治疗中，药物洗脱支架已显示了一些优势，但在脑血管治疗中还有待证实。

治疗：若有症状就行血管成形。

20.3.4 肿瘤栓塞

栓塞肿瘤最常用的栓塞剂是颗粒，因此以下段落集中于使用颗粒引起的并发症。

20.3.4.1 栓塞剂蔓延至正常动脉供血区

可导致神经功能缺失，均与闭塞的血管有关。颅脑肿瘤栓塞引起的卒中或眼部并发症发生率为 0.25%~1%，由液体栓塞剂或颗粒通过生理性吻合、变异性吻合及因肿瘤而发展起来的异常颅内外通路蔓延进入颅内循环。脑神经麻痹与使用非常小的颗粒（<150μm）有关。

临床表现：偏瘫、偏盲、下肢轻瘫、下肢麻痹、神经麻痹等。颗粒进入视网膜中央动脉引起的视力丧失可为中、重度，眼底检查有机会看到视网膜血管中的栓塞物。颗粒也可引起皮肤或黏膜溃疡性牙关紧闭及迟发性永久脱发。组织硬化剂常引起局部疼痛与水肿。

预防：避免在可能存在危险吻合的区域经动脉途径栓塞（如咽升动脉）、注射颗粒前应用阻塞性栓塞物（如弹簧圈或明胶海绵）改变血流类型、栓塞前超选择性血管造影确定吻合与脉络丛染色以便预测注射栓塞剂的到达部位，最后，最重要的是掌握丰富的血管解剖知识。

治疗：多数情况下，颗粒栓塞引起的功能缺损经过一段时间及支持治疗后都能恢复。注射液体栓塞剂引起的功能缺失更可能

是永久性的。

20.3.4.2 组织坏死与肿瘤水肿

组织破坏是肿瘤栓塞面临的一个不可避免的问题，而肿瘤水肿或继发性出血可因占位效应而使症状与神经体征恶化。毗邻正常组织的侧支代偿损伤可导致症状恶化或一系列新发的不良反应。

临床表现：栓塞可引起局部疼痛与组织水肿。出血引起的颅脑肿瘤快速肿胀，可导致局灶性神经功能缺失、颅内压增高、蛛网膜下隙出血及意识水平下降。

预防：预防侧支代偿损伤的最佳方式是限制毗邻目标组织的栓塞范围。术后 CT 对于排除继发性出血非常有用，颅内肿瘤栓塞术后必须密切监护。有神经压迫症状者在栓塞前应给予皮质激素，任何抗凝状态在操作结束时都应被逆转。

治疗：镇痛、非甾体抗炎药，如双氯芬酸、皮质激素（如地塞米松 4mg，每天 1 次，应用 48 小时）以及急诊手术减压。皮肤或黏膜溃疡可自行愈合或通过皮肤移植治愈。

20.3.5 功能试验与大动脉闭塞

最后一节提到的两种情况均能引起并发症。而这两种情况更应该说是两种技术，任何治疗只要用到这些技术，就必须在风险评估中考虑其风险。

20.3.5.1 球囊临时闭塞引起的血管损伤

一过性缺血性并发症（与由侧支代偿不足引起的一过性异常神经症状，即试验阳性不同）在手术中的发生率为 4%，永久性功能缺失为 0.5%[32]，常由球囊扩张造成粥样斑块脱落或形成夹层。有报道，同轴球囊可增加

血管损伤的概率，因为其顺应性差、导管系统更硬[33]。众所周知，后循环球囊闭塞试验结果判读非常困难，而大血管闭塞引起的功能缺失更常见。

预防与治疗：使用顺应性球囊以及充分监测抗凝水平。球囊扩张前，ACT 应 3~4 倍于基线水平。带有球囊远端动脉灌注功能的同轴系统是否有益处，尚有待证实[34]。

治疗：若预计血栓部位可到达，采用支持治疗及溶栓或取栓。局部动脉夹层可能须支架置入。

20.3.5.2 迟发性缺血性功能障碍

可脱性球囊、弹簧圈或血管内封堵装置闭塞大动脉后，脑缺血或梗死的症状可在手术后 2~3 周才出现，原因是侧支代偿血流不足。

预防：通常认为，30 分钟的闭塞试验（进行神经功能试验并同时通过对侧造影评估侧支代偿血供）对于确认侧支循环程度已足够。其他评估脑灌注的方式有闭塞试验时氙 CT、SPECT 和经颅多普勒超声扫描，以及通过诱导低血压来确认患者发生的卒中风险。然而，尚没有哪一种方式被证明用于预测与预防迟发性缺血症状时是绝对可靠的。抗血小板药物（如小剂量阿司匹林）通常在大血管闭塞后给药 6 周，但尚无随机试验支持。作者的原则是大动脉闭塞后卧床休息 24 小时，随后在住院期间逐渐活动，然后限制患者活动 4~6 周。

治疗：卧床休息、抗凝（若 CT 上未发现脑梗死证据）及抗血小板药物。若程度严重，应考虑持续血压监测以及采取措施诱导高血压以维持最佳脑灌注。一过性症状会越来越少，最终消失。

参考文献

1. Dharan S, Pittet D. Environmental controls in operating theatres. J Hosp Infect. 2002;51(2):79–84.
2. Sacks D, McClenny TE, Cardella JF, Lewis CA. Society of interventional radiology clinical practice guidelines. J Vasc Interv Radiol. 2003;14: S199–202.
3. Shawker TH, Kluge RM, Ayella RJ. Bacteremia associated with angiography. JAMA. 1974;229:1090–2.
4. Cragg AH, Nakagawa N, Smith TP, Berbaum KS. Hematoma formation after diagnostic angiography: effect of catheter size. J Vasc Interv Radiol. 1991;2(2):231–3.
5. Koreny M, Riedmüller E, Nikfardjam M, Siostrzonek P, Müllner M. Arterial puncture closing devices compared with standard manual compression after cardiac catheterization: systematic review and meta-analysis. JAMA. 2004;291(3):350–7.
6. Silber S. Rapid hemostasis of arterial puncture sites with collagen in patients undergoing diagnostic and interventional cardiac catheterization. Clin Cardiol. 1997;20:981–92.
7. Katzenschlager R, Ugurluoglu A, Ahmadi A, Hulsmann M, Koppensteiner R, Larch E, Maca T, Minar E, Stümpflen A, Ehringer H. Incidence of pseudoaneurysm after diagnostic and therapeutic angiography. Radiology. 1995;195:463–6.
8. Cope C, Zeit R. Coagulation of aneurysms by direct percutaneous thrombin injection. AJR Am J Roentgenol. 1986;147:383–7.
9. Pezzullo JA, Dupuy DE, Cronan JJ. Percutaneous injection of thrombin for the treatment of pseudoaneurysms after catheterization: an alternative to sonographically guided compression. AJR Am J Roentgenol. 2000;175(4):1035–40.
10. Fifi JT, Meyers PM, Lavine SD, Cox V, Silverberg L, Mangla S, Pile-Spellman J. Complications of modern diagnostic cerebral angiography in an academic medical center. J Vasc Interv Radiol. 2009;20(4):442–7.
11. Liu A, Paulsen RD, Marcellus ML, Steinberg GK, Marks MP. Long-term outcomes after carotid stent placement for treatment of carotid artery dissection. Neurosurgery. 1999;45(6):1368–73; discussion 1373–4.
12. Willinsky RA, Taylor SM, TerBrugge K, Farb RI, Tomlinson G, Montanera W. Neurologic complications of cerebral angiography: prospective analysis of 2,899 procedures and review of the literature. Radiology. 2003;227(2):522–8.
13. Hankey GJ, Warlow CP, Sellar RJ. Cerebral angiographic risk in mild cerebrovascular disease. Stroke. 1990;21(2):209–22.
14. Warkentin TE, Kelton JG. Temporal aspects of heparin-induced thrombocytopenia. N Engl J Med. 2001;344(17):1286–92.
15. Tuckley JM. The pharmacology of local anaesthetic agents. Update in Anaesthesia Issues 4. World Anaesthesia Online, last updated 26-2-08. http://www.nda.ox.ac.uk/wfsa/html/u04/u04014.htm. 1994;(4):Article 7.
16. Studdard WE, Davis DO, Young SW. Cortical blindness after cerebral angiography. Case report J Neurosurg. 1981;54(2):240–4.
17. Giang DW, Kido DK. Transient global amnesia associated with cerebral angiography performed with use of iopamidol. Radiology. 1989;172(1):195–6.
18. Mooney RB, McKinstry CS, Kamel HA. Absorbed dose and deterministic effects to patients from interventional neuroradiology. Br J Radiol. 2000;73(871): 745–51.
19. Dariushnia SR, Gill AE, Martin LG, Saad WE, Baskin KM, Caplin DM, Kalva SP, Hogan MJ, Midia M, Siddiqi NH, Walker TG. Quality improvement guidelines for diagnostic arteriography. J Vasc Interv Radiol. 2014;25(12):1873–81.
20. Fanning NF, Willinsky RA, ter Brugge KG. Wall enhancement, edema, and hydrocephalus after endovascular coil occlusion of intradural cerebral aneurysms. J Neurosurg. 2008;108(6):1074–86.
21. Marchan EM, Sekula Jr RF, Ku A, Williams R, O'Neill BR, Wilberger JE, Quigley MR. Hydrogel coil-related delayed hydrocephalus in patients with unruptured aneurysms. J Neurosurg. 2008;109(2):186–90.
22. Turner RD, Byrne JV, Kelly ME, Mitsos AP, Gonugunta V, Lalloo S, Rasmussen PA, Fiorella D. Delayed visual deficits and monocular blindness after endovascular treatment of large and giant paraophthalmic aneurysms. Neurosurgery. 2008;63(3):469–74.
23. Picard L, Da Costa E, Anxionnat R, Macho J, Bracard S, Per A, Marchal JC. Acute spontaneous hemorrhage after embolization of brain arteriovenous malformation with N-butyl cyanoacrylate. J Neuroradiol. 2001;28:147–65.
24. van Rooij WJ, Sluzewski M, Beute GN. Brain AVM embolization with onyx. AJNR Am J Neuroradiol. 2007;28:172–7.
25. Liu L, Jiang C, He H, Li Y, Wu Z. Periprocedural bleeding complications of brain AVM embolization with onyx. Interv Neuroradiol. 2010;16(1):47–57.
26. Jahan R, Murayama Y, Gobin YP, Duckwiler GR, Vinters HV, Vinuela F. Embolization of arteriovenous malformations with onyx: clinicopathological experience in 23 patients. Neurosurgery. 2001;48:984–95; discussion 995–7.
27. Debrun GM, Aletich VA, Shownkeen H, Ausman J. Glued catheters during embolizaion of brain AVMs with acrylic glue. Interv Neuroradiol. 1997;3:13–9.
28. Theron JG, Payelle GG, Coskun O, Huet HF, Guimaraens L. Carotid artery stenosis: treatment with protected balloon angioplasty and stent placement. Radiology. 1996;201(3):627–36.
29. Malek AD, Higashida RT, Phatouros CC, Lempert TE, Meyers PM, Smith WS, Dowd CF, Halbach VV. Endovascular management of extracranial carotid

artery dissection achieved using stent angioplasty. AJNR Am J Neuroradiol. 2000;21(7):1280–92.

30. McCabe DJ, Brown MM, Clifton A. Fatal cerebral reperfusion haemorrhage after carotid stenting. Stroke. 1999;30:2483–6.

31. Fiorella D, Albuquerque FC, Deshmukh VR, McDougall CG. In-stent stenosis as a delayed complication of neuroform stent-supported coil embolization of an incidental carotid terminus aneurysm. AJNR Am J Neuroradiol. 2004;25(10):1764–7.

32. Mathis JM, Barr JD, Jungreis CA, Yonas H, Sekhar LN, Vincent D, Pentheny SL, Horton JA. Temporary balloon test occlusion of the internal carotid artery: experience in 500 cases. AJNR Am J Neuroradiol. 1995;16(4):749–54.

33. Mathis JM, Barr JD, Jungreis CA, Horton JA. Physical characteristics of balloon catheter systems used in temporary cerebral artery occlusion. AJNR Am J Neuroradiol. 1994;15:1831–6.

34. Meyers PM, Thakur GA, Tomsick TA. Temporary endovascular balloon occlusion of the internal carotid artery with a nondetachable silicone balloon catheter: analysis of technique and cost. AJNR Am J Neuroradiol. 1999;20(4):559–64.

第 **21** 章
获取患者同意

引言

本章讨论的是我们认为是理所当然的部分。学习背景知识去获得知情同意,离开技术并进入道德领域,这对于大多数医生来说都是陌生的领域。我们训练评估治疗与不治疗的科学方法,学习如何操作、实践应用和锻炼我们的技术。正因为这些准备,我们为我们安全的操作而自豪。在漫长的解释后,当我们面对那些拒绝治疗的患者时应如何处理?我们可以理解他们认为安全,和符合或不符合他们的个人信仰和文化价值的观念吗?获取知情同意的过程让我们面对现实,和我们自己之前形成的观念或偏见。

当讨论知情同意时,如果事情出现问题时,"房间内的大象"(暗指显而易见却一直被忽略的问题)可能让我们面对法医学的过失判决。在传递关于目的性操作的信息时表现出理性和公正的态度是我们需要锻炼的,也是最难和最重要的技巧之一。我们必须培养我们用患者有能力理解的方式去传递专业信息的技巧。必须以一种患者可以理解,诚实开放的原则,和温和而不会让患者忧虑的方式去讨论信息。

为了应对这些挑战,我们需要理解知情同意基于的法律和道德原则。应用于医疗实

践中的局部章程和法律不可避免的情况应单独讨论,但是全球化已经让基于人权的局部调整在国家间趋于一致。本章重在以英国法律的发展和应用去阐明这些原则。读者应该熟悉各自国家的法律并且在其所在地区的实践。

21.1 医疗过程中知情同意的法律原则

知情同意定义为同意做一些事情或允许一些事情发生在我们身上,了解所有相关因素,如涉及的危险性和任何额外的选择。英国国家健康服务机构认为对于治疗的知情同意是一个人在他们接受任何类型的医学治疗、测试或检查之前必须给予的同意,必须基于临床医师的解释做出的选择[1]。

患者有权利把握或放弃选择治疗的知情同意,但必须有知情同意的能力。知情同意必须是在没有欺骗性表达或药物、酒精、镇静药的影响下,解释和讨论治疗后给予的。因此,成人在做决定的时候必须是心智健全的。

患者的权利基础是他们有权利决定什么将发生于他们身上。"成年并且身心健康的人才有权利决定他的身体去做什么,在没有获得患者知情同意时执行操作的医生触

犯了侵犯他人身体的法律"，1914 年 Cardozo 法官通过著名的 Schloendorff 事件[2]做出的声明，失职的医生将对自己的行为负责。从此就制定了法律原则，但却留下了难题，即如何从儿童、精神疾病，或没有意识的患者获得知情同意。

在英国，知情同意的法律定义由案例法建立，因此缺乏书面规章。他们区别真实同意与知情同意。这就意味着没有获得患者同意的情况下对患者进行操作可以被判为犯罪。根据英国的普通法，医生将对其控告负责。

更小的犯罪是法律定义为侵权行为的侵犯，意味着医生的疏忽和违背护理职责，即在操作之前没有给患者足够的信息。如果违背护理职责，患者可能认为医生没有告诉自己那些他们本应该知道的事情，他们将不会同意。

在 Chatterton versus Gerson（1981）的案例中该原则被测试，法官判决如果以一种预期操作的自然方式的广泛术语告知患者，那么知情同意就是有效的[3]。

21.1.1 护理责任

医生的护理责任有两种。

（1）保护个体免受不合理的伤害风险。

（2）为患者提供足够的信息让他们做出决定。

因此，获取知情同意需要提供足够的信息，而隐瞒信息可能是疏忽的，但不一定非法。在讨论病情风险时，与实际知情信息相一致时，医生有一定的酌处权。

区别依赖于著名的 Bolam 测试的应用。在 Bolam versus Friern Hospital Management Committee（1957）案例中，如果他按照一个做法行事，而该做法被熟知那种特定技能的一群负责人的医疗人员接受为适当，他就不应负过失责任[4]。这就确保了被推荐合适的操作和揭露恰当的风险水平。

然而，这一原则已被英国最高法院最近的一项判决所取代，该判决确立了与病人相关的标准原则。在 Montgomery versus Lanarkshire Health Board（2015）中，一个在经阴道分娩过程中出现肩难产的糖尿病女性认为如果她已经知道这个风险，她本应该选择剖宫产。以医学观念支撑的医生未告诉患者因为觉得该并发症风险小，并且剖宫产不是最好的选择。法院判决支持患者，制订关于风险、效益和其他选择的信息标准不应该被医生决定，而应该由患者的想法决定，这彻底推翻了 Bolam 测试[5]。患者相关标准看起来给医生增加了额外的负担，为确保患者有足够的信息知情同意而去揭露什么，但是这也阐明了什么才是正确的行为[6]。

因此，不能保证患者知道任何可能的严重风险以及其他合理的替代或多样治疗，对于医生是一种失职。这违背了医生护理职责。为了明确医疗失职，这也需要揭示违背医生护理职责和伤害发生的联系。实际上，我们依赖团队方法去决定提供给患者合适的治疗。这最大程度达到了 Bolam 测试的要求，但我们现在需要确保应用患者相关标准。最后的一点是这是否有医学争议，例如，两个互相矛盾的观点，法庭必须以患者利益最大化来做判决。

21.1.2 风险水平

另一个需要考虑的法律问题是我们定义的"知情"是什么，即我们需要告知患者的风险信息的具体标准。英国法律已经根据 Sdiaway 案，即 Sdiaway versus governors of

Bethlem Royal Hospital（1985）逐步形成[7]。这个案例中患者出现了一个罕见但严重的并发症，患者认为该风险本应该被外科医生告知。外科医生则坚持声称该风险发生概率小于 1%，而且揭露其他的神经外科医生也会采取同样的做法。判决依赖 Bolam 测试设置了风险水平，而这在现在不可能适用，因为在英国获取患者知情同意已经包括患者相关标准。

最高法院依据 Montgomery 案例制订了他们的规定，认为在没有患者授权去做对其健康有风险的事情情况下，医生咨询的角色不应视为单独的医疗技术的练习。决定一个人权利的性质和程度是法院的责任而不是医生[5]。因此他们规定了患者必须被告知相关风险，风险的分级应由站在患者角度上的专业人士决定，并且把患者权利问题留给法院处理。

21.1.3 资格

Cradozo 法则认为，在非强制的情况下，患者有权利选择或放弃知情同意的权利，但这不包括儿童和没有行为能力的成人。理解获得知情同意含义的能力取决于其资格。假定成人（英国法律定义>18 岁为成人，但在医疗同意中>16 岁为成人）有能力。法律规定应该从儿童（<16 岁）的母亲那里获得知情同意（如果其父母已经结婚，也可以是父亲）。然而，Gillick 规则让其复杂化（Gillick versus West Norfolk and Wisbech area Health authority, 1986）[8]，认为如果<16 岁的患者足够成熟并且能够理解，则可以在没有父母允许的情况下同意治疗。这个案例涉及一位母亲希望获得对于她未成年的女儿是否被医师开了避孕药处方的知情同意。

在英格兰和威尔士，《精神卫生法》对于有精神问题的患者进行了特别说明，并在 2007 年修正[9]。这项法律允许对没有知情同意的精神病患者治疗。然而，对于其他药物治疗和知情同意应用原则仍需要精神病患者知情同意。当患者没有意识或神经失能时知情同意的资格问题将在下文讨论。

21.2 知情同意

知情同意学说是自主权的法律结果。现在在《欧洲人权公约》规定，2000 年被纳入英国律法，成为 1998 年《人权法案》的一部分[10]（见表 21.1）。

21.2.1 医疗过程中获得患者知情同意的指导

1998 年，英国医学总会出版了名为《寻求患者知情同意：道德思考》(Seeking patients' consent: the ethical considerations)的医生指导手册，在 2008 年更新为《知情同意：患者和医生一起做决定》(Consent: Patients and doctors making decisions together)[11]。2005 年，皇家放射医师学会出版了患者对放射学知情同意的标准，2012 年出版与影像学和介入放射学的医生责任相关的第二版标准[12]，2008 年，皇家外科医师学会出版了广

表 21.1 欧洲人权公约相关条款

欧洲人权公约条款	
条款 2	生命权利
条款 3	禁止酷刑（无人性的或侮辱人格的对待）
条款 5	自由和安全的权利
条款 8	尊重隐私和家庭生活的权利
条款 9	尊重思想、信仰和宗教的权利

泛指南,并在 2014 年更新[13]。根据他们的介绍,这些文件强调医生与患者之间任何成功的关系都是基于信任。为了建立信任,应该提醒医生必须尊重患者决定是否进行医疗干预的权利,医生必须提供足够的信息让患者去行使这项权利,做出与其担心有关的知情同意决定。

有效的沟通是患者去做知情同意决定的关键,医生应该采取合适的步骤去寻找患者想要和应该知道的条件和治疗情况。与患者开放的对话可以明确客观事实,增进理解并改善医患关系。这提供了一个同意框架,即医生可以满足患者的个体需求,并为其提供信息使其有能力做出合适的知情同意。

目前应该获得书面知情同意的情况如下。

- 科学研究或治疗是复杂的,或可能有明显的风险。
- 对于患者的就业、社会生活或个人生活有显著不良后果。
- 提供临床关怀不是科学研究或治疗的最初目的。
- 治疗是研究项目的一部分或是一个新方案。
- 治疗是针对患者而特殊设计的。

21.2.2 普通情况下获得知情同意的过程

知情同意是两个当事人之间在理解双方都想实现治疗同时又承担涉及的风险的基础上达成的协议。获得医学治疗的知情同意不仅仅是告诉患者治疗的目的是什么,以什么形式进行治疗。这个过程取决于下列情况。

1.充足的信息:提供治疗的医生须以一种易于理解的方式提供足够的信息,让患者对治疗充分了解后行使他们知情同意决定的权利。这就包括诊断、预后、治疗目的、替代治疗(包括不治疗)、治疗风险和其潜在的结果。应该讨论有严重后果而罕见的潜在并发症和那些常见的中度或轻度后果的并发症。也应该讨论影响患者工作或生计的潜在后果。

2.能力:医生需要以患者可以理解的方式提供信息。应该根据他们的理解水平来进行调整,如翻译人员的帮助和书面形式的翻译。考虑患者的信仰和文化,探寻他们的疑虑。给予他们问问题的机会。

3.知情同意的特殊性:对于特殊检查或操作的知情同意的获得,医生不可超过患者给予的权力范围, 除了紧急情况(Marshall versus Curry, 1933)[14]。

4.代理人:没有人能代替一位心智成熟的成年患者做决定或给予知情同意。在英国法律,只有患者可以给予知情同意。代理人,如亲人,应该参与这个过程,患者可能会要求你,或指定一位亲人或第三方去为他们做决定,他们可能问那些本不该让他们知道的细节,但是无论任何一种情况,你应该确保患者知道关于他们同意治疗和签署文件过程的基本信息。

5.初级医师:提供治疗或进行科学研究的医生应该负责获得知情同意。他们是解释如何执行或涉及风险的最佳角色。如果这个责任委托于其他人,则他们必须保证委托人经过合适的训练,有足够的提供信息的能力并可以根据现行法规和指南获得知情同意。

6.口头知情同意:知情同意可以是明确的,例如,当患者为血液测试提供他们的手臂。法律没有规定必须用书面形式。所以患者可以给予口头同意,提供护理文件的过程和记录目击者的名字。对于签署患者同意操作的文件和讨论可能的后果是医生的责任。这可以以知情同意或患者笔记的方式被记录下来。

7.知情同意形式:在 2001 年的布里斯托尔皇家医院事件之后,英格兰和威尔士的健康机构发行了一系列文件[15](这是一项关于儿科心脏外科的行为调查该医院的患者死亡率异常高)。在健康机构网站上,现在至少有 10 个与医疗同意相关的文件。以数字命名的主要形式有:

同意形式 1:用于那些自己有能力做知情同意的患者。

同意形式 2:用于那些代替儿童或青少年做知情同意的有父母职责的人。

同意形式 3:用于自己有能力做知情同意和那些代替儿童或青少年做知情同意的有父母职责的人,该操作不涉及任何意识损伤。

同意形式 4:用于对于某种治疗缺乏知情同意能力的人;这是没有"知情同意能力"的形式,将在后面讨论。

健康机构规定包括这些形式的测试不应该被修正或移除。这些形式应该根据国家卫生局标准化,个体组织可以增加实践形式相关的细节,只要他们没有制订得过于烦琐或减小文件的字体大小让其很难阅读。

8.撤回知情同意:已经签署知情同意文件的患者可以在治疗的任何阶段撤回知情同意,而且患者知道这项权利。

9.获得知情同意的时刻:对于选择性操作的建议是,在两个阶段获得知情同意。初步讨论和签署知情同意文件于门诊患者获得,第二个获得知情同意的时机是在目的性操作之前(24 小时内)。原则是应该给患者足够的时间去考虑其决定。

10.全身麻醉:如果目的性操作涉及全身麻醉,麻醉师的责任是获得患者对手术过程中麻醉部分的知情同意。

11.特殊知情同意:对于参与研究和将被录像的手术的患者需要单独的知情同意。对于进行妊娠相关治疗的患者,法律上需要书面形式的知情同意。

21.2.3 无法获取知情同意或患者无决策能力的情况

考虑到患者没有做知情同意能力的情况,在英国,心智能力法令建立一个法律框架[16]。2000 年 1 月 13 日,在海牙关于成人国际保护会议上,政府通过的条例被引入英国法律。这是第一次制订相关法规,即对于无决策能力的人拒绝医学治疗和研究的决定。以下总结了一些情况以供思考。

1. 在紧急情况下,当无法获得知情同意时,医学治疗应该被限制在仅仅是需要拯救生命,或避免患者健康明显恶化的阶段。无法获取知情同意的手术需要相关证明文件。在大多数情况下,患者没有意识或临时失去能力,不能等患者有能力提供知情同意时才治疗。应该向家属咨询以确保目的性治疗没有违背患者之前已知的希望,例如,如果他们已经做过"放弃治疗"或治疗违背了他们的信仰。在英国,虽然亲人不能为成人提供知情同意,但医生需要努力确保他们了解目的性治疗的原因和其风险和获益。

2. 如果患者的选择看起来是不理性的或在你看来不符合他们的利益,这并不意味着他们缺乏知情同意的资格。

3. 2005 年心智能力法令规定精神上无决策能力的患者可以在没有知情同意情况下接受治疗，但需要在安全监护下进行。这不是直接针对精神错乱患者的治疗的延伸，在这种情况下强制治疗必须经过法院同意后才可进行。

4. 儿童患者相关的法律情况之前已经讨论过。一般来说，你应该评估儿童理解自然、目的和预期研究或治疗的可能结果的能力，并且假设任何超过 16 岁的患者都有决策能力。而 16 岁以下，就需要根据情况个别分析，当一位有资格的儿童患者拒绝治疗时，有父母责任的人或法庭可能授权调查或治疗（他们以孩子的利益最大化来考虑）。而在苏格兰，有资格的儿童有权利拒绝治疗。

5. 以患者利益最大化来考虑决策，医生应该考虑任何患者之前表达过的选择，像事前声明。他们应该考虑已知的患者的背景和在患者文化、宗教和就业背景条件下的目的性治疗。通过了解患者的第三方的观点来考虑可能是有帮助的。

6. 在怀疑患者是否有决策能力或利益最大化的不同选择不能被实现时，应该寻找更多的经验性建议。这可能涉及医院的医疗顾问或法律顾问。最终，像在 Montgomery 案例中最高法院的判决一样，是由法院决定患者的权利。

参考文献

1. http://www.nhs.uk/Conditions/Consent-to-treatment/Pages/introduction.aspx.
2. Devettere RJ. Practical decision making in health care ethics: cases and concepts. 3rd ed. Washington, DC: Georgetown University Press; 2010.
3. Babar SMA. True consent, informed consent and the English law. Anil Aggrawal's Internet J Forensic Med Toxicol. 2004;5(2).
4. Bolam v Friern Hospital Management Committee. [1957] 1 WRL 582.
5. https://www.supremecourt.uk/decided-cases/docs/UKSC_2013_0136_Judgment.pdf.
6. Spatz ES, Krumholz HM, Moulton BW. The new era of informed consent: getting to a reasonable-patient standard through shared decision making. JAMA. 2016;315(19):2063–4.
7. Sidaway v. Bethlem Royal Hospital Governors. [1985] AC 871.
8. Gillick v West Norfolk and Wisbech Area Health Authority. [1985] 3 All ER 402 (HL).
9. Mental Health Act. 2007; Chapter 12. http://www.legislation.gov.uk/ukpga/2007/12/introduction.
10. Human Rights Act. 1998. http://www.legislation.gov.uk/ukpga/1998/42/contents.
11. General Medical Council consent guidance. http://www.gmc-uk.org/guidance/ethical_guidance/consent_guidance_index.asp.
12. Standards for patient consent particular to radiology, 2nd ed. https://www.rcr.ac.uk/publication/standards-patient-consent-particular-radiology-second-edition.
13. Royal College of Surgeons – Good Surgical Practice, Relationships with patients. http://www.rcseng.ac.uk/standards/good-surgical-practice/relationships-with-patients.
14. Marshall v.Curry 1933. Can Med Assoc J. 1935;32: 453–454.
15. The Report of the Public Inquiry into children's heart surgery at the Bristol Royal Infirmary 1984–1995. The Bristol Royal Infirmary Inquiry CM 5207(I) July 2001.
16. Mental Capacity Act. 2005. http://www.legislation.gov.uk/ukpga/2005/9/contents.

索　引

本书配有读者交流群

建 议 配 合 二 维 码 使 用 本 书

【本书特配阅读交流群】

可分享阅读心得和实际案例，同本书读者一起阅读、学习和交流。

【特配资源】

 打卡：阅读打卡，养成良好的阅读习惯。还可以参与幸运抽奖。

 推荐阅读：点击推荐阅读可获取更多神经学图书推荐。

【入群步骤】

第一步　微信扫描本页二维码

第二步　根据提示，点击获取配套服务

第三步　获取资源

微信扫描二维码
加入本书交流群

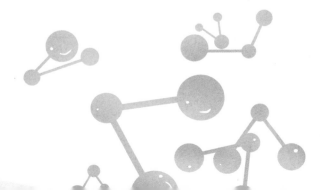